"十三五"卫生高等职业教育校院合作"双元"规划教材

供临床医学类及相关专业用

儿 科 学

第 5 版

主　审　杜军保

主　编　刘　奉　史良俊

副主编　刘笑梦　张　彤　刘　菲　蒋祥林

编　委（按姓名汉语拼音排序）

陈　丞（宜春职业技术学院）

侯　萍（南阳医学高等专科学校）

蒋祥林（重庆三峡医药高等专科学校）

雷　洁（苏州卫生职业技术学院）

刘　菲（南阳医学高等专科学校）

刘　奉（重庆三峡医药高等专科学校）

刘笑梦（洛阳职业技术学院）

史良俊（乐山职业技术学院）

谭　媛（湖南环境生物职业技术学院）

武亮花（山西医科大学汾阳学院）

张　婵（菏泽医学专科学校）

张国英（乌兰察布医学高等专科学校）

张　彤（乌兰察布医学高等专科学校）

周湘涛（湖南环境生物职业技术学院）

北京大学医学出版社

ERKEXUE

图书在版编目（CIP）数据

儿科学 / 刘奉，史良俊主编 . —5 版 . —北京：
北京大学医学出版社，2021.1（2025.1 重印）
ISBN 978-7-5659-2105-6

Ⅰ . ①儿… Ⅱ . ①刘… ②史… Ⅲ . ①儿科学—医学
院校—教材 Ⅳ . ① R72

中国版本图书馆 CIP 数据核字 (2019) 第 248594 号

儿科学（第 5 版）

主　　编：刘　奉　史良俊
出版发行：北京大学医学出版社
地　　址：（100191）北京市海淀区学院路 38 号　北京大学医学部院内
电　　话：发行部 010-82802230；图书邮购 010-82802495
网　　址：http://www.pumpress.com.cn
E－mail：booksale@bjmu.edu.cn
印　　刷：北京信彩瑞禾印刷厂
经　　销：新华书店
责任编辑：郭　颖　娄新琳　　责任校对：靳新强　　责任印制：李　啸
开　　本：850 mm × 1168 mm　1/16　印张：20.25　字数：580 千字
版　　次：2021 年 1 月第 5 版　2025 年 1 月第 4 次印刷
书　　号：ISBN 978-7-5659-2105-6
定　　价：46.00 元

修订说明

《国务院办公厅关于深化医教协同进一步推进医学教育改革与发展的意见》要求加快构建标准化、规范化医学人才培养体系，全面提升人才培养质量。《国家职业教育改革实施方案》指出要促进产教融合育人，建设一大批校企"双元"合作开发的国家规划教材。新时期的卫生职业教育面临前所未有的发展机遇和挑战。

本套教材历经4轮建设，不断更新完善、与时俱进，为全国高职临床医学类人才培养做出了贡献。第3轮教材入选教育部普通高等教育"十一五"国家级规划教材15种，第4轮教材入选"十二五"职业教育国家规划教材17种。

高质量的教材是实施教育改革、提升人才培养质量的重要支撑。为深入贯彻《国家职业教育改革实施方案》，服务于新时期高职临床医学类人才培养改革发展需求，北京大学医学出版社经过前期广泛调研、系统规划，启动了第5轮"双元"数字融合高职临床医学教材建设。指导思想是：坚持"三基、五性"，符合最新的国家高职临床医学类专业教学标准，结合高职教学诊改和专业评估精神，突出职业教育特色和专业特色，重视人文关怀，与执业助理医师资格考试大纲要求、岗位需求对接。强化技能训练，既满足多数院校教学实际，又适度引领教学。实践产教融合、校院合作，打造深度数字融合的精品教材。

教材的主要特点如下：

1. **全国专家荟萃**

遴选各地高职院校具有丰富教学经验的骨干教师参与建设，力求使教材的内容和深浅度具有全国普适性。

2. **产教融合共建**

吸纳附属医院或教学医院的临床双师型教师参与教材编写、审稿，学校教师与行业专家"双元"共建，使教材内容符合行业发展、符合多数医院实际和人才培养需求。

3. **知名专家审定**

聘请知名临床专家审定教材内容，保证教材的科学性、先进性。

4. **教材体系优化**

针对各地院校课程设置的差异，部分教材实行"双轨制"。如既有《人体解剖学与组织胚胎学》，又有《人体解剖学》《组织学与胚胎学》，便于各地院校灵活选用。按照专业教学标准调整规范教材名称，如《医护心理学》更名为《医学心理学》，《诊断学基础》更名为《诊断学》。

5. 职教特色鲜明

结合最新的执业助理医师资格考试大纲，教材内容体现"必需、够用，针对性、适用性"。以职业技能和岗位胜任力培养为根本，以学生为中心，贴近高职学生认知，夯实基础知识，培养实践技能。

6. 纸质数字融合

利用二维码技术打造融媒体教材，提供拓展阅读资料、音视频学习资料等，给予学生自主学习和探索的空间及资源。

本套教材的组织、编写得到了多方面大力支持。很多院校教学管理部门提出了很好的建议，职教专家对编写过程精心指导、把关，行业医院的临床专家热心审稿，为锤炼精品教材、服务教学改革、提高人才培养质量而无私奉献。在此一并致以衷心的感谢！

本套教材出版后，出版社及时收集使用教材院校师生的质量反馈，响应《关于推动现代职业教育高质量发展的意见》，按职业教育"岗课赛证"融通教材建设理念及时更新教材内容；对照《高等学校课程思政建设指导纲要》《职业教育教材管理办法》等精神要求，自查自纠、深入贯彻课程思政教学要求，更新数字教学资源；力争打造培根铸魂、启智增慧，适应新时代要求的精品卫生职业教育教材。

希望广大师生多提宝贵意见，反馈使用信息，以臻完善教材内容，为新时期我国高职临床医学教育发展和人才培养做出贡献！

"十三五"卫生高等职业教育
校院合作"双元"规划教材审定委员会

前　言

　　为深入落实《国家职业教育改革实施方案》有关要求，突出职业教育的类型特点，统筹推进教师、教材、教法改革，深化产教融合，我们进行了新版《儿科学》的修订工作。第5版《儿科学》的修订以培养高等职业教育医药卫生类人才为目标，基于高等职业院校学生的认知特点，以学生为中心、以就业为导向、以职业技能和岗位胜任力培养为根本，去繁就简、图文并茂，并力争与课程、临床岗位需求对接，促进产教融合。

　　在本教材修订前，北京大学医学出版社向上版教材的读者了解并收集了使用中存在的问题，专家、教师和学生们对上版教材给予了充分肯定，并同时提出了许多建设性的意见。此次再版修订重点体现如下：①按照临床执业助理医师培养要求，以临床医学及相关专业人才培养要求为大纲，贯彻教育改革的精神；②提高了编写人员中"双师型"和临床一线作者所占比例；③学习目标按布鲁姆认知领域分类法编写，突出了对职业技能和岗位胜任力的培养；④更加紧密地结合国家临床执业助理医师考试，对大纲中常见的考点在教材中予以标示，并针对每个考点精编了1~2个考题举例，以强化考点运用；⑤精选案例以促进案例教学。总之，本教材在延续上版教材优点的基础上，体例更加规范，版式更加精美，质量更加优化，适用性更强。

　　本教材的修订得到了全国各兄弟院校同仁们的关心和帮助，并收获了许多宝贵的意见和建议。编写组全体成员和北京大学医学出版社的编辑同志认真负责地参与并完成了此次修订和出版工作，在此表示衷心的感谢！

　　由于编者水平有限，书中错误或不妥之处在所难免，恳请广大同仁及师生在使用过程中批评指正，以便再版时改进。

刘　奉　史良俊

目 录

第一章

绪　论 ◀ ● ●

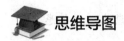 **思维导图**

```
                    ┌─ 儿科学的范围与任务 ─┬─ 儿科学的研究对象是从胎儿到青春期的儿童
                    │                      │
                    │                      └─ 基本任务：①及时有效地诊治各种疾病，努力降
                    │                         低发病率和死亡率；②预防各种疾病及不利的社
                    │                         会环境因素；③保障、改善并促进小儿体格与智
                    │                         能的健康发展
                    │
                    ├─ 儿科学的特点 ──────── 儿童处于一个机体不断生长发育的时期，在解
绪论 ───────────────┤                         剖、生理生化、免疫功能、病理、疾病种类、临
                    │                         床表现、诊断、治疗、预后、预防等方面与成人
                    │                         不同
                    │
                    └─ 儿童年龄分期 ── 根据儿童的解剖、生理和心理特点，将小儿年龄分为7个期
                                         ├─ 胎儿期：从受精卵形成到胎儿出生，共280天，约40周
                                         ├─ 新生儿期：从胎儿出生脐带结扎时开始，至出生满28天
                                         ├─ 婴儿期：自胎儿娩出脐带结扎至1周岁
                                         ├─ 幼儿期：从1周岁到满3周岁
                                         ├─ 学龄前期：3周岁后到6~7岁入小学前
                                         ├─ 学龄期：从6~7岁入小学起到12~14岁青春期前
                                         └─ 青春期：从第二性征出现到生殖功能发育成熟、身高停止增长的时期
```

思政之光

儿科学（pediatrics）是一门研究儿童健康的综合性医学科学，包括小儿生长发育、疾病防治及卫生保健等多个方面的内容。其服务对象在生理、病理、心理等方面都与成人有所不同，他们的共同特点是身心正处在不断发育及成长之中。

第一节　儿科学的范围与任务

儿科学是属于临床医学范畴的二级学科，其研究对象是从胎儿到青春期的儿童。凡涉及小儿时期的健康和卫生问题均属儿科学范畴。随着医学研究的进展和社会发展的需要，儿科学的学科专业分类逐渐细化并不断更新。根据研究的内涵和特点不同，儿科学可分为预防儿科学、发育儿科学、临床儿科学。临床儿科学根据不同的研究系统和重点，不断派生出儿科呼吸、消化、循环、神经、血液、肾脏、内分泌、遗传代谢、免疫、传染病、急救医学等专业。由于小儿生长发育过程中有一定的阶段性特点，又形成了以年龄划分为特征的新学科，如围生期医学、新生儿医学、青春期医学等。小儿外科学则为外科学范畴内的三级学科。新生儿医学和儿童保健医学是儿科学中最具特色的学科，其研究内容是其他临床学科极少涉及的方面。

儿童是人类社会中最脆弱和最容易受到伤害的群体，保障儿童健康的措施必须通过成人来实施，普及科学育儿的知识已成为儿科学的一项新内容。

儿科学的基本任务包括：①及时有效地诊断与治疗影响小儿身心健康的各种疾病，努力降低发病率和死亡率；②预防各种影响小儿身心健康的疾病及不利的社会环境因素；③保障、改善并促进小儿体格与智能的健康发展。

第二节　儿科学的特点

儿科学与成人医学相比有很多不同之处，主要表现为：①儿童和青少年处于不断生长发育过程之中，除个体的差异外，还有明显的年龄差异；②儿童的机体免疫功能发育尚不完善，预防医学在儿科学中占有更加重要的地位；③儿童的器官、组织发育尚未成熟，储备和代偿能力较差，遇到较重的疾病和感染往往发展迅速，病情凶险；④儿童对疾病造成的损伤修复能力较强，及时正确的康复治疗对某些疾病的预后有重要意义。因此，在学习儿科学时绝不可将小儿视为成人的缩小版。

1. 解剖特点　从出生到长大成人，儿童在外观上不断变化，体格发育指标如身长（高）、体重、头围、胸围等的增长，身体各部位比例的改变，骨骼发育如颅骨缝、囟门的闭合、骨化中心的出现、出牙换牙等均有一定的规律；内脏器官的大小、位置，以及皮肤、肌肉、神经、淋巴等系统均随着年龄的增长而变化。必须熟悉各年龄期儿童的解剖特点，才能正确判断和处理临床问题。

2. 生理生化特点　儿童各系统器官的功能随年龄增长逐渐发育成熟，不同年龄小儿生理生化正常值，如心率、呼吸、血压、周围血象、体液成分等各不相同。此外，某年龄阶段的功能不成熟常是疾病发生的内因，如婴幼儿时期生长发育旺盛，所需能量和水分相对较多，但消化功能发育不成熟，容易患消化功能和营养紊乱。因此，掌握各年龄儿童的生理生化特点是儿科临床工作的基本要求。

3. 免疫特点　年幼儿童的免疫系统发育不完善，容易患感染性疾病。3～5 个月的婴儿从母体获得的 IgG 逐渐消失，加上此时分泌型 IgA 不足，因此易患呼吸道和胃肠道感染性疾病。一般要到 6～7 岁时，小儿自身合成 IgG 的能力才达到成人水平，机体抵抗力逐渐提高。

4. 病理特点　同一致病因素对不同年龄的儿童可有不同的反应和病理过程。如肺炎链球菌感染，在婴幼儿常为支气管肺炎，而年长儿及成人则易发生大叶性肺炎；维生素 D 缺乏时，儿童患佝偻病，成人则患骨软化症。

5. 心理和行为特点　儿童时期是心理、行为形成的基础阶段，可塑性非常强。与体格发育一样，儿童的心理和行为的发育也具有一定的规律性和年龄特点，根据不同的年龄特点给予正确的教养和耐心的引导，可以培养儿童良好的行为习惯和个性。

6. 临床特点　①疾病谱特点：儿童与成人有很大区别，如新生儿先天性疾病及高胆红素血症较多见，婴幼儿有热性惊厥，这些病在成人少见；小儿肿瘤以白血病多见，而成人则以肺癌、肝癌、胃癌等多见；心血管疾病中小儿先天性心脏病多见，成人则以冠心病多见。②临床表现特点：儿童临床表现与成人差别甚大，年幼体弱儿对疾病的反应差，无明显定位症状和体征，病情变化快，来势凶险，应密切观察病情变化。③疾病诊断特点：各年龄阶段小儿患病种类、临床表现等都有独特之处。以小儿无热惊厥为例，发生在新生儿期者应多考虑与产伤、窒息、颅内出血或先天异常有关，6 个月以内婴儿应考虑手足搐搦症，年长儿主要考虑癫痫。所以诊断时必须重视年龄因素，详细询问病史，认真查体，严密观察病情，才能早期作出正确诊断。

7. 治疗特点　急重症要做到分秒必争，及时诊治；用药必须注意儿童特点，严格按照小儿剂量，通常可按小儿体重或体表面积计算药量及给药速度；在对症处理（如退热、止惊等）后应注意病因及并发症治疗；细致观察、护理，支持疗法及心理安慰等都很重要。

8. 预后特点　儿童患病时虽然起病急，但如诊治及时，恢复也较快；否则，病情进展快，易恶化，预后亦较差。年龄小、体弱、危重患儿的临床表现往往缺乏特异性，且病情变化迅速，对患儿应密切观察，采取相应的有力措施，力争使患儿度过危重时期。

9. 预防特点　对儿科疾病的预防是降低发病率和死亡率的根本环节，也是预防成年疾病的重要基础。预防的重点包括开展计划免疫、围生期及儿童保健、科学育儿知识宣教，及早筛查先天性遗传性疾病、视听异常及弱智儿并早期干预，某些成人病如高血压、动脉粥样硬化的儿童期预防，重视家庭对小儿的心理行为教育等。

第三节　儿童年龄分期及各期特点与保健重点

根据儿童的解剖、生理和心理特点，一般将儿童年龄分为 7 个期。由于儿童生长发育为一个连续过程，各期之间既有区别，又有联系，不能截然分开。

1. 胎儿期（fetal period）　从受精卵形成到胎儿出生，共 280 天，约 40 周。此期又分为胚胎期和胎儿期。胚胎期指妊娠最初 8 周，为机体各器官原基分化的关键时期，此时如受到各种不利因素影响，可造成流产或先天畸形；妊娠第 9 周起至出生为胎儿期，是各系统、器官发育完善的时期。胎儿完全依赖母体而生存，孕母的身心健康、胎盘、脐带、环境因素等均可影响胎儿的生长发育，所以加强孕妇与胎儿保健十分重要。

应大力提倡和普及男女婚前检查及遗传咨询，禁止近亲结婚；患有心肾疾病、结核病、甲状腺功能亢进、糖尿病等慢性疾病的育龄妇女应在医生指导下确定是否适合妊娠及孕期用药，注意孕期用药安全，避免药物致畸；避免接触射线、铅汞等重金属及有机磷等化学毒物，戒烟酒；孕早期避免病毒感染防止胎儿畸形；保证充足营养，给予良好的生活环境，减轻身心负担，预防流产和早产；定期产前检查，加强高危孕妇随访，避免妊娠期合并症。

2. 新生儿期（neonatal period）　从胎儿出生脐带结扎时开始，至出生满28天为新生儿期。在该时期内小儿脱离母体转而独立生存，所处的内外环境发生巨大变化，但其适应能力尚不完善，患病率、死亡率高。此外，分娩过程中的损伤、感染延续存在，先天性畸形也常在此期表现。新生儿期尤其在出生第一周发病率及死亡率较高，是需要特殊保护的年龄段。此期的保健重点为防止新生儿窒息、产伤和感染；应密切观察生命体征，注意保暖；高危儿送入新生儿重症监护病房；提倡母婴同室，尽早母乳喂养；完成新生儿先天性遗传代谢性疾病筛查及听力筛查；按时接种卡介苗及乙肝疫苗；建立新生儿访视制度，指导新生儿护理。

围生期（perinatal period）在我国是指从妊娠28周至出生后7足天的时期，这一时期从妊娠晚期经分娩过程到新生儿早期，发生了巨大的变化，是生命遭受最大危险的时期。此期小儿发病率与死亡率最高，"围生期死亡率"是评价一个国家和地区妇幼卫生工作质量的重要指标之一。应加强围生期保健，重视优生优育。

3. 婴儿期（infant period）　自胎儿娩出脐带结扎至1周岁，其中包括新生儿期。此期为小儿生长发育最迅速的时期，每日需要的总热量和蛋白质相对较高，但其消化功能尚不完善，易发生消化和营养紊乱性疾病。婴儿期体内来自母体的免疫抗体逐渐消失，而自身免疫系统尚未完全成熟，抗感染能力较低，易患感染性疾病。要大力提倡母乳喂养、指导合理营养、及时添加辅食；实施计划免疫，完成基础免疫；定期监测生长发育，防治佝偻病、贫血、营养不良、发育异常等疾病；坚持户外活动，进行空气浴、日光浴和体操（主、被动操）锻炼有利于体格生长；给予各种感知觉刺激，促进大脑发育。

考点 1-1

儿童年龄分期及各期特点

"婴儿死亡率"是指婴儿出生后不满周岁死亡人数与出生人数的比率。一般以年度为计算单位，以千分比表示，是反映一个国家和地区居民健康水平及社会经济发展水平的重要指标，特别是反映妇幼保健工作水平的重要指标。

4. 幼儿期（toddler period）　从1周岁到满3周岁称为幼儿期。此期小儿的生长发育速度稍减慢，活动范围增大，接触周围事物增多，智能发育较快，语言、思维和对人及物的反应能力增强（幼儿期是社会心理发育最为迅速的时期），但识别危险的能力尚不足，易发生异物吸入、烫伤和中毒等意外伤害。饮食从乳汁逐渐过渡到成人饮食，断奶后膳食结构变化极大，仍容易发生营养缺乏和消化功能紊乱。由于接触外界较广，感染机会较前增多，而自身免疫力尚不够健全，感染性疾病发生率仍较高。

应有计划开展早期教育，通过游戏、讲故事、唱歌等促进幼儿语言发育与大运动能力的发展；同时，应培养幼儿的独立生活能力，安排规律生活，养成良好的生活习惯，如睡眠、进食、排便、游戏、户外活动等；定期进行体格检查，预防龋齿；还需防止异物吸入、烫伤、中毒等意外伤害。

5. 学龄前期（preschool age）　3周岁后到6～7岁入小学前为学龄前期。此期体格生长趋于稳步增长，智能发育更迅速，是性格形成的关键时期，求知欲及模仿性强，具有高度可塑性。因此，要注意培养良好的道德品质和生活习惯。学龄前期儿童免疫力虽有所增强，但因活动范围和能力增强，对危险的识别和自我保护能力有限，发生感染性疾病和意外伤害的可能性仍较高，并易患免疫性疾病，如急性肾小球肾炎、风湿热等。

加强学龄前期儿童教育非常重要，应注意培养良好的学习习惯、思维能力和心理素质；加强体格锻炼，通过游戏、体育活动增强体质，在游戏中学习遵守规则和与人交往；每年进行1~2次体格检查，进行龋齿、视力筛查及营养性缺铁性贫血等常见疾病的筛查与矫治；保证充足营养，预防溺水、外伤、食物中毒及误服药物等意外伤害。

6. 学龄期（school age）　自入小学开始（6~7岁）到青春期前为学龄期。体格生长相对缓慢，到本期末，除生殖系统外，各系统器官外形均已接近成人。智能发育更加成熟，是接受文化科学教育的关键时期。发病率相对较低，但免疫性疾病、近视、龋齿、恶性肿瘤等逐渐增多，心理、行为问题也开始增多。

应提供适宜的学习条件，培养良好的学习习惯，加强素质教育和体育锻炼；合理安排生活，供给充足营养，预防近视、龋齿、缺铁性贫血等常见疾病的发生；进行法制教育，学习交通事故和意外伤害的防范知识。

7. 青春期（adolescence）　从第二性征出现到生殖功能发育成熟、身高停止增长的时期称为青春期，年龄范围一般在10~20岁，女孩的青春期开始年龄和结束年龄都比男孩早2年左右。此期体格生长发育再次加速，出现第二次生长高峰，生殖系统也迅速发育并渐趋成熟。由于广泛接触社会，加之神经、内分泌调节不够稳定，易发生心理、精神和行为等方面的疾病，如视力障碍、肥胖、痛经、心理异常等。

应重视青春期保健、心理卫生和正确的性知识教育，注意加强营养，避免不良习惯，保证身心健康，引导他们树立正确的人生理想，注重德智体全面发展。

第四节　我国儿科学的发展与展望

我国医学有数千年历史，在儿科学方面也积累了丰富的经验，并为祖国医学的发展作出了卓越贡献。早在春秋战国时代，名医扁鹊被誉为"小儿医"。我国最早的医书《黄帝内经》中已有小儿疾病的描述。1973年长沙马王堆3号汉墓出土的帛书医方中也发现有婴儿索痉、婴儿癫痫等记载。唐代孙思邈著《备急千金要方》，已按病症分类记述小儿疾病。唐代开始在太医署内设少小科，与内、外、五官科并列。宋代儿科发展迅速，钱乙的《小儿药证直诀》、刘昉的《幼幼新书》和陈文中的《小儿病源方论》均为著名的儿科专著。明代儿科预防成就突出，薛凯提出用烧灼脐带法预防新生儿破伤风；张琰的《种痘新书》中记载了人痘接种预防天花，较西欧詹纳发明牛痘早100年。清代的《幼科铁镜》《幼儿集成》等均为祖国儿科医学的瑰宝。

20世纪初期为近代儿科学崛起时期。20世纪30年代西医儿科学在我国逐渐受到重视，1937年中华医学会儿科学分会在上海成立。20世纪40年代各大城市医院开始普遍设立儿科。1943年，我国近代儿科学的奠基人诸福棠主编的《实用儿科学》问世，成为我国第一部较完整的儿科医学参考书。新中国成立以来，党和政府非常关心和重视儿童医疗卫生事业的发展，在城乡各地建立和完善了儿科医疗保健机构，使儿童的生长发育监测、先天性疾病的筛查、计划免疫和儿童"四病"（佝偻病、营养缺乏性贫血、肺炎、腹泻）的防治得以落实。儿童常见病、多发病得到及时诊治，传染病发病率明显下降，抗生素的发展及广泛应用使儿童感染性疾病的发病率和死亡率逐年降低。20世纪90年代以来，大力提倡母乳喂养，以及配方乳、代乳食品的研究和提供，使儿童的生长发育水平不断提高，营养不良的发病率显著下降。

由于多种因素影响，我国城乡及区域之间医疗资源配置仍然不够合理，儿童疾病防治机构发展不平衡，致使农村和发展落后地区的医疗条件、儿童医疗保健水平仍然较低，儿童急性传染病、营养不良发病率明显高于发达地区，农村婴儿死亡率和5岁以下儿童死亡率是城市的2倍，这些地区儿童的整体发育仍处于较低水平。

21 世纪以来，由于人们生活水平的提高，医疗技术水平的进步，以及食品、环境方面出现的问题，我国儿科疾病谱也出现了一些新变化，高血压、高脂血症、糖尿病、肥胖症呈现年轻化趋势，相关的慢性疾病逐渐增多；儿童心理行为、精神卫生方面的问题也有所增加，给儿科医疗工作者提出了新的挑战和研究课题。在新的时期，我们应当高度重视成人疾病在儿童期的早期干预和预防、环境污染和食品安全对儿童健康的影响、胎儿畸形和儿童先天性疾病的预防及筛查、儿童心理行为及精神卫生方面疾病的预防和治疗，要重视和发展儿童康复医学，降低儿童疾病的致残率。

21 世纪是生命科学时代，分子生物工程学的发展为临床诊断和治疗开辟了新的途径。一些儿科疾病的基因诊断、基因治疗将得到发展和普及，对部分疾病易感基因的识别、风险人群生活方式、环境因子的干预也将逐步开展。生物医药的研究成果为一些疾病提供了新的有效治疗方法。可以预见，人类后基因组学和蛋白质组学的研究将进一步揭示遗传性、代谢性疾病的本质，并在疾病的治疗和预防方面取得重大的突破。

2011 年，国务院颁布了《中国儿童发展纲要（2011—2020 年）》和《中国妇女发展纲要（2011—2020 年）》，进一步把儿童和妇女健康纳入国民经济和社会发展规划，作为优先发展的领域之一。这些措施以及 21 世纪分子生物工程学和相关学科的创新成果，必将促进儿科学的快速发展，进一步提高我国儿童的医疗保健水平。

自测题

一、选择题

1. 儿童生长发育最迅速的时期是
   A. 婴儿期
   B. 幼儿期
   C. 学龄前期
   D. 学龄期
   E. 青春期

2. 以下不属于儿科学范围的是
   A. 研究儿童生长发育规律
   B. 研究儿童发育和行为
   C. 提高儿童健康水平
   D. 提高儿童疾病防治水平
   E. 研究儿童对人类社会的影响

3. 小儿生命中,死亡率最高的时期是
   A. 围生期
   E. 后遗症多

B. 婴儿期
C. 幼儿期
D. 学龄前期
E. 学龄期

4. 新生儿期是指从出生断脐至足
   A. 7 天
   B. 18 天
   C. 28 天
   D. 30 天
   E. 40 天

5. 以下不属于儿童疾病特点的是
   A. 起病急
   B. 变化快
   C. 易发生并发症
   D. 感染性疾病较多

二、问答题

1. 儿童与成人相比较最大的特点是什么？
2. 如何进行小儿年龄分期？各年龄期儿童有哪些特点？

（刘 奉）

第二章

生长发育

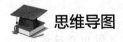 思维导图

生长发育

├─ 生长发育规律及其影响因素
│   ├─ 生长发育规律
│   │   ├─ 1. 生长发育的连续性和阶段性
│   │   ├─ 2. 各系统器官生长发育的不平衡性
│   │   ├─ 3. 生长发育的顺序性
│   │   └─ 4. 生长发育的个体差异性
│   └─ 影响生长发育因素
│   ├─ 1. 遗传因素
│   └─ 2. 环境因素：营养、疾病、孕母情况、家庭和社会环境
│
├─ 体格生长发育与评价
│   ├─ 体格生长常用指标
│   │   └─ 体重、身高（长）、坐高、头围、胸围、上臂围
│   ├─ 骨骼和牙齿的发育
│   │   └─ 前囟约 2.0 cm×2.0 cm、最迟 2 岁闭合；乳牙 20 枚，恒牙 28～32 枚。乳牙的数目＝月龄－（4～6）
│   ├─ 生殖系统的发育
│   │   └─ 至青春期前才开始发育，青春期持续 6～7 年
│   └─ 体格生长的评价
│   └─ 正确评价小儿生长发育状况，早发现问题，给予适当指导与干预，对促进其健康成长十分重要
│
└─ 神经心理发育与评价
    └─ 在儿童成长过程中，神经心理的正常发育与体格生长具有同等重要的意义。小儿神经心理发育又称为行为发育，包括感知、运动、语言、情感、思维、判断、意志和性格等方面。基础是神经系统的发育，尤其是脑的发育。除先天遗传因素外，神经心理的发育与环境密切相关

通过本章内容的学习，学生应能：

识记：

叙述小儿生长发育规律、小儿体格生长发育常用指标及其正常值，描述小儿牙齿、骨骼、动作、语言等发育特点。

理解：

总结生长发育规律，小儿体格生长评价的常用方法及评价内容。

应用：

运用生长发育规律及生长发育特点，对不同年龄阶段小儿的生长发育状况做出正确评价。

运用所学知识，监测促进小儿正常生长发育，关爱小儿身心健康。

　　小儿机体处在生长发育的动态变化过程中，生长发育是小儿不同于成人的重要特点。生长是指小儿体格的增长和器官形态的增大，是量的变化；发育是指细胞、组织、器官的分化与功能成熟，是质的改变。生长是发育的物质基础，生长的量的变化可在一定程度上反映发育的成熟状况。生长和发育两者密切相关，不能截然分开。

第一节　生长发育规律及其影响因素

　　生长发育，不论是在总的速度上或各器官、系统的发育顺序上，都遵循一定的规律。小儿生长发育过程复杂，受许多因素的影响，监测和促进小儿生长发育状况是儿科工作者的重要职责之一。

一、生长发育规律

（一）生长发育的连续性和阶段性

　　生长发育是一个连续不断的过程，贯穿于整个小儿期，但在不同年龄阶段生长发育的速度不同，呈阶段性。如体重和身长在出生后第1年，尤其前3个月增长速度很快，出生后第1年为生长的第一个高峰期；第2年以后生长速度逐渐减慢；到青春期生长速度再一次加快，出现生长的第二个高峰期。

（二）各系统器官生长发育的不平衡性

　　小儿各器官、系统发育顺序遵循一定的规律，有先后之分。如神经系统发育较早，脑在出生后2年内发育较快；生殖系统发育较晚，青春期开始发育；淋巴系统在儿童期发育迅速，于青春期前达高峰，以后逐渐下降至成人水平。年幼时皮下脂肪发育较发达，到学龄期肌肉组织的发育才加速，其他系统如心、肝、肾的发育与体格增长基本保持平衡（图2-1）。这种各系统发育速度的不同与小儿在不同年龄的生理功能有关。

（三）生长发育的顺序性

　　生长发育遵循一定的顺序规律：①由上到下：如先会抬头、后抬胸，再会坐、立、行；②由近到

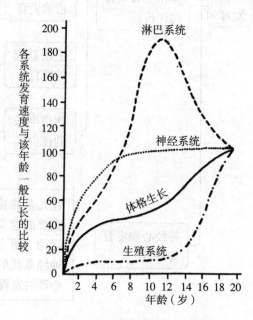

图2-1　各系统器官发育的不平衡性

远：如从臂到手，从腿到脚的活动；③由粗到细：如手拿物品从全掌抓握到手指拾取；④由简单到复杂：如先画直线后画圈、图形；⑤由低级到高级：如认识事物的过程是先会看、听、感觉，认识，再发展到具有记忆、思维、分析、判断。

（四）生长发育的个体差异性

儿童生长发育虽然遵循一定的规律，但在一定范围内受遗传、环境因素的影响，存在着相当大的个体差异。每个人生长的"轨迹"不会完全相同。体格上的个体差异一般随年龄增长而越来越显著，因此，评价儿童的生长发育水平时，除了参考儿童生长发育的正常值，必须考虑个体的影响因素，才能作出正确的判断。

二、影响生长发育的因素

遗传（内在）因素和环境（外在）因素是影响儿童生长发育进程的两个最基本因素。遗传决定了生长发育的潜力，同时这种潜力从受精卵开始就受到环境因素的影响与调节，表现出个人的生长发育模式，环境决定了生长发育的速度及最终能达到的程度。生长发育水平是遗传与环境共同作用的结果。

（一）遗传因素

细胞染色体所载基因是决定遗传的物质基础。小儿生长发育的特征、潜力、趋向等由父母双方的遗传因素决定，如皮肤和头发的颜色、面部特征、身材高矮、性成熟的迟早、对营养素的需要量、对传染病的易感性等都与遗传有关。遗传性疾病无论是染色体畸形或代谢性缺陷，对小儿生长发育均有显著影响。性别的差异也影响生长发育，如女孩的平均身高、体重值较同龄男孩的低，而女孩在语言方面的发育略早于男孩。

（二）环境因素

1. 营养　充足和合理的营养是小儿生长发育的物质基础，是保证小儿健康成长极为重要的因素。年龄越小生长发育受营养因素的影响也越大。宫内营养不良的胎儿不仅体格生长落后，严重时还会影响脑的发育；出生后营养不良，特别是出生后第1~2年的严重营养不良，可影响体重、身高及智力的发育，使机体的免疫、内分泌、神经调节等功能低下。

2. 疾病　疾病对生长发育的影响十分明显。急性感染常使体重减轻；长期慢性疾病则影响体重和身高的增长；内分泌疾病常引起骨骼生长和神经系统发育迟缓或异常发育；先天性疾病及遗传代谢病对体格和神经精神发育影响更为明显。

3. 孕母的情况　胎儿在宫内的发育受孕母生活环境、营养、情绪、疾病等各种因素的影响。母亲妊娠早期病毒性感染可导致胎儿先天畸形；妊娠期严重营养不良可引起流产、早产及胎儿体格生长与脑的发育迟缓；妊娠早期某些药物、毒物、放射线照射及精神创伤等均可影响胎儿的生长发育。

4. 家庭和社会环境　家庭环境对儿童的健康也非常重要，良好的居住环境如阳光充足、空气新鲜、水源清洁、无噪声、居住条件舒适，良好的生活习惯、科学护理，良好教养、体育锻炼，完善的医疗保健服务等都是促进儿童生长发育达到最佳状态的重要因素。近年来，社会环境对儿童的影响受到高度关注。

第二节　体格生长发育与评价

 案例导入

阳阳，男，健康小儿，体重6.5 kg，前囟1.5 cm，出牙2枚，能喃喃发声及伸手取物，头能直立，坐不稳，不会爬。

考点 2-1

儿童生长发育规律

思考：

1. 该小儿可能的年龄是多大？

2. 依据是什么？

一、体格生长常用指标

体格生长常用的形态指标有体重、身高（长）、坐高（顶臀长）、头围、胸围、上臂围、皮下脂肪厚度等。

（一）体重

体重（weight）是指机体各器官、系统及体液的总重量，是反映儿童生长与儿童营养状况的重要指标，也是儿科临床上计算给药量和补液量的重要依据。

新生儿出生时的体重与性别、胎次、胎龄及宫内营养状况有很大关系。我国 2015 年九市城区调查结果显示，男婴平均出生体重为（3.38±0.40）kg，女婴为（3.26±0.40）kg，与世界卫生组织的参考值相近（男 3.3 kg，女 3.2 kg），男女婴平均体重 3.25 kg。出生后 1 周因奶量摄入不足，加之水分丢失、胎粪的排出，可出现生理性体重下降，在出生后 3～4 日达最低点（下降 3%～9%），以后逐渐回升，出生后 7～10 日应恢复到出生时体重。如果体重下降超过 10% 或至第 10 天还未恢复到出生时体重，则为病理状态，应分析其原因。若出生后及时合理喂哺，可减轻或避免生理性体重下降。出生时体重受宫内因素的影响较大，生后的体重与喂养、营养及疾病等因素密切相关。

小儿年龄越小，体重增长越快。我国 1975 年、1985 年、1995 年、2005 年及 2015 年调查资料显示，正常足月儿生后第 1 个月体重增加可达 1～1.7 kg，生后 3～4 个月体重约等于出生时体重的 2 倍，第 1 年内婴儿前 3 个月体重的增加值约等于后 9 个月内体重的增加值，即 12 月龄时婴儿体重约为出生时的 3 倍（10 kg），是出生后体重增长最快的时期，也是生长发育的第一个高峰；出生后第 2 年体重增加 2.5～3.5 kg，2 岁时体重约为出生时的 4 倍（12 kg）；2 岁至青春前期体重增长减慢，平均每年增长约 2 kg。

评价儿童的体格生长状况时，应连续定期监测体重。小儿体重的估算公式如下：

3～12 个月体重（kg）=[年龄（月）+9]/2

1～6 岁体重（kg）=年龄（岁）×2+8

7～12 岁儿童体重（kg）=[年龄（岁）×7-5]/2

进入青春期后，因受内分泌的影响，体重增长较快，不能再按上述公式计算。

（二）身高（长）

身高（body height）是指从头顶到足底的全身长度，包括头部、脊柱和下肢的长度，是反映骨骼发育的一个重要指标。3 岁以下小儿采取仰卧位测量，称为身长，3 岁以后采取立位测量称为身高。立位测量比仰卧位测量少 1～2 cm。

身高（长）的增长规律与体重相似。年龄越小增长越快，也出现婴儿期和青春期两个生长高峰。正常新生儿出生时身长平均为 50 cm；出生后第 1 年身长增长最快，增长约 25 cm，其中前 3 个月身长增长 11～13 cm，约等于后 9 个月的增长值，故 1 岁时身长约 75 cm；第 2 年增长速度减慢，为 10～12 cm，即 2 岁时身长约 87 cm；2 岁以后身高（长）稳步增长，平均每年增长 6～7 cm。2 岁以后身高（长）增长低于 5 cm，生长速度减慢。

2～12 岁小儿身高（长）可按下列公式粗略推算：

身高（长）（cm）=年龄（岁）×7+75

身高（长）的增长受遗传、内分泌、营养、运动和疾病等因素的影响，短期的疾病与营养波动不易影响身高（长）的生长。明显的身高（长）异常多见于甲状腺功能减退、生长激素缺乏、长期营养不良等。一般低于正常身高（长）平均数的30%以上，则为异常，应查找原因。

（三）坐高（顶臀长）

坐高（sitting height）指从头顶至坐骨结节的长度，3岁以下小儿取仰卧位测量，又称顶臀长。坐高可反映头颅与脊柱的发育。

小儿坐高增长规律与上部量（从头顶到耻骨联合上缘的长度）相同。随下肢增长速度逐渐加快，坐高占身高的百分比则逐渐下降，由出生时的67%降至14岁时的53%（图2-2）。此百分比显示了上、下身比例的改变，比坐高绝对值更有意义。任何影响下肢生长的疾病，如甲状腺功能低下、软骨营养不良等均可使坐高与身高的比例停留在幼年状态。

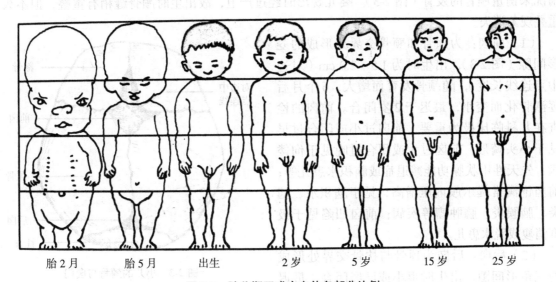

图2-2 胎儿期至成人身体各部分比例

（四）头围

头围（head circumference，HC）是指从眉弓上缘经枕骨结节左右对称环绕头一周的长度，它可以反映脑和颅骨的发育。

胎儿时期脑发育最快，故出生时头围相对较大，平均约为34 cm。头围在1岁以内增长较快，出生后第1年前3个月头围的增长约等于后9个月头围的增长值（6 cm），即1岁时头围约为46 cm；出生后第2年头围增长明显减慢，约长2 cm，故2岁约为48 cm；5岁约为50 cm；15岁接近成人，为54～58 cm。头围的测量在2岁以内最有价值。头围过小提示脑发育不良，头围过大提示可能为脑积水。

（五）胸围

胸围（chest circumference）是指经双乳头下缘及肩胛下角水平绕胸一周的长度。胸围的大小可以反映胸廓、皮下脂肪、胸背部肌肉及肺的发育状况。小儿出生时胸围比头围小1～2 cm，平均为32 cm；1岁时头围与胸围大致相等（46 cm），1岁以后胸围超过头围，1岁至青春前期胸围超过头围的厘米数约等于小儿岁数减1。

（六）上臂围

上臂围（upper arm circumference）是指肩峰与鹰嘴连线中点水平绕上臂一周的长度，反映上臂骨骼、肌肉、皮下脂肪和皮肤的发育水平。常用于评估小儿的营养状况。

1岁以内小儿上臂围增长迅速，尤以前半年为快；1～5岁期间增长缓慢，为1～2 cm。在

考点2-2

小儿体重、身高、头围、胸围的正常值及判断标准

测量体重、身高不方便的地区，用测量上臂围筛查 1～5 岁小儿的营养状况。评估标准为：＞13.5 cm 为营养良好，12.5～13.5 cm 为营养中等，＜12.5 cm 为营养不良。

（七）皮下脂肪

测量皮下脂肪的厚度不仅可以反映全身脂肪量的多少，还可以判断肥胖或营养不良的程度。临床上常测量腹壁皮下脂肪：在腹部脐旁锁骨中线上，测量者用拇指与示指相距 3 cm 垂直向下捏起皮肤和皮下脂肪，用测皮褶卡钳捏起皮褶两边至底部，并钳住测量其厚度。

二、骨骼和牙齿的发育

（一）颅骨的发育

颅骨随脑的发育而增大，其发育较面部骨骼为早。可通过头围和囟门的大小以及骨缝闭合情况来衡量颅骨的发育（图 2-3）。婴儿娩出时经过产道，故出生时颅骨缝稍有重叠，但不久重叠现象消失。

（1）前囟：为顶骨和额骨交界处形成的菱形间隙（图 2-3），出生时为 1.5～2.0 cm（对边中点连线长度），随颅骨发育而增大，6 个月后逐渐骨化而变小，最迟于 2 岁闭合。前囟的检查在儿科临床极为重要，前囟过小或闭合过早见于小头畸形；前囟过大或闭合过晚见于佝偻病、先天性甲状腺功能减退症或脑积水患儿等；前囟饱满常提示颅内压增高，见于脑积水、脑炎、脑膜炎、脑肿瘤等疾病；前囟凹陷见于极度消瘦或脱水患儿。

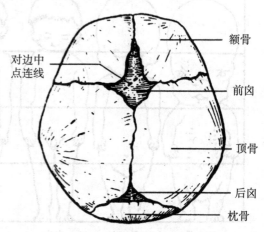

图 2-3　小儿的颅骨与囟门

（图中标注：额骨、对边中点连线、前囟、顶骨、后囟、枕骨）

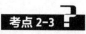

考点 2-3

新生儿出生时囟门大小、闭合时间及临床意义

（2）后囟：后囟为顶骨与枕骨交界处形成的三角形间隙，出生时很小或已经闭合，最迟于出生后 6～8 周闭合。

（二）脊柱的发育

脊柱的增长反映脊柱骨的发育。出生后第 1 年脊柱增长快于四肢，以后四肢生长快于脊柱。出生时脊柱的生理弯曲不明显，仅呈现轻微后凸。3 个月左右随抬头动作的发育出现颈椎前凸，此为脊柱的第 1 个生理弯曲；6 个月会坐后出现胸椎后凸，为脊柱的第 2 个生理弯曲；12 个月左右开始行走时出现腰椎前凸，为脊柱的第 3 个生理弯曲；脊柱的自然弯曲至 6～7 岁被韧带所固定。脊柱的生理弯曲与直立姿势有关，有利于身体保持平衡。儿童不正确的坐、立、走姿势及骨骼疾病均可引起脊柱畸形。

（三）长骨的发育

长骨的生长和成熟与体格生长有着密切的关系。主要依靠其干骺端的软骨骨化和骨膜下成骨作用使之增长、增粗，干骺端骨骼融合则标志着长骨生长结束。

随着年龄的增长，长骨干骺端的骨化中心按一定的顺序和部位有规律地出现。骨化中心的出现可反映长骨的生长成熟程度。用 X 线检查长骨干骺端骨化中心的出现时间、数目及形态变化，并将其标准化，即为骨龄（bone age）。骨龄反映儿童发育成熟度，较实足年龄更为准确。观察腕部骨化中心出现的顺序及数目，是评价骨龄的简单方法。出生时腕部无骨化中心，出生后腕部骨化中心的出现次序是：头状骨，钩骨（3 个月左右），下桡骨（约 1 岁），三角骨（2～2.5 岁），月骨（3 岁左右），大、小多角骨（3.5～5 岁），舟骨（5～6 岁），下尺骨骺（6～7 岁），豆状骨（9～10 岁）。10 岁时出全，共 10 个，故 1～9 岁腕部骨化中心的数目约为其年龄加 1。骨龄的测定有助于诊断某些疾病，如骨龄超前，可见于中枢性性早熟、先天性肾上腺皮质增生症；骨龄落后，应考虑生长激素缺乏症、甲状腺功能减退症等。

（四）牙齿的发育

牙齿的发育与骨骼有一定的关系，但因胚胎来源不完全相同，牙齿与骨骼的生长不完全平行。人一生有两副牙齿，即乳牙（共 20 枚）和恒牙（共 28～32 枚）。

1. 乳牙 出生时在颌骨中已有骨化的乳牙芽孢，但未萌出，出生 4～10 个月乳牙开始萌出，大多于 3 岁前出齐。2 岁以内乳牙的数目为月龄减 4～6。但乳牙的萌出时间也存在着较大的个体差异，13 个月时还未萌出为乳牙萌出延迟。乳牙萌出顺序一般为下颌先于上颌、自前向后（图 2-4）。

2. 恒牙 恒牙的骨化从新生儿时开始，18～24 个月时第三恒白齿已骨化。6 岁左右萌出第 1 颗恒牙即第一恒磨牙，位于第二乳磨牙之后，也称六龄齿。第一恒磨牙因萌出较早，应注意保护。6～12 岁乳牙按萌出先后逐个被同位恒牙代替，其中第一、二前磨牙代替第一、二乳磨牙，此期为混合牙列期；12 岁左右萌出第二恒磨牙；18 岁以后出第三恒磨牙（智齿），但也有人终生不出此牙。

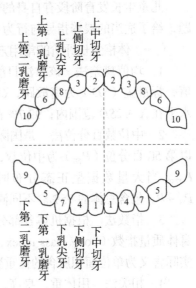

图 2-4　乳牙出牙顺序

考点 2-4

乳牙萌出的时间及乳牙数的估算

三、生殖系统的发育

生殖系统的发育是通过下丘脑 - 垂体 - 性腺轴（HPGA）调节的。生殖系统至青春期前才开始发育加速，青春期可持续 6～7 年，可划分为 3 个阶段：①青春期前期：2～3 年。女孩 10～12 岁，男孩 11～13 岁，性腺、性器官开始发育，并出现第二性征，体格生长明显加速。②青春期中期：2～3 年。女孩 13～16 岁，男孩 14～17 岁，体格生长速度达高峰，第二性征全部出现，性器官在解剖和生理功能上均已成熟。③青春期后期：3～4 年。女孩 17～21 岁，男孩 18～24 岁，体格生长停止，生殖系统的发育完全成熟。青春期的年龄与第二性征出现顺序有很大个体差异。性早熟是指女孩在 8 岁以前，男孩 10 岁以前出现第二性征，即青春期提前出现；女孩 14 岁以后，男孩 16 岁以后无第二性征出现为性发育延迟。

（一）男性生殖系统的发育

男性生殖系统发育包括男性生殖器官的形态、功能和第二性征发育。男性生殖器官包括睾丸、附睾、阴茎。出生时男婴睾丸大多已降至阴囊，约 10% 的男婴睾丸尚位于下降途中的某一部位，一般 1 岁内都下降到阴囊，少数未降者称隐睾。通常 10～11 岁时睾丸、阴茎开始增大，12～13 岁时开始出现阴毛；14～15 岁时出现腋毛，声音变粗；16 岁后长出胡须，出现痤疮、喉结，肌肉进一步发育。男孩出现首次遗精是男性青春期的生理现象，多在阴茎增长 1 年左右或第二生长高峰之后。一般男性第二性征发育顺序依次为阴毛、腋毛、胡须、喉结、变声的出现。

（二）女性生殖系统的发育

女性生殖系统发育包括女性生殖器官的形态、功能和第二性征发育。女性生殖器官包括卵巢、子宫、输卵管、阴道。通常 9～10 岁时骨盆开始增宽，乳头发育，子宫逐渐增大；10～11 岁时乳房发育，出现阴毛；13 岁左右乳房进一步增大，有较多阴毛和腋毛，并出现月经初潮，月经初潮是性功能发育的主要标志，大多在乳房发育 1 年后或第二生长高峰后出现。月经初潮时卵巢尚未完全成熟，重量仅为成人的 1/3，性功能随卵巢成熟逐渐完善。一般女孩第二性征发育顺序依次为乳房、阴毛、月经初潮、腋毛的出现。

四、体格生长的评价

儿童生长发育阶段有自身的规律和特点，了解与正确评价儿童生长发育状况，及早发现问题，给予适当的喂养指导与行为干预，对促进儿童的健康成长十分重要。

（一）体格生长评价的常用方法

1. 均值离差法　该方法目前最常用，正常儿童发育状况呈正态分布。以均值（X）为基值，标准差（SD）为离散距，68.3% 的儿童生长水平在 $X \pm 1SD$ 范围内；95.4% 的儿童生长水平在 $X \pm 2SD$ 范围内；99.7% 的儿童生长水平 $X \pm 3SD$ 范围内。正常值范围为 $X \pm 2SD$。

2. 中位数百分位法　是国际上常用的体格生长评价方法，适用于正态和非正态分布状况。以第 50 百分位（P_{50}）为中位数，其余百分位数为离散距，常用 P_3、P_{10}、P_{25}、P_{50}、P_{75}、P_{90}、P_{97}。当大量数据呈正态分布时，P_{50} 相当于 X，P_3 相当于 $X-2SD$，P_{97} 相当于 $X+2SD$。$P_3 \sim P_{97}$ 包含总体的 95%。不同测量指标数值也可按不同年龄画成正常曲线供比较用。

3. 指数法　根据机体各部分的比例关系，制订出特定的指数来评价生长发育。常用的有身体质量指数（body mass index，BMI）简称体质指数：BMI= 体重（kg）/ 身高的平方（m^2），实际含义为单位面积所含的体重数。目前 BMI 是确定成人肥胖的最常用指标。

4. 相关法　用体重、身高、胸围、臂围等多项指标综合评价，可了解体型，是目前认为较好的评价方法。其优点是对多项体格发育的指标测量后，若各数值不在同一水平而难以解释时，用此法评价，可清晰地了解被评价者的体型。缺点是比较繁琐，也看不出小儿的生长速度。

5. 生长发育图评价法　根据同一性别、各年龄组小儿的某项体格生长指标（如身高、体重等）的主要百分位数值（离差法的均值和标准差值也可用），标在坐标纸上，分别连成参考曲线，制成生长发育曲线图，作为评价儿童生长的指标。可较客观地了解小儿目前所处的体格发育水平及动态变化，看出发育趋势和生长速度为向下（下降）、向上（增长）或平坦（不增），及时发现偏离，分析原因予以干预。

（二）体格生长评价的基本要求

1. 准确的测量用具及统一的测量方法　必须应用准确和恒定的测量工具，严格按照规范的测量方法，这样测得的数据才有进行评价的价值。

2. 定期纵向观察　不能单凭一次检查结果就得出关于儿童体格发育的结论，必须长期、定期地纵向随访，有一系列的生长测量数据，最好画出曲线与参考曲线对比，才能真正了解该儿童的生长规律。

3. 参考人群值　在有代表性的人群中测得小儿体格生长的各种指标，作为评价应用参考数据。世界卫生组织 2006 年正式启用新的 WHO 儿童生长标准；我国 2015 年中国九大城市儿童的体格生长数据可作为目前中国儿童"参数"值，用于制备我国儿童生长发育曲线和比较儿童的营养生长状况。

（三）体格生长评价内容

1. 生长发育水平　将某一年龄时点所测得的某一项体格生长指标测量值（横断面测量）与参考人群值比较（横向比较），得到该儿童在同质人群中所处的位置，即为此儿童该项体格生长指标在此年龄的生长发育水平，通常以等级表示其结果。生长水平包括所有单项体格生长指标，如体重、身高（长）、头围、胸围、上臂围等，可用于个体或群体儿童的评价。发育水平评价的优点是简单、易行，但忽略了个体间的差异，且不能预示其生长发育趋势。

2. 生长速度　对某一单项体格生长指标定期连续测量（纵向观察），获得的该项指标在某一年龄阶段的增长值，即是该项体格生长指标的生长速度。这种动态纵向观察的方法可发现小儿自己的生长"轨迹"，体现个体差异。因此，生长速度的评价较发育水平更能真实地了解儿童生长状况。

3．匀称程度 是对体格生长指标之间关系的评价。通常用一定身高的体重表示一定身高的相应体重范围，间接反映身体的密度与充实度。也可以用坐高（顶臀长）/身高（长）的比值反映下肢发育状况，结果以身材匀称或不匀称表示。

第三节 神经心理发育与评价

一、小儿神经心理发育

在儿童成长过程中，神经心理的正常发育与体格生长具有同等重要的意义。小儿神经心理发育大量反映为日常的行为，故又称为行为发育。包括感知、运动、语言、情感、思维、判断、意志和性格等方面。小儿神经心理发育的基础是神经系统的发育，尤其是脑的发育。除先天遗传因素外，神经心理的发育与环境密切相关。

（一）神经系统的发育

小儿神经系统的发育较早，尤其脑的发育最为迅速，出生时已达成人脑重（约 1500 g）的25%。出生时神经细胞数目已与成人接近，但其树突与轴突少而短。出生后脑重的增加主要是由于神经细胞体积增大和树突的增多、加长，以及神经髓鞘的形成和发育。神经髓鞘的形成和发育在 4 岁左右完成，在此之前，尤其在婴儿期，刺激引起的神经冲动传导缓慢，且易于泛化，不易形成明显的兴奋灶，小儿易疲劳继而容易进入睡眠状态。

出生时脊髓已基本发育成熟，2 岁时接近成人。小儿脊髓相对比成人长，新生儿脊髓下端在第 2 腰椎下缘，4 岁时上移至第 1 腰椎，因此在对婴幼儿腰椎穿刺时位置应偏低，避免损伤脊髓。

婴儿腱反射较弱，腹壁反射和提睾反射也不易引出，到 1 岁时才稳定。3～4 个月前的婴儿肌张力较高，凯尔尼格征（Kernig sign）可为阳性，2 岁以下小儿巴宾斯基征（Babinski sign）阳性亦可为生理现象。

（二）感知的发育

1．视感知 新生儿已有视觉感应功能，瞳孔有对光反应，但因视网膜视黄斑区发育不良和眼外肌协调性差，安静清醒状态下有短暂的注视能力，但只能看清 15～20 cm 范围内的实物。1 个月时可凝视光源，2 个月时可协调注视物体，开始有头眼协调；3～4 个月头眼协调较好，喜看自己的手；4～5 个月开始能认识母亲，见到奶瓶表示喜悦。6～7 个月时目光可随上下移动的物体垂直方向转动；8～9 个月时可以注视远距离的物体，能看到小物体，视深度开始发育；18 个月时已能区别各种形状；2 岁时可区别垂直线与横线；5 岁已可区别各种颜色，能阅读少量书本和黑板上的符号和文字；6 岁时视深度已充分发育。

2．听感知 出生时鼓室充满羊水，听力较差；出生 3～7 日的新生儿听觉已相当好；3 个月头可转向声源，听到悦耳的声音时会微笑；6 个月时可区别父母的声音；8 个月时开始区别语言的意义；1 岁能听懂自己的名字；4 岁时听觉发育已经完善。

3．味觉和嗅觉

（1）味觉：出生时味觉的发育已很完善，对甜食出现吸吮动作，对酸、苦、辣味以哭闹拒绝；4～5 个月对食物轻微的味道改变均很敏感，此期应及时科学合理地添加辅食。

（2）嗅觉：出生时嗅觉中枢与神经末梢已发育成熟，出生后 1～2 周的新生儿已可识别母亲与其他人的气味；3～4 个月已能区别好闻与难闻的气味。

4．皮肤感觉 包括触觉、痛觉、温度觉及深感觉。新生儿触觉已很灵敏，尤其以眼、口周、手掌、足底等部位最为敏感。出生时已有痛觉，但较迟钝；第 2 个月起才逐渐改善。出生时温度觉就很灵敏，尤其对冷的反应。2～3岁时小儿能通过接触区分物体的软、硬、冷、热等属性；5岁时能分辨体积相同而重量不同的物体。

（三）运动的发育

运动发育可分为大运动（包括平衡）和细运动的发育。小儿运动发育的一般规律是：①头尾规律：小儿动作发育由上而下，先会抬头，再抬胸，以后开始翻身，6个月左右会坐，接下来是手臂和手的运动，最后才是站立和行走等；②由近到远：以上肢为例，先会抬肩、伸臂，再双手握物而至手指取物；③由不协调到协调，由泛化到集中：3～4个月看到玩具会手足乱动，但拿不到，5个月后能一把抓到；④由粗动作到细动作：先会抬头、坐、站、走等粗的动作，然后才有手指摘物、脚尖走路等精细动作；⑤先正面动作后反面动作：先能俯卧时抬头，而后才能仰卧时屈颈；先学会向前行走，再学会倒着走路；先能抓取物体，以后才是有意识地松手放开物体。粗动作发育过程可归纳为"二抬四翻六会坐，七滚八爬周会走"（图2-5）。

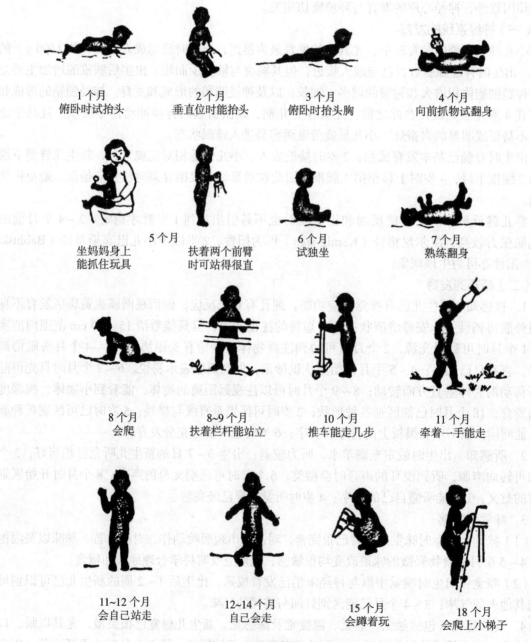

| 1个月 | 2个月 | 3个月 | 4个月 |
| 俯卧时试抬头 | 垂直位时能抬头 | 俯卧时抬头胸 | 向前抓物试翻身 |

| 5个月 | | 6个月 | 7个月 |
| 坐妈妈身上能抓住玩具 | 扶着两个前臂时可站得很直 | 试独坐 | 熟练翻身 |

| 8个月 | 8～9个月 | 10个月 | 11个月 |
| 会爬 | 扶着栏杆能站立 | 推车能走几步 | 牵着一手能走 |

| 11～12个月 | 12～14个月 | 15个月 | 18个月 |
| 会自己站走 | 自己会走 | 会蹲着玩 | 会爬上小梯子 |

图2-5 婴幼儿运动的发育

（四）语言的发育

语言是表达思想和意识的一种形式，与小儿智能发育有直接的联系。语言的发育必须有完善的听觉、发音器官和大脑功能正常，须经过发音、理解和表达3个阶段。新生儿已会用哭声表达饥饿、寒冷、疼痛；3～4个月咿呀发音；6～7个月发出单字唇音，能听懂自己的名字；12个月龄时能有意识地叫"爸爸""妈妈"，能说简单的单词如"再见""没了"；1.5～2岁能讲2～3个字的词组，能认识和指出身体的部位，能用代词称"你""我"等；3～4岁会用形容词、副词等，并会唱儿歌；5～6岁可以讲述完整的故事并且能认字。

（五）心理活动的发展

心理活动包括感觉、记忆、思维、想象、情绪、性格等的总和。出生时不具有心理现象，一旦条件反射形成即标志着心理活动发育的开始。小儿的心理活动随年龄的增长处于不断发展之中。了解不同年龄阶段的心理特征，对促进小儿心理活动的健康发育有十分重要的意义。

1. 注意的发展　人对环境的一部分或一方面的选择性警觉或对一种刺激的选择性反应就是注意，是认知过程的开始，可分为无意注意和有意注意。婴儿期以无意注意为主，3个月开始能短暂地集中注意人脸和声音。随着年龄的增长、活动范围的扩大、动作语言功能逐渐成熟，逐渐出现有意注意，但幼儿时期稳定性差，易分散、转移。5～6岁小儿能较好地控制自己的注意力。

2. 记忆的发展　记忆是将所学得的信息贮存和"读出"的神经活动过程，可分为感觉、短暂记忆和长久记忆3个不同的系统。长久记忆又分为再认和重现两种。5、6个月婴儿虽能再认母亲，但直到1岁以后才有重现。随年龄的增长，重现能力亦增强。婴幼儿时期的记忆特点是时间短、内容少，易记忆带有欢乐、愤怒、恐惧等情绪的事物，且以机械记忆为主。随着思维、理解、分析能力的发展，才有了有意记忆和逻辑记忆，使记忆能力进一步拓宽加深，能记忆大量较复杂的事情。

3. 思维的发展　思维是运用理解、记忆、综合分析能力，认识事物的本质、掌握事物规律性的一种心理活动的高级形式。思维有具体形象思维和抽象概括的逻辑思维两种。1岁以后的小儿开始产生思维，在3岁以前只有最初级的具体形象思维；3岁以后开始有初步的抽象概括性思维；6～11岁以后儿童逐渐学会综合分析、分类比较等抽象思维方法，具有进一步独立思考的能力。

4. 想象的发展　想象是人感知客观事物后在大脑中创造出新的思维活动。新生儿无想象能力；1～2岁时想象处于萌芽状态；3岁后想象内容稍多，但仍为片段的、零星的，学龄前期想象力有所发展，但以无意想象和再造想象为主；有意想象和创造性想象到学龄前才迅速发展。

5. 意志的发展　意志为自觉主动克服困难以完成预期目标的心理过程。新生儿无意志，随着语言、思维的发展，婴幼儿期开始有意行动或抑制自己的表现时即为意志的萌芽。随着年龄渐长，语言思维发展深入，社会交往增多，在成人教育的影响下，自觉而有目的地控制个人行为的意志逐步形成和发展。

6. 情绪、情感的发展　情绪是人们对事物情景或观念产生的主观体现和客观表达。年龄越小情绪反应越强烈，易变而较短暂，外显而真实。随着年龄的增长，儿童对不愉快因素的耐受性逐渐增加，能够有意识地控制自己，使情绪逐渐趋向稳定。良好情绪常表现为高兴、愉快、喜悦，而不良情绪则表现为恐惧、愤怒、妒忌、担忧、焦虑等。

情感是在情绪的基础上产生的对人、物的关系的体验，属较高级复杂的情绪，持续时间长而不甚外显。随着年龄的增长和与周围人交往的增多，情感也日益丰富，逐渐产生了同情感、安全感、信任感、友谊感、荣誉感等。保证有规律的生活，融洽的家庭气氛，适度的社交活动和避免精神紧张与创伤，能使小儿维持良好的情绪和情感，有益于智能发展和优良品德的养成。

7. 个性和性格的发展　小儿在婴儿期由于一切生理需要均依赖成人，会逐渐建立对亲人的依赖性和信任感。幼儿时期已能说出自己的需要，故有一定自主感，但又未完全脱离对亲人的依赖，常出现违拗言行与依赖行为相互交替的现象。学龄前期小儿生活基本能自理，主动性增强，但主动行为失败时易出现失望和内疚。学龄期开始正规学习生活，重视自己勤奋学习的成就，如不能发现自己的学习潜力，将产生自卑。青春期体格生长和性发育开始成熟，社交增多，心理适应能力增强，但容易波动，在感情问题、伙伴问题、职业选择、道德评价和人生观等问题上处理不当时易发生性格变化。

性格是一个人所具有的较稳定的和比较经常的心理特征，并非先天决定。婴儿期性格未定，但性格一旦形成即相对稳定。在小儿性格的发展中，外界环境和父母教育对儿童性格的形成有十分重要的影响。民主的父母可培养出独立性强、大胆机灵、社交能力强的儿童；严厉的父母经常打骂孩子，会使儿童性格冷酷、顽固、缺乏自信；溺爱孩子的父母则使其骄傲、自私、任性，缺乏独立能力和主动性，依赖性强；父母教育方式不一致则使儿童养成两面讨好、投机取巧、好说谎的性格。

二、小儿神经心理发育的评价

儿童神经心理发育的水平表现为儿童在感知、运动、语言和心理等过程中的各种能力，对这些能力的评价称为心理发育测试。心理发育测试仅能判断儿童神经心理发育的水平，没有诊断疾病的意义。心理发育测试需由经专门训练的专业人员根据实际需要选用，不可滥用。目前，心理发育测试的方法种类很多，按测试目的分为筛查性测试和诊断性测试两大类。

（一）能力测试

1. 筛查性测试

（1）丹佛发育筛查测试：主要用于2个月 ~6岁（最适年龄≤4.5岁）小儿的智力筛查。测试内容分为大运动、精细运动、语言、个人适应性行为四个能区。结果为正常、异常、可疑或不可测。对异常或可疑者应进一步做诊断性测试。

（2）绘人测试：适用于5~9.5岁儿童。要求被测小儿依据自己的想象绘一全身正面人像，以身体部位、各部比例和表达方式的合理性计分。方法简便，10~15 min可完成，不需语言交流。该法可个别测试，也可集体测试。

（3）图片词汇测试：适用于4~9岁儿童的一般智力筛查，测试方法简单，尤其适用于语言或运动障碍者。用120张图片，每张有黑白线条画四幅，测试者说一个词汇，要求儿童指出其中相应的一幅画。

2. 诊断性测试

（1）Gesell发育量表：适用于4周 ~3岁的婴幼儿。从大运动、精细动作、个人-社会、语言和适应性行为五个方面测试，结果以发育商（developmental quotient，DQ）表示。

（2）Bayley婴儿发育量表：适用于1~3.5岁小儿，包括精神发育量表（163项）、运动量表（81项）和婴儿行为记录（24项）。

（3）Standford-Binet智力量表：适用于2~18岁儿童及青少年。测试内容包括幼儿的具体智力（感知、认知、记忆）和年长儿的抽象智力（思维、逻辑、数量、词汇），用以评价小儿学习能力以及对智力发育迟缓者进行诊断及程度分类，结果以智商（intelligence quotient，IQ）表示。

（4）Wechsler幼儿智力量表（WPPSI）：适用于4~6.5岁儿童。通过编制一整套不同测试题，分别衡量不同性质的能力，将得分综合后可获得儿童多方面能力的信息，较客观地反映学前儿童的智力水平。

（5）Wechsler儿童智力量表修订版（WISC-R）：适用于6~16岁儿童，内容与评分方法同WPPSI。

（二）适应性行为测试

智力低下的诊断与分级必须结合适应性行为的评定结果。国内现在多采用日本 S-M 社会生活能力检查量表，即"婴儿 - 初中学生社会生活能力量表"。此量表适用于 6 个月 ～15 岁儿童社会生活能力的评定。

三、儿童常见神经心理行为发育障碍

发育和行为问题在儿童很常见，对儿童身心健康的影响非常大，如注意缺陷多动障碍、孤独症谱系障碍、抽动障碍、睡眠障碍、学习障碍等。而青春期则更多出现心理情绪问题。近年调查资料表明，我国少年儿童的行为问题检出率为 8.3% ～12.9%。

（一）儿童期常见的异常行为问题

1. 屏气发作　表现为呼吸运动暂停的一种异常性格行为问题，多见于 6～18 个月婴幼儿，5 岁会逐渐自然消失。呼吸暂停发作常在情绪急剧变化时，如发怒、恐惧、剧痛、剧烈叫喊时出现，常换气过度，使呼吸中枢受抑制，哭喊时屏气，脑血管扩张，脑缺氧时可有昏厥、口唇发绀、意识丧失、躯干、四肢挺直，甚至四肢抽动，持续 0.5～1 min 后呼吸恢复，症状逐渐缓解，口唇返红，全身肌肉松弛而清醒，一日可发作数次。这种儿童性格暴躁、任性、好发脾气。对此类儿童应加强家庭教养，遇矛盾冲突时应耐心解释，避免粗暴打骂，尽量不让孩子有发脾气、哭闹的机会。有时需与癫痫鉴别。

2. 吮拇指癖、咬指甲癖　出生后 3～4 个月的婴儿生理上有吮吸要求，常自吮手指尤其是拇指，多在安静、寂寞、饥饿或睡前出现，多随年龄增长而消失。但有时婴儿因心理上得不到满足而精神紧张、恐惧焦急，未获得父母的关爱，又缺少玩具、音乐、图片等视听觉刺激，孤独时便吮拇指自娱，渐成习惯，直至年长时还不能戒除。长期吮手指可影响牙齿、牙龈及下颌发育，致下颌前凸、齿列不齐，妨碍咀嚼。咬指甲癖的形成过程与吮拇指癖相似，系情绪紧张、感情需求得不到满足而产生不良的行为，多见于学龄前期和学龄期儿童。对这类孩子要多加爱护和关心，消除其抑郁孤独心理。当其吮拇指或咬指甲时应分散小儿的注意力，鼓励小儿建立改正坏习惯的信心，切勿打骂讽刺，以避免其产生自卑心理。在手指上涂抹苦药等方法也往往起不到好的效果。

3. 遗尿症　正常幼儿在 2～3 岁时已能控制排尿，如 5 岁后仍发生不随意排尿即为遗尿症，大多数发生在夜间熟睡时，称夜间遗尿症。遗尿症可分为原发性和继发性两类：①原发性遗尿症：较多见，常有家族史，好发于夜间，偶见白天午睡时或清醒状态下。男多于女[（2～3）:1]，无器质性病变，多因控制排尿的能力迟滞所致。发生的频率不等，每周 1～2 次或每夜 1 次，甚至一夜数次。健康状况欠佳、疲倦、过度兴奋紧张、情绪波动等都可使症状加重，有时会自动减轻或消失，约 50% 的患儿可于 3～4 年内发作次数逐渐减少而自愈，也有部分患儿持续遗尿直至青春期，往往造成严重的心理负担，影响正常生活与学习。原发性遗尿症的治疗首先要取得家长和患儿的合作。医师应指导家长安排适宜的生活制度和坚持排尿训练，绝对不能在小儿发生遗尿时加以责骂、讽刺、处罚等，否则会加重患儿的心理负担。应训练患儿排尿时间间隔逐渐延长，每次排尿尽量排尽；晚餐后应控制摄入水量，睡前排尿，不宜过度兴奋，熟睡后父母可在小儿经常遗尿的时间之前将其唤醒，使其逐渐习惯于觉醒时主动排尿，必要时亦可采用警报器协助训练。必要时给予药物治疗，常用去氨加压素以减少泌尿量，也可用盐酸丙米嗪治疗。②继发性遗尿症：大多由于全身性或泌尿系疾病，如糖尿病、尿崩症等引起，其他如智力低下、神经精神创伤、泌尿道感染，尤其是膀胱炎、尿道炎、会阴部炎症等也可引起继发性遗尿现象。继发性遗尿症在治疗原发疾病后症状即可消失。

4. 儿童擦腿综合征　是儿童通过擦腿引起兴奋的一种运动行为障碍。在儿童中并不少见，女孩与幼儿更多见。发作时，女孩喜坐硬物，手按腿或下腹部，双下肢伸直交叉夹紧，手握拳

或抓住东西使劲；男孩多表现为俯卧在床上来回蹭或与女孩表现类似。女孩发作后外阴充血，分泌物增多或阴唇色素加深；男孩阴茎勃起，尿道口稍充血，有轻度水肿。发生擦腿综合征的儿童智力正常，发作时神志清醒，多在入睡前、醒后或玩耍时发作，可被分散注意力而终止。平时要使小儿生活轻松愉悦，解除其心理压力，鼓励小儿参与各种游戏活动等心理行为治疗是公认的必要措施。应分散儿童的注意力、培养儿童上床即睡、睡醒即起的习惯均可减少发作。儿童擦腿综合征多随年龄增长而逐渐自行消失。

5. 注意缺陷多动障碍（attention deficit hyperactivity disorder, ADHD） 为学龄儿童常见的行为障碍，男孩发病明显高于女孩，发病率高达 3% ~ 5%。主要表现为注意力不集中、多动、有冲动行为，常伴有学习困难，但智力正常或接近正常。ADHD 的治疗和管理原则包括药物治疗和心理与行为治疗。常用的药物包括短效的盐酸哌甲酯片和长效的盐酸哌甲酯控释片。心理与行为治疗包括强化、塑造、消退、惩罚等。同时，应注意培养患儿持久的自我控制能力。

6. 孤独症谱系障碍（autism spectrum disorder, ASD） 是以孤独症为代表的一组异质性疾病的总称。典型孤独症的临床特征主要表现为不同程度的社会交往障碍、语言障碍、兴趣狭窄及刻板行为方式。美国 ASD 的发病率为 1%。在过去半个多世纪里，疾病的概念、诊断和分类方面发生了很大的变化，尤其是近十年，相关进展迅速，对病因学、治疗和预后的认识也发生了重大变化，但病因至今尚不明确，也没有特效药物治疗，但早期筛查、早期干预效果较好，主要采用综合性教育和行为训练，可使孤独症症状得到不同程度的改善。

7. 睡眠障碍（sleep disorder, SD） 包括睡眠失调、异态睡眠、病态睡眠 3 种类型。儿童睡眠障碍是遗传、疾病、围生因素及儿童性格、家庭环境和教养方式等多因素作用的结果。国外研究显示，儿童睡眠障碍对儿童神经心理和认知的影响明显，表现为注意缺陷、多动、记忆力下降、行为障碍、情绪问题等。我国儿童睡眠障碍发生率为 27.11%。睡眠障碍如同其他疾病一样，当理解其特征和发病机制后，在合理的干预下就能缓解甚至治愈。治疗性干预包括：健康教育、心理行为治疗、时间疗法、光疗法、药物治疗、物理治疗以及外科治疗。治疗总是从最方便、侵入性最小的健康教育开始。

8. 学习障碍 属特殊发育障碍，是指在获得和运用听、说、读、写、计算、推理等特殊技能上有明显困难，并表现出相应的多种障碍综合征。学龄期儿童发生学习障碍者较多，小学 2 ~ 3 年级为发病的高峰；男孩多于女孩。学习障碍可有学习能力（如操作或语言能力）的偏异；协调运动障碍，如眼手协调差、影响绘图等精细运动技能的获得；分不清近似音，影响听、说与理解；理解与语言表达缺乏平衡，听与阅读时易遗漏或替换，不能正确诵读，构音障碍，交流困难；知觉转换障碍，如听到"狗"时不能想到"狗"，立即写出"狗"字；视觉 -空间知觉障碍，辨别能力差，常分不清 6 与 9、b 与 d 等，影响阅读能力。学习障碍的儿童不一定智力低下，但由于其认知特性导致患儿不能适应学校学习和日常生活。在拒绝上学的儿童中有相当部分是学习障碍儿童，对他们应仔细了解、分析原因，针对具体的心理障碍进行重点矫治。

（二）青春期常见心理行为问题

由于青春期身体处于加速发育阶段，尤其是生殖系统迅速发育而达到性成熟，而心理和社会适应能力发展相对推迟，因此容易在心理上产生波动，形成较为复杂的青春期心理卫生问题。大多数青少年在青春期发育的某阶段和某方面会经历一些情绪或行为上的困难，被称为心理社会发育障碍，如焦虑、抑郁、不良习惯等。这些问题绝大多数是暂时现象，只要有适当的引导和帮助便能得到解决；但若不及时解决，持续时间长，问题可能会变得复杂、严重，造成心理缺陷甚至影响一生的健康、学习、工作和行为，甚至还可对家庭与社会造成危害。

1. 青春期综合征 是青少年特有的生理失衡和由此引发的心理失衡病症。青春期生理与心理发育不同步，心理发育相对滞后、过度用脑和不良习惯是形成青春期综合征的重要原因。主要表现为：①脑神经功能失衡：记忆力下降、注意力分散、上课听不进、思维迟钝、意识模糊、学习成绩下降；白天精神萎靡、大脑昏沉、上课易瞌睡；夜晚大脑兴奋、浮想联翩、难以入眠、乱梦纷纭，醒后大脑特别疲困，提不起精神。②性神经功能失衡：性冲动频繁，形成不良的性习惯，过度手淫，并且难以用毅力克服，由于频繁手淫、卫生不洁，使生殖器出现红、肿、痒、臭等炎症，甚至导致性器官发育不良。③心理功能失衡：由于上述种种生理失衡症状困扰着青少年，造成青少年心理失衡，表现为心理状态欠佳、自卑自责、忧虑抑郁、烦躁消极、敏感多疑、缺乏学习兴趣、冷漠、忧伤、恐惧、自暴自弃、厌学、逃学、离家出走，甚至自虐、轻生。

尽管青春期综合征不属于严重的心理异常范畴，但对青少年心理的良好发展和人格健康却是十分有害的，应引导和教育青少年正确对待并正确评价自我，了解生理卫生知识，正确处理性方面可能出现的问题。用理智战胜情感，用意志力去克服自身的不良行为，健康平稳地度过青春期。

2. 青春期焦虑症　焦虑症即焦虑性神经症，是由一组情绪反应组成的综合征，患者主要以焦虑情绪反应为主要症状，同时伴有明显的自主神经系统功能紊乱。青春期是焦虑症的易发期，这个时期个体的发育加快，身心变化处于一个转折点。随着第二性征的出现，个体对自己在体态、心理等方面的变化，会产生一种神秘感，甚至不知所措。往往由于好奇和不理解会出现恐惧、紧张、羞涩、孤独、自卑和烦恼，还可能伴发头痛、失眠、多梦、眩晕、乏力、口干、厌食、心慌、气促、神经过敏、情绪不稳、体重下降和焦虑不安等症状。一般是以心理治疗为主，配合药物治疗。

3. 青春期抑郁症　青春期的情绪改变是对身体改变、社会角色和各种关系变化的一种适应，其特点是反应强度大且易变化，情感变化复杂，容易狂喜、愤怒，也容易极度悲伤和恐惧。因外界不利环境，如家长和老师的忽视、压制和不公平，学习压力和对性发育的困惑等而引起烦恼、焦虑和抑郁等情绪不稳现象并不少见。由于性的成熟，学习的紧张，神经系统承受的压力更大，尤其是在遇到挫折和烦恼的情况下，神经系统的功能很容易失调，可出现持续性的紧张、焦虑、抑郁、内疚、恐慌等状态，以致发生抑郁症。

 知识链接

抑郁症及其表现

抑郁是指情绪低落、思维迟钝、动作减慢和语言减少，伴有焦虑、躯体不适和睡眠障碍。情绪抑郁如果每周发生3次，每次持续至少3 h或更长时间则被认为是持续性抑郁。青春期抑郁症的发病率为0.4%～8.3%，女性是男性的2～3倍。

青春期抑郁症的表现多种多样，主要有以下几种：①自暴自弃：自责、自怨自艾；认为自己笨拙、愚蠢、丑陋和无价值。②多动：男性多见，表情淡漠，内心孤独和空虚。有的则用多动、挑衅斗殴、逃学、破坏公物等方式发泄情感郁闷。③冷漠：整天心情不畅、郁郁寡欢，感觉周围一切都是灰暗的。各种类型的抑郁症轻重程度不同。青春期抑郁症轻者占大多数，严重的青春期抑郁症对身心健康影响明显，患者对学习毫无热情，注意力不能集中，学习成绩急剧下降；对前途和未来悲观失望，有轻生念头；人际关系差；对病无自知力，不愿求治。重症患者若未进行积极治疗，常导致严重后果。

四、其他

1. **物质滥用**（substance abuse） 是指反复、大量地使用与医疗目的无关且具有依赖性的一类有害物质，包括烟、酒、某些药物，如镇静药、镇痛药、鸦片类、大麻、可卡因、幻觉剂、有同化作用的激素类药物等。由于青春期的心理特点、现代社会的复杂性增加及各种药物的广泛可得，越来越多的青少年滥用这些物质。许多儿童和青少年的物质滥用常常未被发现，因此也未接受治疗。物质滥用造成青少年身心损伤已经成为世界性问题。滥用物质的种类随年龄、性别、地区、种族和地理因素不同而不同。

预防青春期物质滥用的有效方法是加强青春期抵制物质滥用的宣传和教育，积极努力地对青少年进行心理疏导和精神帮助。对物质滥用的青少年成功的长期处理方法是在生理解毒后进行连续的医学随访和提供适宜的社会和心理支持。

2. **网瘾**　指上网者由于长时间地、习惯性地沉浸在网络中，对互联网产生强烈的依赖，以致达到痴迷的程度而难以自我摆脱的行为状态和心理状态。其判断的基本标准主要包括四个方面：①行为和心理上的依赖感；②行为的自我约束和自我控制能力基本丧失；③工作和生活的正常秩序被打乱；④身心健康受到较严重的损害。长时间上网的青少年会出现情绪不稳定、注意力不集中、情绪低落、思维迟缓、孤独、焦虑、自主神经功能紊乱和睡眠障碍等现象，严重危害青少年的身心健康，部分青少年因交网友甚至走上吸毒、偷窃等违法犯罪之路。互联网的飞速发展正迅速地改变着人们的生产和生活方式，学习网络、掌握网络、使用网络是进入信息时代的必由之路。由于青少年处于生理和心理的特殊阶段，对他们上网不能一味采取封堵禁止的办法，老师和家长的配合是戒掉网瘾不可缺少的环节。要多交流沟通，正确引导青少年上网，使其能真正利用网上丰富的优质资源来促进自身的健康发展。

● 自测题 ●

一、选择题

1. 以下选项不符合小儿生长发育的一般规律的是
   A. 由上到下
   B. 由远到近
   C. 由粗到细
   D. 由低级到高级
   E. 由简单到复杂

2. 判断小儿体格发育最常用的指标是
   A. 动作发育能力
   B. 语言发育程度
   C. 智力发育水平
   D. 神经反射发育
   E. 体重、身高、头围

3. 最能反映近期营养状况的灵敏指标是
   A. 身高
   B. 体重
   C. 头围
   D. 胸围

   E. 牙齿

4. 新生儿生理性体重下降发生在出生后
   A. 第1周
   B. 第2周
   C. 第3周
   D. 第4周
   E. 第5周

5. 新生儿出生后2～4天内生理性体重可下降
   A. 2%
   B. 5%
   C. 8%
   D. 11%
   E. 14%

6. 1～2岁幼儿一年中身高约增长
   A. 5 cm
   B. 7 cm
   C. 10 cm

D. 2 cm

E. 13 cm

7. 出生时新生儿的头围约

A. 35 cm

B. 34 cm

C. 30 cm

D. 25 cm

E. 55 cm

8. 出生时新生儿身长平均是

A. 36 cm

B. 40 cm

C. 46 cm

D. 50 cm

E. 56 cm

9. 小儿头围与胸围大致相等的年龄是

A. 6 个月

B. 1 岁

C. 1.5 岁

D. 2 岁

E. 2.5 岁

10. 1 周岁小儿的胸围应约为

A. 34 cm

B. 38 cm

C. 42 cm

D. 46 cm

E. 50 cm

11. 恒牙骨化开始的年龄是

A. 新生儿

B. 1 岁

C. 2 岁

D. 3 岁

E. 4 岁

12. 男婴,体重 7.5 kg,身长 66 cm,头围 44 cm,左腕骨骨化中心 2 个。此婴儿

可能的月龄是

A. 4 个月

B. 5 个月

C. 6 个月

D. 8 个月

E. 12 个月

13. 女婴能独坐,并坐得很稳,但不会爬,能无意识地发出复音,认识生熟人,不能听懂自己的名字。此小儿的年龄最大可能是

A. 5 个月

B. 6 个月

C. 7 个月

D. 8 个月

E. 9 个月

14. 小儿语言发育三个阶段的顺序是

A. 发音、理解、表达

B. 理解、表达、发音

C. 表达、理解、发音

D. 听觉、发音、理解

E. 模仿、表达、理解

15. 小儿机体发育最晚的系统是

A. 生殖系统

B. 呼吸系统

C. 神经系统

D. 消化系统

E. 循环系统

16. 5 岁小儿腕部骨化中心的数目为

A. 4 个

B. 5 个

C. 6 个

D. 7 个

E. 8 个

二、名词解释

1. 生长发育

2. 身长(高)

3. 头围

三、问答题

1. 简述小儿生长发育的一般规律。

2. 简述小儿运动发育的顺序性。

（张　彤）

第三章

小儿营养与喂养

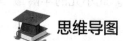 思维导图

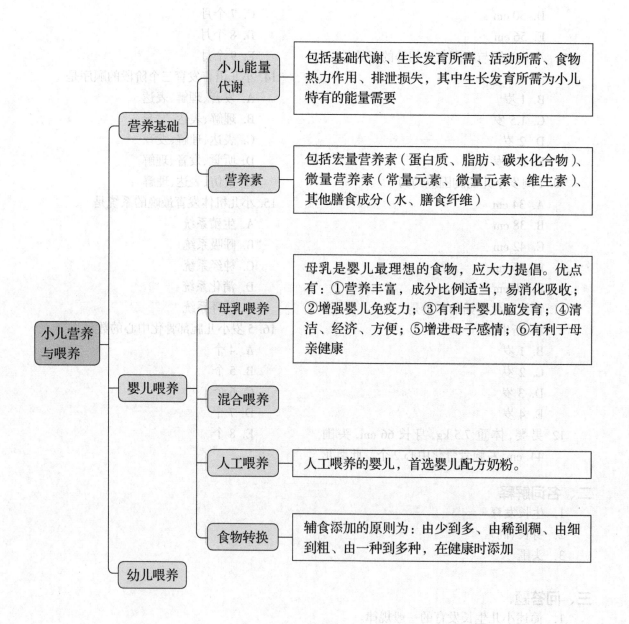

小儿营养与喂养
├─ 营养基础
│ ├─ 小儿能量代谢 — 包括基础代谢、生长发育所需、活动所需、食物热力作用、排泄损失，其中生长发育所需为小儿特有的能量需要
│ └─ 营养素 — 包括宏量营养素（蛋白质、脂肪、碳水化合物）、微量营养素（常量元素、微量元素、维生素）、其他膳食成分（水、膳食纤维）
├─ 婴儿喂养
│ ├─ 母乳喂养 — 母乳是婴儿最理想的食物，应大力提倡。优点有：①营养丰富，成分比例适当，易消化吸收；②增强婴儿免疫力；③有利于婴儿脑发育；④清洁、经济、方便；⑤增进母子感情；⑥有利于母亲健康
│ ├─ 混合喂养
│ ├─ 人工喂养 — 人工喂养的婴儿，首选婴儿配方奶粉。
│ └─ 食物转换 — 辅食添加的原则为：由少到多、由稀到稠、由细到粗、由一种到多种，在健康时添加
└─ 幼儿喂养

思政之光

第一节　营养基础

营养（nutrition）是指人体获得和利用食物，以维持生命活动的整个过程。营养素（nutrients）是指食物中经过消化、吸收和代谢能够维持生命活动的物质。小儿生长发育迅速，新陈代谢旺盛，所有生命活动均需要能量，合理而充足的营养是保证小儿体格生长和智力发育的必要物质基础。小儿营养是指小儿摄取食物，保证机体能量及各种营养素的需求，以维持正常的生理功能和生长发育。合理喂养是满足小儿正常生理需要、保证小儿身心健康的重要因素。

膳食营养素参考摄入量（dietary reference intake，DRI）是一组每日平均膳食营养素摄入量的参考值，包括四项营养水平指标：①估计平均需要量（estimated average requirement，EAR）：是指某一特定性别、年龄及生理状况群体中对某营养素需要量的平均值，摄入量达到 EAR 水平时可以满足群体中 50% 个体对该营养素的需要；②推荐摄入量（recommended nutrient intake，RNI）：是指可以满足某一特定性别、年龄及生理状况群体中绝大多数（97%~98%）个体的需要；③适宜摄入量（adequate intake，AI）：是通过观察或实验室获得的健康人群某种营养素的摄入量，在不能确定 RNI 时使用，但远不如 RNI 精确；④可耐受最高摄入量（tolerable upper intake level，UL）：是指平均每日可摄入某营养素的最高量。

一、儿童能量代谢

人体所需能量主要由三大产能营养素——蛋白质、脂肪、碳水化合物供给，它们在体内代谢产生的能量分别为：蛋白质 16.8 kJ/g（4 kcal/g），脂肪 37.8 kJ/g（9 kcal/g），碳水化合物 16.8 kJ/g（4 kcal/g）。小儿的能量需要包括以下五个方面。

1. **基础代谢**　是指清醒、安静、空腹的状况下，于 18~25 ℃环境中，维持人体最基本生理活动的能量所需。小儿生长发育迅速，基础代谢的能量需求比成人高，随年龄增长逐渐减少。婴儿基础代谢能量需求占总能量的 50%~60%，约需 230 kJ/（kg·d）[55 kcal/（kg·d）]，7 岁时约需 184 kJ/（kg·d）[44 kcal/（kg·d）]，12 岁与成人相近，约 126 kJ/（kg·d）[30 kcal/（kg·d）]。

2. **生长发育所需**　此为小儿特有的能量需要，其需要量与生长速度成正比，随年龄增长逐渐减少。小儿处于不断的生长发育中，体格发育、组织器官功能成熟均需要能量。若能量供给不足，小儿生长发育可缓慢甚至停滞。婴儿期是生长发育第一个高峰期，生长速度最快，生长所需能量占总需能量的 25%~30%。小婴儿约为 167.4~209.2 kJ/（kg·d）[40~50 kcal/（kg·d）]，

考点 3-1

生长发育所需是小儿特有的能量需要

1 岁时为 62.8 kJ/（kg·d）[15 kcal/（kg·d）]，以后逐渐减少。青春期是生长发育第二个高峰期，至此期生长发育所需又增加。

3. **活动所需**　此项能量需要与小儿的身材大小、活动强度、活动范围和活动时间等有关，个体差异较大。新生儿能量消耗较少，好哭多动的婴幼儿比安静孩子所需能量高 3～4 倍，婴儿需能量 63～84 kJ/（kg·d）[15～20 kcal/（kg·d）]，随年龄增长活动量增加，需要量逐渐增加，12～13 岁时约需能量 125 kJ/（kg·d）[30 kcal/（kg·d）]。

4. **食物热力作用**　食物中的营养素除了为人体提供能量外，食物本身在消化、吸收、转运、代谢等过程中也会消耗能量，出现能量消耗额外增加，即食物代谢过程中所消耗的能量，称食物的热力作用。三大产能营养素中蛋白质热力作用最大，可使代谢增加 30%，脂肪和碳水化合物分别增加 4%～5% 和 5%～6%。婴儿食物蛋白质含量高，食物热力作用占总能量的 7%～8%，采用混合膳食的年长儿一般不超过 5%。

5. **排泄损失**　食物在体内不能完全被消化吸收，未被消化吸收的食物排出体外，因而损失部分能量，正常每日此项能量消耗不超过总能量的 10%，腹泻或消化功能紊乱时丢失增加。

上述五方面能量的总和构成了小儿总需能量。1 岁以内婴儿所需能量约为 460 kJ/（kg·d）[110 kcal/（kg·d）]，以后每增加 3 岁减去 42 kJ/（kg·d）[10 kcal/（kg·d）]，至 15 岁时约为 250 kJ/（kg·d）[60 kcal/（kg·d）]。能量需要存在明显的个体差异性，疾病状态下的能量需要应根据具体病情进行调整。

二、营养素

营养素包括宏量营养素（蛋白质、脂肪、碳水化合物）、微量营养素（常量元素、微量元素、维生素）、其他膳食成分（水、膳食纤维），其中蛋白质、脂肪和碳水化合物又称为产能营养素，它们在体内氧化分解、提供人体所需能量。

1. **蛋白质**　是人体细胞和组织的重要组成成分，主要用于组织增长、修复等，当摄入的热量不足时，可为人体提供能量，蛋白质供能占总能量的比例为 8%～15%。小儿生长发育迅速、新陈代谢旺盛，故小儿对蛋白质的需要量相对较多。必须由食物供给的氨基酸称为必需氨基酸，包括异亮氨酸、亮氨酸、甲硫氨酸、苯丙氨酸、苏氨酸、赖氨酸、色氨酸、缬氨酸 8 种。除此之外，还需要组氨酸作为必需来满足小儿机体发育的需要，胱氨酸、酪氨酸、精氨酸、牛磺酸则为早产儿所必需。蛋白质氨基酸模式与人体氨基酸模式越接近，生物利用率越高，称为优质蛋白。通常动物性蛋白质均属于优质蛋白质；植物性食物中豆类蛋白质富含赖氨酸，营养价值较高。食物的合理搭配及加工，其必需氨基酸在种类和数量上互相补充，以提高整个膳食蛋白质营养价值，提高生物利用率，称为蛋白质的互补作用。例如豆类富含赖氨酸，谷类食物中赖氨酸含量则较少，因此豆类与谷类同食可互补有无，从而大大提高膳食中蛋白质的利用率。婴儿期蛋白质的推荐摄入量（RNI）为 1.5～3.0 g/（kg·d），优质蛋白质应占蛋白质摄入总量的 50% 以上。因必需氨基酸无法在体内合成，故应以富含必需氨基酸的奶、蛋、肉、鱼及豆类食物为主，不宜长期摄入含必需氨基酸较少的谷类食物。小儿蛋白质长期缺乏可出现生长发育迟缓甚至停滞、营养不良、贫血、水肿等，摄入过多又可发生便秘和消化不良。

2. **脂类**　是脂肪（三酰甘油）和类脂的统称，是机体能量的重要来源和主要储存形式，也是人体组织细胞的重要成分（如细胞膜、神经组织），还能减少机体散热，保护脏器功能，协助脂溶性维生素的吸收。人体不能合成而必须由食物供给的脂肪酸称为必需脂肪酸，包括亚油酸、亚麻酸和花生四烯酸，其多种衍生物对于婴幼儿的生长发育，特别是神经系统和感觉器官的发育，调节细胞代谢功能等有非常重要的作用。亚油酸主要存在于植物油和坚果类食物中，亚麻酸多存在于坚果类、鱼类脂肪和绿叶蔬菜中，母乳中含有丰富的必需脂肪酸。脂类的推荐摄入量（RNI）为 3~4 g/（kg·d），婴儿期脂肪供能约占总能量45%（35%~50%），因此在此期不需限制脂肪的摄入，随着年龄增长，其比例逐渐下降，年长儿为25%~30%。必需脂肪酸供能应占总能量的1%~3%，长期脂类摄入不足可引起生长迟滞、营养不良和脂溶性维生素缺乏症等。

3. 碳水化合物 是人体最主要的供能物质，还可参与细胞的多种生理活动，与脂肪酸或蛋白质结合成糖脂、糖蛋白和蛋白多糖，是构成机体重要物质的组成成分。食物中乳类、谷类、水果、豆类等均含有碳水化合物。碳水化合物供给的能量占总能量的50%~60%。碳水化合物包括单糖、双糖、寡糖和多糖，它们被消化分解最终成为葡萄糖，作为机体能量来源，或转化为糖原或体脂储存。当碳水化合物供应不足时，可发生低血糖，同时机体将分解脂肪或蛋白质以满足机体能量需要，以致酮体产生过量而引起酮症，从而影响生长发育，引起营养不良。

4. 维生素 是维持机体正常代谢和生理功能所必需的一大类低分子有机化合物，虽不能供能，但参与酶系统活动或作为辅酶，调节体内各种代谢过程和生理活动、维持正常生长发育。虽然维生素的需要量很少，但大多不能在体内合成，必须从食物中获得。维生素分为脂溶性微生物（维生素 A、D、E、K）及水溶性维生素（维生素 B 族和维生素 C）两大类。前者可储存于体内，排泄较慢，易蓄积中毒，缺乏时症状出现较迟；后者易溶于水，可迅速从尿中排泄，需每日供给，缺乏时迅速出现症状，但不易发生蓄积中毒。维生素的来源和需要量见表3-1。

表3-1 维生素的需要量和来源

种 类	每日需要量	来源
A	2000~4500 IU	肝、牛乳、鱼肝油、番茄、胡萝卜、黄色水果及蔬菜
D	400~800 IU	人皮肤日光合成、鱼肝油、肝、蛋黄
K	1~2 mg	肝、蛋、豆类、绿叶菜、肠内细菌合成
B_1	0.5~1.5 mg	米糠、麦麸、豆、坚果、肠内细菌合成
B_2	1~2 mg	肝、肉、蛋、乳类、蔬菜、酵母
B_6	1~2 mg	各种食物、肠内细菌合成
叶酸	0.1~0.2 mg	绿叶蔬菜、肝、肾、酵母较丰富，肉、鱼、乳类次之，但羊乳含量极少
B_{12}	1 μg	肝、肾、肉、蛋、鱼
C	30~50 mg	各种新鲜蔬菜和水果

维生素 A 促进生长发育和上皮的完整，并且是形成视紫质所必需，还能促进免疫功能，缺乏可致夜盲症。B 族维生素包括维生素 B_1、B_2、B_6、B_{12}、维生素 PP、叶酸，它们多是各种辅酶和酶的成分，参与体内多种物质代谢，对生长发育、生血和神经组织代谢有着重要作用。维生素 C 参与人体的羟化和还原过程，对胶原蛋白、细胞间黏合质、神经递质的合成与类固醇的羟化、氨基酸代谢、抗体及红细胞生成等均有重要作用，能防治坏血病。维生素 D 调节钙磷代谢、促进肠道对钙磷的吸收，维持血液钙、磷浓度，维持骨骼、牙齿的正常发育和健康。维生素 K 由肝利用合成凝血酶原。

5. 矿物质 包括常量元素和微量元素，是人体的重要组成部分。常量元素是指在人体中的含量大于体重的0.01%的矿物质，主要有钠、钾、氯、钙、磷、镁、硫等21种。钠、钾、氯调节人体渗透压、水和电解质及酸碱平衡。钙、磷是构成骨骼的主要成分，钙还与维持神经肌肉的正常生理功能有关，磷是多种酶的主要成分，协助三大产能营养素代谢，还可作为缓冲系统，参与维持酸碱平衡。婴儿期钙的骨骼沉积量最大，钙元素需要量大，应注意适量补充。

镁是构成骨骼和牙齿的成分，常与钙同时缺乏，导致惊厥。微量元素在人体内含量很低，一般小于人体体重的 0.01%，包括铁、锌、铜、锰、铬、钼等 14 种，其中铁、碘、锌的缺乏是小儿最常见的微量元素营养缺乏症，应注意补充。人体必需微量元素需要通过食物摄入，具有重要的生理功能。铁是血红蛋白、肌红蛋白、细胞色素 C 和多种酶的主要成分，铁缺乏时可引起小细胞性贫血，体格和智力发育也受影响。锌为很多酶的组成成分，调节 DNA 复制转录，促进蛋白质合成，参与免疫有关酶的作用。铜对铁吸收、合成血红蛋白、制造红细胞起很大作用，与细胞色素酶、氧化酶有关，缺乏时引起贫血。碘为甲状腺素 T_3、T_4 的主要成分，缺乏时引起单纯性甲状腺肿和地方性克汀病。矿物质的来源和需要量见表 3-2。

表 3-2　矿物质的需要量和来源

种 类	每日需要量	来源
钾	1～2 g	豆类、谷类、鱼类、禽类、肉类、乳类
钠、氯	0.5～3 g	食盐、乳类
钙	约 1 g	乳类、豆类、绿叶蔬菜
磷	约 1.5 g	乳类、肉类、豆类、谷类
镁	200～300 mg	谷类、豆类、坚果、肉类、乳类
铁	5～15 mg	肝、蛋黄、血、豆类、肉类、绿叶蔬菜
锌	5～15 mg	鱼、蛋、肉、全谷、豆类、酵母
铜	1～3 mg	肝、肉、鱼、贝类、全谷、坚果、豆类
碘	40～100 μg	海带、紫菜、海鱼等海产品

6. **水**　是细胞的重要组成成分，对于维持生命非常重要，体内的一切新陈代谢、生理、生化过程都需要水的参与。婴儿体内水分占体重的 70%～75%，高于成人（60%～65%）。水的需要量取决于新陈代谢和能量的需要量。小儿生长发育旺盛，对水的需要量相对较多，婴儿需水量约为 150 ml/（kg·d），以后每 3 岁减少 25 ml/（kg·d），至成人为 40～50 ml/（kg·d）。水摄入不足，可发生脱水；水摄入过多并超过机体的调节能力，可发生水中毒。

7. **膳食纤维**　主要是来自细胞壁不被人类肠道消化的非淀粉类多糖，是存在于植物体内不能被人体消化酶消化吸收的食物成分的总称，包括纤维素、半纤维素、木质素等。主要功能有吸收大肠水分、软化粪便、增加粪便体积、促进肠蠕动等，并可吸附胆酸，有利于降低血清胆固醇。婴幼儿可从谷类、新鲜蔬菜、水果中获取一定量的膳食纤维。

第二节　婴儿喂养

案例导入

男婴，出生 1 天，顺产出生，过程无特殊。出生体重 3.8 kg，身长 50 cm，出生时 Apgar 10 分。

思考：如何指导家长进行合理喂养？

喂养的目的是为婴儿提供生长发育所需的各种营养物质和能量，使婴儿在喂养的过程中获得满足感，有利于其生理、心理的发育。乳类是婴儿的主要食品，根据婴儿获得食物的方式，可分为母乳喂养、混合喂养和人工喂养三类。

一、母乳喂养

母乳是满足婴儿生理和心理发育最理想的天然食品，可作为 6 个月以内婴儿唯一的、最佳的营养来源，应大力提倡，健康母亲的乳汁可满足 4～6 个月以内婴儿的营养需要。

1. **母乳成分**　产后不同时期母乳成分有所不同，可分为：初乳、过渡乳、成熟乳和晚乳。初乳是产后 4～5 天以内的乳汁，量少，质略稠而带黄色，脂肪较少，蛋白质含量较多，主要为分泌型免疫球蛋白 A（SIgA），维生素和矿物质含量也较多，并含有初乳小球（充满脂肪颗粒的巨噬细胞及其他免疫活性物质）。过渡乳为产后 5～14 天的乳汁，总量较初乳增加，脂肪含量高，蛋白质及矿物质逐渐减少。成熟乳指的是产后 14 天～9 个月分泌的乳汁，总量可达 700～1000 ml，营养成分适当。10 个月以后分泌的乳汁称为晚乳，晚乳的总量减少，营养价值下降。各期母乳成分见表 3-3。

表 3-3　各期母乳成分 (g/L)

	初乳	过渡乳	成熟乳	晚乳
蛋白质	22.5	15.6	11.5	10.7
脂肪	28.5	43.7	32.6	31.6
碳水化合物	75.9	77.4	75.0	74.7
矿物质	3.08	2.41	2.06	2.0
钙	0.33	0.29	0.25	0.28
磷	0.18	0.18	0.15	0.13

每次哺乳时，乳房最初分泌的乳汁含蛋白质多，而最后分泌的乳汁含脂肪多（见表 3-4）。

表 3-4　哺乳过程中母乳成分变化（g/L）

	第一阶段	第二阶段	第三阶段
蛋白质	11.8	9.4	7.1
脂肪	17.1	27.7	55.1

2. **母乳喂养的优点**

（1）营养丰富，成分比例适当，易消化吸收：母乳中所含蛋白质、脂肪、碳水化合物的比例适当，为 1：3：6，适合于婴儿的消化能力，满足其生长发育需要（表 3-5）。蛋白质以乳清蛋白为主，酪蛋白含量少，在胃中形成细小柔软的蛋白质凝块；含不饱和脂肪酸较多，脂肪颗粒小，含有脂肪酶，易于被消化、吸收；乳糖含量高，其中 90% 为乙型乳糖，能促进双歧杆菌和乳酸杆菌的生长以及钙、镁和氨基酸的吸收；母乳缓冲力小，pH 为 3.6，对胃酸的中和作用弱，利于酶发挥作用，对消化有利；钙磷比例适宜（2：1），有利于钙的吸收；锌、铜、碘含量较多，铁含量与牛乳相近，但吸收率为牛乳的 10 倍；电解质浓度低，可减轻婴儿尚未成熟的肾负荷。

表 3-5　母乳与牛乳宏量营养素产能比（100 ml）

成分	母乳	牛乳	理想标准
蛋白质	1.5 g(9%)	3.3 g(19%)	11%
脂肪	3.7 g(50%)	4.0 g(52%)	50%
碳水化合物	6.9 g(41%)	5.0 g(29%)	40%～50%

（2）增强婴儿免疫力：母乳中有较多免疫成分。初乳中丰富的SIgA，能有效地抵抗病原微生物和过敏原对肠黏膜的侵袭，有抗感染和减少过敏反应的作用。母乳中的乳铁蛋白，可抑制大肠埃希菌的生长。此外，母乳中还有巨噬细胞、溶菌酶、补体、双歧因子等，可抑制大肠埃希菌和白念珠菌的生长，降低婴儿呼吸道感染和感染性腹泻的发生率。母乳喂养儿粪便pH低，对肠道中的正常菌群有利。母乳喂养儿1岁内呼吸道、消化道及全身感染发病率远低于人工喂养儿。

（3）有利于婴儿脑发育：人乳含有的卵磷脂、鞘磷脂、必需脂肪酸和乳糖，可促进大脑细胞的增殖、神经髓鞘的形成，对中枢神经系统的发育有重要作用；人乳中的牛磺酸含量是牛乳的10～30倍，牛磺酸对婴儿神经系统和视网膜的发育有重要作用。

（4）清洁、经济、方便：母乳的量随小儿的生长而增加，温度和泌乳速度也适宜，不需加热，不易污染，直接喂哺，经济、方便、安全。

（5）增进母子感情：对婴儿的触摸、爱抚、微笑、言语可促进母婴间的情感交流，对婴儿早期智力开发和今后身心健康发展有重要意义。哺乳便于母亲密切观察婴儿的情况，及时发现问题，随时照顾护理。

考点 3-2
母乳喂养的优点

（6）有利于母亲健康：婴儿吸吮乳头可刺激乳母子宫收缩，减少产后出血，推迟月经复潮，有利于产后恢复和计划生育。母乳喂养还能减少乳母患乳腺癌和卵巢癌的发病率。

3. 母乳喂养方法

（1）产前准备：妊娠期指导孕妇做好母乳喂养的准备，向孕妇宣传母乳喂养的优点，使其树立母乳喂养的信心。孕妇在妊娠晚期，每天可用温开水（忌肥皂或乙醇等）擦洗乳头；乳头内陷者，每天数次用双手拇指从不同角度按捺乳头两侧并向周围牵拉，予以矫正。

（2）哺乳时间及次数：正常分娩，母婴健康状况良好时，一般主张越早开奶越好。提倡母婴同室，一般在出生后半小时内，最晚不超过出生后2 h，就可让产妇喂奶。最初1～2个月，提倡按需哺乳，可促进母乳分泌，不宜过早加喂牛乳和乳制品，以后可每2～3 h喂1次，逐渐延长至3～4 h喂1次，夜间停1次，每24 h共6～7次，添加辅食后可逐渐减少喂哺次数。每次哺喂时间为15～20 min，可根据婴儿吸吮能力适当调整时间。

（3）哺乳方法：哺乳前应给婴儿换好尿布，清洁双手，用温毛巾清洁擦拭乳头。掌握正确的喂哺姿势，一般宜采用坐位，将婴儿斜抱于怀中，使婴儿头、肩部枕于哺乳侧肘弯部，另一手示指和中指轻夹乳晕两旁，托住乳房，协助婴儿含住乳头和大部分乳晕，并且不遮掩其鼻部。每次哺乳时应先喂空一侧乳房，再让婴儿吸吮另一侧，下次哺乳从未吸空一侧开始。哺乳后应拍嗝，具体方法：将婴儿竖抱，将其头部托于母亲肩上，手掌呈空谷状轻拍背部，使婴儿将吞咽的空气排出，以防溢乳。可将婴儿置于右侧卧位，以利胃排空，防止反流或吸入造成窒息。

4. 母乳喂养的注意事项

（1）乳母要保持良好的身心状态：乳母要注意合理安排生活和工作，保证营养合理，睡眠充足、生活规律、心情愉快，避免吸烟、饮酒、食用辛辣食物及服用某些药物（某些抗生素、阿司匹林、吗啡等）。

（2）避免乳头损伤及乳房疾病：应保持乳头清洁，乳头皲裂时，应暂停直接哺乳，将乳汁吸出，放入消毒好的奶瓶中喂哺，用鱼肝油软膏涂抹乳头裂伤处。发生乳汁淤积者，应及早湿热敷、按摩乳房，并及时排空乳房。发生乳腺炎时，应暂停患侧喂哺，采用热敷和抗生素治疗，及时排出患侧乳房乳汁（挤出的乳汁不可喂哺），必要时切开引流，待治愈后此侧乳房可继续哺乳。

（3）哺乳禁忌：下列情况，应停止哺乳。①母亲患有急、慢性传染病，如肝炎、活动性肺结核等；②母亲患严重心脏病、肾病和慢性消耗性疾病等；③母亲再次妊娠；④母亲患乳腺炎或乳头皲裂，患侧乳房应暂停哺乳；⑤早产及低出生体重婴儿或患唇裂、腭裂等先天性疾病，母乳喂养困难时，可挤出母乳用滴管喂；⑥新生儿患半乳糖血症等遗传代谢病者，是母乳喂养的禁忌证；⑦乙型肝炎病毒携带者并非哺乳的禁忌证，因为乙肝病毒主要是通过胎盘或分娩时血液传播，但这类婴儿应在出生后 24 h 内给予乙肝高效价免疫球蛋白，然后在出生后 24 h 内、满 1 个月和满 6 个月时注射乙肝疫苗。

5. 断乳　随着小儿年龄增长，母乳无论从营养还是从总量上都已不能满足小儿所需，同时，小儿消化功能的日趋成熟、乳牙的萌出以及咀嚼能力的发育增强了对食物品种、质和量的适应能力，故在出生后 4 ~ 6 个月应开始添加辅食，为断奶作准备。原则上断奶应循序渐进，尽量选择在春秋季天气凉爽、小儿身体健康时开始进行，不建议采取极端的强硬措施。世界卫生组织建议：在最初 6 个月内进行纯母乳喂养，6 个月以后再添加辅食并继续母乳喂养至 2 岁或更久。

二、混合喂养

混合喂养又称为部分母乳喂养，指母乳不足或因其他原因需加用牛乳、羊乳或配方奶作为补充的一种喂养方法，有补授法和代授法两种方式。母乳不足时，不改变喂哺时间，每次先喂母乳，乳房排空后，再补充其他乳品，为补授法。每天用其他乳品一或数次完全替代母乳，但母乳喂哺次数不应少于 3 次，为代授法。混合喂养最好采用补授法，可使婴儿多得母乳。

三、人工喂养

4 ~ 6 个月以内的婴儿由于各种原因不能进行母乳喂养时，完全采用配方乳、牛乳、羊乳或其他代乳品喂养婴儿的方法，称为人工喂养。

1. 牛乳制品

（1）全脂奶粉：是鲜牛奶经高温灭菌、真空浓缩、喷雾干燥等工艺加工制成的干粉，较鲜牛乳易消化，并减少过敏的可能性，且便于贮存和运输，但乳品中的维生素有损失。冲泡时按重量 1 : 8（1 g 奶粉加 8 g 水）或按容量 1 : 4（1 匙奶粉加 4 匙水）的比例，配成液体牛奶。

（2）蒸发奶：鲜牛奶经蒸发浓缩至一半容量制成，食用时加等量水即成全脂牛奶。蒸发奶在制作过程中，蛋白质和脂肪经过变化易于消化吸收，故常用于新生儿和体弱儿。

（3）配方奶粉：婴儿配方奶粉是参照母乳组成成分和模式、对牛乳加以调整和改进，减少酪蛋白和无机盐的含量，加入乳清蛋白、乳糖，以植物油补充牛乳脂肪，适量添加维生素和微量元素等，配制成适合婴儿生长发育所需的制品。这种奶粉营养成分接近母乳，但尚不具备母乳的其他许多优点，尤其是缺乏母乳含有的免疫活性物质和酶，故仍不能完美代替母乳，但较鲜乳或全脂奶粉更易消化吸收，营养更均衡、全面，并且直接加水调制即可喂哺婴儿，不需要煮沸和加糖，应用方便。人工喂养儿和婴儿断乳时首选配方乳，使用时按年龄选用奶粉段数。

（4）酸奶：鲜牛奶中加入乳酸杆菌或乳酸、柠檬酸等制成，有利于消化吸收，但不适合婴儿日常饮用。

2. 鲜牛乳

（1）成分及缺点：牛乳来源充足，成分与母乳相仿，是最常用的代乳品，但鲜牛乳相较于母乳，有以下缺点：①牛乳蛋白质含量较高，且以酪蛋白为主，进入胃内形成的凝块较大，不易被消化吸收。②牛乳中饱和脂肪酸含量多，脂肪球大，且缺乏脂肪酶，不易消化。③牛乳中乳糖含量少，以甲型乳糖为主，有利于大肠埃希菌生长，增加了婴儿腹泻的机会。④矿物质含量高，增加了婴儿肾负荷；⑤牛乳中钙磷比例不当（1.2 : 1），不利于钙的吸收。⑥牛乳缺乏各种免疫因子，且易受污染，增加婴儿患感染性疾病的几率。

（2）牛乳配制法：鲜牛乳经煮沸、稀释、加糖，更加适用于婴儿的营养需求和消化能力。

①煮沸：是为了达到灭菌目的，又可使牛奶中的蛋白质变性，在胃中的凝块变小易消化。除煮沸方法外，还可用巴氏灭菌法和蒸气消毒法。前者将奶加热至 65～68 ℃持续 30 min。家庭中可采用水浴法，即将牛乳置于奶瓶中隔水蒸，水沸不超过 5 min 立即冷却，不仅对乳液香味影响小，且较少破坏乳质。

②稀释：通过稀释使牛乳中酪蛋白、矿物质的含量降低，减轻婴儿消化道、肾负荷。生后 2 周以内小儿在 2 份牛奶中加入 1 份水，制成 2∶1 奶。以后随小儿消化能力逐渐加强，可在 3 份奶或 4 份奶中加入 1 份水，制成 3∶1 或 4∶1 奶，至小儿满月可不再稀释而用全奶。

③加糖：每 100 ml 牛乳加糖 5～8 g，满足婴儿能量的需要。

（3）奶量的计算：按每天所需总能量和总液量来计算。婴儿需总能量为 418 kJ/（kg·d），需水量 150 ml/（kg·d）。100 ml 全牛乳供能约 67 kcal（280.33 kJ），8% 糖牛乳 100 ml 供能约 100 kcal（418.4 kJ），婴儿用 8% 糖牛乳喂养每天需 100 ml/kg。

例如：某婴儿体重 6 公斤

每日所需总水量：150 ml/kg × 6 kg = 900 ml

每日所需牛乳量：100 ml/kg × 6 kg = 600 ml

加糖量：600 ml × 8% = 48 g

另需加水量：900−600 = 300 ml

将全日牛乳量平均分次哺喂，在两次牛乳之间加水。

3. 羊乳　羊乳的成分与牛乳接近，但酪蛋白的含量低于牛乳，乳凝块较细、软，脂肪颗粒大小与人乳相似。但羊乳中叶酸含量极低，长期单纯羊乳喂养易引起巨幼细胞性贫血。

4. 其他代乳品　包括代乳粉、米粉、奶糕、豆浆等，现已较少以此类食物作为婴儿的主要食物，常作为辅助食品。

四、婴儿食物转换

4 个月以后的婴儿，无论母乳喂养、混合喂养还是人工喂养，单靠乳类食品喂养已不能满足婴儿对于营养的需要，应及时添加各种辅食，以保证婴儿正常生长发育所需。

1. 添加辅食的目的

（1）出生后 4 个月，无论何种喂养方式都已不能满足婴儿生长发育的需要，必须添加各种辅食，以保证婴儿的营养供应，补充乳类营养素的不足。

（2）改变食物的性状，满足婴儿的生理需要，并为断乳作准备。从流质食物逐渐向半流质、软食、固体食物过渡，以满足其生理需要，不仅有利于锻炼婴儿的咀嚼功能，还能防止婴儿断奶时因食物的突然改变而引起消化功能紊乱，并为断奶作准备。

（3）培养婴儿良好的饮食习惯，使婴儿从吸吮奶瓶、他人授食逐步过渡到用匙、杯、碗、筷等自主进食。

2. 食物转换的原则

（1）由少到多，给婴儿适应的过程，例如：添加蛋黄时，最初从每天 1/4 个开始，无不适 2～3 天后增至 1/3～1/2 个，无不适再逐渐加至每天 1 个。

（2）由稀到稠，从流质到半流质，再到软饭过渡。

（3）由细到粗，4～6 个月添加菜泥，乳牙萌出后可试碎菜。

（4）由一种到多种，每次只添加一种食物，适应后再添加另一种。

（5）应在婴儿健康、消化功能正常时添加新的辅食，天气炎热或患病时减少或暂停添加辅食。

注意婴儿对食物有无过敏反应如腹胀、腹泻、皮疹、流涕、异常不安或哭闹等，出现过敏反应应停止最近添加的食物，严格观察并寻找原因。

3. 食物转换的步骤 无论何种方式喂养，均应随着婴儿生长发育和消化功能的成熟有计划添加辅食。母乳中维生素C和维生素D不足，故出生后2周即应开始喂哺菜汁和果汁补充维生素C、喂哺鱼肝油或维生素D制剂补充维生素D。母乳中缺乏铁质，1～4个月的婴儿体内储存的铁已经基本耗尽，易发生缺铁性贫血，应及时添加含铁丰富的辅食，一般可加蛋黄，从1/4加起，逐渐增加至整个蛋黄，将煮熟的蛋黄碾碎调在牛奶或米粉中喂食。添加辅食的步骤和方法见表3-6。

表3-6 添加辅食的步骤和方法

月龄	食物性状	引入的食物	作用	进食技能
1～3个月	水状	新鲜果汁、菜水等 鱼肝油制剂	维生素A、C和矿物质 维生素A、D	奶瓶喂
4～6个月	泥状	蛋黄、菜泥、果泥、米糊、烂粥等	补充热量、增加动植物蛋白质、补铁、补充维生素和矿物质及膳食纤维	用勺喂
7～9个月	末状	蛋、鱼泥、肉末、肝泥、饼干、馒头片等	增加热量、训练咀嚼、补充动物蛋白质、铁、锌及维生素	学用杯
10～12个月	软碎状	软饭、面条、豆制品、碎菜、碎肉等	补充热量、各种维生素和矿物质、蛋白质及纤维素，训练咀嚼	自用勺、用手抓食

第三节 幼儿喂养

幼儿期是由以乳类喂养为主转变为普通饮食的关键时期，饮食的内容和形式均发生很大变化，食物品种也日趋多样化。虽然幼儿的咀嚼、消化功能逐渐增强，但发育尚未完全成熟，仍然处于消化功能紊乱和营养障碍性疾病多发的年龄，故幼儿喂养相当重要，应遵循以下3个原则：

1. 合理膳食 为了满足幼儿各种营养素和能量的需要，幼儿膳食中的能量、营养素及各种营养素的比例要适合幼儿需要。1～2岁小儿能量的供给为460 kJ/（kg·d）[110 kcal/（kg·d）]，2～3岁为420 kJ/（kg·d）[100 kcal/（kg·d）]，蛋白质、脂肪、碳水化合物的质量比应为1:1:1.2:4，能量之比为10%～15%:25%～30%:50%～60%，蛋白质摄入量约为40 g/d，其中优质蛋白质（动物性蛋白质和豆类蛋白质）应占总蛋白质量的1/3～1/2。

2. 食物的性质和性状应适应幼儿的消化功能，使幼儿保持良好的食欲 食物应以软、碎、细为主要特点，如软饭、面条、肉、蛋、鱼、豆制品、蔬菜等，品种尽量多样化，忌刺激、油腻的食物；烹调时要注意色、香、味、形，能促进小儿食欲。进餐次数一般为早、午、晚三次正餐，上午与下午的两次正餐之间可加点心或（和）乳品，如糕点、水果、乳类等，即"三餐两点"。热量分配以早餐25%，早点5%，午餐35%，午点10%，晚餐25%较为合适。

3. 养成良好的饮食习惯，培养自我进食能力，营造安静、舒适、愉快的就餐环境 要培养小儿定时进食、不挑食、不偏食、不吃零食，细嚼慢咽等良好的饮食习惯，培养小儿专心进食，切忌边吃边玩或边看电视，不要强迫小儿进食，鼓励其自我进食，训练小儿自己用勺、叉子、筷子等餐具进食。让孩子养成进食前、后洗手的习惯，锻炼帮助家长（或老师）摆座椅、分碗筷等能力。

自测题

一、选择题

1. 机体所需要的能量中,小儿所特有的能量需要是
   A. 基础代谢
   B. 食物的热力作用
   C. 排泄损失
   D. 生长发育所需
   E. 活动所需

2. 婴儿每日需水量为
   A. 100 ml/kg
   B. 150 ml/kg
   C. 130 ml/kg
   D. 180 ml/kg
   E. 200 ml/kg

3. 正常足月儿可以哺乳的时间是
   A. 出生后即可
   B. 出生后 3～4 小时
   C. 出生后 2～3 小时
   D. 出生后 1～2 小时
   E. 出生后 6 小时

4. 下列关于母乳喂养的方法中,不正确的是
   A. 婴儿头和肩枕于母亲的肘弯中
   B. 乳头放入婴儿口中即可
   C. 哺乳前更换婴儿尿布,清洁母亲双手和乳房
   D. 每次哺乳时先吸空一侧乳房再吸另一侧
   E. 母亲一般采用坐位

5. 人工喂养儿的主食首选
   A. 鲜牛奶
   B. 羊奶
   C. 全脂奶粉
   D. 豆浆
   E. 婴儿配方奶

6. 与牛乳相比,下列不属于母乳优点的是
   A. 母乳含 SIgA
   B. 母乳含白蛋白较多
   C. 母乳含甲型乳糖较多
   D. 母乳钙、磷比例合适
   E. 母乳含必需的不饱和脂肪酸较多

7. 婴儿最理想的食品是
   A. 酸奶
   B. 牛乳
   C. 母乳
   D. 全脂奶粉
   E. 鲜牛奶

8. 母乳优点的描述中下列选项不正确的是
   A. 脂肪酶含量少
   B. 乙型乳糖较多
   C. 含不饱和脂肪酸多
   D. 钙磷比例合适
   E. 免疫物质多

9. 供能的主要营养素是
   A. 水
   B. 脂肪
   C. 碳水化合物
   D. 维生素
   E. 蛋白质

10. 每次哺乳后,家长应将婴儿抱起,轻拍背部,其主要目的是
    A. 促进消化和吸收
    B. 安抚婴儿
    C. 防止溢乳
    D. 按摩背部
    E. 防止哭闹

11. 如半岁小儿尚未添加任何辅食,发生以下哪种疾病的可能性最大
    A. 巨幼细胞性贫血
    B. 夜盲症
    C. 出血性疾病
    D. 缺铁性贫血
    E. 坏血病

12. 辅食添加的原则,以下错误的是
    A. 由少到多
    B. 由一种到多种

C. 由粗到细

D. 由稀到稠

E. 健康时添加

二、名词解释

1. 必需氨基酸

2. 混合喂养

3. 人工喂养

三、问答题

1. 小儿能量代谢包括几部分？

2. 母乳喂养的优点有哪些？

3. 小儿添加辅食时，食物转换的原则是什么？

（谭　媛）

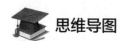

第四章

儿童保健与疾病诊治原则

思维导图

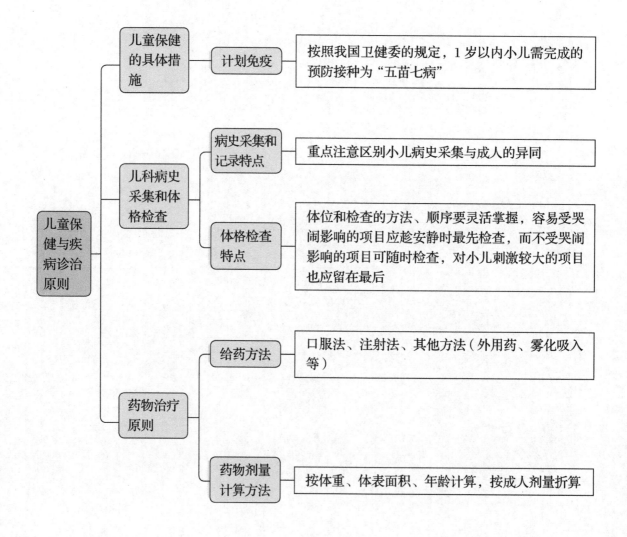

	计划免疫	按照我国卫健委的规定，1岁以内小儿需完成的预防接种为"五苗七病"
儿童保健的具体措施		
	病史采集和记录特点	重点注意区别小儿病史采集与成人的异同
儿科病史采集和体格检查	体格检查特点	体位和检查的方法、顺序要灵活掌握，容易受哭闹影响的项目应趁安静时最先检查，而不受哭闹影响的项目可随时检查，对小儿刺激较大的项目也应留在最后
	给药方法	口服法、注射法、其他方法（外用药、雾化吸入等）
药物治疗原则		
	药物剂量计算方法	按体重、体表面积、年龄计算，按成人剂量折算

（思维导图主干：儿童保健与疾病诊治原则）

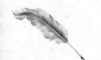

思政之光

通过本章内容的学习，学生应能：

识记：

列举儿童保健的重点措施，复述小儿计划免疫接种程序，说出儿科病史采集与体格检查的主要内容及特点，陈述儿科疾病治疗的基本原则。

理解：

分析儿科病史采集和体格检查的方法与成人的异同、新生儿用药特点。

应用：

运用所学知识，能正确进行儿科病史采集及儿童体格检查，会正确计算儿童药物剂量，能撰写儿科完整病历。

运用所学知识做好儿童保健与疾病诊治，树立"未病先防"理念。

第一节 儿童保健的具体措施

儿童保健是研究儿童各年龄期的生长发育规律及其影响因素，从而采取各种有力措施来促进和保证儿童健康成长的综合性防治医学。促进儿童身心健康，预防疾病是儿童保健的基本原则。儿童保健的首要任务是要降低婴儿、5岁以下儿童死亡率，保障儿童生存。儿童保健各项措施的有利实施是增强小儿体质，降低小儿患病率，培养健全体格、健康心理、优良品质、智力发展的关键。根据各年龄期解剖、生理和心理等生长特点，开展保健工作，可使儿童苗壮成长，并可防止不必要的疾病或意外事故的发生，促进儿童健康成长。

一、生活护理与喂养

（一）生活护理

护理是儿童保健、医疗工作的基础内容，年龄越小的儿童越需要合适的护理。

1. 居室　保持室内阳光充足、通气良好，温湿度适宜，一般温度在 20～22 ℃，湿度为55%～60%。对哺乳期婴儿主张母婴同室，便于母乳喂养及护理。防止交叉感染，患病者不应进入小儿居室，尤其是新生儿、早产儿居室。新生儿居室的温度与湿度应随季节气候变化进行调节。

2. 皮肤黏膜护理　新生儿应注意保持脐带残端清洁和干燥。每次大便后注意用清水清洗臀部，婴儿尿布应选用柔软、吸水性强的纯棉制品或纸尿裤，污湿后及时更换，以防红臀。应勤洗澡，保持皮肤清洁。发现颈部、腋下、腹股沟、臀部皮肤发红时，可用消毒的植物油或鞣酸软膏涂抹。

3. 衣着　选择浅色柔软的纯棉织物，宽松而少接缝。存放新生儿衣物的衣柜不宜放樟脑球，以免发生新生儿溶血。新生儿衣着应宽松，保持双下肢屈曲姿势，以利于髋关节和胸廓的发育。婴儿最好穿连衣裤或背带裤，不用松紧腰裤，以利于胸廓发育。

（二）营养与喂养

营养是保证儿童生长发育及健康的先决条件，必须及时对家长及有关人员进行有关母乳喂养、转乳期食品引入、幼儿期正确的进食行为培养、学龄前及学龄期儿童的膳食安排等内容的宣教和指导（详见第三章相关内容）。

二、计划免疫

计划免疫是根据某些特定传染病的疫情监测和人群免疫状况分析，按照规定的免疫程序，有计划、有组织地利用生物制品进行免疫接种，以提高人群的免疫水平，达到预防、控制乃至最终消灭相应传染病的目的。按照我国卫健委的规定，小儿需完成的预防接种见表 4-1。目前，预防其他传染病的疫苗也相继问世，如风疹疫苗、腮腺炎疫苗、流感疫苗和甲肝疫苗等，各地可根据当地疾病流行情况和小儿家长的意愿，酌情开展。

表 4-1　儿童计划免疫接种程序

年龄	接种疫苗
出生时	卡介苗、乙肝疫苗
1 个月	乙肝疫苗
2 个月	脊灰灭活疫苗
3 个月	脊灰减毒活疫苗、百白破疫苗
4 个月	脊灰减毒活疫苗、百白破疫苗
5 个月	百白破疫苗
6 个月	乙肝疫苗
8 个月	麻风疫苗
18 个月	麻腮风疫苗、百白破疫苗
4 岁	脊灰减毒活疫苗
6 岁	白破疫苗

 知识链接

扩大的儿童免疫接种程序

2008 年国家扩大了计划免疫免费提供的疫苗种类，在原有的"五苗七病"基础上增加到 12 种传染病。新增了甲型肝炎疫苗、乙型脑炎疫苗、流脑多糖疫苗、麻腮风疫苗、白破疫苗、麻风疫苗。2016 年国家卫生计生委为配合《疫苗流通和预防接种管理条例》的贯彻实施，组织编写了《国家免疫规划儿童免疫程序及说明（2016 年版）》。

1. 疫苗接种禁忌证　疫苗接种方法要以该疫苗的使用说明书为准，接种前需注意其禁忌证，如：有明确的过敏史者；具有免疫功能缺陷病的儿童；急性传染病以及恢复期；患慢性消耗性疾病；患活动性肺结核；患有心、肝、肾等重要器官严重疾病以及发热的儿童；接种部位皮肤化脓感染者。

2. 接种反应及处理　接种反应一般可分为一般反应和异常反应、偶合疾病、预防接种事故。

（1）一般反应：绝大多数局部反应和全身反应都是轻微、短暂的，经过适当休息可以恢复正常。若全身和局部反应较严重，应及时到医院诊治。如接种百白破疫苗后若出现低热，可暂时观察，不予处理；体温过高时应予适当降温；接种卡介苗后若化脓形成小溃疡，腋下淋巴结肿大，可局部处理，以防感染扩散，但不可切开引流。脊髓灰质炎三价混合疫苗接种后极少数婴儿发生轻度腹泻，一般不需要特殊处理，多数可自愈。

（2）晕厥：多发生在空腹、精神紧张的儿童。一旦发生，应让儿童立即平卧，密切观察脉搏、心率、呼吸、血压，给温开水或糖水口服，一般可在短时间内恢复正常。

（3）过敏性休克：极少见。一旦发生，应立即皮下注射1:1000肾上腺素，剂量为每次0.01～0.03 mg/kg，同时使用糖皮质激素等药物抢救。

（4）偶合疾病：偶合疾病与预防接种无关，只是因为时间上的巧合而被误认为由接种疫苗所引起。冬季常偶合流脑，夏季常偶合肠道传染病，可经诊断加以鉴别。

（5）预防接种事故：生物制品质量不合格、消毒及无菌操作不严格和接种技术（部位、剂量、途径）错误而引起，常误认为接种反应。

3．执行现行的儿童基础免疫程序，必须注意的问题

（1）初次免疫起始的月龄应按规定而不能擅自提前：除卡介苗、乙肝疫苗在婴儿出生后即可接种外，脊髓灰质炎疫苗必须在婴儿出生后满2足月，百白破混合疫苗必须满3足月，麻风疫苗必须满8足月才能接种。可在规定完成月龄范围内晚接种，但不能提前接种。

（2）接种的间隔时间不能缩短：脊髓灰质炎疫苗和百白破混合疫苗3针（次）之间的时间间隔，最短不得少于28天，最长时间未作规定，但必须在规定的月龄范围内完成。

（3）在规定的月龄范围内完成基础免疫：必须在18个月内完成5种制品的基础免疫。

三、培养良好的生活习惯和社会适应能力

儿童的保健水平直接关系到国家和民族的未来，保健工作不仅要使儿童在体格方面茁壮成长，还必须按照其神经心理行为发育规律进行正确引导、教养，使儿童具有良好的社会适应能力。

（一）培养良好的生活习惯

1．睡眠习惯　足够的睡眠是保证小儿健康成长的关键，应从小培养儿童有规律的睡眠习惯：①儿童居室的光线应柔和，睡前避免过度兴奋，婴儿应有自己的、固定位置的床位，使睡眠环境相对恒定。②儿童应该有相对固定的睡眠作息时间，不要任意改变儿童的睡眠时间。③婴儿可利用固定乐曲催眠入睡，一旦夜间醒来，不拍、不摇、不抱、不用喂哺催眠。对幼儿可用低沉声音重复讲故事帮助其入眠。④保证充足睡眠对各年龄阶段儿童来说都十分重要。

2．进食习惯　从婴儿期开始就应注意训练儿童进食能力，培养良好的进食习惯。①随年龄的增长，夜间哺乳会影响婴儿白天的食欲，给添加其他食物与断离母乳造成困难。故在3～4个月龄后就应逐渐停止夜间哺乳：②4～6个月婴儿可逐步引入其他食物，使其适应多种食物的味道，减少以后挑食、偏食的发生，7～8个月后学习用杯喝奶、水，以促进吞咽、咀嚼等口腔运动的协调发育。③9～10个月的婴儿开始有主动进食的要求，可先训练其自己抓取食物的能力，尽早让儿童学习自己用勺进食，促进眼、手协调动作，并有益于手指肌肉发育，同时也使儿童的独立性、自主性得到发展。

良好的进食习惯的养成是保证小儿摄入充足营养的前提。按小儿年龄选取合适的膳食种类，自小培养独立进食的能力，不偏食、不挑食、不强迫进食，更不要暴饮暴食，控制零食，进食量可因人而定；从喂食、容许抓食过渡到自己独立进食，不容许边吃边玩。

3．卫生习惯　从婴儿期起就应培养良好的卫生习惯，定时洗澡、勤剪指甲、勤换衣裤，不随地大小便。婴儿在哺乳或进食后可喂给少量温开水清洁口腔，不可用纱布等擦抹以免擦伤口腔黏膜和牙龈。2～3岁以后培养儿童自己早晚刷牙、饭后漱口、食前便后洗手的习惯。儿童应养成不吃生水和未洗净的瓜果、不食掉在地上的食物、不随地吐痰、不乱扔瓜果纸屑的良好卫生习惯。学龄儿童注意培养良好的站、立、行及写字姿势，同时注意用眼、用口卫生，注意预防近视眼和龋齿。

4．排便习惯　随食物性质的改变和消化功能的成熟，婴儿大便次数逐渐减少到每日1～2次时，便可开始训练坐便盆、定时排大便。当儿童会走路，有一定的语言理解和表达能力时，

就可训练控制大小便。一般1岁左右的儿童已可表示便意，2~3岁后夜间可不排尿。用尿布不会影响控制大小便能力的培养。

（二）社会适应能力的培养

从小培养儿童良好的适应社会的能力是促进儿童健康成长的重要内容之一。儿童的社会适应性行为是各年龄阶段相应神经心理发展的综合表现，与家庭环境、育儿方式、儿童性别、年龄、性格密切相关。

1. 独立生活能力的培养　应在日常生活中培养婴幼儿的独立生活能力，如自行进食、控制大小便、独自睡觉、自己穿衣鞋等。年长儿则应培养其独立分析、解决问题的能力。

2. 控制情绪能力的培养　儿童控制情绪的能力与语言、思维的发展和父母的教育有关。婴幼儿的生活需要依靠成人的帮助，父母及时应答儿童的需要有助于儿童心理的正常发育。儿童常因需求不能满足而不能控制自己的情绪，或发脾气，或发生侵犯行为，故成人对儿童的要求与行为应按社会标准或予以满足、或加以约束、或预防性地处理问题，减少儿童产生消极行为的机会。用诱导方法而不用强制方法处理儿童的行为问题，可以减少对立情绪。

3. 坚强意志力的培养　在日常生活、游戏、学习中应该有意识培养儿童勇于克服困难的意志，增强其自觉、坚持、果断和自制的能力。

4. 情感交流和社交能力的培养　从小给予儿童积极愉快的感受，如：喂奶时不断抚摸孩子；与孩子眼对眼微笑说话；抱孩子，和其说话、唱歌；孩子会走后，常与孩子做游戏、讲故事，这些都能交流情感，培养亲情，增强孩子与周围环境和谐一致的生活能力。注意培养儿童之间互相友爱，鼓励孩子帮助朋友，形成善良的品德。应使孩子尽早加入到各种集体活动中，学习遵守规则，促进团结和谐，既能积极主动，又能谦让容忍。必须教育青少年不要吸烟、酗酒，正确对待恋爱、婚姻等问题。学校和家庭要对青春期少年进行生理卫生知识教育，应按不同年龄，针对学生的生理、心理状态及理解能力，略早或同步于身心发育，循序进行不同内容的教育。

5. 创造能力的培养　人的创造能力与想象能力密切有关。启发式地向儿童提问题，引导儿童自己去发现问题和探索问题，可促进儿童思维能力的发展。通过游戏、讲故事、绘画、听音乐、表演、自制小玩具等可以培养想象力和创造能力。

父母的言行对孩子影响是深远的，应提高自身素质，言行一致，成为孩子的良师益友。

四、体格锻炼

体格锻炼可以增强体质、提高机体免疫力。体质是人体强弱的标志，正确运用自然界的各种因素（日光、空气、水）锻炼身体，则能增强体质，减少疾病发生。从出生后2周~1个月就可开始锻炼。根据儿童年龄的不同、体质强弱而采取合适的锻炼方法，提高对外界环境的适应能力。

1. 婴幼儿　在日常护理中融入体格锻炼。①如新生儿期开始洗浴，穿衣前后给予全身抚触、按摩和被动操。②洗浴采用温水浴或擦浴，可提高小儿对环境冷热变化的适应能力。③加强室内通风；鼓励户外活动，进行日光浴，同时也进行了空气浴。随小儿适应能力的增强而延长户外活动时间，只要风和日丽，户外温度在0℃以上，就可以让小儿经常在户外活动。一方面可以提高免疫力，另一方面可以预防维生素D缺乏性佝偻病。

2. 年长儿　洗浴以淋浴为主，提高儿童自行完成洗浴的能力，但要注意不同小儿对水温的适应能力。鼓励小儿多参加户外活动和集体活动。通过音乐、舞蹈和体操，或者各种球类、跳绳等活动，一方面加强体格锻炼，另一方面提高儿童自我和整体协调能力。

儿童体格锻炼的效果主要表现在以下三个方面：①生理功能的改善；②体格发育指标是否处于本年龄阶段较高水平；③多发病（主要是呼吸系统疾病）发病率和缺勤率下降。体格锻炼要坚持不懈、持之以恒，还要注意循序渐进，更要注意小儿的个体差异，并且锻炼还需要合理的生活制度配合。

五、定期健康检查

0~6岁以内小儿应定期进行健康检查，系统地对小儿生长发育、营养状态和心理卫生进行评价，给予指导或帮助，如有异常，可早期发现并及早干预。在体格检查的过程中，医生还可针对儿童的具体情况进行健康指导，对父母提供面对面的护理和喂养咨询，促进儿童健康。

1. 新生儿访视　由社区卫生服务站或妇幼保健院专职儿童保健人员负责实施，在新生儿期内访视3~4次。其内容包括：①了解新生儿出生情况，明确观察重点；②给予喂养和护理指导；③对各项体格生长发育指标进行监测，并观察有无产伤、黄疸、先天畸形等；④预防接种情况。

2. 儿童保健　应根据小儿不同的年龄段的保健特点，定期进行健康检查，6个月以内婴儿每1个月1次，7~12月婴儿则2~3个月检查1次，高危儿、体弱儿宜适当增加检查次数。定期检查的内容包括：①体格测量及评价，3岁后每年测视力、血压1次。②询问个人史及既往史，包括出生史、喂养史、生长发育史、预防接种史、疾病情况、家庭环境与教育等。③全身各系统体格检查。④常见病的定期实验室检查，如缺铁性贫血、寄生虫病等，对临床怀疑佝偻病、微量元素缺乏、发育迟缓等疾病应进行相应的进一步检查。

六、意外事故预防

小儿意外伤害事件屡屡发生，种类繁多，目前已成为5岁以下小儿的主要死因之一，需高度重视，予以防范。

1. 窒息和异物吸入　小婴儿需防止衣被、亲人的身体和吐出的乳汁或果汁等造成的窒息。较大婴幼儿需防止一些特殊食物如花生、黄豆、果冻、果核等吸入气管，或某些日常生活用品如纽扣、棋子、硬币、螺钉等的误吸。一旦发生意外吸入导致窒息时，应当就地采取抢救措施，推荐使用海姆立克急救法。当异物排出后，小儿仍有窒息则需做人工呼吸，情况允许的话，可转送有条件的医院继续治疗。

 知识链接

海姆立克急救法

海姆立克急救法又名"海氏急救法"，是美国外科医师亨利·海姆立克1974年发明的急救方法。利用腹部 - 膈肌下软组织被突然冲击，产生向上的压力，压迫两肺下部，从而驱使肺部残留空气形成一股气流。这股带有冲击性、方向性并直接进入气管的气流，就能将堵住气管、喉部的食物硬块等异物驱除，使人获救。海姆立克急救法是全世界抢救气管异物患者的标准方法。

2. 外伤　家庭和托幼机构的窗户、阳台、床及楼梯等部位应安装防护栏，应防止儿童攀爬树木、梯子等，避免高处坠落伤。避免到建筑工地及装修场所，防止高空坠落物砸伤。各种电器开关、插头要有保护装置。防止各种烫伤，如开水、油、煤气、火炉等所致的烧烫伤，避免婴幼儿时期常因热水袋、洗澡盆内热水或碰翻盛热液的容器而烫伤。加强危险物品的管理，如刀、剪等锐利器具以及火柴、鞭炮等。另外注意预防有锐利边角的家具、玩具等造成的磕碰伤。

3. 中毒　加强对小儿饮食的管理，保证儿童食物的清洁卫生，一方面防止变质食物的摄入，另一方面防止有毒物质如毒蘑、毒果仁及河豚等的误食。加强药品存放的管理，药物应放置在儿童拿不到的地方，防止小儿误食。

4. 其他　溺水是夏秋季小儿常见的意外事故，针对溺水原因，加强对小儿看护管理是预防溺水的根本措施，应在中小学宣传防溺水知识，严禁野泳。在学校、影院、大型超市等人群密集之处，年长儿要进行疏散演练和培训，减少因地震、火灾及踩踏等带来的意外伤害。遵守交通规则，防止各种交通事故伤害。居家装修要注意环保，并防止甲醛、苯及氡等有害物质的伤害。

第二节　儿科病史采集和体格检查特点

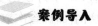 **案例导入**

1岁男孩，因发热、咳嗽1天门诊就诊。家长怀抱患儿，神情紧张不安，医护人员迅速接诊。

思考：

1. 该患儿病史该如何采集？有哪些注意要点？

2. 该患儿应重点进行哪些项目的体格检查？检查的注意事项有哪些？

在儿科疾病的临床诊疗过程中，病史采集和体格检查（简称体检）是医生获取小儿医学信息必要的手段，并且无论是在内容、程序、方法以及技巧方面，还是在信息的判断方面都与成人有所不同，有其自身特点，掌握这些特点是正确开展儿科疾病诊疗工作的基础。

一、儿科病史采集和记录的特点

病史的采集要求客观准确，由于小儿语言发育的特点，患儿多需由家长及抚育人代述病史，较大的患儿可让其自己补充叙述病情。一般从主诉开始，逐渐进行有目的、有层次、有顺序的询问，最后达到对患儿病情的全面了解。在询问过程中，态度和蔼，语言通俗易懂，避免暗示、诱导和逼问，要取得患儿和家长的密切配合。病史的记录要按顺序书写，内容要详细、全面、准确。对于病情危急的患儿为避免延误诊治，应先急救处理危急状况，在抢救过程中，重点询问现病史，待病情稳定后再详细询问全面病史。同时在病史采集和记录时应注意保护家长和患儿的隐私。

1. 一般情况　记录患儿的姓名、性别、年龄、出生日期、民族、就诊日期、病史陈述者与患儿的关系及病史的可靠程度、家长姓名及年龄、住址（包括电话号码）等项。对于儿童年龄，新生儿要求精确到天数，甚至小时、分钟；2岁以内婴儿要求精确到月数；2岁以上儿童写明几岁几个月。

2. 主诉　即患儿来院就诊的主要症状或体征及其经过时间，字数不宜多，一般不超过20个字。例如"持续发热5天""间断咳嗽10天，加重伴喘2天"等，可用病史陈述者的语言概括记录。

3. 现病史　为病历的主要部分，应详细描述此次患病的主要症状、疾病的发展和诊治的经过。应对主要症状的特征进行全面细致的描述，包括主要症状的发生发展过程、诊疗经过（尤其是药物名称、剂量、给药方法和时间、治疗效果、有无不良反应）及诊疗后的动态变化等，同时注意描述其伴随症状和重要的阴性症状，以及与现病密切相关的疾病。最后记录起病后全身状况的改变，如精神、日常活动、饮食、睡眠及二便情况。

4. 个人史　主要包括出生史、喂养史、生长发育史及预防接种史等，与成人记录不同，在儿科病史记录中最具特点。可依据患儿年龄及所患疾病各有侧重，3岁以内儿童应详细询问出生史、喂养史和生长发育史。

（1）出生史：包括母亲孕期情况和分娩情况。详细询问并记录胎次、产次、生产方式、是否足月（早产或过期产）、出生体重、出生时有无窒息和产伤情况、Apgar评分等，新生儿可写入现病史的开始部分。

（2）喂养史：包括出生后开奶时间、母乳喂养还是人工喂养或是混合喂养、添加辅食的种类和时间、断奶时间及断奶后食物种类、进食和大小便情况等。年长儿则应注意询问有无挑食、偏食及特殊的饮食习惯等。患有营养性或消化系统疾病的患儿了解喂养情况尤为重要，更应进行详细记录。

（3）生长发育史：主要询问体格及神经心理发育两方面的内容。体格生长发育的常用指标有体重、身长（高）、头围、胸围增长情况、开始出牙的月龄，囟门闭合情况以及大动作发育（何时开始会抬头、独坐、独走）等。另外，对学龄儿童还应了解其学习情况及行为表现，以及与家人和师生相处情况等。

（4）预防接种史：应把计划免疫和非计划免疫接种的内容全部记录在案，包括何时接种过何种疫苗及接种次数、接种效果以及有无疫苗接种后反应及处理情况。如果做过结核菌素试验，应当记录反应的结果；如受过血清治疗，须叙述其时间、种类及注射后的反应。

5. 既往史

（1）既往所患疾病的诊治及转归情况。注意与现患疾病相同或相似的疾病史，如过敏、哮喘、晕厥或抽搐等。

（2）外伤史、手术史以及输血史。

（3）特殊用药史及药物过敏史。对糖尿病、肾病综合征、甲状腺功能亢进或低下等需长期用药的患者，要了解用药的剂量和持续时间，对药物过敏要详细询问过敏的时间和表现，避免再次发生。

（4）传染病接触史。疑似传染病者，应详细了解近期的接触史，特别注意患者是否来自某种传染病流行的疫区。

6. 家族史　询问父母及其他家庭成员的年龄及健康状况，如已死亡，记录死亡日期及原因。询问患儿母亲历次妊娠和分娩情况，如流产、早产、死胎等。有无家族性或遗传性疾病史，有无急慢性传染病史，尤其注意有无与患儿相同的疾病或相似的临床表现。询问父母是否是近亲结婚，家族中有无智力低下成员，以及其他对疾病有诊断意义的材料等。

二、小儿体格检查的特点

体格检查是医生获取患者信息最重要的手段，任何先进的仪器设备都应在全面细致的体格检查之后使用。儿科体格检查较成人困难，体检过程中应体现医生的责任心和爱心，在与患儿开始接触时就应建立良好的关系，以取得患儿及家长的信任和配合，以利检查工作得以顺利进行。在体格检查中，应重视儿童隐私权，注意避免暴露与检查无关的部位，并使患儿乐于配合。在检查异性或畸形患儿时，医师要注意态度庄重。

（一）注意事项

做好体检前的准备工作，争取患儿及家长的配合。检查室应比较安静，光线充足，布置温馨，室温要适宜，检查备品齐全而又不使儿紧张。还应营造一种和谐的气氛，医生注意语言和动作轻柔，也可用听诊器或其他玩具逗患儿玩耍以消除或减少恐惧，使患儿安心、家长放心。

　　小儿的体位和检查的方法、顺序要灵活掌握，但记录应按规定顺序进行，不仅记录所有的阳性体征，还要记录重要的阴性结果。婴幼儿可让家长抱着检查，有时为避免患儿紧张，可让家长直抱小儿伏在肩上，医生从其背后进行腹部的触诊、心肺的听诊等检查。容易受哭闹影响的项目应趁小儿安静时最先检查，如查呼吸、脉搏、心脏听诊、腹部触诊等；而不受哭闹影响的项目可随时检查。对小儿刺激较大的项目如口腔、咽部的检查等也应留在最后。对病情危重、需紧急抢救的患儿应重点检查生命体征或抢救所需项目，待病情稳定后再做全面细致的体格检查。

　　要有保护性观念和措施。无论是对患者，还是对医生，加强对双方的保护是体格检查时必须注意的一项重要内容。检查室内只留一位患者和尽量少的陪护，检查者检查前后应洗手，衣帽、口罩要整洁，检查用具（如压舌板）应消毒或使用一次性产品，工作衣和听诊器要勤消毒，以防交叉感染。手和用具要温暖，手法要轻柔，动作要敏捷。尽量仅暴露正在检查的部位，且不宜过久。检查结束时要交代家长及时看护，防止坠伤和摔伤。

　　（二）检查方法

　　1. 一般项目　从见到患儿开始至询问病史时即可观察小儿一般状况，包括小儿营养发育状况、精神状态（易激惹、烦躁、清醒、安静、嗜睡、昏迷等）、体位、步态、面部表情、反应情况、语言表达、哭声强弱等。

　　2. 一般测量　既包括对体温、脉搏、呼吸、血压等重要生命体征的测量，也包括体重、身高（长）、头围、前囟大小与闭合情况、胸围、腹围等项目，主要根据年龄、病情选测必要项目。

　　（1）体温：根据小儿年龄和病情选取合适的方法。①腋下测温法：是最常用的方法。测前需用干毛巾将小儿腋窝擦干，体温计水银头放置适当，夹紧腋窝，测量 5～10 min 后取出看表，36～37 ℃为正常。②口腔测温法：适合能够配合的年长儿，以免咬碎体温计后损伤口腔黏膜。测量时间 3 min，37 ℃为正常。③肛门内测温法：适合小婴儿、检查不合作的儿童以及昏迷、休克的患儿。肛表插入肛门内 3～4 cm，测量 3～5 min，一般 36.5～37.5 ℃为正常。肛表需注意清洁、消毒。④耳内测温法：准确快速，不会造成交叉感染，但因仪器昂贵，未能普及。体温差别除与试表方法有关外，还与小儿年龄、活动量、穿衣多少及外界温度有关。年龄越小，体温相对越偏高，且越易受外界温度影响。

　知识链接

耳式体温计

　　耳式体温计是通过测量耳鼓膜的辐射亮度，非接触地实现对人体温度的测量，只需将探头对准内耳道，按下测量钮，仅几秒就可得到测量数据，并且耳内部为封闭区域，受外界因素影响小，非常适合急重病患者、老人、婴幼儿等使用。

　　（2）呼吸、脉搏：因易受患儿情绪的影响，故应在小儿安静时进行测量。婴幼儿呼吸测量可按腹部起伏计数，或用少量棉花纤维贴近小儿鼻孔边缘观察其摆动次数计数。测量脉搏时年长儿一般检查桡动脉，婴幼儿可计数颈动脉或股动脉搏动。小儿年龄越小，呼吸、脉搏越快。检查呼吸、脉搏的频率时，还应注意呼吸类型、深浅和节律以及脉搏节律、血管充盈度和紧张度等。各年龄段小儿呼吸、脉搏正常参考值见表 4-2。

表 4-2　各年龄段小儿呼吸、脉搏（次/分）

年龄	呼吸	脉搏	呼吸：脉搏
新生儿	40～45	120～140	1：3
＜1 岁	30～40	110～130	1：（3～4）
1～3 岁	25～30	100～120	1：（3～4）
4～7 岁	20～25	80～100	1：4
8～14 岁	18～20	70～90	1：4

（3）血压：应选择与小儿年龄相适应的血压计袖带，袖带的宽度为上臂长度的 1/2～2/3，婴幼儿时期 4～6 cm，学龄前期 8 cm，学龄儿童期 9～12 cm，新生儿和小婴儿可用监护仪测量。袖带过宽时测得的血压值较实际值偏低，过窄则较实际值高。小儿血压随年龄增长而逐渐升高，不同年龄小儿血压正常值可用下列公式大致推算：收缩压（mmHg）= 80 mmHg +（年龄 ×2），舒张压（mmHg）= 收缩压（mmHg）×2/3。一般只测任何一侧上肢血压即可，对有心血管疾病的患儿应测量四肢血压。

（4）体重：体重易于测量，是反映小儿体格生长尤其是营养状况的最易获得的敏感指标，同时也是儿科临床计算给药量、输液量、喂奶量等的重要依据。测量时应注意其准确性。

（5）身长：3 岁以下要用量床测量。

3. 皮肤黏膜及皮下组织　在充足的光线下，观察皮肤有无苍白、潮红、黄疸、发绀、皮疹、瘀点、瘀斑、脱屑、瘢痕、色素沉着、毛发异常。触诊时注意皮肤弹性和温湿度、皮下脂肪厚度，以及检查有无水肿、硬肿及皮下结节等。

4. 浅表淋巴结　检查颈部、耳后、腋窝、腹股沟等处浅表淋巴结的数量、大小、质地、边界、活动度，以及表皮是否发红、皮温是否升高、有无波动感、粘连及触痛等。正常小儿扪到单个质软、状似黄豆大小的淋巴结，可移动无压痛。

5. 头部

（1）头颅：观察头颅形状和大小（2 岁以内小儿需测头围），并注意有无颅骨缺损。新生儿观察有无头皮血肿、水肿、颅骨重叠以及囟门大小、紧张度。小婴儿应观察有无枕秃和颅骨软化。婴幼儿检查囟门闭合情况，如闭合应记录闭合时间。

（2）面部：观察有无特殊面容。注意眼距宽窄，眼睑有无肿胀及下垂，眼球有无突出、斜视及震颤，内眦大小及有无赘肉，结膜是否充血或苍白及有无分泌物，角膜有无混浊或溃疡，巩膜有无黄染等，检查双侧瞳孔大小及对光反射。耳部应检查耳廓有无畸形，外耳道有无流脓，必要时应用耳镜检查鼓膜。鼻部检查注意鼻腔是否通畅、有无鼻翼扇动、有无脓性或血性分泌物。

（3）口腔：观察口唇是否干燥、苍白或发绀，口角有无疱疹、糜烂，颊黏膜有无充血、血疱、溃疡、黏膜斑、鹅口疮等。检查牙的数目及位置，注意有无龋齿，牙龈有无肿胀、溃疡，舌苔及舌乳头是否发红或突出。最后检查咽部，多需用压舌板及家长协助。注意咽部有无充血、疱疹、溃疡，同时注意双侧扁桃体大小，有无充血、脓苔等。

6. 颈部　观察有无斜颈、短颈、颈蹼和颈部抵抗，颈动脉搏动是否对称有力，听诊是否闻及血管杂音。颈静脉是否充盈，气管是否居中，可否触及甲状腺等。

7. 胸部

（1）胸廓：是否对称，有无鸡胸、漏斗胸、肋骨串珠、哈里森沟（Harrison groove）、肋外翻等佝偻病体征，同时注意，有无心前区隆起或肋间隙饱满、凹陷、增宽、变窄及其他畸形（如桶状胸等）。

（2）肺：望诊包括呼吸频率、节律的改变以及有无呼吸困难的表现。触诊主要检查语颤的改变，注意有无双侧语颤增强、减弱及胸膜摩擦感，可在小儿说话或啼哭时进行。小儿胸壁薄，叩诊音较成人"清"，故叩诊时用力要轻，可采用直接叩诊法。听诊时须注意小儿哭闹对听诊的影响，注意小儿吸气相和呼气相的对比。听诊部位要全面，一般肺部湿啰音在肺底、腋下、肩胛间区几个部位最明显。

（3）心：望诊时注意心前区是否有隆起，正常小儿心尖冲动范围在 2～3 cm 之内，肥胖儿不易看到。触诊注意心尖冲动强弱，有无震颤和心包摩擦音。叩诊一般只叩左右界，叩左界时应在心尖冲动点水平自左向右叩，听到浊音点即为左界，以左乳线为标准记录在外或内几厘米或在乳线上；叩右界时应在肝浊音界上一肋间的水平自右向左叩，有浊音改变时即为右界，以右胸骨线为标准记录在外几厘米或在右胸骨线上；心脏大小的结果判断需结合年龄（表4-3）。听诊宜在小儿安静时进行，听诊器体件接触小儿皮肤前最好用手捂温。注意小儿心脏听诊的特征：小婴儿心尖第一音和第二音的响度几乎相等；健康儿童可听到第三心音和第二心音分裂；肺动脉瓣区第二音（P_2）常比主动脉瓣区第二音（A_2）响（$P_2 > A_2$）；在肺动脉瓣区或心尖部可听到功能性收缩期杂音，亦有窦性心律不齐。至于心脏杂音，在较大儿童很多有功能性杂音，其声轻、软而短促，局限在小范围内，体位改变后可消失，不应当认为是病理性杂音。

表4-3　各年龄段小儿的心界

年龄	心左界	心右界
<1岁	左乳线外 1～2 cm	沿右胸骨旁线
1～5岁	左乳线外 1 cm	右胸骨旁线和右胸骨线之间
5～12岁	左乳线上或乳线内 0.5～1 cm	接近右胸骨线
>12岁	左乳线内 0.5～1 cm	右胸骨线

8. 腹部　望诊时注意新生儿脐带是否脱落，脐部有无脓性分泌物或出血。注意小婴儿腹部饱满可呈"蛙腹"状，易见肠型，并注意观察有无脐疝。触诊时双手温暖，注意腹壁紧张度，体位摆放要灵活，尽量在小儿安静时进行。较大儿童取仰卧位，并令其深呼吸、与其交谈或转移注意力，以免由于惊慌或怕痒而不能合作。检查小儿有无压痛时须注意观察小儿的表情反应，不能单纯依靠回答确定。5 岁以下小儿肝可在右肋缘下 1～2 cm 处触及，柔软而无压痛，在婴儿期偶尔可触到脾边缘。腹部听诊有时可闻及肠鸣音亢进，注意有无血管杂音。

9. 脊柱及四肢　注意有无躯干四肢比例失调，注意自动与被动的能力及限度。脊柱四肢有无畸形，如"O"形腿、"X"形腿、手（足）镯及杵状指（趾）和多指（趾）畸形等，各关节有无红肿、活动受限等。

10. 肛门及外生殖器　注意有无肛门闭锁、肛裂、疝气等畸形。女孩注意有无阴道分泌物、畸形。男孩注意有无隐睾、鞘膜积液、尿道下裂、包皮过长过紧等。

11. 神经系统　应根据小儿年龄和具体病种选取不同的检查项目。

（1）一般情况：包括小儿的神志、颅形、精神状态、面容及面部表情、眼神、语言能力、对外界反应、有无异常行为等。囟门未闭的小儿还应注意囟门是否膨隆、紧张。

（2）脑膜刺激征：包括颈抵抗、Kernig 征及 Brudzinski 征。正常小婴儿由于生理性屈肌紧张，在生后 3～4 个月内 Kernig 征及 Brudzinski 征可呈阳性。

（3）神经反射：包括原始反射和一般反射。在新生儿期须检查该年龄段特有的神经反射（原始反射），如觅食反射、吸吮反射、握持反射、拥抱反射等，原始反射在新生儿期后逐渐减弱并消失，注意出现和消失的时间是否在正常范围。另外，新生儿和小婴儿提睾反射、腹壁反射可引不出或很弱，而面神经征可为阳性，也可出现踝阵挛；2岁以下小儿巴宾斯基征可为阳性，但一侧阳性另一侧阴性时即有意义，应结合其他检查综合判断。

第三节　儿科疾病治疗原则

不同年龄段的小儿在生理、病理和心理方面各有其特点，在疾病的发生、发展与转归等方面亦有不同，因此在疾病的治疗上必须充分考虑年龄因素。由于小儿起病急，病情变化快，单纯一个器官或系统的疾病可表现为全身症状，故治疗措施既要及时、全面，又要有针对性、突出重点。儿科临床工作者必须根据小儿特殊的生理、心理特点，熟练掌握护理、饮食、用药和心理等各方面的治疗技术，使患儿身心顺利康复。

一、护理原则

护理是在儿科疾病治疗过程中的一个重要环节，良好的护理能够促进患儿早日康复，需要医护通力合作、共同完成。

1. 建立、健全各项规章制度　如值班和交接班制度、病房巡视制度、"三查七对"制度、医嘱核对和执行制度、血液和药品保管使用制度、精密仪器和用品管理制度、医患沟通和探视制度、各种应急预案的建立和演练等，并能严格遵照执行，使病房各项事务有条不紊地顺利进行和完成。

2. 合理的病房安排　病室要整洁、舒适、安静，并保持空气清新、温湿度适宜，室内物品摆放合理。应按年龄、病种、病情轻重和护理要求合理安排病房。如新生儿和传染病患者单设病区，按病种分室管理，危重者收住抢救监护病室，每个病区留1~2个床位以备应急之用。

3. 规律的病房生活　应保证患儿有充足的睡眠和休息时间。观察病情应尽量不影响患儿的睡眠，尽可能集中时间进行治疗和诊断操作，定时进餐，按时睡觉。

4. 细致的临床观察　患儿年龄越小，临床表现越不典型。如婴儿哭闹可以是正常的生理需求未得到满足，也可能是疾病的表现，细致观察是鉴别两者的关键；儿科疾病临床表现常不典型，起病急，发展快，变化多端，易于恶化，因此，儿科医务工作者应具备敏锐的观察力，密切观察病情，及时发现可疑情况并及时处置。

5. 各种不良事件的预防

（1）加强医患沟通，及时通报、合理解释病情变化，端正态度，减少纠纷。

（2）医护人员需严格执行洗手、消毒等规章制度，规范各种静脉穿刺、插管等治疗方法，定时检查消毒设备，预防交叉感染及医源性感染。

 知识链接

七步洗手法

第一步（内），洗手掌：流水湿润双手，涂抹洗手液（或肥皂），掌心相对，手指并拢相互揉搓。第二步（外），洗背侧指缝：手心对手背沿指缝相互揉搓。第三步（夹），洗掌侧指缝：掌心相对，双手交叉沿指缝相互揉搓。第四步（弓），洗指背：弯曲各手指关节，半握拳把指背放在另一手掌心旋转揉搓。第五步（大），洗拇指：一手握另一手拇指旋转揉搓。第六步（立），洗指尖：弯曲各手指关节，把指尖合拢在另一手掌心旋转揉搓。第七步（腕），洗手腕、手臂：揉搓手腕、手臂。

（3）加强对血液及血液制品的管理，防范各种输血（血制品）不良反应。

（4）加强对患儿及陪护的宣教和管理。医护人员检查、处理完毕后要及时拉好床栏，所用物品如体温表、药杯等用毕即拿走，以免小儿玩耍误伤。喂药喂奶要将婴儿抱起，避免呛咳、呕吐引起窒息。

二、饮食治疗原则

合理的饮食对疾病的辅助治疗有十分重要的作用，患儿的饮食应根据年龄和病情来选择，不当的饮食可使病情加重，甚至危及生命。

1. 乳品　稀释乳可供新生儿和早产儿食用；半脱脂奶或全脱脂奶，脂肪含量低，只供腹泻及消化力弱的患儿食用；豆奶适用于乳糖吸收不良和牛乳过敏的小儿；无乳糖奶粉适合乳糖不耐受的婴儿；水解蛋白配方奶可用于食物蛋白过敏的患儿；酸奶可供腹泻及消化力弱的患儿食用。

2. 一般膳食　普通饮食，应采用易消化、营养丰富、热量充足的食物；软食，如烂饭、面条、馒头、肉末、鱼羹等，供消化功能未完全恢复或咀嚼能力差的患儿；半流质饮食，由牛乳、豆浆、稀粥、烂面、蒸蛋羹等组成，可加饼干、面包等，适用于消化功能尚弱，不能咀嚼吞咽大块固体食物的患儿；流质饮食，全部为液体，如牛乳、豆浆、米汤、果汁、牛肉汤等，易于消化吸收，适用于消化系统疾病、急性感染、胃肠道手术后患儿。流质饮食的热量与营养素均低，只能短期应用。

3. 特殊膳食　少渣饮食，选用纤维素含量少的食物，对胃肠刺激性小，易消化，适用于胃肠道感染的患儿；无盐及少盐饮食，无盐饮食每日食物中含盐量在 0.5 g 以下，烹调时不另加食盐，少盐饮食则需每天额外供给 1 g 氯化钠，供心、肝、肾功能不全的患儿使用；贫血饮食，如动物血、动物肝、各种肉类等；高蛋白饮食，包括富含蛋白质的食物，如鸡蛋、鸡、瘦肉、肝或豆制品等，适用于营养不良、消耗性疾病患儿；低脂肪饮食，适用于肝病患儿；低蛋白饮食，用于尿毒症、肝性脑病和急性肾炎少尿期的患儿；代谢病专用饮食，如不含乳糖食物用于半乳糖血症患儿，低苯丙氨酸的奶粉、面粉适用于苯丙酮尿症的患儿，糖尿病饮食等。

4. 禁食　适用于频繁呕吐、消化道出血或手术的患儿，应根据病情需要合理控制禁食时间，注意静脉供能的量及营养成分的平衡，并监测水、电解质和酸碱平衡。

5. 检查前膳食　注意在进行某些化验检查前对饮食是否有特别的要求，如采血化验前多需要空腹；消化道出血患者做潜血试验时，需连续 3 天进食不含肉类、动物肝、血和绿叶蔬菜等的食品；用高蛋白、高脂肪膳食使胆囊排空，以检查胆囊和胆管功能。

三、药物治疗原则

药物是治疗疾病最重要的手段。由于儿童肝肾等器官的解毒功能发育不成熟，药物的半衰期延长，对药物的毒副作用较成人更为敏感和突出。因此必须熟悉儿童药物治疗的特点，掌握药物性能、作用机制、毒副作用、适应证和禁忌证，合理用药并采用精确的剂量和适当的用药方法，发挥药物的最大疗效，减小不良反应。对慢性病则要持久用药，切忌延缓和忽视，这是儿童药物治疗的重要原则。

（一）儿童药物应用特点

1. 抗生素　应针对患儿的特点，严格用药指征，尽量使用毒副作用较小的有效抗生素，如青霉素类、头孢菌素类和大环内酯类。一般情况以应用一种抗生素为宜，重症感染时需联合用药。儿童处于生长发育期，注意一些药物可能对儿童造成较大的毒副作用：如氨基糖苷类可致儿童听神经损害和肾损害、氯霉素抑制骨髓造血功能、动物实验发现喹诺酮类药物损害幼年动物软骨发育等，应慎用或避免使用这些药物。不要滥用和长期使用抗生素，以免引起肠道菌群失调、双重感染及耐药等。

2．肾上腺皮质激素　短疗程常用于过敏性与重症感染性疾病等；长疗程则用于治疗肾病综合征、某些血液病、自身免疫性疾病等；哮喘、某些皮肤病提倡局部用药。应严格掌握用药指征。糖皮质激素使用后往往会掩盖原发疾病的症状，降低机体免疫力，引起感染扩散，延误诊断和治疗。长期应用糖皮质激素还会影响儿童的生长发育，并可引起骨质疏松、肌肉萎缩、血压增高等。使用激素治疗各种性质不同的疾病，其剂量大小和疗程长短，取决于病变的性质、疾病自然过程的长短、病情的轻重、治疗的效果和反应，是否与其他药物联合应用，以及治疗的目的性等因素。水痘患儿禁用激素，以防加重病情。

3．退热药　中度以下发热可用物理降温法，一般不使用退热药。儿童通常选用对乙酰氨基酚和布洛芬；婴儿不宜使用阿司匹林，以免发生 Reye 综合征。不宜联合应用退热药。

4．镇静止惊药　常用药为苯巴比妥、地西泮、水合氯醛等，在高热、烦躁不安、易激惹、惊厥等情况下可考虑使用，但需注意给药方法和对呼吸的抑制作用。

5．消化道用药　腹泻时慎用止泻剂，注重水、电解质的补充，可选用消化道黏膜保护剂。便秘时需注意调整饮食结构、培养正确的排便习惯和调节消化道微环境等。

6．祛痰止咳药　对咳嗽有痰的患者，不主张镇咳，而以祛痰为主。

7．乳母用药　某些药物可经乳汁传给婴儿，如阿托品、苯巴比妥和水杨酸盐等，应慎用，或权衡利弊停止哺乳。

8．小婴儿用药　2 个月以下小婴儿的肝、肾等代谢功能均不成熟，极易出现药物不良反应，如磺胺类药、维生素 K_3 可引起高胆红素血症，氯霉素可引起灰婴综合征等，故用药受到极大限制，用药前必须详细阅读药物使用说明书。

（二）给药方法

根据年龄、疾病及病情选择给药途径、药物剂型和用药次数，以保证药效，尽量减少对患儿的不良影响。同时尽量选用患儿及家长均可以接受的方式给药。

1．口服法　是首选的给药方法。婴幼儿常用糖浆、水剂、冲剂等，也可将药片研碎兑水化开喂服，年长儿可用片剂或药丸。病情需要时可鼻饲给药。小婴儿喂药时最好将儿童抱起或头略抬高，以免呛咳时将药吐出或窒息。

2．注射法　常用肌内、静脉、皮内、皮下注射等，注射法比口服法起效快，但对小儿刺激大，多用于急重症和口服困难者。臀部肌内注射次数过多可造成臀肌挛缩，影响下肢功能，故非病情必需不宜采用。静脉注射多在抢救时应用，静脉滴注应根据年龄大小、病情严重程度控制滴速。

3．其他方法　外用药常用软膏，也可用水剂、混悬剂、粉剂等。婴幼儿皮肤薄、体表面积相对大，外用药物容易吸收，但不能涂抹过多，同时注意避免误入口中。此外还可用雾化吸入、滴鼻和气管内给药、灌肠法、缓释栓剂等给药途径。

（三）药物剂量的计算

由于儿童年龄、体重逐年增加，体质各不相同，用药的适宜剂量也有较大差别。同一年龄也可因治疗目的或用药途径的不同而致剂量差别较大，一定要仔细计算和认真核对。

1．按体重计算　是最常用、最基本的计算方法，可计算出每日或每次需用药物剂量。多数药物已有每公斤体重、每日或每次的用量，按已知体重计算比较简单。每日（次）剂量＝体重（kg）× 每日（次）每千克体重所需药量。临床对症治疗用药如退热药、催眠药等，常按每次剂量计算。年长儿按体重计算后若超过成人量，则以成人量为上限。如只知成人剂量而不知每公斤体重用量时，可将该剂量除以成人体重（按 70 kg 计算），即得每公斤体重的药量，但这种算法对年幼儿量偏小，年长儿量偏大，应根据临床经验适当调整。

2．按年龄计算　使用剂量大、不需十分精确的药物（如营养类药物等）时可按年龄计算。

3. 按体表面积计算　此法较体重、年龄计算更为准确，因其与基础代谢、肾小球滤过率等生理功能的关系更加密切。但计算复杂，临床不常用。同时应注意，在婴幼儿时期，某些药物按此法计算的用量与按体重计算的用量有较大差异，尤其是新生儿时期差异更甚。由于新生儿肝、肾功能发育较差，因此，按体表面积计算不适宜新生儿及小婴儿。

计算公式为：药物剂量 = 体表面积（m²）× 药物剂量/m²。

体表面积计算公式为：

儿童体重 < 30 kg，体表面积（m²）= 体重（kg）× 0.035+0.1

儿童体重 > 30 kg，体表面积（m²）=[体重（kg）−30] × 0.02+1.05

4. 按成人剂量折算　此法仅用于未提供儿童剂量的药物，一般剂量偏小，故不常用。儿童剂量 = 成人剂量 × 儿童体重（kg）/50，或儿童剂量 = 成人剂量 × 儿童体表面积（m²）× 1.73。

四、心理治疗原则

随着医学模式的转变，对儿童的心理治疗或心理干预应该贯穿于儿科疾病的诊治过程中。小儿疾病的诊治，不仅要重视生理上的治疗，也应重视心理上的治疗，这是所有医护人员和家属监护人共同的责任。

患病时小儿处在医院的陌生环境，易出现焦虑、紧张甚至恐慌。为此，医护人员需与家属配合，为患儿营造一个安静、舒适、整洁、和谐、温馨的治疗环境。和蔼亲切的语言、轻柔敏捷的动作、热情和善的面孔和细致周到的服务，能够促进患儿早日恢复身心健康。患儿应当享有治疗权、知情权、自主权、隐私权和不受伤害权，保护和实现这些权利是医学道德和伦理学的基本要求。儿童心理、情绪、行为问题，精神性、身心性疾病等，均需要心理治疗。

● 自测题 ●

一、选择题

1. 我国规定 1 岁内必须完成的计划免疫是
   A. 麻风疫苗
   B. 乙脑疫苗
   C. 流脑疫苗
   D. 流感疫苗
   E. 甲型肝炎疫苗

2. 关于疫苗接种的方式,以下选项错误的是
   A. 口服
   B. 肌内注射
   C. 静脉注射
   D. 皮内注射
   E. 皮下注射

3. 关于儿童定期检查不正确的是
   A. 6 个月内每月 1 次
   B. 7~12 个月每 2~3 个月 1 次

C. 高危儿、体弱儿应适当增加检查次数
   D. 内容包括全身各系统的体格检查及常见病的实验室检查
   E. 6 岁后每年测视力、血压

4. 儿科的病史采集、记录和体格检查在要求上
   A. 和成人大体相同
   B. 比成人复杂
   C. 有别于成人
   D. 比成人简单
   E. 和成人无差别

5. 2 岁以内小儿体格检查时,放在最后的一项是
   A. 心肺
   B. 腹部
   C. 四肢

D. 咽及口腔

E. 神经系统

6. 1 岁以内婴儿心左界在
A. 左乳线内 0.5 ~ 1.0 cm
B. 左乳线内 1.0 ~ 1.5 cm
C. 左乳线上
D. 左乳线外 1 cm
E. 左乳线外 1 ~ 2 cm

7. 最重要的医疗证据是
A. 正确的诊断和治疗
B. 准确及时的病历记录
C. 与家长的沟通
D. 服务态度
E. 检验报告单

8. 急诊患儿就诊,医生问诊时,下列选项处理情况错误的是
A. 首先针对急诊情况对症治疗
B. 针对生命体征不稳定情况,保护及维持重要脏器功能
C. 简要询问主要病史,获得最重要信息
D. 详细询问完病史,完成相应检查,基本明确诊断后再用药处理
E. 完成初步的基本常规检查,明确大致疾病方向

9. 有关儿童体格检查特点,不正确的是
A. 尽可能取得患儿及家长的合作
B. 容易引起患儿不适及疼痛的检查应首先进行
C. 病情危重时,应边抢救边检查
D. 要注意防止交叉感染
E. 注意保暖,并照顾年长儿的害羞心理

10. 儿童计划免疫,正确的接种时间是
A. 脊髓灰质炎疫苗 2 个月以上接种
B. 卡介苗出生时接种
C. 麻疹疫苗 4 ~ 5 个月接种
D. 百白破 6 ~ 8 个月接种
E. 乙脑疫苗 9 ~ 10 个月接种

二、名词解释

计划免疫

三、问答题

1. 我国规定 1 岁内接种的疫苗种类有哪些?
2. 常用的测温方法有哪些?

（刘　菲）

第五章数字资源

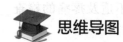 第五章

新生儿与新生儿疾病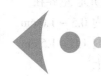

🎓 思维导图

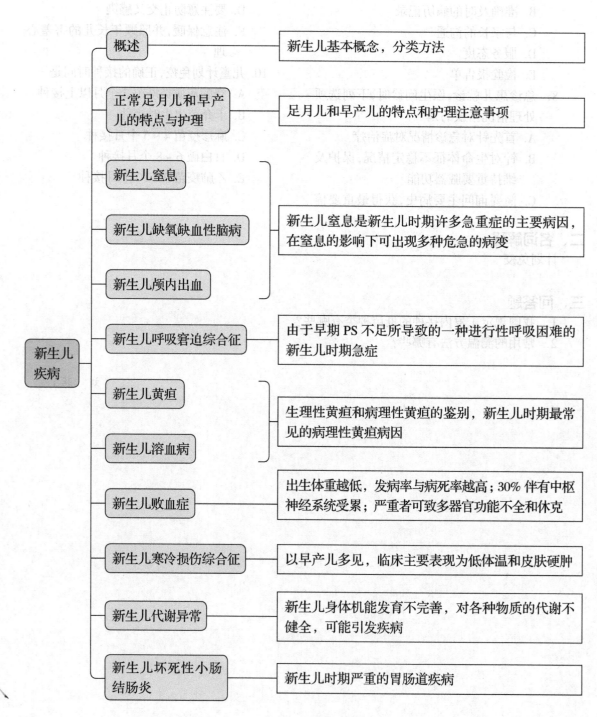

| 概述 | —— | 新生儿基本概念，分类方法 |

| 正常足月儿和早产儿的特点与护理 | —— | 足月儿和早产儿的特点和护理注意事项 |

| 新生儿窒息 |

| 新生儿缺氧缺血性脑病 | —— | 新生儿窒息是新生儿时期许多急重症的主要病因，在窒息的影响下可出现多种危急的病变 |

| 新生儿颅内出血 |

新生儿疾病

| 新生儿呼吸窘迫综合征 | —— | 由于早期 PS 不足所导致的一种进行性呼吸困难的新生儿时期急症 |

| 新生儿黄疸 |

| 新生儿溶血病 | —— | 生理性黄疸和病理性黄疸的鉴别，新生儿时期最常见的病理性黄疸病因 |

| 新生儿败血症 | —— | 出生体重越低，发病率与病死率越高；30% 伴有中枢神经系统受累；严重者可致多器官功能不全和休克 |

| 新生儿寒冷损伤综合征 | —— | 以早产儿多见，临床主要表现为低体温和皮肤硬肿 |

| 新生儿代谢异常 | —— | 新生儿身体机能发育不完善，对各种物质的代谢不健全，可能引发疾病 |

| 新生儿坏死性小肠结肠炎 | —— | 新生儿时期严重的胃肠道疾病 |

学习目标

通过本章内容的学习，学生应能：

识记：

说出新生儿的分类及有关概念，陈述新生儿窒息的复苏方案与复苏程序，复述缺氧缺血性脑病、颅内出血、呼吸窘迫综合征、黄疸、败血症及寒冷损伤综合征等新生儿常见疾病的临床表现及诊治措施。

理解：

区分正常足月儿及早产儿外观上的不同点，列举正常足月儿及早产儿的解剖生理特点，解释上述常见疾病的病因及发病机制。

应用：

根据新生儿及新生儿疾病特点，能进行新生儿的分类；能对新生儿常见疾病做出初步诊断及拟定治疗计划。

运用所学知识做好新生儿疾病诊治及养护，降低新生儿发病率和死亡率，关爱、呵护新生命。

第一节　概　　述

新生儿（neonate，newborn）是指从母体娩出后脐带结扎到出生后28天内（≤28天）的婴儿。围生期（perinatal period）是指产前、产时和产后的一个特定时期，我国目前的定义是：自妊娠28周至出生后足7天。围生期的婴儿称围生儿，因其各系统发育尚未完善，处于从宫内向宫外转换的关键阶段，其患病率和死亡率最高。

新生儿可有以下分类。

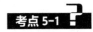

考点 5-1

新生儿的不同分类方法

1. 根据胎龄分类　胎龄（gestational age，GA）是指从母亲的末次正常月经第1天起至分娩时为止，常以周表示。①足月儿（full-term infant）：37周≤GA＜42周；②早产儿（preterm infant）：GA＜37周；③过期产儿（post-term infant）：GA≥42周。

2. 根据出生体重分类　出生体重（birth weight，BW）是指出生1 h内的体重。①低出生体重儿（low birth weight infant，LBW）：BW＜2500 g，其中BW＜1500 g者称极低出生体重儿（very low birth weight infant，VLBW），BW＜1000 g者称超低出生体重儿（extremely low birth weight infant，ELBW），大多是早产儿，也有足月或过期小于胎龄儿；②正常出生体重儿（normal birth weight infant，NBW）：2500≤BW＜4000 g；③巨大儿（macrosomia）：BW≥4000 g。

3. 根据出生体重和胎龄的关系分类　①小于胎龄儿（small for gestational age infant，SGA）：BW在同胎龄儿平均出生体重的第10百分位以下；②适于胎龄儿（appropriate for gestational age infant，AGA）：BW在同胎龄儿平均出生体重的第10～90百分位之间；③大于胎龄儿（large for gestational age infant，LGA）：BW在同胎龄儿平均出生体重的第90百分位上。

4. 根据出生后周龄分类　①早期新生儿（early newborn）：出生后1周内的新生儿，也属于围生儿；②晚期新生儿（late newborn）：出生后第2周至第4周末的新生儿。

5. 高危儿（high risk infant）　指已发生或可能发生危重疾病而需要特殊监护的新生儿。多发生于以下因素：①孕母疾病史：孕母有感染、糖尿病、妊娠高血压、心肺疾病、阴道流血、羊膜早破、胎盘早剥、前置胎盘等过去有性传播疾病、吸烟、吸毒或酗酒史等；孕母为Rh阴性血型；②孕母妊娠史：孕母年龄＞40岁或＜16岁，过去有死胎、死产史等；③分娩史：难产、手术产、急产、产程延长、分娩过程中使用镇静和止痛药物等；④新生儿异常：窒息、多胎儿、早产儿、过期产儿、小于胎龄儿、巨大儿、宫内感染和先天畸形等。

第二节　正常足月儿和早产儿的特点与护理

正常足月儿（normal term infant）是指 37 周≤胎龄＜42 周，2500 g≤出生体重＜4000 g，无畸形、无疾病的活产婴儿。早产儿是指胎龄＜37 的新生儿，又称未成熟儿。我国早产儿的发生率为 5%～10%，死亡率为 12.7%～20.8%，且胎龄愈小，体重愈低，死亡率愈高。

考点 5-2

足月儿和早产儿的外观区别

一、正常足月儿和早产儿的外观特点

正常足月儿和早产儿的外观特点见表 5-1。

表 5-1　足月儿与早产儿的外观特点

项目		足月儿	早产儿
皮肤		红润、皮下脂肪丰满、毳毛少	绛红、水肿、毳毛多
头部		头大（占全身比例的 1/4），头发分条清楚	头更大（占全身比例 1/3），头发细而乱
耳壳		软骨发育好、耳舟成形、直挺	软、缺乏软骨、可折叠、耳舟不清楚
指/趾甲		达到或超过指/趾端	未达指/趾端
跖纹		足纹遍及整个足底	足底纹理少
乳腺		结节＞4 mm，平均 7 mm	无结节或结节＜4 mm
外生殖器	男婴	睾丸已降至阴囊，阴囊皱裂形成	睾丸未降或未全降至阴囊，阴囊少皱裂
	女婴	大阴唇可遮盖小阴唇	大阴唇不能遮盖小阴唇

二、正常足月儿和早产儿的生理特点

1. **呼吸系统**　胎儿肺内充满液体，30～35 ml/kg，分娩时有 1/3～1/2 因产道挤压经口鼻排出，未排出部分在呼吸建立后由肺间质内毛细血管和淋巴管吸收，如吸收延迟则导致湿肺。胸廓呈桶状，肋肌薄弱，呼吸主要靠膈肌的升降，呈腹式呼吸，呼吸浅快而不规则，约 40 次/分（安静时）。

早产儿呼吸中枢发育不成熟，呼吸浅表而不规则，可出现周期性呼吸或呼吸暂停（apnea）。前者是指呼吸停止＜20 s，无心率减慢及发绀；后者是指呼吸停止＞20 s，伴心率减慢（＜100 次/分）及发绀，胎龄愈小、发生率愈高。因肺表面活性物质缺乏，易发生呼吸窘迫综合征（肺透明膜病）。

2. **循环系统**　出生后血液循环和血流动力学发生重大变化：①胎盘 - 脐血循环终止；②肺循环阻力下降，肺血流增加；③回流至左心房的血量明显增多，体循环压力增高；④卵圆孔、动脉导管在功能上关闭。新生儿心率快，波动大，90～160 次/分，平均 120～140 次/分，足月儿血压平均为 70/50 mmHg。早产儿心率更快，血压较低，部分伴有动脉导管开放。

3. **消化系统**　足月儿吞咽功能完善，胃呈水平位，贲门括约肌松弛、幽门括约肌发达，故易溢乳甚至呕吐。肠壁薄，有利于营养物质的吸收，但肠腔内毒素和消化不全产物也易进入血循环，引起中毒或过敏症状。消化道已能充分分泌消化酶，但淀粉酶缺乏，故不宜过早喂淀粉类食物。出生后 24 h 内排出墨绿色胎粪，若出生后 24 h 仍不排胎便，应排除肛门闭锁或其他消化道畸形病变。肝内尿苷二磷酸葡萄糖醛酸基转移酶的量及活力低下，故多数新生儿会出现生理性黄疸；同时对多种药物处理能力低下，易发生药物中毒。

早产儿吸吮与吞咽反射弱，胃容量小，易出现哺乳困难或乳汁吸入引起肺炎。消化酶含量接近足月儿，但胆酸分泌少，脂肪的消化吸收较差。缺氧、炎性损伤或喂养不当等不利因素可引起坏死性小肠结肠炎。因胎粪形成少且肠蠕动差，胎粪排出常延迟。肝功能发育更不成熟，生理性黄疸较足月儿重，持续时间长，易发生胆红素脑病。蛋白质合成低下，肝糖原储备少，易发生低蛋白血症、低血糖和水肿。

4. 泌尿系统 足月儿出生时肾结构发育完成，但肾小球滤过率低，稀释功能正常，浓缩功能差，易发生水肿或脱水。肾处理酸负荷能力不足，故易发生代谢性酸中毒。肾小管对糖重吸收功能差，输注葡萄糖速度过快时可致糖尿。一般在出生后 24 h 内排尿，1 周内每日可达 20 次，如出生后 48 h 仍不排尿应进一步检查，排除泌尿系统疾病。

早产儿肾浓缩功能更差，排钠分数高，肾小管对醛固酮反应低下，易出现低钠血症。葡萄糖阈值更低，易发生糖尿。肾小管排酸能力差，普通牛乳中蛋白质含量和酪蛋白比例高，内源性氢离子增加，易致晚期代谢性酸中毒，表现为面色苍白、反应差、体重不增加和代谢性酸中毒；如人工喂养，予以早产儿配方乳，可改善症状。

5. 血液系统 足月儿出生时血红蛋白为 170 g/L（140～200 g/L），胎儿血红蛋白（HbF）占 70%～80%，5 周后下降至 55%，随后渐被成人型血红蛋白取代。白细胞数在出生后第 1 天为（15～20）×10⁹/L，3 天后明显下降，5 天后接近婴儿值；分类中以中性粒细胞为主，4～6 天中性粒细胞与淋巴细胞相近，以后淋巴细胞占优势。血小板数与成人相似。胎儿肝维生素 K 储存量少，凝血因子活性较低，易发生新生儿出血症。

早产儿白细胞和血小板数稍低于足月儿，其"生理性贫血"出现早，且胎龄越小，持续时间越长，程度越严重。维生素 K、铁及维生素 D 储存较少，更易发生出血、贫血及佝偻病。

6. 神经系统 正常足月儿脑相对大，但脑沟、脑回仍未完全形成；脊髓相对长，末端约在 3、4 腰椎下缘。足月儿大脑皮层兴奋性低，睡眠时间长；大脑对下级中枢抑制弱，且锥体束、纹状体发育不全，常出现不自主、不协调动作。出生时即具备多种原始反射（觅食反射、吸吮反射、握持反射、拥抱反射等），生后 3～4 个月自然消失。凯尔尼格征、巴宾斯基征阳性，腹壁和提睾反射弱属正常现象。

早产儿神经系统成熟程度与胎龄有关，胎龄愈小，原始反射愈难引出，甚至消失，肌张力低。脑室管膜下存在着发达的胚胎生发层组织，易发生脑室周围 - 脑室内出血及脑室周围白质软化病变。

7. 体温 新生儿体温调节中枢功能发育不完善，皮下脂肪较薄，体表面积相对较大，易散热；寒冷时主要依靠棕色脂肪产热，当环境温度过低时，如不及时保温，可发生低体温、低氧血症、低血糖和代谢性酸中毒或寒冷损伤；如环境温度高、进水少、散热不足时可使体温增高，发生脱水热。中性温度（neutral temperature）是指使机体维持正常体温所需的代谢率和耗氧量最低时的环境温度。出生体重愈低、日龄愈小，中性温度愈高。

早产儿体温调节中枢更不完善，棕色脂肪少，产热能力差，寒冷时更易发生低体温甚至发生硬肿症；汗腺发育差，外界环境温度高时体温也升高。

8. 能量及体液代谢 新生儿基础热量消耗为 209 kJ/kg（50 kcal/kg），每日总热量需 418～502 kJ/kg（100～120 kcal/kg）。体内含水量占体重的 70%～80%，需水量亦大，随日龄增加逐渐减少。由于喂乳量不足、水分丢失及胎粪排出，体重可下降，1 周末下降至最低点（小于出生体重的 10%），10 天左右恢复到出生体重，称生理性体重下降。足月儿钠需要量为 1～2 mmol/（kg·d），出生 10 天内一般不需补钾，以后需要量为 1～2 mmol/（kg·d）。

早产儿吸吮能力弱，消化能力差，每日所需液量更高，常需静脉营养。钠需要量亦高，<32 周早产儿为 3～4 mmol/（kg·d）。因甲状旁腺功能低下，易引起低钙血症。其生理性体重下降应不超过出生体重的 15%～20%。

9. 免疫系统 新生儿非特异性和特异性免疫功能均不成熟。IgG 可通过胎盘，故出生数月的婴儿对某些疾病有一定的免疫力。但 IgA 和 IgM 不能通过胎盘，故易患呼吸道和消化道感染，尤其是革兰氏阴性杆菌感染。血清补体含量及 T 细胞免疫功能均低下。皮肤黏膜薄嫩，屏障功能差，易发生感染。

10．新生儿常见的几种特殊生理状态

（1）生理性黄疸：参见本章第七节。

（2）"马牙"和"螳螂嘴"："马牙"分布于上腭中线和齿龈部位，为黄白色、米粒大小的小颗粒，系上皮细胞堆积或黏液腺分泌物积留形成，数周后可自然消退；"螳螂嘴"位于两侧颊部隆起的脂肪垫，有利于吸乳。二者均属正常，不可挑破，以免感染。

（3）乳腺肿大：男女新生儿出生后4~7天可出现乳腺增大，蚕豆至核桃大小，系来自母体的雌激素中断所致，2~3周消退，忌挤压，以免感染。

（4）假月经：部分女婴出生后5~7天自阴道流出少许血性分泌物或大量非脓性分泌物，亦系雌激素中断所致，持续1周左右，不需处理。

（5）新生儿红斑及粟粒疹：出生后1~2天，在头部、躯干及四肢常出现大小不等的多形性斑丘疹，称为"新生儿红斑"，可自然消失；在鼻尖、鼻翼以及颜面部形成小米粒大小的黄白色皮疹，称为"新生儿粟粒疹"，经脱皮后自然消失。

三、足月儿和早产儿的护理

1．保暖　出生后需采取各种保暖措施，使婴儿处于中性温度中。早产儿、尤其是BW<2000 g或低体温者，更易出现寒冷损伤综合征，应置于自控开放式抢救台上或暖箱中，并根据体重、日龄选择相应的中性温度；如无条件可采取其他保暖措施如热水袋等。空气相对湿度应在55%~65%。

2．喂养及营养　正常足月儿出生后半小时即可喂哺母乳，以促进乳母乳汁分泌，亦可防止婴儿低血糖，提倡按需哺乳。配方乳每3 h 1次，每日7~8次。奶量从小量渐增，以哺乳后安静、无腹胀、呕吐、胃内无残留（胃管喂养者）和理想的体重增长（每天15~30 g/kg，生理性体重下降期除外）为标准。

早产儿也应母乳喂养，无法予以母乳喂养者，可先试喂5%葡萄糖水，耐受后再予以早产儿配方乳。哺乳量原则上是胎龄愈小、出生体重愈低，每次哺乳量愈少，喂奶间隔时间愈短，并且根据以上标准调整，早产儿理想的体重增长为每天10~15 g/kg。哺乳量不能满足所需热量者或吸吮能力差、吞咽不协调者可用滴管喂养、间歇性或持续性鼻饲喂养，必要时考虑静脉营养。

足月儿出生后肌内注射1次维生素K，1 mg，早产儿连用3天，预防出血症；出生后4天加维生素C 50~100 mg/d；10天后加维生素A，500~1000 IU/d，维生素D 400~1000 IU/d；4周后添加铁剂，足月儿每日给元素铁2 mg/kg，极低出生体重儿每日3~4 mg/kg，并加用维生素E 25 U和叶酸2.5 mg，每周2次。

3．呼吸管理　婴儿开始呼吸前应迅速清除鼻咽黏液，保持气道通畅。早产儿不需常规吸氧，有给氧指征时，吸氧流量或浓度以维持PaO_2在6.7~9.3 kPa（50~70 mmHg）或$TcSO_2$（transcutaneous SO_2，经皮血氧饱和度）在90%~95%为宜，以防止早产儿视网膜病和慢性肺疾病。呼吸暂停者可弹、拍足底或托背予以刺激，无效时予以氨茶碱静脉注射，负荷量为5 mg/kg，8~12 h后用维持量2.5 mg/（kg·d），分2~4次，重者予持续气道正压通气（continuous positive airway pressure，CPAP）或机械通气治疗。

4．皮肤黏膜的护理　新生儿皮肤黏膜屏障差，需对新生儿皮肤、脐部、臀部及口腔进行合理的护理；对局部感染灶应积极处理。

5．预防感染　新生儿室工作人员应严格遵守消毒隔离制度，接触新生儿前应严格洗手，护理和处置均应无菌操作。工作人员或新生儿如患感染性疾病需立即隔离，以防交叉感染。

6．预防接种　出生后第1天、1个月、6个月时各注射乙肝疫苗1次，每次20~30 μg；

出生后 3 天内接种卡介苗。如母亲为乙肝病毒携带者或乙肝患者，婴儿出生后 24 h 需肌内注射高价乙肝免疫球蛋白 1 次。

7. 新生儿筛查　包括先天性甲状腺功能减退症、苯丙酮尿症等先天性代谢缺陷病的筛查及新生儿听力和视力筛查。

第三节　新生儿窒息

新生儿窒息（asphyxia of newborn）是指出生后短时间内无自主呼吸或未能建立有效呼吸而导致低氧血症、高碳酸血症、代谢性酸中毒及全身多脏器损伤的临床表现。是引起新生儿死亡和儿童伤残的重要原因之一。

【病因】

窒息的本质是缺氧，凡影响胎儿或新生儿气体交换导致缺氧的因素均可引起窒息。可出现于产前、产时或产后。

1. 孕母因素　孕母患慢性全身性疾病如心脏病、糖尿病、严重贫血、妊娠高血压综合征和急性传染病等，有吸毒、吸烟史，年龄≥35 岁或 <16 岁及多胎妊娠等。

2. 胎盘因素　前置胎盘、胎盘早剥和胎盘老化等。

3. 胎儿因素　早产儿、小于胎龄儿、巨大儿等，先天畸形如肺发育不全、先天性心脏病等，宫内感染致神经系统受损，羊水或胎粪吸入致呼吸道阻塞等。

4. 分娩因素　头盆不称、臀位、机械助产，产程中麻醉药、镇痛药或催产药使用不当等因素。

5. 脐带因素　脐带脱垂、绕颈、打结、过短或牵拉等。

【病理生理】

1. 呼吸改变

（1）缺氧初期，呼吸代偿性加深加快，如缺氧未及时纠正，随即转为呼吸停止和心率减慢，即原发性呼吸暂停。此时肌张力存在，血压稍升高，伴发绀。

（2）若缺氧持续存在，则出现喘息样呼吸，继而呼吸停止，心率继续减慢，即继发性呼吸暂停。此时肌张力消失，皮肤苍白，心率和血压持续下降，需正压通气方可恢复自主呼吸，否则会导致死亡。

2. 各器官缺氧缺血改变　窒息开始时，缺氧和酸中毒引起体内血液重新分布，肺、肠、肾、肌肉和皮肤等非生命必需器官血流量减少，以保证心、脑和肾上腺等生命必需器官的供血。如缺氧持续，发生无氧代谢及体内储存糖原耗尽，可使代谢性酸中毒加重，血流代偿机制丧失，心肌功能受损，心率和动脉血压下降，生命必需器官供血减少，脑损伤发生；非生命必需器官血流量则进一步减少导致各脏器受损。

3. 血液生化和代谢改变　窒息可导致低氧血症、混合性酸中毒、高血糖或低血糖、高胆红素血症及低钠血症、低钙血症等生化与代谢异常。

【临床表现和诊断】

1. 胎儿窒息（宫内窘迫）　早期胎动增加，胎心率≥160 次/分；晚期胎动减少甚至消失，胎心率 <100 次/分或不规则；羊水被胎粪污染。

2. 新生儿窒息诊断和分度　临床上常用 Apgar 评分评价新生儿有无窒息和窒息程度。①时间：分别于出生后 1 min、5 min 和 10 min 进行；②内容：包括皮肤颜色（appearance）、心率（pulse）、对刺激的反应（grimace）、肌张力（activity）和呼吸（respiration）；③评估标准：每项 0～2 分，总共 10 分（表5-2）；1 min 评分 8～10 分为正常，4～7 分为轻度窒息，0～3 分为重度窒息；④评估意义：1 min 评分为窒息诊断和分度的依据，5 min 及 10 min 评分有助于判断复苏效果及预后；⑤注意事项：评分易受多因素影响，如早产儿或孕母应用镇静药等，评分均较实际偏低；评分应做到快速、客观、准确。

表 5-2　新生儿 Apgar 评分标准

体征	0分	1分	2分
皮肤颜色	青紫或苍白	身体红，四肢青紫	全身红
心率（次/分）	无	<100	>100
弹足底或插鼻管后反应	无反应	有些动作，如皱眉	哭，喷嚏
肌张力	松弛	四肢略屈曲	四肢活动
呼吸	无	慢，不规则	正常，哭声响

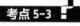

考点 5-3
Apgar 评分内容及方法

3. 多脏器受损表现　重度窒息常可导致缺氧缺血性脑病和颅内出血；其次为羊水或胎粪吸入综合征、呼吸窘迫综合征、肺出血；缺氧缺血性心肌损害；应激性溃疡、坏死性小肠结肠炎、肾衰竭及代谢紊乱等。

4. 辅助检查　对宫内缺氧胎儿，可通过羊膜腔镜了解羊水胎粪污染程度或在胎头露出宫口时取头皮血行血气分析，以评估缺氧程度；出生后可检测血气、血糖、电解质、尿素氮和肌酐等生化指标。

【治疗】

治疗主要是进行有效的窒息复苏。需分秒必争，产、儿科医生协作进行。

1. 复苏方案　采用国际公认的 ABCDE 方案。①A（airway）：清理呼吸道；②B（breathing）：建立呼吸；③C（circulation）：维持正常循环；④D（drugs）：药物治疗；⑤E（evaluation and environment）：评估和环境（保温）。前三项最重要，其中 A 是根本，B 是关键，E 贯穿于整个复苏过程中。

呼吸、心率和皮肤颜色是窒息复苏评估的三大指标，并遵循：评估—决策—措施—再评估—再决策—再措施的程序，并严格按照 A→B→C→D 步骤进行，不能颠倒。

2. 复苏步骤　最初的复苏要求在出生后 15～20 s 内完成：①保暖：娩出后立即置于预热的开放式抢救台上；②减少散热：用温热干毛巾揩干全身；③摆好体位：肩部垫高 2～3 cm，使颈部轻微伸仰。

（1）清理呼吸道（A）：立即吸净口、咽和鼻腔黏液，不超过 10 s。如羊水混有胎粪，应于第一次呼吸前即吸净口、咽及鼻腔，以免胎粪吸入，如无自主呼吸，需行气管插管将胎粪吸出。

（2）建立呼吸（B）：①触觉刺激：拍、弹足底 1～2 次或快速摩擦患儿腰背刺激呼吸，如出现正常呼吸，心率>100 次/分，肤色红润或仅手足青紫可继续观察；②正压通气：如触觉刺激后仍无规律呼吸或心率<100 次/分，应立即用复苏气囊行面罩正压通气，40～60 次/分，吸呼比为 1:2，压力为 20～30 cmH$_2$O，以可见胸廓起伏和听诊呼吸音正常为宜；③经 30 s 后，如心率>100 次/分，出现自主呼吸可注意观察，如仍无规律呼吸或心率<100 次/分，需继续用气囊面罩或气管插管正压通气。

（3）维持正常循环（C）：正压通气 30 s 后，如心率<60 次/分，应同时行胸外心脏按压。用中、示指或双拇指按压胸骨体下 1/3 处，100～120 次/分（每按压 3 次，正压通气 1 次），按压深度 1.5～2 cm 或为胸廓前后径的 1/3。

（4）药物治疗（D）：①肾上腺素：经胸外心脏按压 30 s 后，心率仍<80 次/分或为 0，应立即予 1:10 000 肾上腺素 0.1～0.3 ml/kg 静脉注射或 0.3～1 ml/kg 气管内注入，5 min 后可重复一次；②扩容剂：给药 30 s 后，如心率<100 次/分，并有血容量不足表现时，可予

生理盐水每次 10 ml/kg 扩容，5~10 min 内静脉滴注，大量失血时给予输血；③纳洛酮：用于其母产前 4~6 h 用过吗啡类麻醉或镇痛药所致的新生儿呼吸抑制，每次 0.1 mg/kg 静脉注射或 0.3~0.5 mg/kg 气管内注入。

考点 5-4
新生儿复苏步骤和方法

3. 复苏后的转运与监护　新生儿在复苏后需转至新生儿重症监护病房（NICU），重点监测体温、心率、呼吸、血压、尿量、氧饱和度及窒息引起的多器官损伤。

【预防】

加强围生期保健，及时处理高危妊娠；加强胎儿监护，及早发现胎儿宫内缺氧并及时处理；培训产、儿科医护人员，掌握 ABCDE 复苏技术；医院产房内需配备复苏设备。

第四节　新生儿缺氧缺血性脑病

新生儿缺氧缺血性脑病（hypoxic - ischemic encephalopathy，HIE）是指围生期窒息引起的脑缺氧、血流量减少或暂停而导致胎儿或新生儿脑损害。HIE 是引起新生儿死亡和永久性神经系统功能障碍的重要原因。

【病因】

HIE 最常见的原因是新生儿窒息；其他如胎盘、脐带因素，妊娠高血压等疾病引起宫内慢性缺氧，以及出生后心、肺部疾病、严重失血或贫血亦可引起脑损伤。

【发病机制】

1. 脑血流改变　当缺氧为不完全性时，血液代偿性重分配，以保证脑、心、肾上腺等器官的血供。如缺氧继续延续，脑血流锐减，出现第 2 次血流重分配，以保证脑代偿最旺盛部位丘脑、小脑、脑干的血液灌注量，此时脑室周围白质和大脑皮质矢状旁区受损明显。如缺氧缺血为急性完全性，上述机制无效，脑损伤更易发生在这些代谢最旺盛的部位，如基底神经节，但大脑皮质可不受影响。

2. 脑血管自主调节功能障碍　缺氧和高碳酸血症还可导致脑血管的自主调节功能障碍，形成"压力被动性脑血流"，当血压升高时，脑血流过度灌注可能导致脑血管破裂出血；低血压则可导致脑血流量减少而缺血，引起缺血性脑损伤。

3. 脑组织代谢改变　葡萄糖是大脑主要能量来源。大脑对缺氧缺血非常敏感。缺氧时，脑组织无氧酵解增加、乳酸堆积，出现低血糖和代谢性酸中毒，导致脑细胞损害和死亡；细胞膜上钠 - 钾泵、钙泵功能不足，使钠、水进入细胞内，造成脑细胞水肿；大量 Ca^{2+} 进入细胞内激活某些受其调节的酶，脑细胞的完整性进一步被破坏。

【临床表现】

HIE 主要出现意识障碍、肌张力改变、原始反射异常、惊厥或脑干受损表现。神经系统症状常发生在出生后 24 h 内，常在 24~72 h 病情恶化甚至死亡。临床上根据病情、病程和预后分为轻、中、重三度（表 5-3）。

【辅助检查】

1. 实验室检查　血清肌酸激酶同工酶（CK - BB）、神经元特异性烯醇化酶（NSE）活性均升高。

2. 影像学检查

（1）颅脑 B 超：有助于了解脑水肿，基底核和丘脑、脑室内及其周围出血等病变。

（2）头颅 CT：可了解颅内出血范围、类型，最合适检查时间为出生后 2~5 d；脑水肿时表现为局灶性或弥漫性低密度影，出血灶呈高密度影。

（3）磁共振成像（MRI）：分辨率高，对 HIE 有诊断价值，脑水肿呈高信号病灶，对预后的评估有意义。

表 5-3　HIE 临床分度标准

项目	轻度	中度	重度
意识	过度兴奋	嗜睡、迟钝	昏迷
肌张力	正常	减低	松软或间歇性伸肌张力增加
拥抱反射	稍活跃	减低	消失
吸吮反射	正常	减低	消失
惊厥	无	常有	多见，频繁发作
中枢性呼吸衰竭	无	无或轻	常有
瞳孔改变	无	无或缩小	不对称或扩大、对光反应消失
前囟张力	正常	正常或稍饱满	饱满、紧张
病程及预后	兴奋症状在 24 h 内最明显，3 天内逐渐消失，预后好	症状大多在 1 周末消失，10 天后仍不消失者可能有后遗症	病死率高，多在 1 周内死亡，存活者症状可持续数周，留有后遗症可能性较大

3. 脑电图检查　可反映脑损害程度，有助于惊厥和预后的判断。

【诊断和鉴别诊断】

有围生期窒息史和意识改变、肌张力变化、惊厥等表现，结合影像学检查可作出诊断。鉴别诊断应与产伤性颅内出血相鉴别（见本章第五节）。

【治疗】

治疗原则为早治疗，足疗程，采取综合措施、树立信心。

1. 支持疗法

（1）维持良好的通气与换气功能：根据病情予不同方式的氧疗，使 PaO_2、$PaCO_2$ 和 pH 保持在正常范围。

（2）维持良好的循环功能：使心率和血压保持在正常范围，以保证各脏器血液灌注；可酌情应用多巴胺和多巴酚丁胺。

（3）为保证神经细胞代谢所需能量，应维持血糖在正常高值（4.16～5.55 mmol/L），及时监测血糖，调整葡萄糖输注浓度和速率。

2. 对症治疗

（1）控制惊厥：首选苯巴比妥，负荷量 20 mg/kg 缓慢静脉滴注（15～30 min）；若不能控制，1 h 后可加用 10 mg/kg；12～24 h 后给维持量，3～5 mg/（kg·d）；顽固性抽搐者加用地西泮（安定），每次 0.1～0.3 mg/kg 静脉滴注或水合氯醛 50 mg/kg 灌肠。

（2）降颅内压：液体量不超过 60～80 ml/（kg·d）；颅内压增高首选呋塞米，每次 0.5～1 mg/kg 静脉注射；严重者可用 20% 甘露醇，每次 0.25～0.5 g/kg 静脉注射，每 4～6 h 1 次，连用 3～5 天。

考点 5-5
HIE 的治疗

（3）亚低温治疗：有条件的单位可行亚低温治疗，可减轻 HIE 脑损伤，改善神经系统预后。但应在发病 6 h 内开始治疗，持续 2～3 天。

3. 康复治疗　病情稳定后尽早进行康复治疗，有利于脑功能恢复，减少后遗症发生和减轻残疾程度。

【预后和预防】

1. 预后　主要与病情严重程度、抢救是否正确及时有关。重度 HIE、顽固性惊厥，脑干症状持续时间超过 1 周，血清 CK-BB、脑电图和头颅 MRI 持续异常者预后差。幸存者常留有不同程度的运动和智力障碍、癫痫等后遗症。

2. 预防　预防围生期窒息，一旦有窒息发生应积极有效地进行 ABCDE 复苏。

第五节 新生儿颅内出血

新生儿颅内出血（intracranial hemorrhage of the newborn）是新生儿期常见疾病，严重者病死率高，常留有神经系统后遗症。主要发生在早产儿及存在有各种围生期高危因素的足月儿。

【病因和发病机制】

1. 早产 胎龄32周以下的早产儿，在脑室周围的室管膜下及小脑软脑膜下均留存胚胎生发基质，该组织为未成熟的毛细血管网，极易受到血压波动与缺氧等因素的损伤而致破裂出血，向内穿破室管膜引起脑室内出血，向外扩散引起脑实质出血。

2. 缺氧缺血 窒息时低氧、高碳酸血症可致压力被动性脑血流，动脉压力的波动引起毛细血管破裂出血；低氧、高碳酸血症可引起脑血管扩张，静脉淤滞，压力增高而致栓塞和出血，以早产儿多见。

3. 外伤 主要为产伤所致，多见于胎头过大、胎位不正、产程过长或过短及不适当助产（使用胎头吸引器，高位产钳）等，机械性损伤使大脑镰、小脑幕撕裂和脑表浅静脉破裂而致硬膜下出血，以足月儿、巨大儿多见。

4. 其他 新生儿患维生素K缺乏或其他出血性疾病，不适当输入高渗溶液及机械通气不当等，均可导致脑血管破裂出血。

【临床表现】

临床表现主要与出血部位和出血量有关，轻者无症状，大量出血者可在短期内死亡。

1. 神经系统表现 以神经系统兴奋或抑制为主要表现。常见的症状与体征：①神志改变：激惹、淡漠、嗜睡或昏迷；②颅内高压表现：脑性尖叫、抽搐、角弓反张、前囟隆起、血压增高、瞳孔对光反射迟钝或消失；③呼吸增快或减慢、呼吸不规则或暂停，心动过速或过缓等；④眼征：凝视、斜视、眼球震颤等；⑤肌张力增高、减弱或消失，原始反射减弱或消失。

2. 非特异性表现 体温不升或高热、不明原因的贫血与黄疸等。

3. 各类型颅内出血的特点 根据出血部位临床上可分为以下五种类型。

（1）硬脑膜下出血（subdural hemorrhage，SDH）：出血量少者可无症状；出血量多者常于出生24h后出现惊厥、偏瘫和斜视等；出血重者可在出生后数小时内死亡。多见于有产伤史的足月巨大儿，存活者数月后可发生硬脑膜下积液。

（2）原发性蛛网膜下腔出血（primary subarachnoid hemorrhage，SAH）：常见于早产儿，与缺氧、酸中毒、低血糖和产伤等有关。出血原发部位在蛛网膜下腔内。大多数出血量少，无症状，预后好；中度出血患儿出生后第2天出现抽搐，发作间歇表现正常；少数出血严重者表现为反复惊厥与中枢性呼吸暂停、昏迷，可于短期内死亡。主要后遗症为脑积水。

（3）脑室周围-脑室内出血（periventricular-intraventricular hemorrhage，PVH-IVH）：主要与缺氧有关。多于出生后72h内发病，常表现为头围迅速增大，前囟饱满，颅缝分离，呼吸暂停、嗜睡、肌张力低下和拥抱反射消失。根据头颅影像学检查可分为四级，Ⅰ级：室管膜下生发基质出血；Ⅱ级：脑室内出血但无脑室扩大；Ⅲ级：脑室内出血伴脑室扩大；Ⅳ级：脑室扩大伴脑室旁白质损伤或出血性梗死。多见于GA<32周、BW<1500g的早产儿，胎龄愈小、体重愈低，发病率愈高，是引起早产儿死亡和伤残的主要原因之一。

（4）脑实质出血（intraparenchymal hemorrhage，IPH）：多由于小静脉栓塞后毛细血管内压力增高、破裂而出血。因出血量和部位不同，临床表现不同：少量出血者无明显症状；如脑干出血，早期可发生瞳孔变化、呼吸不规则和心动过缓等，前囟张力可不高。多见于足月儿，主要后遗症为脑瘫、癫痫、下肢运动障碍和精神发育迟缓。

（5）小脑出血（cerebellar hemorrhage，CH）：包括原发性小脑出血、脑室或蛛网膜等部位出血扩散至小脑、静脉出血性梗死及产伤引起小脑撕裂 4 种类型。除一般神经系统症状外主要表现为脑干压迫症状，如频繁呼吸暂停、心动过缓、眼球偏斜等，可在短时间内死亡。多见于 GA＜32 周的早产儿或有产伤史的足月儿，易合并呼吸窘迫综合征和肺出血。

【辅助检查】

1. 头颅影像学检查　头颅 B 超为诊断 PVH - IVH 的首选，出生后 3～7 天进行；CT 与 MRI 对蛛网膜下腔、小脑、脑干和硬脑膜下等部位的出血较敏感。

2. 脑脊液检查　压力常升高，可见皱缩红细胞，蛋白质含量增加。有助于与中枢神经系统感染相鉴别。

【诊断】

根据病史、症状和体征，结合头颅 B 超、CT、MRI 等检查可确诊。

【治疗】

1. 支持疗法　保持患儿安静，尽量避免搬动和刺激性操作，维持正常血压、pH、PaO_2、$PaCO_2$，注意液体平衡和能量供给，保持正常渗透压和灌注压，积极纠正酸中毒。

2. 止血　可选用维生素 K、酚磺乙胺、立芷雪，必要时输新鲜全血、血浆。

3. 控制惊厥　首选苯巴比妥、地西泮等（见本章第四节）。

4. 降低颅内压　首选呋塞米，每次 0.5～1 mg/kg 静脉注射，每日 2～3 次。中枢性呼吸衰竭者可用小剂量 20% 甘露醇静脉注射，每次 0.25～0.5 g/kg，每 6～8 h 1 次。

5. 脑积水　乙酰唑胺可减少脑脊液的产生，50～100 mg/（kg·d），分 3～4 次口服；对 Ⅲ级以上 PVH - IVH 并确诊有梗阻性脑积水、侧脑室进行性增大者，可于病情稳定后（出生后 2 周左右）连续腰椎穿刺，每日或隔日 1 次，防止粘连和脑积水，但是此法尚有争议；梗阻性脑积水可行侧脑室置管引流或脑室 - 腹腔分流术。

【预后和预防】

预后主要与出血部位、出血量、围生期因素及胎龄有关。早产儿、Ⅲ 或 Ⅳ级 PVH - IVH、慢性缺氧、顶枕部脑实质出血者预后差，幸存者常留有脑瘫、癫痫、智力低下、视听损害、脑积水等神经系统后遗症。

预防措施包括加强孕妇保健，防止早产；减少围生期窒息和产伤；对患有出血性疾病的孕妇及时给予治疗；提高医护质量，避免各种导致医源性颅内出血的因素。

第六节　新生儿呼吸窘迫综合征

新生儿呼吸窘迫综合征（neonatal respiratory distress syndrome，NRDS）是因患儿缺乏肺泡表面活性物质（pulmonary surfactant，PS）导致出生后不久出现进行性加重的呼吸窘迫和呼吸衰竭的临床综合征，又称新生儿肺透明膜病（hyaline membrane disease，HMD）。多见于早产儿，胎龄愈小，发病率愈高；糖尿病母亲婴儿、剖宫产儿发病率也较高。

【病因和发病机制】

1. 病因　早产是 PS 不足或缺乏的最主要因素。其次，围生期窒息、低体温、前置胎盘、胎盘早剥和母亲低血压等可致胎儿血容量减少，PS 生成减少；孕母患糖尿病时血中高浓度胰岛素可拮抗肾上腺皮质激素对 PS 合成的促进作用；剖宫产、双胎的 NRDS 发病率也较高。

2. 发病机制　肺表面活性物质是由肺泡 Ⅱ 型上皮细胞分泌的一种磷脂蛋白复合物，于孕 20～24 周开始产生，35～36 周迅速增加达肺成熟水平。表面活性物质可降低肺泡表面张力，防止呼气末肺泡萎陷，保持功能残气量，稳定肺泡内压，减少液体自毛细血管向肺泡渗出。表面活性物质不足或缺乏时肺泡表面张力增高，呼气时功能残气量明显减低，肺泡逐渐萎陷，导致肺不张，使气体交换面积减少，通气/血流比值降低，导致缺氧和二氧化碳潴留；而缺氧和酸中毒可使肺血管痉挛，肺阻力增加，导致动脉导管和卵圆孔开放，发生右向左分流，肺灌流量下降，加重肺组织的缺氧，毛细血管通透性增加，液体渗出，纤维蛋白沉着于肺泡表面，形成嗜伊红透明膜，进一步加重了气体弥散障碍，并抑制 PS 合成，从而形成恶性循环。

【临床表现】

出生后 6 h 内出现呼吸窘迫，呈进行性加重是本病的特点。表现为呼吸急促（＞60 次/分），鼻翼扇动、吸气性三凹征、发绀、呼气呻吟等。严重时表现为呼吸浅表及节律不齐、呼吸暂停、四肢松弛等。听诊两肺呼吸音减低，可闻及细湿啰音；伴动脉导管未闭时可于胸骨左缘闻及收缩期杂音。

考点 5-7

新生儿呼吸窘迫综合征的临床表现

出生后 24～48 h 系疾病高峰期；3 天后 PS 合成和分泌自然增加，故如能度过 72 h 而无并发症者，病情将逐渐好转。

【辅助检查】

1. 实验室检查

（1）血气分析：pH 与 PaO_2 降低，$PaCO_2$ 增高，提示低氧血症和酸中毒。

（2）羊水卵磷脂/鞘磷脂（L/S）比值：羊水或患儿气管吸引物中 L/S≥2 提示肺成熟，1.5～2 为可疑，＜1.5 为肺未成熟。

（3）泡沫试验：取患儿胃液（代表羊水）1 ml 加 95% 乙醇 1 ml，振荡 15 s，静置 15 min 后观察，沿管壁有多层泡沫形成表明 PS 多，可除外 NRDS，无泡沫表明 PS 少，可考虑 NRDS，两者之间为可疑。

2. X 线检查　胸片表现特异。①毛玻璃样改变：两肺普遍性透过度降低，可见弥漫均匀一致的细颗粒影（肺泡不张）；见于初期或轻型病例；②支气管充气征：在普遍肺泡不张（白色）的背景下，可见清晰充气的树枝状支气管（黑色）影；多见于中、晚期或较重病例；③白肺：整个肺野呈白色，肺肝界及肺心界均消失；见于严重 NRDS。动态拍摄胸片有助于诊断及对病情、呼吸机参数和治疗效果的评估。

【诊断和鉴别诊断】

凡系早产儿或有围生期高危病史的新生儿，出生后 6 h 内出现进行性加重的呼吸困难与发绀，结合胸部 X 线特征（毛玻璃样改变、树枝状支气管影、白肺）即可诊断。如在出生 12 h 后出现呼吸窘迫，一般不考虑本病。本病需与以下疾病鉴别：

1. 湿肺　亦称新生儿暂时性呼吸增快。多见于足月剖宫产儿，系肺内液体清除延迟从而影响气体交换所致。表现为出生后数小时内出现呼吸急促（＞60～80 次/分），重者也可有发绀和呼吸呻吟等，但吃奶与反应好、哭声响亮；听诊呼吸音减低，可有湿啰音；X 线胸片以肺泡、间质、叶间胸膜积液为特征，一般 2～3 天症状缓解消失。

2. B 群链球菌肺炎　系 B 群链球菌败血症所致的宫内感染性肺炎。与本病的鉴别点为：母亲妊娠晚期常有感染、胎膜早破或羊水有异味史；母血或宫颈拭子培养有 B 群链球菌生长，抗生素治疗有效；病程不同。

3. 膈疝　因先天性膈肌发育缺损，致腹腔脏器进入胸腔。表现为阵发性呼吸急促及发绀；腹部凹陷，患侧胸部呼吸音减弱甚至消失，可闻及肠鸣音；X 线胸片可见患侧胸部有充气的肠曲或胃泡影及肺不张，纵隔向对侧移位。

4. 胎粪吸入综合征　多见于足月儿或过期产儿，有胎儿宫内窘迫或产时窒息史，羊水胎粪污染。表现为复苏后呼吸增快、青紫、呻吟及胸廓饱满；X 线胸片可见两肺野透过度增强伴有节段性肺不张和肺气肿，亦可有斑片状或结节状阴影，或并发纵隔气肿、气胸等。

【治疗】

1. 一般治疗　加强保暖、监测生命体征和血气、保证液体和营养供应、纠正酸中毒，必要时给予抗感染治疗，不主张预防性应用抗生素。

2. 氧疗和辅助通气

（1）吸氧：酌情选用适宜吸氧方式（鼻导管、面罩或头罩吸氧），以维持 PaO_2 50～80 mmHg，SaO_2 90%～95% 为宜，避免高浓度吸氧，以防发生氧中毒。

（2）辅助通气：持续气道正压通气（CPAP）和常规机械通气（conventional mechanical ventilation, CMV）。

3. PS 替代疗法 可减少呼吸机的应用，降低病死率。临床常用的 PS 分为天然型、改进的天然型、合成 PS 及重组 PS 四类。首次 100～200 mg/kg，分别采取仰卧位、右侧卧位、左侧卧位和再仰卧位各 1/4 量缓慢注入气道，每次注入后用气囊加压通气 1～2 min，视病情用 2～4 次。治疗愈早，疗效愈好出，出生后 24 h 内使用效果更佳。

4. 关闭动脉导管 ①限制液量，使用利尿剂；②吲哚美辛：首次剂量 0.2 mg/kg，静脉给药，用后 12 h、24 h 再分别重复 1 次，每次 0.1 mg/kg；③布洛芬：首次剂量 10 mg/kg，口服给药，用药后 24 h、48 h 分别重复 1 次，每次 5 mg/kg；④手术治疗：药物治疗无效者可考虑手术结扎动脉导管。

【预防】

1. 加强高危妊娠和分娩的监护及治疗；预防早产；有条件时，对欲行剖宫产或需提前分娩者，进行胎肺成熟度的测定。

2. 促进胎肺成熟 对妊娠 24～34 周需提前分娩或有早产迹象的孕妇，于分娩前 1 周至出生 24 h 前予地塞米松或倍他米松肌内注射。

3. 预防应用 PS 对胎龄 <30～32 周的早产儿，力争出生后 30 min 内常规应用，若条件不允许也应尽可能于 24 h 内应用。

第七节　新生儿黄疸

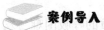 **案例导入**

患儿，男，出生后 46 h，因皮肤黄染 26 h 收入院，入院前 26 h 出现颜面皮肤轻度黄疸，皮肤黄疸进行性加重，波及躯干及四肢，患儿为 G_2P_1，妊娠 39 周自然分娩，母亲血型：O。查体：体温 36.5 ℃，呼吸 40 次/分，脉搏 140 次/分，血压 65/30 mmHg，体重 3.11 kg，身长 52 cm，精神反应可，哭声响亮无尖直，全身皮肤（颜面、躯干、四肢）黄染，手足心淡黄，肝肋下 1 cm，脾未触及。四肢肌张力正常，新生儿反射可正常引出。辅助检查：血常规 WBC $13.3×10^9$/L，N 0.607，Hb 150 g/L，PLT $412×10^9$/L，CRP <8 mg/L，Ret 3.9%。

思考：

1. 该患儿最可能的诊断是什么？诊断依据有哪些？

2. 为确诊需进一步做哪些检查？

新生儿黄疸（neonatal jaundice）系指新生儿时期因胆红素代谢异常，胆红素在体内积聚引起的皮肤、巩膜及黏膜黄染。临床分为生理性黄疸和病理性黄疸。血清中未结合胆红素增高是新生儿黄疸最常见的表现形式，重者可引起胆红素脑病（核黄疸），病死率高，存活者常遗留不同程度的神经系统后遗症。

【新生儿胆红素的代谢特点】

1. 胆红素生成过多 新生儿每日生成胆红素约 8.8 mg/kg，明显高于成人（3.8 mg/kg）。

其原因是：新生儿出生后红细胞破坏较多；红细胞寿命较短，血红蛋白分解速度快；其他来源的胆红素亦较多。

2. 血浆白蛋白联结胆红素的能力不足　白蛋白含量越低，联结胆红素的量也越少；刚出生的新生儿常伴有不同程度的酸中毒，也可抑制胆红素与白蛋白的联结。

3. 肝细胞处理胆红素能力差　刚出生的新生儿Y、Z蛋白含量极微（出生后5～10天达正常）；尿苷二磷酸葡萄糖醛酸基转移酶（UDPGT）含量低，活性差，影响胆红素在肝内的摄取与转换，生成直接胆红素量少；肝细胞将结合胆红素排泄到肠道的能力差。

4. 肠肝循环增加　出生时新生儿肠道菌群尚未完全建立，不能将肠道的结合胆红素还原成粪胆原和尿胆原排出体外；加上肠腔内β-葡萄糖醛酸苷酶活性较高，可将结合胆红素转变成未结合胆红素，后者被肠壁吸收并经门静脉达肝再行处理，导致胆红素的"肠肝循环"增加。

【新生儿黄疸的分类】

1. 生理性黄疸　50%～60%的足月儿和80%的早产儿可出现生理性黄疸。其特点为：①临床表现：足月儿出生后2～3天出现黄疸，4～5天达高峰，5～7天消退，最迟不超过2周；早产儿多于出生后3～5天出现黄疸，5～7天达高峰，7～9天消退，最长可延迟到3～4周；一般情况良好，无其他症状；②血清胆红素：足月儿<221 μmol/L（12.9 mg/dl），早产儿<257 μmol/L（15 mg/dl）；每日血清胆红素升高<85 μmol/L（5 mg/dl）。具有上述特点的小儿，必须排除引起病理性黄疸的各种疾病后，方可诊断为生理性黄疸。

2. 病理性黄疸　影响新生儿黄疸的高危因素包括溶血、窒息、缺氧、酸中毒、高热、脓毒血症、低蛋白血症、低血糖等。凡具备以下任何一项者即可考虑为病理性黄疸：①出生后24 h内出现黄疸；②血清胆红素足月儿>221 μmol/L（12.9 mg/dl）、早产儿>257 μmol/L（15 mg/dl），或每日上升>85 μmol/L（5 mg/dl）；③黄疸持续时间足月儿>2周，早产儿>4周；④黄疸退而复现；⑤血清直接胆红素>34 μmol/L（2 mg/dl）。

病理性黄疸病因复杂，临床上常以某一原因为主。有多种分类法，根据有无感染可分为感染性和非感染性。

（1）感染性：①新生儿败血症：金黄色葡萄球菌和大肠埃希菌感染者多见；表现为生理性黄疸加重、消退延迟或退而复现，并伴有相关感染征象；血清中以未结合胆红素增高为主；②新生儿肝炎：多因宫内病毒感染所致，如乙肝病毒、巨细胞病毒、风疹病毒、EB病毒及肠道病毒等；起病缓慢，主要表现为黄疸（多于出生后1～3周出现）、肝不同程度肿大，部分有厌食、呕吐，晚期粪色变浅或呈灰白，多伴肝功能异常；血清未结合胆红素和结合胆红素均可升高；③其他：肺炎、尿路感染、先天性疟疾等。

（2）非感染性：①母乳性黄疸：见于母乳喂养儿，可能与母乳中葡萄糖醛酸苷酶活性过高，使未结合胆红素在肠道内重吸收增加有关；黄疸常与生理性黄疸重叠且持续不退，出生后3～8天出现，1～3周达高峰，6～12周消退；血清中以未结合胆红素增高为主，总胆红素可高达342 μmol/L（20 mg/dl），但一般状态好；停喂母乳3～5天后黄疸明显减轻或消退有助于诊断；②新生儿溶血病：见本章第8节；③先天性胆道畸形：先天性胆道闭锁最常见；多于出生后2～3周开始出现黄疸，呈进行性加重，肝明显肿大、质硬，常于3个月后发展为肝硬化，粪色变浅并渐呈灰白色，尿色加深可呈红茶样；血清中结合胆红素持续升高，伴肝功能异常；④其他：遗传性疾病，G-6-PD缺乏症、地中海贫血等；药物性黄疸，由磺胺、呋塞类利尿剂、吲哚美辛及维生素K_3、维生素K_4等所致。

考点5-8

生理性黄疸和病理性黄疸的鉴别

【诊断】

首先根据黄疸出现的时间、程度、伴随症状、患儿的一般状态及相关的辅助检查，判断系生理性还是病理性黄疸；如为生理性黄疸可暂时观察、加强喂养，不予特殊处理，病理性黄疸者应结合患儿的临床特点及相关的辅助检查，进一步作出病因诊断。

【治疗】

目的是降低血清未结合胆红素水平，防止胆红素脑病的发生。

1. 光照疗法　未结合胆红素可在光的作用下，转变成水溶性异构体，经胆汁和尿液排出。波长为 425~475 nm 的蓝光效果最佳，日光灯或太阳光也有一定疗效。光疗主要作用于皮肤浅层组织，故皮肤黄疸消退并不表明血清未结合胆红素正常。

（1）指征：适用于任何原因引起的血未结合胆红素浓度增高。①一般患儿血清总胆红素＞205 μmol/L（12 mg/dl），早产儿因血脑屏障尚未发育成熟，胆红素易引起神经系统损害，更应积极治疗；②溶血病患儿，出生后血清总胆红素＞85 μmol/L（5 mg/dl）；③现主张对极低、超低出生体重儿及所有高危儿均可进行预防性光疗。

（2）副作用：可引起皮疹、发热和腹泻，如不严重，可继续光疗；蓝光可分解体内维生素 B_2（核黄素），故光疗时应补充维生素 B_2（光疗时每日 3 次，每次 5 mg，光疗后每日 1 次，连服 3 日）；光疗可导致青铜症（皮肤呈青铜色），停止光疗后可自行消退。

（3）注意事项：为避免损伤视网膜和外生殖器，光疗时需用黑色眼罩遮盖双眼、尿布遮盖外生殖器，其余部位均裸露；照射时间以 48~72 h 为宜；注意适当补充水分及酌情补充钙剂。

2. 换血疗法　见本章第八节。

3. 药物治疗　见本章第八节。

4. 病因治疗　针对原发病给予相应治疗。

第八节　新生儿溶血病

新生儿溶血病（hemolytic disease of newborn，HDN）是指母、婴血型不合引起的同族免疫性溶血。已发现的人类 26 个血型系统中，ABO 溶血病最为常见，占 85.3%，其次为 Rh 溶血病，占 14.6%。

【病因和发病机制】

胎儿由遗传获得 A、B 血型抗原或 Rh 血型抗原，如果该血型抗原恰为母体所缺乏（母亲缺乏与胎儿相同的 A、B 血型抗原或为 Rh 阴性血型），当胎儿红细胞由胎盘进入母体，红细胞血型抗原刺激母体产生相应的 IgG 抗体，此抗体经胎盘入胎儿循环，与红细胞上的相应抗原结合，在单核吞噬细胞系统内被破坏而引起溶血。溶血产生的大量未结合胆红素可透过血脑屏障，使基底核等处的神经细胞黄染，发生胆红素脑病（核黄疸）。

1. ABO 溶血病　主要发生在母亲血型为 O 型而胎儿血型为 A 型或 B 型的情况。40%~50% 的 ABO 溶血病发生在第一胎，因 O 型母亲在第一次妊娠前，即已接受过自然界存在的 A 或 B 血型物质（如某些植物、寄生虫、伤寒疫苗、破伤风及白喉类毒素等）的刺激，血中已存在抗 A 或抗 B 抗体（IgG）。因胎儿红细胞抗原的强弱存在差异，且胎儿血浆组织中 A、B 血型物质亦可结合来自母体的抗体，因此，ABO 血型不合中仅 1/5 发生 ABO 溶血病。

2. Rh 溶血病　主要发生在母亲为 Rh 阴性而胎儿为 Rh 阳性的情况。Rh 血型系统中几种抗原的抗原性强弱依次为 D＞E＞C＞c＞e，故以 RhD 溶血病最常见。一般将红细胞缺乏 D 抗原称为 Rh 阴性，具有 D 抗原称为 Rh 阳性，中国人绝大多数为 Rh 阳性。若 Rh 阴性母亲首次妊娠时，胎儿为 Rh 阳性，Rh 阳性红细胞于妊娠末期或胎盘剥离胎儿时进入母血中，经 8~9 周后产生 IgM 抗体，之后产生少许 IgG 抗体，但胎儿已娩出，故 Rh 溶血病一般不发生在第一胎。当再次妊娠时，仅 0.05~0.1 ml 的胎儿血（若胎儿 Rh 血型与上一胎相同）进入母血循环，就可激发母体的二次致敏，产生大量的 IgG，通过胎盘引起胎儿溶血，且胎次越多，受累越重。

考点 5-9

ABO 溶血病和
Rh 溶血病各自的
特点

若 Rh 阴性母亲既往输过 Rh 阳性血，因其妊娠前已被致敏，则第一胎也可发病。即使抗原性最强的 RhD 血型不合者，由于母亲对胎儿红细胞 Rh 抗原的敏感性不同，也仅有 1/20 发病。

【临床表现】

症状轻重与胎儿代偿能力和溶血程度有关。ABO 溶血病除黄疸外，常无其他明显异常；Rh 溶血病重者可致死胎或新生儿死亡。

1. 黄疸　ABO 溶血病多于出生后第 2～3 天出现，而 Rh 溶血病较 ABO 溶血病严重，一般在 24 h 内出现并迅速加重。血清胆红素以未结合型为主；当溶血严重导致胆汁淤积时，结合胆红素亦可升高。

2. 贫血　程度不一。轻者新生儿后期才出现，且症状较轻；重症 Rh 溶血者出生后即可有严重贫血或伴心力衰竭。因抗体持续存在，部分患儿贫血可持续至出生后 3～6 周。

3. 肝脾大　ABO 溶血病少见，Rh 溶血病则多有不同程度的肝脾增大。

4. 胎儿水肿　严重的 Rh 溶血病患儿出生时即可出现全身水肿、苍白，死亡率高。

【并发症】

胆红素脑病（核黄疸）为新生儿溶血病最严重的并发症，尤其早产儿发生率高。出生后 4～7 天为发病高峰期。临床上分为警告期、痉挛期、恢复期、后遗症期 4 期。

1. 警告期　主要表现为嗜睡、反应低下、吮吸无力、拥抱反射减弱、肌张力下降等，偶有尖叫和呕吐。持续 12～24 h。

2. 痉挛期　出现抽搐、角弓反张和发热。轻者仅表现为双眼凝视；重者可出现肌张力增高、角弓反张、尖叫、双手紧握、双臂伸直内旋、发热、呼吸暂停等，持续 12～48 h。

3. 恢复期　吃奶及反应好转，抽搐次数较痉挛期减少，角弓反张逐渐消失，肌张力亦逐渐恢复。持续约 2 周。

4. 后遗症期　约于 2 个月后出现典型核黄疸四联症：①手足徐动：常出现不自主、无目的和不协调的动作。早则出生后 18 个月出现，晚则 8～9 岁出现；②眼球运动障碍：眼球向上转动障碍，形成"落日眼"征；③听觉障碍：是胆红素神经毒性的典型表现，耳聋，对高频音失听；④牙釉质发育不良：牙呈深褐色或绿色。此外，还可留有脑性瘫痪、智力落后、抽搐、抬头无力和流涎等后遗症。

【辅助检查】

1. 血型检查　检查母、婴 ABO 和 Rh 血型，看是否存在血型不合。

2. 血常规检查　溶血时红细胞和血红蛋白减少，早期新生儿血红蛋白<145 g/L 可诊断为贫血；网织红细胞增高，第 1 天>6%；血涂片有核白细胞增多（>10/100 个白细胞）。

3. 血清胆红素测定　血清总胆红素和未结合胆红素明显增高。

4. 溶血三项试验

（1）改良直接抗人球蛋白试验（改良 Coombs 试验）：为确诊试验。Rh 溶血病阳性率高，ABO 溶血病仅少数阳性。

（2）抗体释放试验：也为确诊试验。Rh 和 ABO 溶血病均为阳性。

（3）游离抗体试验：测定患儿血清中来自母体的血型抗体。不是确诊试验，但有助于估计是否继续溶血和判断换血效果。

【诊断和鉴别诊断】

1. 产前诊断　既往有死胎、流产和新生儿贫血或有重度黄疸的孕妇及其丈夫均应进行 ABO、Rh 血型检查；孕妇血清中 IgG 抗 A 或抗 B 效价>1：64，提示可能发生 ABO 溶血病；Rh 阴性孕妇在妊娠 16 周时检测血中 Rh 血型抗体，以后每 2～4 周检测一次，如抗体效价逐渐升高，则提示有发生 Rh 溶血病的可能。

2. 产后诊断　根据母婴血型不合，新生儿出现黄疸过早且进行性加重，改良 Coombs 试验或抗体释放试验阳性即可确诊。

3. 鉴别诊断

（1）先天性肾病：可伴有全身水肿、低蛋白血症和蛋白尿，但无病理性黄疸和肝脾大表现。

（2）新生儿贫血：多见于双胞胎的胎-胎间输血或胎-母间输血，多无血型不合、重度黄疸，溶血三项试验阴性。

（3）生理性黄疸：部分 ABO 溶血病仅表现为黄疸，故易与生理性黄疸混淆。血型不合及溶血三项试验即可鉴别。

【治疗】

1. 产前治疗

（1）提前分娩：高危妊娠者，如测定羊水胆红素增高，且羊水 L/S＞2（提示胎肺已成熟），即可考虑提前分娩。

（2）血浆置换：若血 Rh 抗体效价明显增高，但又不宜提前分娩的孕妇，为减少胎儿溶血，可通过此法置换出抗体。

（3）宫内输血：对于胎儿水肿或胎儿 Hb＜80 g/L，而肺未成熟者，可在 B 超下将与孕妇血清不凝集的浓缩红细胞直接注入胎儿脐血管内。

（4）肝酶诱导剂：于孕妇预产期前 1~2 周予以口服苯巴比妥，可诱导胎儿 UDPGT 活性增加，以减轻新生儿黄疸。

2. 新生儿治疗

（1）光照疗法：见本章第七节。

（2）换血疗法

1）作用：将血中部分游离抗体和致敏红细胞换出，减轻溶血；将血中大量胆红素换出，防止核黄疸；纠正贫血，改善携氧，防止心力衰竭。

2）指征：有下列任一指征者即应予以换血。①产前已确诊，出生时脐血总胆红素＞68 μmol/L（4 mg/dl），血红蛋白＜120 g/L，且伴水肿、肝脾大和心力衰竭者；②出生后 12 h 内胆红素上升速度＞12 μmol/（L·h）[0.7 mg/（dl·h）] 者；③总胆红素已达到 342 μmol/L（20 mg/dl）者；④有核黄疸早期表现者；⑤经光疗治疗 4~6 h 后血清总胆红素仍上升 8.6 μmol/（L·h）[0.5 mg/（dl·h）] 者。早产儿、酸中毒、合并缺氧、严重感染或上一胎溶血严重者，可放宽指征。

3）方法：①血源：Rh 溶血病选用 Rh 血型系统与母亲同型、ABO 血型系统与患儿同型的血源，紧急或找不到血源时也可用 O 型血；ABO 溶血病最好用 AB 型血浆和 O 型红细胞的混合血，也可用抗 A 或抗 B 效价不高的 O 型血或患儿同型血；②途径：一般选用脐静脉或其他较大静脉，或脐动、静脉同步换血；③换血量：一般为患儿血量的 2 倍（150~180 ml/kg）。

（3）药物治疗

1）静脉用免疫球蛋白：可阻断单核吞噬细胞系统 Fc 受体，抑制吞噬细胞对致敏红细胞的破坏。常选用大剂量疗法：1 g/kg，4~6 h 内静脉滴注，早期应用效果较好。

2）白蛋白：可与未结合胆红素联结，减少核黄疸的发生。白蛋白每次 1 g/kg 或血浆每次 10~20 ml/kg，静脉滴注。

3）5% 碳酸氢钠：纠正代谢性酸中毒，提高 pH，利于白蛋白与未结合胆红素的联结。

4）肝酶诱导剂：苯巴比妥每日 5 mg/kg，分 2~3 次服，连服 4~5 天。

（4）其他治疗：积极预防和处理低血糖、低体温，纠正缺氧、贫血、水肿和心力衰竭等。

【预防】

曾流产或分娩 Rh 阳性胎儿的 Rh 阴性妇女，应于 72 h 内尽早肌内注射抗 RhD 免疫球蛋白 300 μg，以中和进入母血的 Rh 抗原，避免被致敏；在产前有出血、流产、羊膜穿刺或宫外孕、妊娠高血压综合征的 Rh 阴性妇女，如输过 Rh 阳性血，也应预防性注射同样剂量抗 RhD 免疫球蛋白。

第九节　新生儿败血症

新生儿败血症（neonatal septicemia）是指病原体侵入新生儿血液循环后在其中生长繁殖、产生毒素而导致的全身性炎症反应。出生体重越低，发病率与病死率越高；30% 伴有中枢神经系统受累；严重者可致多器官功能不全和休克。

【病因和发病机制】

1. 病原菌　因地域和年代而异。我国以葡萄球菌和大肠埃希菌等 G$^-$ 杆菌多见；近年来随着广谱抗生素的广泛应用以及 NICU 的发展等，表皮葡萄球菌、铜绿假单胞菌、肠杆菌、克雷伯菌等机会致病菌，耐药菌株及产气荚膜梭菌等厌氧菌所致的感染有增加趋势。欧美国家以 B 群溶血性链球菌和李斯特菌多见。

2. 感染途径

（1）产前感染：孕母感染后，细菌经胎盘血行感染胎儿；羊水污染或羊膜早破者，可致细菌直接感染胎儿；阴道菌群的细菌上行达羊水或胎儿。

（2）产时感染：产程延长、胎膜早破使阴道细菌上行至胎膜、胎盘和脐带而感染；产伤、采脐血等可致细菌侵入血液；助产过程中消毒不严。

（3）产后感染：为主要感染途径。细菌可经呼吸道、皮肤、黏膜、脐部或消化道等局部蔓延扩散；医务人员操作不当或医疗器械消毒不严可致医源性感染。

3. 易感条件

（1）非特异性免疫功能：新生儿皮肤、黏膜薄嫩，屏障功能差，淋巴结发育不全，中性粒细胞的吞噬和杀菌能力不足，血清补体含量少且活力低下，血脑屏障功能不全。

（2）特异性免疫功能：新生儿可通过母体获得 IgG，但 IgA 和 IgM 不能通过胎盘，故新生儿体内 IgM 低下使新生儿对 G$^-$ 杆菌易感，SIgA 低下易患消化道和呼吸道感染，并且新生儿 T 细胞应答缓慢，巨噬细胞、自然杀伤细胞功能低下。

（3）脐带残端留有创面。

【临床表现】

1. 分类　根据发病时间本病可分为早发型和晚发型。

（1）早发型：①感染发生在产前或产时，系垂直传播；②出生后 7 天内起病；③病原菌以大肠埃希菌等 G$^-$ 杆菌为主；④常多系统受累，病情凶险，病死率高。

（2）晚发型：①感染发生在产时或产后，常由水平传播；②多在出生 7 天后起病；③以葡萄球菌、机会致病菌或医源性感染为主；④常有肺炎、脐炎等局灶性感染，病死率较早发型低。

2. 临床特点　早期常无明显特异性症状，通常表现为反应低下、不吃、不哭、面色苍白或灰暗、发热或体温不升、嗜睡或烦躁、体重不增等。

有下列表现应高度怀疑败血症：①黄疸：迅速加重或退而复现，有时可为败血症的唯一表现；②肝、脾大；③出血倾向：皮肤黏膜瘀点、瘀斑、针眼处渗血不止，重者可发生 DIC；④休克：面色苍灰，皮肤花纹，脉搏细速，血压下降，尿少或无尿；⑤其他：腹胀、中毒性肠麻痹、呼吸衰竭；⑥可合并肺炎、脑膜炎、急性骨髓炎和急性化脓性关节炎等。

【辅助检查】

1. 外周血象　白细胞总数 $<5.0 \times 10^9$/L 或 $>20 \times 10^9$/L、中性粒细胞杆状核比例 ≥ 0.2、粒细胞内出现中毒颗粒或空泡、血小板计数 $<100 \times 10^9$/L 有诊断价值。

2. 细菌培养　血培养阳性是诊断败血症的重要依据。应争取在抗生素应用前进行培养，但一次阳性结果不一定提示败血症，阴性结果亦不能排除败血症；脑脊液培养有助于化脓性脑膜炎的诊断。

3. C反应蛋白（CRP） 是一种急相蛋白，感染6~8 h内即迅速上升，对急性感染反应灵敏，感染控制后迅速下降，有助于早期诊断和疗效判断。

【诊断】

本病早期诊断困难。新生儿一旦出现精神、食欲和体温改变，且病史中伴有高危因素，结合外周血象异常、CRP增高等，即应考虑本病，病原菌或病原菌抗原的检出可进一步协助确诊。如连续两次血培养系同一种细菌生长，可作为败血症最确切的诊断依据。

【治疗】

1. 抗生素治疗 抗生素使用原则：①早期、足量、联合、静脉用药、疗程足，疗程至少10~14天；②选用杀菌、敏感、易通过血脑屏障的抗生素；③注意药物的毒副作用。新生儿抗菌药物的选择和使用见表5-4。

表5-4 新生儿抗菌药物的选择和使用方法

抗菌药物	每次剂量（mg/kg）	每日次数		主要病原
		<7天	≥7天	
青霉素 G	5万~10万 U	2	3	肺炎链球菌，链球菌，青霉素敏感的葡萄球菌，G⁻球菌
氨苄西林	50	2	3	流感嗜血杆菌，G⁻杆菌，G⁺球菌
苯唑西林	25~50	2	3~4	耐青霉素葡萄球菌
羧苄西林	100	2	3~4	铜绿假单胞菌，变形杆菌，多数大肠埃希菌，沙门菌
哌拉西林	50	2	3	铜绿假单胞菌，变形杆菌，大肠埃希菌，肺炎链球菌
头孢拉定	50~100	2	3	金黄色葡萄球菌，链球菌，大肠埃希菌
头孢呋辛	50	2	3	G⁻杆菌，G⁺球菌
头孢噻肟	50	2	3	G⁻菌，G⁺菌，需氧菌，厌氧菌
头孢曲松	50~100	1	1	G⁻菌，耐青霉素葡萄球菌
头孢他啶	50	2	3	铜绿假单胞菌，脑膜炎奈瑟菌，G⁻杆菌，G⁺厌氧球菌
红霉素	10	2	3	G⁺球菌，衣原体，支原体，螺旋体，立克次体
万古霉素	10	2	3	金黄色葡萄球菌，链球菌
亚胺培南/西司他丁	20	2	2	绝大多数 G⁻、G⁺需氧菌和厌氧菌
甲硝唑	7.5	2	2	厌氧菌

2. 处理严重并发症 ①纠正酸中毒和低氧血症；②及时纠正休克：输新鲜冰冻血浆或全血（10 ml/kg）、多巴胺与多巴酚丁胺；③积极处理脑水肿和 DIC。

3. 清除感染灶 及时处理，彻底清除脐部、皮肤等局部感染灶。

4. 支持疗法 注意保温，供给足够热量和液体；维持水、电解质及酸碱平衡和血糖稳定；必要时可静脉滴注免疫球蛋白，300~500 mg/（kg·d），3~5 日。

第十节 新生儿寒冷损伤综合征

新生儿寒冷损伤综合征（neonatal cold injury syndrome）简称新生儿冷伤，因多有皮肤硬肿，又称新生儿硬肿症。以早产儿多见，临床主要表现为低体温和皮肤硬肿，重症者可伴多器官功能损害。

【病因和发病机制】

1. 寒冷和保温不足 ①体温调节中枢不成熟，寒冷时对产热和减少散热的调节功能差，故体温降低；②体表面积相对较大，皮下脂肪少，皮肤薄，血管丰富，周围环境温度低时，易于失热；③体内热能储备少，对失热耐受能力差；④棕色脂肪是寒冷时产热的主要物质，胎龄越小储存越少，产热愈少；⑤皮下脂肪中饱和脂肪酸含量较成人高，其熔点高，低体温时易凝固，出现皮肤硬肿。

2. 疾病因素 严重感染、缺氧、心力衰竭、休克和颅脑疾病等，使能源物质消耗增加、热量摄入不足；并引起体温调节中枢紊乱，出现低体温和皮肤硬肿。

3. 多器官功能损害 低体温及皮肤硬肿使局部血液循环淤滞，引起缺氧和代谢性酸中毒，使皮肤毛细血管壁通透性增加，出现水肿；如低体温和硬肿进一步加重，可引起多器官功能损害。

【临床表现】

本病主要发生在寒冷季节和（或）重症感染时。多于出生后1周内发病，尤以早产儿多见。低体温和皮肤硬肿是本病典型的临床表现。

1. 一般表现 反应低下，活动减少，哭声低弱或不哭，吮乳差或拒乳，也可出现心率减慢、呼吸暂停等。

2. 低体温 轻症体温30～35℃；重症体温<30℃，可出现四肢及全身冰冷。

3. 皮肤硬肿 皮肤紧贴皮下组织不能移动，按之似橡皮样感，特点为色暗红或青紫、硬、冷、亮、肿，伴水肿者指压可出现凹陷。常呈对称分布，发生顺序依次为：下肢→臀部→面颊→上肢→全身。硬肿面积计算：头颈部20%、双上肢18%、前胸及腹部14%、背部及腰骶部14%、臀部8%、双下肢26%。硬肿严重者可妨碍关节活动，胸部受累可致呼吸困难。

4. 多器官功能损害 早期伴有心音低钝、心率减慢、循环障碍；重症可致休克、DIC、心力衰竭、急性肾衰竭和肺出血等多器官功能衰竭，肺出血为常见并发症。

【辅助检查】

可有以下异常：血小板减少，低氧血症、高碳酸血症、代谢性酸中毒表现，血糖升高或降低，PT延长，尿素氮与肌酐增高，DIC时3P试验阳性、纤维蛋白原降低，胸片可见炎症、肺水肿、肺出血改变。

【诊断和鉴别诊断】

诊断要点：寒冷季节，环境温度低和保温不足，或患儿伴有可诱发本病的疾病，出现体温降低和皮肤硬肿。依据体温及皮肤硬肿范围可分为：①轻度：体温>35℃，皮肤硬肿范围<20%；②中度：体温30～35℃，皮肤硬肿范围20%～50%；③重度：体温<30℃，皮肤硬肿范围>50%，常伴器官功能障碍。本病应与以下疾病相鉴别：

1. 新生儿水肿 新生儿一般情况较好，可表现为局部水肿、体位性水肿或全身水肿，可能与早产、体液外渗、营养不良、低蛋白血症、心力衰竭等有关，针对原发病治疗水肿多可消退。

2. 新生儿皮下坏疽 寒冷季节多见，有难产或产钳分娩史。常由金黄色葡萄球菌感染所致。身体受压部位或受损部位多见。表现为局部皮肤变硬、红肿、边界不清，常迅速蔓延，病灶中央初期较硬，逐渐软化，先为暗红色后变为黑色，重者可有出血和溃疡形成，亦可融合成大片坏疽。

【治疗】

1. 复温 是治疗的关键和首要环节。应逐渐复温、循序渐进。首选暖箱复温，也可因地制宜选择其他复温措施，如热水袋、热炕、电热毯或将患儿抱在怀中等。

（1）对肛温>30℃，腋温-肛温差（TA-R）≥0的轻、中度患儿，置于已预热至中性温度的暖箱中，于 6～12 h 内恢复正常体温。

（2）对肛温<30 ℃，TA - R<0 的重度患儿，置于比肛温高 1 ℃的暖箱中，每小时提高箱温 0.5～1 ℃（箱温不超过 34 ℃），于 12～24 h 内恢复正常体温，然后根据患儿体温调节暖箱温度。

复温过程中需密切观察环境温度、生命体征、出入液量，并对血气、电解质、血糖、凝血功能等进行必要的监测。

2. 热量和液体供给　供给充足的热量非常重要。热量从每日 210 kJ/kg（50 kcal/kg）开始，视体温回升情况，可渐增至每日 418～502 kJ/kg（100～120 kcal/kg），胃肠功能未恢复或喂养困难时，以静脉营养为主。液体量按 1 ml/kcal 计算，如有明显心、肾功能损害，须严格控制液体速度及入量。

3. 控制感染　根据细菌培养、药敏结果选择敏感抗生素，尽量选用有效、广谱、对肝肾功能无损害的抗生素。

4. 纠正器官功能紊乱　应及时对 DIC、休克、凝血障碍、心力衰竭、肾衰竭和肺出血等并发症给予相应的救治措施。

【预防】

做好妊娠期保健，避免早产、低体重及窒息的发生；及时祛除诱发硬肿症的各种疾病；合理喂养，保证热量供应；寒冷季节注意保暖，尤其是高危儿，有条件者置于保暖箱中设置中性温度进行保暖。

第十一节　新生儿代谢异常

一、新生儿低钙血症

新生儿低钙血症（neonatal hypocalcemia）指血清总钙<1.75 mmo/L（7 mg/dl），血清游离钙<1 mmol/L（4 mg/dl），是新生儿惊厥的常见原因之一。对于早产儿，特别是极低和超低出生体重儿，如不及时纠正，可能会导致代谢骨病，甚至发生骨折。

【病因和发病机制】

胎盘能主动向胎儿转运钙，故胎儿通常血钙不低。由于妊娠晚期母亲血甲状旁腺激素（parathyroid hormone，PTH）水平高，分娩时胎儿脐血总钙和游离钙均高于母血水平，故新生儿甲状旁腺功能暂时受到抑制（即 PTH 水平较低）。出生后，因母亲来源的钙供应突然停止，外源性钙摄入尚不足，而新生儿 PTH 水平较低，骨钙不能动员入血，最终导致低钙血症的发生。

1. 早期低血钙　是指发生于出生 72 h 内的低钙血症。常见于早产儿，小于胎龄儿、糖尿病及妊娠高血压综合征母亲所生婴儿。早产儿血钙降低的程度一般与胎龄成反比。有难产、窒息、感染及产伤史者也易发生低钙血症，可能是由于细胞破坏，导致高血磷，与钙结合所致。

2. 晚期低血钙　是指发生于出生 72 h 后的低钙血症。

（1）常发生于牛乳喂养的足月儿，主要是因为牛乳中磷含量高（牛乳 900～1000 mg/L，人乳 150 mg/L）、钙/磷比例不适宜（牛乳 1.35∶1，人乳 2.25∶1）导致钙吸收差，同时新生儿肾小球滤过率低，肾小管对磷的再吸收能力强，导致血磷过高，血钙沉积于骨，发生低钙血症。此外，也见于长期肠吸收不良的患儿。

（2）若低血钙持续时间长或反复出现，应注意有无下述疾病。

1）母甲状旁腺功能亢进：多见于母亲患甲状旁腺瘤。由于母血 PTH 水平持续增高，孕妇和胎儿高血钙，使胎儿甲状旁腺被严重抑制，从而在出生后发生顽固而持久的低钙血症，可伴发低镁血症，血磷一般高于 2.6 mmol/L（8.0 mg/dl），应用钙剂可使抽搐缓解，疗程常需持续数周之久。

2）暂时性先天性特发性甲状旁腺功能不全：是良性自限性疾病，母亲甲状旁腺功能正常。除用钙剂治疗外，还须用适量的维生素D治疗数月。

3）先天性永久性甲状旁腺功能不全：系由于新生儿甲状旁腺先天缺如或发育不全所致，为X连锁隐性遗传。具有持久的甲状旁腺功能低下和高磷酸盐血症。如合并胸腺缺如、免疫缺陷、小颌畸形和主动脉弓异常则为DiGeorge综合征。

（3）其他：因过度通气（如呼吸机使用不当）导致的呼吸性碱中毒，或使用碳酸氢钠等碱性药物，可使血中游离钙变为结合钙；换血或输注库存血，血液中抗凝剂枸橼酸钠也可结合血中游离钙，使血中游离钙降低；长期使用髓袢利尿剂如呋塞米，可导致高钙尿症，使血钙降低。

【临床表现】

症状轻重不一，多出现于出生后5~10天。主要表现为呼吸暂停、激惹、烦躁不安、肌肉抽动及震颤、惊跳，重者发生惊厥，手足搐搦和喉痉挛在新生儿少见。发作间期一般情况良好，但肌张力稍高，腱反射增强，踝阵挛可呈阳性。

早产儿通常无明显症状体征，可能与其发育不完善、血浆蛋白低和酸中毒时血清游离钙相对较高等有关。但对于极低和超低出生体重儿，由于低钙血症使钙磷代谢紊乱，导致骨矿物质含量异常，骨小梁数量减少，骨皮质变薄等骨组织含量减少现象，即代谢性骨病，可表现为生长发育延迟，严重者出现佝偻病样症状，甚至发生骨折。

【辅助检查】

血清总钙＜1.75 mmo/L（7 mg/dl），血清游离钙＜1.0 mmol/L（4 mg/dl），血清磷常＞2.6 mmol/L（8 mg/dl），碱性磷酸酶多正常。还应同时检测患儿血清镁、PTH水平，必要时需测定母亲血钙、磷和PTH水平。心电图示心律不齐，QT间期延长（早产儿＞0.2 s，足月儿＞0.19 s）。胸片上看不到胸腺影，提示DiGeorge综合征的可能。

【治疗】

1. 补充钙剂

（1）方法：①凡因严重低钙导致惊厥发作或心力衰竭时，需立即静脉补钙。10%葡萄糖酸钙溶液每次2 ml/kg缓慢推注（10~15 min），必要时间隔6~8 h再给药1次，每日最大剂量6 ml/kg（每日最大元素钙量50~60 mg/kg；10%葡萄糖酸钙含元素钙量为9 mg/ml）。惊厥停止后可口服补充元素钙50~60 mg/（kg·d），病程长者可持续2~4周，以维持血钙在2~2.3 mmol/L（8.0~9.0 mg/dl）为宜。②不伴有惊厥发作，但血清游离钙＜1 mmo/L（出生体重＞1500 g）或血清游离钙＜0.8 mmol/L（出生体重＜1500 g）时，应静脉持续补充元素钙40~50 mg/（kg·d）。③对于某些新生儿，如患有严重RDS、窒息、感染性休克，以及新生儿持续性肺动脉高压（persistent pulmonary hypertension of the newborn, PPHN）等，也应持续静脉补钙，使血清游离钙维持在1.2~1.5 mmo/L（出生体重＞1500 g）或1~1.4 mmol/L（出生体重＜1500 g），以预防低钙血症发生。

（2）注意事项：静脉内快速推注钙剂可使血钙浓度迅速升高，从而抑制窦房结引起心动过缓，甚至心脏停搏，故静脉推注时应密切监测心率和心律变化，同时应防止钙剂外溢至血管外造成严重的组织坏死和皮下钙化。

2. 补充镁剂 若使用钙剂后惊厥仍不能控制，应检查血镁。若血镁＜0.6 mmol/L，肌内注射25%硫酸镁，每次0.4 ml/kg。

3. 补充维生素D 甲状旁腺功能不全者，长期口服钙剂的同时，还应给予维生素D 10 000~25 000 U/ 或二氢速变固醇0.05~0.1 mg/d或1, 25-（OH）$_2$D$_3$ 0.25~0.5 μg/d。治疗过程中应定期监测血钙水平，调整维生素D的剂量。

4. 调整饮食 停喂含磷过高的牛乳，改用母乳或钙磷比例适当的配方乳。

二、新生儿低血糖症

新生儿低血糖症为血浆葡萄糖<2.2 mmol/L（40 mg/dl）。常发生于早产儿、足月小样儿、糖尿病母亲的婴儿，在新生儿缺氧窒息、硬肿症、感染败血症中多见。

【病因和发病机制】

1. 糖原和脂肪储备不足　糖原储备是新生儿出生后1 h内能量的主要来源。糖原储备主要发生在妊娠的最后4～8周，因此，早产儿和宫内生长迟缓胎儿能量储备可受到影响，胎龄越小，糖原储备越少，而出生后所需能量又相对较高，糖异生途径中的酶活力也低。如出生后喂养延迟至6～8 h后，将有30%的婴儿血糖降至2.78 mmol/L以下，10%降至1.67 mmol/L以下。

2. 消耗过多　应激状态下，如窒息、严重感染等，儿茶酚胺分泌增加，血中胰高血糖素、皮质醇类物质水平增高，血糖增高，继之糖原耗竭，血糖水平下降。无氧酵解使葡萄糖利用增多，也可引起低血糖。低体温、败血症、先天性心脏病等，常由于热量摄入不足，葡萄糖利用增加所致。

3. 高胰岛素血症　糖尿病孕妇有波动的高血糖症，引起胎儿高血糖，继而引起胎儿胰腺B细胞增生，出生后，高胰岛素血症持续存在并引起低血糖症。

4. 持续性低血糖　先天性遗传代谢病、先天性垂体功能低下、葡萄糖转运缺陷、内分泌疾病可导致持续或反复低血糖。

【临床表现】

新生儿低血糖症常缺乏特异性临床表现，无症状性较症状性低血糖症多10～20倍。主要表现为喂养困难、哭声异常、呼吸暂停、青紫发作、呼吸急促、呻吟、低体温、肌张力低下、激惹、震颤、嗜睡、惊厥、出汗、心动过速等。

【类型】

1. 早期过渡型　多发生在窒息、重度溶血病、母亲糖尿病和延迟开奶者，经纠正后，血糖可于12 h达正常水平。

2. 继发型　由某些原发病如窒息、硬肿症、败血症、低钙血症、中枢神经系统缺陷或突然中断高浓度葡萄糖液引起，和原发低血糖不易区别，注意监测血糖。

3. 暂时性低血糖　发生于母亲患妊娠高血压综合征或双胎儿、小于胎龄儿，早期可出现症状，需积极治疗，在新生儿期可发生多次低血糖。

4. 严重反复发作型　多由先天性遗传代谢疾病或内分泌疾病引起，出现原发病的临床表现，如甲状腺功能亢进、胰岛素瘤、脑垂体发育不良等，患儿对治疗的反应差。

【诊断】

1. 病史　母亲糖尿病史，妊娠高血压综合征，患儿有红细胞增多症、ABO或Rh血型不合溶血病，围生期窒息、感染，尤其是早产儿、SGA，存在开奶晚、摄入量不足等情况。

2. 临床表现　有上述症状，经滴注葡萄糖液症状好转者或出现其他原因无法解释的神经系统症状，均应考虑本病。

3. 血糖测定及其他检查　应于出生后1 h内检测血糖。诊断不明者需要同时查血型、电解质、尿常规、酮体，必要时行心电图、X线胸片或超声心动图检查。

【治疗】

不管有无症状，血糖浓度低于2.6 mmol/L需干预治疗。

（1）无症状且可以耐受肠内喂养患儿，可以开始喂养、逐步增加喂养量，喂养30 min后复查血糖。

（2）有症状的患儿，需提高葡萄糖输注浓度，给予10%葡萄糖2 ml/kg，静推1～2 min，随后保持在4～6 mg/（kg·min）输注，并在适当的时候开始肠内营养。

（3）无症状但不能耐受肠内营养者，开始给予葡萄糖 4~6 mg（kg·min）输注，每 1~2 h 检测血糖，直到稳定。如果血糖仍不正常，则提高葡萄糖输注速度，每次增加值为 1~2 mg/（kg·min），每 3~4 h 增加 1 次；如果葡萄糖输注速度达到 12 mg/（kg·min），症状仍存在，或者血葡萄糖＜2.8 mmol/L（50 mg/dl），给予氢化可的松 5 mg/kg，静脉输注或口服。

【预后】

无症状低血糖症预后好。早产儿、SGA 和伴有原发疾病的患儿预后以本身情况和原发病的严重程度而定。典型和严重反复发作型、持续低血糖时间较长者，智力发育将会受到影响。新生儿期惊厥发作者预后不好。

第十二节　新生儿坏死性小肠结肠炎

新生儿坏死性小肠结肠炎（neonatal necroizing entercolitis，NEC）是新生儿期常见的严重胃肠道疾病，多见于早产儿，临床以腹胀呕吐、便血为主要表现，腹部 X 线检查以肠壁囊样积气为特征。近年来，随着低出生体重儿存活率的明显提高，NEC 的发病率也逐年上升。

【病因和发病机制】

该病的病因及发病机制十分复杂，迄今尚未完全清楚，多数认为是多因素共同作用所致。

1. 早产　由于早产儿肠道屏障功能不成熟，胃酸分泌少，胃肠道动力差，消化酶活力低，消化道黏膜通透性高，当喂养不当、罹患感染和肠壁缺血时易导致肠黏膜损伤。此外，肠道免疫功能不成熟，产生 SIgA 能力低下，也有利于细菌侵入肠壁繁殖。

2. 肠黏膜缺氧缺血　凡导致缺氧缺血的疾病，如围生期窒息、严重呼吸暂停、严重心肺疾病休克、双胎输血综合征、红细胞增多症、母亲孕期滥用可卡因等，可导致肠壁缺氧缺血引起肠黏膜损伤。

3. 感染　多认为是 NEC 的最主要病因。败血症、肠炎或其他严重感染时，病原微生物或其毒素可直接损伤黏膜，或通过激活免疫细胞产生细胞因子，参与 NEC 的发病过程。此外，肠道内细菌的繁殖造成的肠管过度胀气也可导致肠黏膜损伤。常见的致病菌有肺炎克雷伯菌、大肠埃希菌、梭状芽孢杆菌、链球菌、乳酸杆菌、肠球菌、凝固酶阴性葡萄球菌等。

4. 肠道微环境的失调　早产儿或患病新生儿由于开奶延迟、长时间使用广谱抗生素等原因，肠道内正常菌群不能建立，病原菌在肠道内定植或优势菌种形成并大量繁殖，侵袭肠道，引起肠黏膜损伤。

5. 其他　摄入配方奶的渗透压高（＞400 mmo/L）和某些渗透压较高的药物，如维生素 E、氨茶碱、吲哚美辛，也与 NEC 的发生有关，有报道大剂量静脉输注免疫球蛋白、浓缩红细胞可能会增加 NEC 的发生风险。

【病理】

肠道病变轻重差异悬殊，轻者病变范围仅数厘米，重者甚至累及整个肠道。最常受累的是回肠末端和近端结肠。肠腔充气，黏膜呈斑片状或大片坏死，肠壁有不同程度的积气、出血及坏死。严重时整个肠壁全层坏死并伴肠穿孔。

【临床表现】

本病多见于早产儿，发生时间和胎龄相关，胎龄越小，发病时间越晚。足月儿可在出生后 1 周内发病，而早产儿主要在出生后 2~3 周发病，极低出生体重儿可迟至出生后 2 个月。

本病的典型表现为腹胀、呕吐和血便，多数初起表现为胃潴留增加、腹胀和呕吐等喂养不耐受的症状，以及呼吸窘迫、呼吸暂停、嗜睡、体温波动等全身症状。随后出现大便性状改变、血便。严重者最后发展为呼吸衰竭、休克、DIC 甚至死亡。查体可见肠型、腹壁发红，部分患儿右下腹肌紧张、压痛，肠鸣音减弱或消失。重者发生腹膜炎和肠穿孔。

【辅助检查】

1. 实验室检查　血常规可见 WBC 增高或降低、核左移，血小板减少；降钙素原及 C 反应蛋白升高（早期可能正常）；血糖异常（低血糖或高血糖）、代谢性酸中毒、电解质紊乱及凝血功能异常等；血细菌培养阳性更有助于诊断。

2. 腹部 X 线平片　对本病诊断有重要意义。主要表现为麻痹性肠梗阻、肠壁间隔增宽、肠壁积气、门静脉充气征，部分肠袢固定（肠坏死）、气腹（肠穿孔）和腹腔积液（腹膜炎）。肠壁积气和门静脉充气征为本病的特征性表现（图 5-1、图 5-2），可与一般麻痹性肠梗阻相鉴别。

考点 5-10
新生儿坏死性小肠结肠炎的影像检查

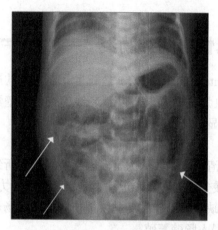
图 5-1　肠壁积气

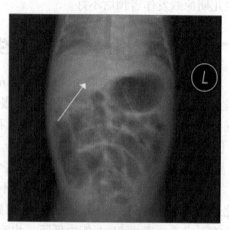
图 5-2　门静脉充气

3. 腹部超声　近年来，由于超声分辨率的提高，特别是高频超声的广泛应用，可以动态观察肠壁厚度、肠壁积气、肠蠕动、肠壁血运情况，以及有无肠粘连包块。有报道，与腹部 X 线平片相比，超声诊断门静脉积气、肠壁积气的敏感性更高。

【诊断】

典型病例，如有腹胀、呕吐和血便症状，加之腹部 X 线改变等，不难诊断，但部分病例起病隐匿，临床表现出非特异性体征，应注意与其他疾病相鉴别。

【治疗】

1. 禁食　需绝对禁食及胃肠减压，疑似患儿禁食 3 h，确诊患儿 7～10 天，重症患儿 14 天或更长。待临床情况好转，粪便潜血转阴，X 片异常征象消失后可逐渐恢复经口喂养。

2. 抗感染　一般可选氨苄西林、哌拉西林或第 3 代头孢菌素，如血培养阳性，参考其药敏试验选择抗生素。如为厌氧菌首选甲硝唑，肠球菌考虑选用万古霉素。抗生素疗程视病情轻重而异，一般需 7～10 天，重症为 14 天或更长。

3. 支持疗法　维持水电解质平衡，每日供给液体量 120～150 ml/kg，根据胃肠道丢失再作增减；由于禁食时间较长，给予胃肠外营养，保证每日 378～462 kJ/kg（90～110 kcal/kg）的能量供给；有凝血功能障碍时可输新鲜冰冻血浆，严重血小板减少可输注血小板；出现休克时给予抗休克治疗。

4. 外科治疗　约 20%～40% 的患儿需要外科手术治疗。肠穿孔是 NEC 手术治疗的绝对指征；另外，在内科积极的保守治疗后，临床表现持续恶化，出现腹壁红斑、酸中毒、低血压等，也需要手术治疗。手术治疗方法包括：腹腔引流、剖腹探查术、坏死或穿孔部分肠切除肠吻合术及肠造瘘术。

【预防】

母乳喂养是预防本病的重要措施之一，应作为早产儿的首选饮食方案；在亲母母乳不足时，捐赠母乳喂养也是较好的选择。此外，虽然益生菌使用对降低早产儿 NEC 发生有一定益处，但有关益生菌种类的选择、剂量、使用起始时间及疗程，特别是超低出生体重儿的安全性等问题，均有待进一步研究。

自测题

一、选择题

1. 新生儿分类方法下列选项不正确的是
   A. 按胎龄分类
   B. 按出生体重分类
   C. 按出生体重和胎龄的关系分类
   D. 低出生体重儿属于早产儿
   E. 出生 1 h 内测体重小于 2500 g 属于低出生体重儿

2. 足月儿的外观特点是
   A. 皮肤发亮，水肿，毳毛多
   B. 皮肤色红润，皮下脂肪丰满，毳毛少
   C. 肝葡萄糖醛酸基转移酶活性低
   D. 呼吸常不规则，甚至呼吸暂停
   E. 男女足月新生儿生后 3~5 d 出现乳腺肿大

3. 有关 Apgar 评分，正确的是
   A. 一般于出生后 2 min 和 10 min 分别进行检查和评分
   B. 一般于出生后 2 min 和 5 min 分别进行检查和评分
   C. Apgar 评分观察以下 5 项指标：心率、呼吸、肌张力、对刺激的反应、皮肤颜色
   D. Apgar 评分观察以下 5 项指标：血压、心率、呼吸、肌张力、皮肤颜色
   E. Apgar 评分观察以下 4 项指标：血压、心率、呼吸、肌张力

4. 有关新生儿复苏描述正确的是
   A. 如果心率大于 60 次 / 分，停止胸外心脏按压，以 30~60 次 / 分的频率继续给予正压通气
   B. 如果心率大于 60 次 / 分，停止胸外心脏按压，以 40~60 次 / 分的频率继续给予正压通气
   C. 复苏过程中，一旦心率大于 100 次 / 分，新生儿开始自主呼吸，应立即停止正压通气，以免引起呼吸对抗
   D. 复苏过程中，一旦心率大于 100 次 / 分，新生儿开始自主呼吸，应继续维持正压通气的频率和压力

5. 新生儿缺氧缺血性脑病的主要病因是
   A. 肺部病变引起呼吸衰竭
   B. 心脏病变引起缺氧
   C. 围生期窒息
   D. 严重贫血
   E. 严重失血

6. 新生儿 HIE，控制惊厥首选
   A. 地西泮
   B. 劳拉西泮
   C. 苯巴比妥
   D. 苯妥英钠
   E. 卡马西平

7. 关于新生儿颅内出血，下列不可能导致新生儿颅内出血的是
   A. 缺氧、酸中毒
   B. 产伤
   C. 生理性黄疸
   D. 胎龄为 32 周的早产儿
   E. 输注高渗液体

8. 关于新生儿肺透明膜病描述正确的是
   A. 缺氧、产伤为常见原因
   B. 以全身中毒症状为特征
   C. 进行性呼吸困难，发绀
   D. 牙关紧闭，苦笑面容
   E. 皮肤发凉，发硬

9. 新生儿病理性黄疸，下列选项错误的是
   A. 出生后 24 h 内出现黄疸
   B. 血清胆红素 > 221 μmol/L(12.9 mg/dl)
   C. 足月儿黄疸持续 > 2 周，早产儿黄疸持续 > 4 周
   D. 黄疸退而复现

E. 血清结合胆红素>17.1 μmol/L
(1 mg/dl)

10. 关于新生儿 Rh 溶血病,下列选项错误
的是
　　A. 一般 Rh 溶血病较 ABO 溶血病症
状重
　　B. Rh 溶血病多在第二胎发病
　　C. Rh 溶血病患儿的临床表现随胎次
增加而加重
　　D. RhD 阳性母亲的胎儿亦可发生溶
血病
　　E. 在 Rh 血型不合妊娠中,需大量抗
原才可使母亲致敏

11. 关于新生儿败血症描述正确的是
　　A. 黄疸于出生后 24 h 内出现,进行
性加重,伴水肿或贫血
　　B. 黄疸于母乳喂养后 4~5 天出现,
停喂母乳 2~4 天明显下降
　　C. 黄疸于出生后 1~3 周出现,皮肤
呈黄绿色,大便呈灰白色
　　D. 黄疸于出生后 2~3 周出现,伴拒
食、体重不增、大便色浅、尿色深
黄、肝大
　　E. 黄疸于出生后 1 周内出现,伴全身
中毒症状,有感染病灶

12. 与新生儿寒冷损伤综合征无关的是

　　A. 体表面积相对较大
　　B. 棕色脂肪少
　　C. 皮下脂肪中饱和脂肪酸较多
　　D. 体温调节中枢不成熟
　　E. 免疫功能低下

13. 新生儿低钙血症症状多出现于生后
　　A. 出生后 24 h 内
　　B. 出生后 3~5 天
　　C. 出生后 5~10 天
　　D. 出生后 1~2 周
　　E. 出生后 2 周后

14. 关于新生儿低血糖症,错误的是
　　A. 可有惊厥
　　B. 血糖<2.2 mmol/L
　　C. 血糖低于正常者均应治疗
　　D. 可用泼尼松
　　E. 可用胰岛素

15. 关于新生儿坏死性小肠结肠炎,错误
的是
　　A. 极低出生体重儿发病率高
　　B. 临床主要表现为腹胀、呕吐、腹泻
及便血
　　C. 高渗乳汁喂养可降低发病率
　　D. 病理以小肠和结肠坏死为特征
　　E. 腹部 X 线可有门静脉积气

二、名词解释

1. 围生期
2. 新生儿败血症
3. 新生儿低血糖症

三、问答题

1. 简述新生儿的分类及新生儿几种特殊的生理状态。
2. 如何区别生理性黄疸和病理性黄疸?

（陈　丞）

第六章

营养性疾病

第六章数字资源

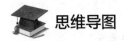 思维导图

营养性疾病
- 蛋白质－能量营养障碍
  - 蛋白质－能量营养不良：3 岁以下多见，临床表现以体重明显减轻、皮下脂肪减少和皮下水肿为特征，常伴有多个器官系统的功能紊乱
  - 单纯性肥胖：由于长期摄入超过人体的消耗，皮下脂肪积聚过多，体重超过同性别、同身高儿童平均体重两个标准差以上的一种慢性营养障碍性疾病
- 维生素 D 缺乏症
  - 维生素 D 缺乏性佝偻病：2 岁以下多见，是由于维生素 D 缺乏，导致体内钙磷代谢异常，而引起以骨骼病变为主要特征的全身慢性营养性疾病，严重者可导致骨骼畸形。是儿童重点防治的"四病"之一
  - 维生素 D 缺乏性手足搐搦症：2 岁以下多见，大多数 <6 个月，维生素 D 缺乏，血清钙离子降低，使神经肌肉兴奋性增高，出现全身惊厥、手足肌肉抽搐或喉痉挛等症状
- 锌缺乏症：锌为人体重要的必需微量元素之一。儿童缺锌的主要表现为食欲缺乏，生长发育迟缓，免疫功能低下。青春期缺锌可致性成熟障碍

79

通过本章内容的学习，学生应能：

识记：

陈述蛋白质－能量营养不良、维生素D缺乏症及锌缺乏症的临床表现及诊治措施。

理解：

列举维生素D的来源、转化过程、生理功能，解释蛋白质-能量营养不良、维生素D缺乏症的病因及发病机制。

应用：

运用所学知识，能对上述疾病做出初步诊断并拟订治疗计划。

运用所学知识监测评价小儿营养，理解母乳喂养、均衡小儿膳食的重要意义。

第一节　蛋白质－能量营养障碍

一、蛋白质－能量营养不良

蛋白质-能量营养不良（protein-energy malnutrition，PEM）是由于缺乏能量和（或）蛋白质所致的一种慢性营养缺乏症，临床以体重下降、皮下脂肪减少和水肿为特征，常伴有各器官系统的功能紊乱。常见于3岁以下婴幼儿。

【病因】

1. 喂养不当　这是导致营养不良的重要原因，常见于：①母乳不足而未及时添加其他乳品或突然断奶而未及时添加辅食；②奶粉配制过稀或长期以淀粉类食品（粥、米粉、奶糕）喂养等；③长期偏食、挑食、吃零食过多而影响主食的摄入量。

2. 疾病影响　患病而致消化吸收不良或营养素消耗量增多，可见于：①消化系统疾病：如唇裂、腭裂、幽门梗阻、迁延性腹泻、过敏性肠炎、肠吸收不良综合征等均可影响食物的消化和吸收；②急、慢性传染病：食欲和消化功能较差，而在恢复期营养素需要量增多，因而造成能量不足，营养缺乏；③糖尿病、大量蛋白尿、发热性疾病、甲状腺功能亢进、恶性肿瘤等疾病导致能量消耗增加，营养不足。

【病理生理】

1. 新陈代谢异常

（1）蛋白质：蛋白质摄入不足或蛋白质消耗过多，身体处于负氮平衡。当血清总蛋白浓度<40 g/L、白蛋白<20 g/L时，可发生低蛋白性水肿。

（2）脂肪：能量供应不足时，体内脂肪会大量消耗，血清胆固醇浓度下降。当脂肪消耗超过肝的代谢能力时可造成肝脂肪浸润及变性。

（3）糖：由于摄入不足和消耗增多，糖原储备不足，易发生低血糖，轻者症状不明显，重者可引起昏迷甚至猝死。

（4）水、电解质代谢：由于脂肪大量消耗，细胞外液容量增加，低蛋白血症加剧水肿；能量不足，ATP合成减少可影响细胞膜上钠泵的逆转，使钠在细胞内潴留，细胞外液一般为低渗状态，可伴有低钾、低钠、低钙和低镁血症。

2. 器官功能低下

（1）消化系统：胃肠黏膜萎缩，细胞数减少，消化腺萎缩，消化液分泌不足，各种消化酶活力低下，消化和吸收功能明显减退，易发生腹泻、菌群失调。

（2）循环系统：心肌纤维因蛋白质不足而浑浊肿胀、收缩力减弱，血压偏低，脉细弱。

（3）泌尿系统：肾小管重吸收功能减低，尿量增多而尿比重下降。

（4）神经系统：大脑、神经元、神经纤维生长发育受影响，常有萎靡、呆滞或烦躁等。

（5）免疫功能：免疫系统组织和细胞萎缩，非特异性和特异性免疫功能均明显降低。易并发各种感染性疾病。

【临床表现及分度】

1. 临床表现　体重不增是最早出现的症状。进一步则出现体重减轻，皮下脂肪减少，进行性消瘦。皮下脂肪消失的顺序首先是腹部，其次为躯干、臀部、四肢，最后为面颊部。皮下脂肪层厚度是判断营养不良程度的重要指标之一（图6-1）。

随着疾病的进展，患儿皮肤干燥、苍白、失去弹性，额部出现皱纹如老人状，肌肉松弛，身高（长）停止增长，精神萎靡，反应差，体温偏低，脉细无力，食欲缺乏，腹泻、便秘交替（图6-1）。皮肤可有凹陷性水肿，皮肤发亮，严重时可破溃、感染形成慢性溃

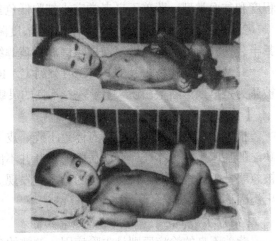

图6-1　重度营养不良患儿（男，2岁）治疗前后对比

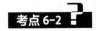
考点 6-1
营养不良的早期临床表现

疡。甚至有重要脏器功能损害，可有心功能低下、心音低钝、血压偏低、脉搏变缓、呼吸浅表等表现。

2. 分度　根据体重、身高（长）、皮下脂肪等减少程度及其他临床表现，将3岁以下儿童营养不良分为轻、中、重三度（表6-1）。

考点 6-2
营养不良的分度

表6-1　3岁以下儿童营养不良分度

指标	I度（轻）	II度（中）	III度（重）
体重低于正常均值	15%～25%	25%～40%	40%以上
腹部皮褶厚度	0.4～0.8 cm	<0.4 cm	消失
身高（长）	正常	低于正常	明显低于正常
消瘦	不明显	明显	皮包骨样
皮肤	干燥	干燥、苍白	明显苍白，无弹性，可出现瘀点
肌张力	正常	明显低下，肌肉松弛	肌肉萎缩
精神状态	正常	烦躁不安	萎靡，反应低下，抑制与烦躁交替

3. 分型

（1）消瘦型：以能量缺乏为主，消瘦为特征。体重下降明显，皮下脂肪少，肌肉萎缩较晚，身高（长）受影响。

（2）水肿型：以蛋白质缺乏为主，水肿为特征。虚胖，可有凹陷性水肿，肌肉萎缩明显。身高（长）可正常，体重下降不明显。

（3）混合型：兼有以上两型的特点。

【并发症】

1. 营养性贫血　以小细胞低色素性贫血最常见。常伴叶酸、维生素B_{12}等造血原料缺乏。

2. 维生素及微量元素缺乏　常见维生素A、D缺乏，也可有维生素B、C缺乏及锌缺乏。

3. 感染　由于免疫功能低下，易并发反复呼吸道感染、鹅口疮、肺炎、结核病、中耳炎、尿路感染等；婴儿腹泻常迁延不愈加重营养不良，形成恶性循环。

4. 自发性低血糖　患儿可突然出现面色灰白、神志不清、脉搏减慢、呼吸暂停、体温不升但无抽搐，若不及时诊治，可致死亡。

【辅助检查】

1. 血常规　血红蛋白、红细胞计数的变化，MCV、MCH、MCHC 的变化，可判断贫血程度和贫血类型。营养不良者常有小细胞低色素性贫血。

2. 血清蛋白测定　总蛋白和白蛋白浓度降低，以血清白蛋白浓度降低为特征性表现，但其半衰期较长而不够灵敏。前白蛋白和视黄醇结合蛋白较敏感。

3. 胰岛素样生长因子 I（IGF-I）测定　IGF-I 降低。IGF-I 不仅敏感且不受肝功能影响，被认为是早期诊断蛋白质 - 能量营养不良的灵敏可靠指标。

【诊断】

根据小儿年龄及喂养史，有体重下降、皮下脂肪减少、全身各系统功能紊乱及其他营养素缺乏的临床症状和体征，典型病例的诊断并不困难。诊断后应进一步分度、分型。轻度患儿易被忽略，需通过定期生长监测、随访才能发现。诊断后还需详细询问病史和进一步检查，以作出病因诊断。

【治疗】

营养不良的治疗原则是去除病因、调整饮食、促进消化功能。重症患儿应注意及时处理各种危及生命的合并症。

1. 处理严重并发症　患儿常因腹泻和其他感染引起水电解质、酸碱平衡紊乱、休克、肾衰竭、自发性低血糖、继发感染及维生素 A 缺乏所致的眼部损害等，应及时处理。同时要注意补液总量、张力和速度，以防发生心力衰竭。

2. 去除病因　积极查找引起营养不良的病因，治疗原发病，如纠正消化道畸形，控制感染性疾病，根治各种消耗性疾病。

3. 调整饮食补充营养　饮食调整的原则：由少到多，由稀到干，由单一到多样化。应根据 PEM 的分度和个体的实际消化能力逐步调整，过多、过快增加摄入量易出现消化不良、腹泻。

（1）热量的供给：①轻度营养不良患儿消化功能接近正常，应在原有基础上逐渐增加，热量从 418.4 ~ 502.08 kJ（100 ~ 120 kcal）/（kg·d）开始，逐渐增加至 627.6 ~ 711.28 kJ（150 ~ 170 kcal）/（kg·d）；②中度营养不良从 251.04 ~ 334.72 kJ（60 ~ 80 kcal）/（kg·d）开始，逐渐增加热量的供给；③重度营养不良从 165 ~ 230 kJ（40 ~ 55 kcal）/（kg·d）开始，以满足基础代谢需要，然后逐渐增加热量。中、重度营养不良逐渐增加至 502.08 kJ（120 kcal）/（kg·d）后按轻度营养不良同样步骤调整。在患儿体重接近正常时热量恢复至 460 ~ 502 kJ（110 ~ 120 kcal）/（kg·d），巩固治疗。

（2）食物的选择：母乳喂养儿可根据患儿的食欲哺乳，按需哺喂，并逐渐添加辅食；人工喂养儿从给予稀释奶开始，适应后逐渐增加奶量和浓度。同时可给予蛋类、肝泥、肉末等易消化的优质蛋白食物。蛋白质摄入量按营养不良的程度给予起始量，轻至中度营养不良从 3.0 g/（kg·d）开始，重度营养不良从 1.5 ~ 2.0 g/（kg·d）开始，逐步增加到 3.0 ~ 4.5 g/（kg·d），待体重接近正常后，再恢复到生理需要量。同时食物中应含有丰富的维生素和微量元素等，从治疗开始时就应注意维生素 A、维生素 D、铁、叶酸、锌等营养素的补充。

4. 促进消化功能

（1）药物：可给予 B 族维生素和胃蛋白酶、胰酶等以助消化。肌内注射苯丙酸诺龙，每次 10 ~ 25 mg，每周 1 ~ 2 次，连用 2 ~ 3 周，以促进蛋白质合成及增进食欲。对食欲差的患儿可给予胰岛素皮下注射，每次 2 ~ 3 U，每日 1 次，1 ~ 2 周为 1 个疗程，注射前先服葡萄糖

20～30 g 以防发生低血糖。锌制剂有增加食欲的作用，可口服元素锌 0.5～1 mg/（kg·d）。

（2）中医治疗：调整脾胃功能，改善食欲。

5. 其他 营养不良患儿常伴有中、重度贫血和低蛋白血症，根据病情少量多次输注全血或血浆。对胃肠消化功能严重紊乱的患儿，可考虑静脉滴注高能量脂肪乳剂，多种氨基酸、葡萄糖等。此外，充足的睡眠，适当的户外活动，健康的饮食习惯和良好的护理亦很重要。

【预后和预防】

本病预后取决于营养不良的发病年龄、持续时间及其程度，本病的预防应采取综合措施。

1. 大力提倡母乳喂养，对混合喂养或人工喂养应及时给予指导。按时添加辅食，保证营养素和能量的供给；养成良好的饮食习惯。

2. 坚持户外活动，保证足够睡眠，纠正不良的卫生习惯。

3. 患有唇裂、腭裂及幽门狭窄等先天畸形者应及时手术治疗。

二、单纯性肥胖

单纯性肥胖（obesity）是由于长期摄入过多的能量，使体内脂肪过度积聚，体重超过同年龄、同性别、同身高人群均值 20% 的一种营养障碍性疾病。小儿单纯性肥胖在我国呈逐年增多的趋势，目前占 5%～8%。其中大多数肥胖延至成年，使心血管疾病、糖尿病、脂肪肝、胆石症等疾病呈现年轻化趋势，发病率也有所提高。所以对本病的防治应引起社会及家庭的重视。

【病因】

单纯性肥胖占肥胖的 95%～97%，不伴有明显的内分泌和代谢性疾病。其发病与下列因素有关：

1. 摄入营养过多 摄入过多热量和脂肪食物，多余的能量便转化为脂肪导致肥胖。

2. 活动量过少 活动过少和缺乏适当的体育锻炼是发生肥胖的重要因素。

3. 遗传因素 目前认为与多基因遗传有关。肥胖双亲的后代发生肥胖者达 70%～80%；双亲之一肥胖者，后代肥胖约为 40%～50%；双亲正常的后代发生肥胖者仅 10%～14%。

【临床表现】

肥胖最常见于婴儿期、5～6 岁和青春期。患儿食欲旺盛且喜食甜食和高脂肪食物，体重增长迅速，体态肥胖，皮下脂肪甚厚，分布均匀，以颈、肩、乳房、胸、背、腹、臀、大腿、上肢明显，腹部和大腿可出现粉红色和紫色条纹。骨龄正常或超过实际年龄。性发育正常，男孩外生殖器常因耻骨处皮脂掩盖而外观较小，实为正常。智力正常。患儿常不爱活动，出汗多，易疲劳。剧烈活动时气短。严重肥胖限制了胸廓和膈肌运动，使肺通气量不足、呼吸浅快，可造成低氧血症、气急、发绀、红细胞增多、心脏扩大或出现充血性心力衰竭甚至死亡，称肥胖低通气综合征 (obesity hypoventilation syndrome) 或皮克威克综合征（Pickwickian syndrome）。

肥胖小儿性发育常较早，故最终身高常略低于正常小儿。由于对自身形象不满意而怕被别人嘲笑，不愿与人交往，常有自卑、胆怯、孤僻等心理障碍。

【辅助检查】

1. 血脂全套检查 患儿主要是三酰甘油增高，胆固醇多增高，低密度脂蛋白正常或增高，高密度脂蛋白正常或偏低，严重患者血清 β 蛋白也增高。

2. 激素检查 常有高胰岛素血症，血生长激素水平减低，生长激素刺激试验的峰值也较正常小儿低。

3. B 超 肝超声波检查常有脂肪肝。

【诊断】

小儿体重超过同年龄、同性别、同身高参照人群均值 10%～19% 者为超重；超过 20% 以上者便可诊断为肥胖；超过 20%～29% 者为轻度肥胖；超过 30%～49% 者为中度肥胖；超过 50% 者为重度肥胖。确诊需要与伴有肥胖的遗传性疾病、内分泌疾病相鉴别。

体重指数（body mass index，BMI）是评价肥胖的另一项指标。BMI 是指体重（kg）/ 身高的平方（m^2），小儿 BMI 随年龄和性别而有差异，评价时可查阅图表，如 BMI 值在 P_{85}～P_{95} 为超重，超过 P_{95} 为肥胖。

【治疗】

肥胖的治疗原则是适当控制饮食和增加活动。

1. 饮食疗法　小儿正处于生长发育阶段，不应过度节食。选择低脂肪、低糖和高蛋白食谱，鼓励进食体积大而热量低的蔬菜类食品。避免晚餐过饱，不吃夜宵，不吃零食，少吃多餐，细嚼慢咽等对减肥有重要作用。

2. 运动疗法　运动要循序渐进。鼓励患儿晨间跑步、散步、做操等，每天坚持至少运动 30 min，以运动后轻松愉快、不感到疲劳为原则。

3. 心理治疗　鼓励儿童坚持控制饮食及加强运动锻炼，增强减肥的信心。心理行为障碍会使肥胖儿童失去社交机会，二者的恶性循环使儿童社会适应能力降低。应鼓励小儿多参加集体活动，改变其自卑、孤僻的心理，帮助小儿建立健康的生活方式，加强其自我管理的能力。

4. 药物治疗　一般不主张用药，苯丙胺类和马吲哚类等食欲抑制剂均应慎用。

【预防】

孕妇在妊娠后期要适当减少摄入脂肪类和高能量食物，防止胎儿体重增加过多；加强健康教育，培养良好的进食习惯、建立规律的生活制度，避免过度喂养和过度保护，参加适度的运动，定期监测体重，以免发生肥胖。

第二节　维生素 D 缺乏症

一、维生素 D 缺乏性佝偻病

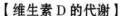

案例导入

女婴，9 个月，因"哭闹、多汗、夜啼 2 个多月"来就诊。患儿冬天出生，后人工喂养未添加辅食，常居室内，近 2 个月来易哭闹，夜间尤为明显，难以安抚，夜间多汗，进食减少。体格检查：发育营养尚可，头发稀少，前囟 2.0 cm×1.5 cm，枕秃，方颅，未出牙，肋缘外翻。心、肺无异常。肝右肋下 1.0 cm，脾未及。脊柱四肢无异常，无病理征。X 线检查：腕部正位片示骨骺端钙化带模糊不清，呈杯口状改变。

思考：

1. 该患儿最可能的临床诊断是什么？诊断依据有哪些？

2. 为确诊需要进一步做哪些检查？应采取哪些治疗措施？

维生素 D 缺乏性佝偻病（rickets of vitamin D deficiency）是由于体内维生素 D 不足，引起体内钙、磷代谢异常，导致骨骼矿化不全，产生一种以骨骼病变为特征的全身慢性营养性疾病。发病高峰为 3～18 个月的婴幼儿，我国北方发病率高于南方。是我国重点防治的儿童"四病"之一。

【维生素 D 的代谢】

人体内维生素 D 主要来源于皮肤中的 7- 脱氢胆固醇，经日光中的紫外线照射转变为胆骨化醇，即内源性维生素 D_3；另一来源是从食物中获取（外源性），如动物肝脏、蛋类、乳类中含有维生素 D_3，而植物性食物中的麦角固醇经紫外线照射后形成维生素 D_2。天然食物包括母乳，维生素 D 含量较少，谷物、蔬菜、水果几乎不含维生素 D，畜禽肉和鱼中维生素 D 含量很少。随着强化维生素 D 食物（如配方奶粉和米粉）的普及，婴幼儿可从这些食物中获得充足的维生素 D。胎儿在妊娠晚期可通过胎盘从母体获得维生素 D_3，并在体内贮存以满足出生后 2 周左右的生长需要。

维生素 D_2 和 D_3 在人体内都没有生物活性，必须经过两次羟化后才能发挥生物效应。维生素 D 首先经肝细胞中的 25- 羟化酶作用生成 25- 羟胆骨化醇 $[25-(OH)D_3]$，循环中的 $25-(OH)D_3$ 在肾近曲小管上皮细胞中的 1- 羟化酶的作用下生成有很强生物活性的 1，25- 二羟胆骨化醇，即 $1,25-(OH)_2D_3$。

【钙、磷代谢的调节】

1. 维生素 D 的生理功能　①促进小肠对钙、磷的吸收；②促进肾小管对钙、磷的重吸收；③促进旧骨吸收，有利于新骨钙化。

2. 甲状旁腺激素（PTH）的生理功能　①促进小肠对钙、磷的吸收；②促进肾小管对钙的重吸收，抑制对磷的重吸收；③促进旧骨脱钙，抑制成骨细胞的增殖和新骨钙化。

3. 降钙素（calcitonin, CT）的生理功能　①抑制小肠对钙、磷的吸收；②抑制肾小管对钙、磷的重吸收；③增强成骨作用，抑制骨盐溶解，降低血钙、血磷的浓度。

【病因】

1. 日照不足　是发生佝偻病的主要原因。气候的影响，如冬季日照短；玻璃窗对紫外线有阻挡作用，如果小儿经常不在户外活动，或居住在寒带或多烟雾的环境中，可有日照不足；大城市高大建筑可阻挡日光照射；大气污染如烟雾、尘埃可吸收部分紫外线等，以上均可使内源性维生素 D_3 生成不足。

2. 先天贮存不足　孕母患严重营养不良、肝肾疾病、慢性腹泻，户外活动少，以及早产、双胎均可使胎儿从母体获得的维生素 D 减少。

3. 生长速度快　婴幼儿时期生长发育迅速，特别是双胎及早产儿出生后生长发育相对更快，需维生素 D 量相对较多，且体内维生素 D 及钙磷贮备量少，肠道发育又不成熟，对脂溶性物质吸收差，以致维生素 D 吸收减少，若不及时供给则易发病，且发病早而较重。

4. 食物中维生素 D 含量不足　天然食物含维生素 D 少，即使纯母乳喂养婴儿，若户外活动少亦易患佝偻病。食物中钙、磷含量不足或比例不适宜，亦可导致佝偻病的发生。如人乳中钙、磷比例适宜，其比例为 2∶1，易于吸收；而牛奶含钙、磷虽多，但磷过高，吸收较差，故牛奶喂养儿的佝偻病发病率比人乳喂养儿为高。

5. 疾病影响　胃肠道或肝胆疾病影响维生素 D 吸收，如婴儿肝炎综合征、先天性胆道狭窄或闭锁、脂肪泻、慢性腹泻等，肝、肾严重损害可致维生素 D 羟化障碍。

6. 药物影响　抗惊厥药物如苯妥英钠、苯巴比妥，可刺激肝细胞的氧化酶系统活性增加，使维生素 D 加速分解为无活性的代谢产物。糖皮质激素可对抗维生素 D 对钙的转运。

【发病机制】

维生素 D 缺乏时，肠道吸收钙减少，血钙降低，刺激甲状旁腺功能代偿性增强，PTH 分泌增加以动员骨钙释出，使血清钙浓度维持在正常或接近正常的水平；但 PTH 同时也抑制肾小管重吸收磷，使磷排出增加，血磷降低，钙磷乘积下降，导致骨样组织钙化过程障碍。成骨细胞代偿增生，碱性磷酸酶分泌增加，局部骨样组织堆积。临床上出现一系列佝偻病症状和血生化改变，见图 6-2。

【临床表现】

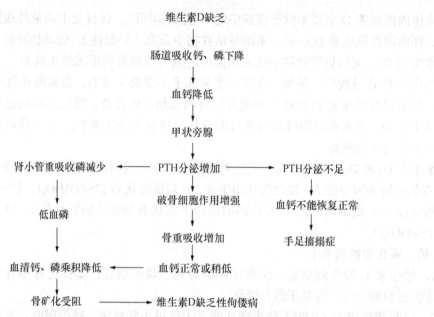

图 6-2　维生素 D 缺乏性佝偻病和手足搐搦症的发病机制

本病多见于婴幼儿，主要表现为生长最快部位的骨骼改变，并可影响肌肉发育及神经兴奋性的改变。重症佝偻病患儿还可有消化和心肺功能障碍，并可影响行为发育和免疫功能。本病在临床上可分为四期。

1. 初期（早期）　多见于 6 个月以内，特别是 3 个月以内小婴儿。主要为神经精神症状，如易激惹、夜间啼哭、多汗、烦躁、枕秃（汗多刺激头皮而摇头擦枕）（图 6-3）等。骨骼 X 线检查可正常或临时钙化带稍模糊；血清 25-(OH)D$_3$ 下降，PTH 升高，血钙正常或下降，血磷降低，碱性磷酸酶正常或稍高。

2. 活动期（激期）　除早期的症状加重外，突出表现为骨骼改变。

（1）骨骼改变

1）头部：①颅骨软化：6 个月以内婴儿的佝偻病以颅骨改变为主，前囟边缘软，颅骨薄，用手指尖稍压枕骨或顶骨后部有压乒乓球样感觉；②方颅：7～9 个月婴儿，由于额顶部骨样

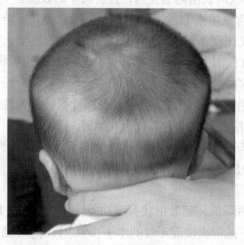

图 6-3　佝偻病枕秃

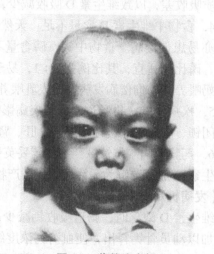

图 6-4　佝偻病方颅

组织堆积引起"方颅"，或称"马鞍"头（图 6-4）；③囟门闭合迟，出牙迟。

2）胸部：1 岁左右的小儿可见胸廓畸形。①肋骨串珠：骨骺端因骨样组织堆积而膨大，

沿肋骨方向于肋骨与肋软骨交界处可扪及圆形隆起，从上至下如串珠样突起，以第7~10肋骨最明显，如"串珠"向胸内扩大，可使肺受压；②鸡胸：第6~8肋骨与胸骨柄相连处内陷时，可使胸骨前凸，形成"鸡胸"；③漏斗胸：肋骨骺部内陷，剑突部向内凹陷，即成漏斗胸；④肋膈沟或郝氏沟：肋骨软化后，因受膈肌附着点长期牵引引起，造成肋缘上部内陷，肋缘外翻，形成沟状，称为肋膈沟。

3）脊柱与四肢：①手镯、足镯：手腕、足踝部可形成钝圆形环状隆起；②"O"形、"X"形腿：由于骨质软化与肌肉关节松弛，小儿开始站立与行走后双下肢负重，可出现股骨、胫骨、腓骨弯曲，形成严重膝内翻（"O"形）或膝外翻（"X"形）（图6-5）；③脊柱和骨盆：患儿会坐与站立后，因韧带松弛可致脊柱畸形，严重者可致骨盆扁平。

（2）肌肉韧带松弛：严重低血磷使肌肉糖代谢障碍，导致全身肌肉松弛，肌张力降低和肌力减弱。

（3）神经系统发育迟滞：表情淡漠，语言发育迟缓，坐、立、行等运动功能发育落后。

（4）X线改变：长骨钙化带消失，干骺端呈毛刷样、杯口状改变，骨骺软骨带增宽，骨质

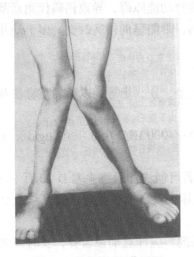

图6-5　佝偻病"X"形腿

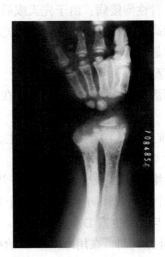

图6-6　佝偻病骨骼X线表现

稀疏，骨皮质变薄（图6-6），可有骨干弯曲畸形或青枝骨折。

（5）血生化：血清钙稍低、血磷降低、碱性磷酸酶升高。

3. 恢复期　患儿经治疗后，临床症状和体征逐渐减轻或消失。血钙、磷逐渐恢复正常，碱性磷酸酶约需1~2个月可降至正常水平。治疗2~3周后骨骼X线改变有所改善，临时钙化带出现，骨质密度增强。

4. 后遗症期　多见于2岁以后的儿童，症状消失，X线、血生化检查正常，仅留不同程度的骨骼畸形。

【诊断和鉴别诊断】

诊断可依据维生素D缺乏的病因、临床表现、血生化及骨骼X线检查来综合判断。血清25-（OH）D_3水平初期即明显下降，是最可靠的诊断标准，但许多基层医院不能开展此项检查；骨骼X线检查是诊断的"金标准"。本病需与以下疾病鉴别。

1. 有佝偻病体征的疾病

（1）黏多糖病：可出现头大、脊柱畸形、胸廓扁平等骨发育不全的体征，常为多器官受累。主要依据骨骼的X线变化及尿中黏多糖的测定作出诊断。

（2）软骨营养不良：是一种遗传性软骨发育障碍，出生时即可见头大、前额突出、腰椎前凸、臀部后凸、四肢短粗、五指齐平。根据特殊的体态及骨骼X线可作出诊断。

（3）脑积水：先天性脑积水出生后数月头围与前囟进行性增大。因颅内压增高，可见前囟饱满紧张，骨缝分离，颅骨叩诊有破壶声，严重时两眼向下呈落日状。头颅B超、CT检查可作出诊断。

2. 与本病体征相同而病因不同的疾病

（1）低血磷抗维生素D佝偻病：本病多为性连锁遗传，亦可为常染色体显性或隐性遗传，也有散发病例。为肾小管重吸收磷及肠道吸收磷的原发性缺陷所致。佝偻病的症状多发生于1岁后，血钙多正常，血磷明显降低，尿磷增加。对应用一般治疗剂量维生素D治疗无效时应与本病鉴别。

（2）维生素D依赖性佝偻病：为常染色体隐性遗传，可分两型：Ⅰ型为肾1-羟化酶缺陷，25-$(OH)D_3$转变为1,25-$(OH)_2D_3$发生障碍，血中25-$(OH)D_3$浓度正常；Ⅱ型为靶器官1,25-$(OH)_2D_3$受体缺陷，血中1,25-$(OH)_2D_3$浓度增高。两型临床均有严重的佝偻病体征，伴低钙血症、低磷血症、碱性磷酸酶明显升高及继发性甲状旁腺功能亢进，Ⅰ型患儿可有高氨基酸尿症；Ⅱ型患儿的一个重要特征为脱发。

（3）肾性佝偻病：由于先天或后天原因所致的慢性肾功能障碍，导致钙磷代谢紊乱，血钙低，血磷高，甲状旁腺继发性功能亢进，骨质普遍脱钙，骨骼呈佝偻病改变。多于幼儿后期症状逐渐明显，形成侏儒状态。

【治疗】

控制活动期，防止骨骼畸形。在治疗期间应限制其坐、立、走等，以免加重脊柱及下肢弯曲畸形。

1. 维生素D治疗　以口服为主，一般剂量为2000～4000 IU/d（50～100 μg/d），1个月后改预防量400 IU/d。

重症维生素D缺乏性佝偻病有并发症或无法口服者可肌内注射维生素D 20万 ～30万IU一次，3个月后改预防量。治疗1个月后应复查，如临床表现、血生化与骨骼X线改变无恢复征象，应与抗维生素D佝偻病鉴别。

2. 补充钙剂　在用维生素D治疗期间同时补充钙剂。应注意加强营养，及时添加其他食物，坚持每日户外活动。

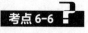

考点 6-6
维生素D缺乏性佝偻病的治疗措施

3. 矫形疗法　3岁后的佝偻病骨骼畸形者，多为后遗症。对鸡胸宜采取俯卧撑或引体向上的活动，加强胸部扩展。治疗轻度"O"或"X"形腿时可按摩相应肌群，如"O"形腿按摩外侧肌群，"X"形腿按摩内侧肌群，可增强肌张力。游泳活动是最好的矫形方法。重度后遗症或影响生理功能者，可考虑外科矫形手术。

【预防】

预防的关键是多晒太阳和补充适量的维生素D。

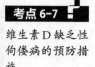

考点 6-7
维生素D缺乏性佝偻病的预防措施

1. 围生期　孕母应多户外活动，食用富含钙、磷、维生素D以及其他营养素的食物。妊娠后期适量补充维生素D（800 IU/d）有益于胎儿贮存充足维生素D。早产儿、低出生体重儿、双胎儿出生后2周开始补充维生素D 800 IU/d，3个月后改预防量。足月儿出生后2周开始补充维生素D 400 IU/d，至2岁。夏季户外活动多，可暂停服用或减量。一般可不加服钙剂。

2. 婴幼儿期　关键是多晒太阳与补充适量的维生素D。出生后2～3周后即可让婴儿坚持户外活动，冬季也要注意保证每日1～2 h户外活动时间。

二、维生素D缺乏性手足搐搦症

维生素D缺乏性手足搐搦症（tetany of vitamin D deficiency）是维生素D缺乏，血清钙离子降低，使神经肌肉兴奋性增高，出现全身惊厥、手足肌肉抽搐或喉痉挛等症状的疾病。多见于 6 个月以内的小婴儿。

【病因和发病机制】

维生素 D 缺乏引起血钙下降，若甲状旁腺代偿性分泌不足，骨钙不能释出，血钙进一步降低，当总血钙低于 1.75 ~ 1.88 mmol/L（7 ~ 7.5 mg/dl），或离子钙低于 1.0 mmol/L（4 mg/dl）时可引起神经肌肉兴奋性增高，出现抽搐。

发病原因与维生素 D 缺乏性佝偻病相同，但骨骼变化不明显，多伴有甲状旁腺功能不全。

【临床表现】

临床表现主要为惊厥、喉痉挛和手足搐搦，部分患儿有程度不等的活动期佝偻病表现。

1. 隐匿型　血清钙多在 1.75 ~ 1.88 mmol/L，没有典型发作的症状，但可通过刺激神经肌肉而引出下列体征：①面神经征（Chvostek sign）：以手指尖或叩诊锤叩患儿颧弓与口角间的面颊部，引起眼睑和口角抽动为面神经征阳性，新生儿期可呈假阳性；②腓反射（peroneal reflex）：以叩诊锤骤击膝下外侧腓骨小头上腓神经处，引起足向外侧收缩者即为腓反射阳性；③陶瑟征（Trousseau sign）：以血压计袖带包裹上臂，使血压维持在收缩压与舒张压之间，5 min 之内该手出现痉挛症状属阳性。

考点 6-8

维生素 D 缺乏性手足搐搦症的临床表现和隐匿体征

2. 典型发作　血清钙低于 1.75 mmol/L 或离子钙低于 1.0 mmol/L 时可突然出现下列典型症状之一。①惊厥：突然发生四肢抽动，两眼上窜，面肌颤动，神志不清，持续数秒至数分以上，可伴口周发绀。发作停止后，意识恢复，精神萎靡而入睡，醒后活泼如常，发作可数日一次或一日数次至数十次。一般不发热，发作轻时仅有短暂的眼球上窜和面肌抽动，神志清楚；②手足搐搦：见于较大婴幼儿，突发手足痉挛呈弓状，双手呈腕部屈曲状，手指伸直，拇指内收掌心，强直痉挛；足部踝关节伸直，足趾同时向下弯曲；③喉痉挛：婴儿多见，喉部肌肉及声门突发痉挛，呼吸困难，可突然发生窒息，严重缺氧甚至导致死亡；小于 6 个月婴儿可仅表现为阵发性青紫。三种症状以惊厥为最常见，喉痉挛少见，但极为严重。

【诊断和鉴别诊断】

婴儿突发无热惊厥，且反复发作，发作后神志清醒无神经系统体征，或较大婴幼儿出现手足搐搦应首先考虑本病。有维生素 D 缺乏病史，或有佝偻病表现，总血钙低于 1.75 ~ 1.88 mmol/L，钙离子低于 1.0 mmol/L，即可作出诊断。应与其他无热惊厥性疾病、中枢神经系统感染、急性喉炎等疾病相鉴别。

【治疗】

1. 急救处理

（1）保持呼吸道通畅：突发惊厥时应立即将患儿侧卧位，防止呕吐物吸入，有喉痉挛者须立即将舌头拉出口外以保持呼吸道通畅。

（2）迅速控制惊厥或喉痉挛：地西泮每次 0.1 ~ 0.3 mg/kg 肌内或静脉注射，或可用 10% 水合氯醛每次 40 ~ 50 mg/kg，保留灌肠。无以上条件的可采用针刺或指压人中、十宣、涌泉等方法控制惊厥。

（3）氧气吸入：有条件的可给予吸氧。

2. 钙剂治疗　尽快给予 10% 葡萄糖酸钙 5 ~ 10 ml 加入 10% 葡萄糖液 10 ~ 20 ml，缓慢静脉注射（10 min 以上），钙剂不可皮下或肌内注射以免造成局部坏死，惊厥停止后口服钙剂。

3. 维生素 D 治疗　症状控制后，按维生素 D 缺乏性佝偻病补充维生素 D。

考点 6-9

维生素 D 缺乏性手足搐搦症的治疗原则

【附】

维生素 D 中毒

近年来屡有因维生素 D 摄入过量引起中毒的报道，应引起重视。维生素 D 中毒多因以下原因所致：①短期内多次给予大剂量维生素 D 治疗佝偻病；②预防量过大，每日摄入维生素

D 过多，或大剂量维生素 D 数月内反复肌内注射；③误将其他骨骼代谢性疾病或内分泌疾病诊断为佝偻病而长期大剂量摄入维生素 D。

维生素 D 中毒剂量的个体差异大。一般小儿每日服用 500～1250 µg（2 万～5 万 IU），或 50 µg/kg（2000 IU/kg），连续数周或数月即可发生中毒。敏感小儿每日 100 µg（4000 IU），连续 1～3 个月即可中毒。

早期症状为厌食、恶心、倦怠、烦躁不安、低热、呕吐、顽固性便秘、体重下降。重症可出现惊厥、血压升高、心律不齐、烦渴、尿频、夜尿、甚至脱水，酸中毒；尿中出现蛋白质、红细胞、管型等改变，随即发生慢性肾衰竭。维生素 D 过量的早期症状无特异性，且与早期佝偻病的症状有重叠，如烦躁不安、多汗等，应仔细询问病史加以鉴别。

早期血钙升高＞3 mmol/L（12 mg/dl），尿钙强阳性，尿常规检查示尿蛋白阳性，严重时可见红细胞、白细胞、管型。X 线检查可见长骨干骺端钙化带增宽、致密，骨干皮质增厚，骨质疏松或骨硬化；颅骨增厚，呈现环形密度增深带；重症时大脑、心、肾、大血管、皮肤有钙化灶。可出现氮质血症、脱水和电解质紊乱。肾 B 超示肾萎缩。

疑维生素 D 中毒应立即停服维生素 D，如血钙过高应限制钙的摄入，包括减少富含钙的食物的摄入。同时加速钙的排泄，口服氢氧化铝或依地酸二钠减少肠钙的吸收，使钙从肠道排出；口服泼尼松，抑制肠内钙结合蛋白的生成而降低肠钙的吸收；亦可试用降钙素。注意保持水、电解质的平衡。

第三节 锌缺乏症

锌为人体重要的必需微量元素之一。儿童缺锌的主要表现为食欲缺乏，生长发育迟缓，免疫功能低下。青春期缺锌可致性成熟障碍。

【病因】

1. 摄入不足   植物性食物含锌少，素食者或不喜食动物性食物者容易缺锌。全胃肠道外营养如未加锌也可致严重缺锌。

2. 吸收障碍   婴幼儿腹泻可妨碍锌的吸收。谷类食物中大量植酸和粗纤维可与锌结合而妨碍锌的吸收。牛乳锌的吸收率（39%）远低于母乳锌（65%），故长期纯牛乳喂养也可致缺锌。

3. 需要量增加   婴儿在生长发育快速期、组织修复过程中或营养不良恢复期等皆可因锌需要量增多，而发生相对的锌缺乏。

4. 丢失过多   如反复出血、溶血，长期多汗，皮肤大面积灼伤，蛋白尿以及应用金属螯合剂（如青霉胺）等均可因锌丢失过多而导致锌缺乏。

【临床表现】

1. 消化功能减退   缺锌影响味蕾细胞更新和唾液磷酸酶的活性，使舌黏膜增生、角化不全，以致味觉敏感度下降，发生食欲缺乏、厌食、异嗜癖等症状。

2. 生长发育落后   缺锌可妨碍生长激素轴功能以及性腺轴的成熟，故常表现为生长发育停滞，体格矮小，性发育延迟。

3. 免疫功能降低   缺锌会严重损害细胞免疫功能而容易发生感染。

4. 智力发育延迟   缺锌可使脑 DNA 和蛋白质合成障碍，脑内谷氨酸浓度降低，从而引起智力发育迟缓。

5. 其他   如地图舌、反复口腔溃疡、脱发、创伤愈合迟缓、视黄醛结合蛋白减少出现视敏度降低等。

【实验室检查】

1. 血清锌测定　患儿血清锌低于正常值。

2. 餐后血清锌浓度反应试验（PICR）　测空腹血清锌浓度（A_0）作为基础水平，然后给予标准饮食（按全天总热量的20%计算，其中蛋白质为10%～15%，脂肪为30%～35%，碳水化合物为50%～60%），2 h后复查血清锌（A_2），按 PICR ＝（A_0－A_2）/A_0×100% 计算，若 PICR＞15% 提示缺锌。

【诊断】

根据缺锌的病史和临床表现，血清锌＜11.47 μmol/L，PICR＞15%，锌剂治疗有效即可诊断。

【治疗】

1. 针对病因　治疗原发病。

2. 饮食治疗　多进食富含锌的动物性食物如肝、鱼、瘦肉、禽蛋、牡蛎等。

3. 补充锌剂　常用葡萄糖酸锌，每日剂量为元素锌 0.5～1.0 mg/kg，相当于葡萄糖酸锌 3.5～7 mg/kg，疗程为 2～3 个月。也可用其他制剂如硫酸锌、甘草酸锌、醋酸锌等。

【预防】

提倡母乳喂养，坚持平衡膳食。对可能发生缺锌的情况如早产、人工喂养、营养不良、长期腹泻、大面积烧伤等，均应适当补锌。元素锌的每日推荐摄入量为：0～6 个月 1.5 mg，7～12 个月 8 mg，1～4 岁 12 mg，4～7 岁 13.5 mg。

● 自测题 ●

一、选择题

1. 患儿，1岁，因食欲差，母乳少，以米糊、稀饭喂养，未添加其他辅食，诊断为营养不良Ⅰ度。最先出现的症状是
   A. 身长低于正常
   B. 体重不增
   C. 皮肤干燥
   D. 皮下脂肪减少
   E. 肌张力低下

2. 男孩，4岁，身高 90 cm，体重 11 kg，皮肤较松弛，腹部皮下脂肪约 0.3 cm，该小儿的营养状况属
   A. 正常
   B. 轻度营养不良
   C. 中度营养不良
   D. 重度营养不良
   E. 极重度营养不良

3. 营养不良患儿皮下脂肪逐渐减少或消失，最后累及的部位是
   A. 面颊部
   B. 胸部
   C. 腹部
   D. 臀部
   E. 四肢

4. 男孩，3岁，自幼人工喂养，食欲极差，有时腹泻，身高 85 cm，体重 7500 g，皮肤干燥、苍白，腹部皮下脂肪厚度约 0.3 cm，脉搏缓慢，心音较低钝。若此患儿出现哭而少泪，眼球结膜有毕脱斑，则有
   A. 维生素 A 缺乏
   B. 维生素 B 缺乏
   C. 维生素 C 缺乏
   D. 维生素 D 缺乏
   E. 维生素 E 缺乏

5. 营养不良患儿若清晨突然面色灰白、神志不清、体温不升、呼吸暂停，首先应考虑的最可能的原因是
   A. 急性心力衰竭
   B. 低钙血症引起的喉痉挛
   C. 低钾血症引起的呼吸肌麻痹
   D. 自发性低血糖
   E. 脱水引起休克

6. 女婴，8 个月，诊断为中度营养不良。开始供给热量每日应为
   A. 250 kJ/kg (60 kcal/kg)

B. 300 kJ/kg (70 kcal/kg)

C. 340 kJ/kg (80 kcal/kg)

D. 375 kJ/kg (90 kcal/kg)

E. 420 kJ/kg (100 kcal/kg)

7. 营养不良患儿应用苯丙酸诺龙的主要作用是

A. 促进消化功能

B. 促进食欲

C. 促进糖原合成

D. 促进蛋白质合成

E. 增强机体免疫功能

8. 4 个月女婴。冬季出生,足月顺产,单纯牛奶喂养,未添加辅食。近半个月来较烦躁,夜哭闹不安,多汗。体格检查:体重 6 kg,有颅骨软化。最可能的诊断是

A. 营养不良

B. 亚临床维生素 A 缺乏症

C. 维生素 D 缺乏性佝偻病

D. 婴儿肠痉挛

E. 维生素 D 缺乏性手足搐搦症

9. 患维生素 D 缺乏性佝偻病的 9 ~ 10 个月婴儿多见的骨骼改变是

A. 颅骨软化

B. 肋骨串珠

C. 方颅

D. 鸡胸

E. 肋膈沟

10. 维生素 D 缺乏性佝偻病最可靠的早期诊断指标是

A. 日光照射不足及维生素 D 摄入不足的病史

B. 烦躁不安、夜惊、多汗等神经精神症状

C. 血钙、磷、碱性磷酸酶水平异常

D. 长骨 X 线检查异常及骨骼畸形

E. 血 25 - (OH)D$_3$ 与 1, 25 - (OH)$_2$D$_3$ 水平下降

11. 补充维生素 D 预防佝偻病一般开始于

A. 出生后 1 周

B. 出生后 2 周左右

C. 出生后 1 个月

D. 出生后 6 ~ 7 周

E. 出生后 8 ~ 9 周

12. 维生素 D 缺乏性手足搐搦症的发病机制主要是

A. 甲状腺分泌不足

B. 甲状旁腺分泌不足

C. 脑垂体分泌不足

D. 肾上腺皮质分泌不足

E. 肾上腺髓质分泌不足

13. 引起维生素 D 缺乏性手足搐搦发作的血清钙离子浓度的临界值是小于

A. 0.75 mmol/L

B. 1.00 mmol/L

C. 1.25 mmol/L

D. 1.50 mmol/L

E. 1.75 mmol/L

14. 维生素 D 缺乏性佝偻病的主要病因是

A. 先天贮存不足

B. 喂养不当致摄入不足

C. 日光照射不足

D. 需要量增加

E. 疾病与药物影响

15. 患儿,女,4 个月,因惊厥 5 min 来院就诊,患儿牛乳喂养,未添加辅食。1 日来好哭闹,流涕,无发热,咳嗽,吐泻。查体:T 37.8 ℃,前囟平软 2 cm × 2 cm,枕部有乒乓球感,双眼上吊,面肌颤动,面色发绀,四肢抖动,双肺有痰鸣,心腹 (-),脑膜刺激征 (-)。该患儿首选的急救措施为

A. 肌内注射维生素 D 30 万 IU

B. 静脉注射 10% 葡萄糖酸钙 10 ml

C. 肌内注射或静脉注射地西泮 0.1 mg/kg

D. 静脉滴注青霉素

E. 静脉注射 20% 甘露醇

二、名词解释

1. 蛋白质 - 能量营养不良
2. 维生素 D 缺乏性佝偻病
3. 维生素 D 缺乏性手足搐搦症

三、问答题

1. 简述重度蛋白质 - 能量营养不良的患儿如何做好饮食调整。
2. 简述维生素 D 缺乏性手足搐搦症发作时的急救处理。

（雷　洁）

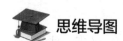 第七章

消化系统疾病

🎓 思维导图

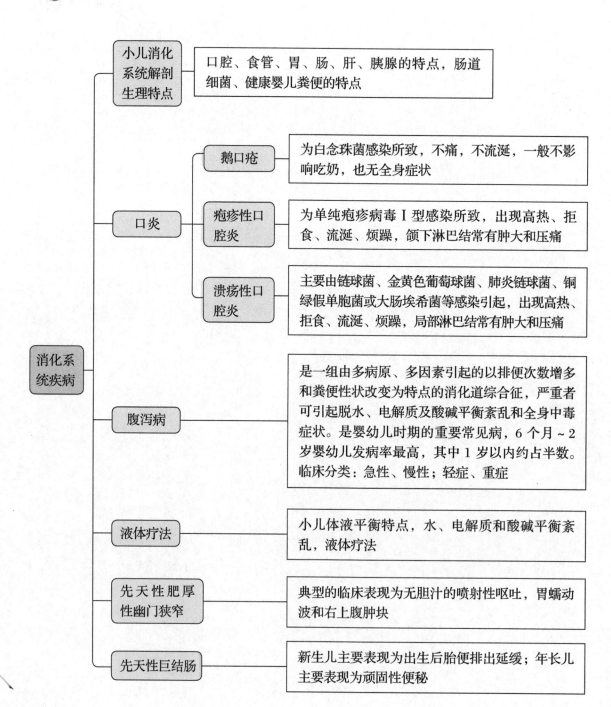

消化系统疾病
- 小儿消化系统解剖生理特点 —— 口腔、食管、胃、肠、肝、胰腺的特点，肠道细菌、健康婴儿粪便的特点
- 口炎
  - 鹅口疮 —— 为白念珠菌感染所致，不痛，不流涎，一般不影响吃奶，也无全身症状
  - 疱疹性口腔炎 —— 为单纯疱疹病毒 I 型感染所致，出现高热、拒食、流涎、烦躁，颌下淋巴结常有肿大和压痛
  - 溃疡性口腔炎 —— 主要由链球菌、金黄色葡萄球菌、肺炎链球菌、铜绿假单胞菌或大肠埃希菌等感染引起，出现高热、拒食、流涎、烦躁，局部淋巴结常有肿大和压痛
- 腹泻病 —— 是一组由多病原、多因素引起的以排便次数增多和粪便性状改变为特点的消化道综合征，严重者可引起脱水、电解质及酸碱平衡紊乱和全身中毒症状。是婴幼儿时期的重要常见病，6 个月 ~ 2 岁婴幼儿发病率最高，其中 1 岁以内约占半数。临床分类：急性、慢性；轻症、重症
- 液体疗法 —— 小儿体液平衡特点，水、电解质和酸碱平衡紊乱，液体疗法
- 先天性肥厚性幽门狭窄 —— 典型的临床表现为无胆汁的喷射性呕吐，胃蠕动波和右上腹肿块
- 先天性巨结肠 —— 新生儿主要表现为出生后胎便排出延缓；年长儿主要表现为顽固性便秘

> **学习目标**
>
> 通过本章内容的学习，学生应能：
>
> **识记：**
>
> 说出口炎、腹泻病、先天性肥厚性幽门狭窄、先天性巨结肠的临床表现及诊治措施，陈述儿科常用溶液的配制方法及用途、儿科液体疗法的基本原则及具体方法。
>
> **理解：**
>
> 区分不同口炎的临床表现、轻重型腹泻的临床表现，解释上述疾病的病因及发病机制，列举小儿消化系统解剖生理特点。
>
> **应用：**
>
> 学会观察不同程度及不同性质脱水的临床表现，能对腹泻患儿实施正确的液体疗法。
>
> 运用所学知识维护小儿消化系统健康，合理用药，遵守医生道德底线。

第一节　小儿消化系统解剖生理特点

一、口腔

口腔是消化道的起端，参与吸吮、吞咽、咀嚼、消化、味觉、感觉和语言等功能。足月新生儿出生后即具有较好的吸吮和吞咽功能；早产儿的吸吮及吞咽功能均不够成熟。新生儿及婴幼儿口腔黏膜薄嫩，血管丰富，唾液腺发育不够完善，唾液分泌较少，口腔黏膜干燥，因此容易发生损伤和局部感染。3～4个月婴儿唾液分泌开始增加，5～6个月明显增多，但婴儿口底浅，尚不能及时吞咽所分泌的全部唾液，故常发生生理性流涎。

二、食管

食管的长度在新生儿为8～10 cm，1岁时12 cm，5岁时16 cm，学龄儿童20～25 cm，成人25～30 cm。新生儿和婴儿的食管呈漏斗状，黏膜薄嫩、腺体缺乏、弹力组织和肌层发育尚不完善，食管下端贲门括约肌发育不成熟，控制能力差，易发生胃食管反流，一般在出生后8～10个月症状消失。婴儿吮奶时常吞咽过多空气而易发生溢奶。

三、胃

婴儿胃略呈水平位，开始站立行走后渐变为垂直位。贲门和胃底部肌张力低，而幽门括约肌发育较好，故易发生幽门痉挛而出现呕吐。胃容量新生儿约为30～60 ml，1～3个月90～150 ml，1岁250～300 ml，5岁700～850 ml，成人约为2000 ml。哺乳后不久幽门即开放，胃内容物逐渐流入十二指肠，故实际哺乳量常超过上述胃容量。胃排空时间因食物种类而异，水1.5～2 h，母乳2～3 h，牛乳3～4 h；三种主要营养素中碳水化合物排空最快，其次是蛋白质，最慢是脂肪。早产儿胃排空更慢，易发生胃潴留。婴儿胃黏膜有丰富的血管，但腺体和杯状细胞较少，盐酸和胃蛋白酶等各种消化酶的分泌均比成人少且酶活力低，消化功能较差。

四、肠

小儿肠管相对比成人长，一般为身长的5～7倍（成人仅为4倍），或为坐高的10倍，有利于吸收。黏膜血管丰富，小肠绒毛发育较好，分泌及吸收面积较大；但肠壁薄，通透性高，屏障功能差，故肠内毒素、消化不全产物和过敏原易通过肠黏膜吸收进入体内，引起全身感染和变态反应性疾病。婴幼儿肠黏膜肌层发育差，肠系膜柔软而长、固定差，易发生肠套叠和肠扭转。由于婴幼儿大脑皮质功能发育不完善，进食时常引起胃-结肠反射，产生便意，所以排便次数多于成人。

五、肝

年龄越小，肝相对越大。正常新生儿及婴幼儿肝在右肋缘和剑突下可触及，6～7岁后则不能触及。婴儿肝结缔组织发育较差，肝细胞再生能力强，不易发生肝硬化；但肝细胞发育尚不完善，肝功能亦不成熟，解毒能力差，易受不利因素的影响，如感染、缺氧、中毒等情况下易发生肝大和变性。婴儿期胆汁分泌较少，故对脂肪的消化、吸收功能较差。

六、胰腺

出生时胰液分泌量少，3～4个月时胰腺发育增快，胰液分泌增多，6个月内胰淀粉酶活性仍较低，1岁后才接近成人，故出生后4个月以前不宜过早喂淀粉类食物。新生儿及婴幼儿胰脂肪酶活性不高，故对脂肪的消化和吸收较差。婴幼儿时期胰液及其消化酶的分泌易受炎热天气和各种疾病的影响而被抑制，容易发生消化不良。

七、肠道细菌

胎儿肠道内无细菌，出生后数小时细菌很快从口、鼻、肛门侵入肠道，一般情况下胃内几乎无菌，十二指肠和上部小肠也较少，主要分布在结肠和直肠。肠道菌群受食物成分影响，单纯母乳喂养儿以双歧杆菌为主，人工喂养和混合喂养儿大肠埃希菌、嗜酸杆菌、双歧杆菌及肠球菌所占比例几乎相等。正常肠道菌群对侵入肠道的致病菌有一定的拮抗作用，具有参与免疫调节、促进黏膜生理发育以及肠道营养代谢等作用。婴幼儿肠道正常菌群脆弱，易受许多内外因素的影响而致菌群失调，导致消化功能紊乱。

八、健康婴儿粪便

1. **胎便** 新生儿出生后 24 h 内排出胎便，呈墨绿色或深绿色、黏稠、无臭味，是由胎儿肠道脱落的上皮细胞、浓缩的消化液及胎儿吞咽的羊水所组成。如喂乳充分，2～3天后逐渐过渡为正常粪便。出生后 24 h 内无胎便排出，应注意检查有无肛门闭锁或其他消化道畸形。

2. **母乳喂养儿粪便** 呈黄色或金黄色，多为均匀糊状，偶有细小乳凝块，或较稀薄、绿色、不臭，呈酸性（pH 4.7～5.1）。排便每日 2～4 次，一般在添加辅食后便次减少。

3. **人工喂养儿粪便** 人工喂养儿粪便呈淡黄色或灰黄色，较干稠，有臭味，呈中性或碱性（pH 6～8）。因牛乳及其配方奶粉含酪蛋白较多，粪便带有明显的蛋白质分解产物的臭味，有时可混有白色酪蛋白凝块。排便每日 1～2 次，易发生便秘。

4. **混合喂养儿粪便** 与人工喂养儿相似，但质地较软、颜色较黄。添加淀粉类食物可以增加便次，降低稠度；添加各类蔬菜、水果等辅食后，粪便性状逐渐接近成人。初次增加菜泥时，可以出现绿色大便。排便每日 1 次左右。

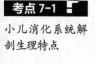

考点 7-1

小儿消化系统解剖生理特点

第二节 口 炎

口炎（stomatitis）是指口腔黏膜的炎症，若病变局限于局部如舌、齿龈、口角亦可称为舌炎、齿龈炎或口角炎等。本病多见于婴幼儿，可单独发生，亦可继发于全身疾病如急性感染、腹泻、营养不良、久病体弱和维生素 B、C 缺乏等。感染常由病毒、真菌、细菌引起。不注意食具及口腔卫生或各种疾病导致机体抵抗力下降等因素也可导致口炎的发生。

目前细菌感染引起的口炎已经很少见，但病毒及真菌感染引起的口炎仍较常见，因此本节着重介绍鹅口疮、疱疹性口腔炎和溃疡性口腔炎。

一、鹅口疮

鹅口疮（thrush）又称雪口病（oral candidiasis），为白念珠菌感染在口腔黏膜表面形成白色斑膜的疾病。多见于新生儿和婴幼儿，及营养不良、腹泻、长期使用广谱抗生素或类固醇激素的患儿。多因哺乳时奶头不洁及污染的乳具感染所致，新生儿亦可经产道感染。

【临床表现】

口腔黏膜表面出现白色乳凝块样小点或小片状物，可逐渐融合成大片，不易擦去，周围无炎症反应，强行剥离后局部黏膜潮红、粗糙，可有溢血。不痛，不流涎，一般不影响吃奶，也无全身症状。以颊黏膜最多见，其次是舌、齿龈及上颚。重症则整个口腔均被白色斑膜覆盖，甚至可蔓延至咽、喉、食管、气管、肺、肠道等处，可出现低热、呕吐、吞咽困难、声音嘶哑或呼吸困难等，此时可危及生命。取白膜少许置玻片上加 10% 氢氧化钠 1 滴，在显微镜下可见真菌的菌丝和孢子。

【治疗】

一般不需静脉或口服抗真菌药物。可用 2% 碳酸氢钠溶液于哺乳前后清洁口腔，局部涂 10 万 ～ 20 万 U/ml 制霉菌素鱼肝油混悬溶液，每日 2～3 次。亦可同时口服肠道微生态制剂，纠正肠道菌群失调，抑制真菌生长。预防应注意哺乳卫生，加强营养，适当增加维生素 B_2 和维生素 C 的摄入。使用抗生素可加重病情，促其蔓延。

二、疱疹性口腔炎

疱疹性口腔炎（herpetic stomatitis）为单纯疱疹病毒 I 型感染所致。多见于 1～3 岁小儿，发病无季节差异。传染性较强，主要通过飞沫或直接接触传染，常在集体托幼机构引起小流行。

【临床表现】

起病时发热可达 38～40 ℃。齿龈红肿，触之易出血，1～2 天后，口周、齿龈、唇内、舌和颊黏膜等部位出现单个或成簇的小疱疹，直径 2～3 mm，周围有红晕，迅速破溃后形成浅表溃疡，表面有黄白色纤维素性渗出物覆盖。多个溃疡可融合成不规则的大溃疡，有时累及上颚、舌及咽部。由于疼痛剧烈，患儿表现拒食、流涎、烦躁，颌下淋巴结常肿大和压痛。体温在 3～5 天后恢复正常，病程约 1～2 周。局部淋巴结肿大可持续 2～3 周。

本病须与疱疹性咽峡炎鉴别，后者由柯萨奇病毒引起，多发生于夏秋季。疱疹主要在咽部和软腭，有时可见于舌，但不累及齿龈和颊黏膜。

【治疗】

保持口腔清洁，多饮水，禁用刺激性或腐蚀性药物。食物以微温或凉的流质为宜，避免刺激性食物。局部可涂碘苷（疱疹净）抑制病毒，亦可喷洒西瓜霜、锡类散等。为预防继发感染可涂 2.5%～5% 金霉素鱼肝油。疼痛严重者可在餐前用 2% 利多卡因局部涂抹。发热时可用退热剂，有全身症状者可给予阿昔洛韦等抗病毒治疗。如继发细菌感染，可使用抗生素治疗。

三、溃疡性口腔炎

溃疡性口腔炎（ulcerative stomatitis）主要由链球菌、金黄色葡萄球菌、肺炎链球菌、铜绿假单胞菌或大肠埃希菌等感染引起。以婴幼儿多见，常发生于急性感染、长期腹泻等机体抵抗力降低时，口腔不洁有助于细菌繁殖。

【临床表现】

病初口腔黏膜充血水肿，继而在舌、唇内及颊黏膜处出现大小不等的糜烂或溃疡，散在或融合成片，可蔓延到唇及咽喉部，常有纤维素性炎性渗出物形成的假膜，呈灰白色或黄色，边界清楚，易拭去，露出溢血的创面，但不久又被假膜覆盖。患处疼痛剧烈，患儿流涎、拒食、局部淋巴结肿大。常有发热，可达 39 ~ 40 ℃。轻者约 1 周体温恢复正常，溃疡逐渐痊愈，严重者因进食少可出现脱水和酸中毒。

外周血白细胞和中性粒细胞总数增多；溃疡部位提取渗出物涂片染色可见大量细菌。

【治疗】

口腔清洁和饮食要求同疱疹性口腔炎；口腔护理用 3% 过氧化氢溶液清洗溃疡面后，可涂 2.5% ~ 5% 金霉素鱼肝油，疼痛重者可在进食前用 2% 利多卡因涂抹局部；控制感染，可给予敏感抗生素口服或静脉滴注；高热时物理或药物降温，注意纠正脱水及酸中毒。

第三节　腹　泻　病

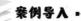**案例导入**

患儿，男，9 个月，因发热、咳嗽 2 天，腹泻 1 天入院。2 天前患儿无明显诱因出现发热、咳嗽，给予小儿氨酚黄那敏处理，无好转，食欲差，1 天前出现大便次数增多，为蛋花水样便，达 15 次之多；入院前 4 h 曾解小便 1 次，量少。查体：T 38.3 ℃，P 140 次 / 分，R 60 次 / 分，面色红，唇干无裂，前囟稍凹，皮肤弹性差，无大理石样花纹，咽红，心肺（-），腹软，无压痛，肛周皮肤红，四肢无异常。

思考：

1. 患儿可能的临床诊断及诊断依据是什么？

2. 需要进一步做哪些检查？

腹泻病（diarrhea）是一组由多病原、多因素引起的以排便次数增多和粪便性状改变为特点的消化道综合征，严重者可致脱水、电解质及酸碱平衡紊乱和全身中毒症状。是婴幼儿时期最常见的疾病之一，6 个月 ~ 2 岁婴幼儿发病率高，1 岁以内约占半数。是造成小儿营养不良、生长发育障碍和死亡的主要原因之一，也是我国重点防治的儿童"四病"之一。

【病因】

1. 易感因素

（1）消化系统发育未成熟：胃酸和消化酶分泌少，消化酶活性低，对食物质和量变化的耐受性差；每日水交换量是细胞外液量的 1/2，而成人仅为 1/7，对缺水的耐受性差，易发生体液紊乱。

（2）婴儿期生长发育快，所需营养物质相对较多，消化道负担较重，易发生消化功能紊乱。

（3）机体防御功能差：①婴儿胃内酸度偏低，胃排空快，对进入胃内的细菌杀灭能力较弱；②血清免疫球蛋白（尤其是 IgM、IgA）和胃肠道 SIgA 均较低，肠黏膜免疫功能差；③正常肠道菌群建立不完善（新生儿出生后尚未建立正常肠道菌群），或滥用抗生素等导致肠道菌群失调，使正常菌群对入侵肠道致病菌的拮抗作用减弱或丧失，易患肠道感染。

（4）人工喂养：牛乳、羊乳中缺乏母乳中所含的大量体液因子（SIgA、乳铁蛋白）、巨噬细胞和粒细胞、溶菌酶、溶酶体等，或虽有某些上述成分，但在加热过程中被破坏，且人工喂养的食物和食具极易受污染，故人工喂养儿肠道感染发生率明显高于母乳喂养儿。

2. 感染因素　分为肠道内感染与肠道外感染，以前者多见。

（1）肠道内感染：可由病毒、细菌、真菌、寄生虫引起，以前两者多见，尤其是病毒。

1）病毒感染：寒冷季节的婴幼儿腹泻 80% 由病毒感染引起。病毒性肠炎的主要病原为轮状病毒（rotavirus，RV），其次有杯状病毒（如诺沃克病毒）、星状病毒、肠道病毒（包括柯萨奇病毒、埃可病毒、肠道腺病毒等）、冠状病毒等。

2）细菌感染（本节中不包括法定传染病）：以致腹泻大肠埃希菌为主要病原，包括肠致病性大肠埃希菌（EPEC）、肠产毒性大肠埃希菌（ETEC）、肠侵袭性大肠埃希菌（EIEC）、肠出血性大肠埃希菌（EHEC）和肠集聚性大肠埃希菌（EAEC）。其次有空肠弯曲菌、耶尔森菌、沙门菌（主要为鼠伤寒和其他非伤寒、副伤寒沙门菌）、嗜水气单胞菌、艰难梭菌、金黄色葡萄球菌、铜绿假单胞菌、变形杆菌等均可引起腹泻。

3）真菌感染：可致腹泻的真菌有念珠菌、曲霉菌、毛霉菌，婴儿以白念珠菌多见。

4）寄生虫感染：常见为蓝氏贾第鞭毛虫、阿米巴和隐孢子虫等。

（2）肠道外感染：有时也可致腹泻，如患中耳炎、上呼吸道感染、肺炎、泌尿道感染、皮肤感染或急性传染病时，可能因发热、病原体释放的毒素导致消化道功能紊乱；肠道外感染滥用抗生素治疗引起肠道菌群失调；直肠局部激惹（膀胱炎、阑尾周围脓肿等）作用而并发腹泻；有时病原体（主要是病毒）亦可同时感染肠道。

3. 非感染因素

（1）饮食因素：①喂养不当可致腹泻，多发生于人工喂养儿。喂养不定时，饮食量不当，突然改变食物种类，或食物成分不适宜如过早喂给大量淀粉或脂肪类食品，均可引起消化功能紊乱而致腹泻；果汁，特别是含高果糖或山梨醇的果汁，可导致高渗性腹泻；肠道刺激物（调料、富含纤维素的食物）也可引起腹泻。②过敏性腹泻，如对牛奶或大豆蛋白（豆浆）过敏而引起腹泻。③原发性或继发性双糖酶（主要为乳糖酶）缺乏或活性降低，肠道对糖的消化吸收不良而引起腹泻。

（2）气候因素：气温突然变化、腹部受凉使肠蠕动增加；天气过热，消化液分泌减少或口渴吃奶过多等都可诱发消化功能紊乱而致腹泻。

【发病机制】

导致腹泻发生的机制包括：①肠腔内存在大量不能吸收的具有渗透活性的物质（渗透性腹泻）；②肠腔内电解质分泌过多（分泌性腹泻）；③炎症所致的液体大量渗出（渗出性腹泻）；④肠道蠕动功能异常（肠道功能异常性腹泻）等。但临床上不少腹泻并非由某单一机制引起，而是在多种机制共同作用下发生的。

1. 感染性腹泻

（1）病毒性肠炎：病毒侵入肠道后，在小肠绒毛顶端的柱状上皮细胞内复制，使细胞发生空泡变性和坏死，微绒毛肿胀、排列紊乱和变短，受累的肠黏膜绒毛上皮细胞受损后其修复功能不全，致使小肠黏膜吸收水分和电解质的能力受损，肠液在肠腔内大量积聚而引起腹泻。同时，发生病变的肠黏膜细胞分泌双糖酶不足且活性降低，使食物中糖类消化不全而积滞在肠腔内，并被肠道内细菌分解成小分子的短链有机酸，使肠腔内渗透压增高；微绒毛破坏亦造成上皮细胞钠转运功能障碍，造成水和电解质的进一步丧失，加重腹泻（图 7-1）。由于轮状病毒感染仅有肠绒毛破坏，故粪便镜检阴性或仅有少量白细胞。

（2）肠毒素性肠炎：各种产生肠毒素的细菌可引起分泌性腹泻，如霍乱弧菌、肠产毒性大肠埃希菌等。病原体侵入肠道后，一般不侵入肠黏膜，仅在肠腔内繁殖，并释放 2 种肠毒素，即不耐热肠毒素（heat-labile enterotoxin，LT）和耐热肠毒素（heat-stable enterotoxin，ST）。LT 与小肠黏膜上皮细胞膜上的受体结合后激活腺苷酸环化酶，使三磷酸腺苷（ATP）转变为环磷酸腺苷（cAMP），使 cAMP 增多；ST 则通过激活鸟苷酸环化酶，使三磷酸鸟苷（GTP）转变为环磷酸鸟苷（cGMP），两者都抑制小肠绒毛上皮细胞吸收 Na^+、Cl^- 和水，并促进肠腺分泌 Cl^-，导致小肠液总量增多，超过结肠的吸收限度而排出大量水样便，可导致患儿脱水和电解质紊乱（图 7-2）。

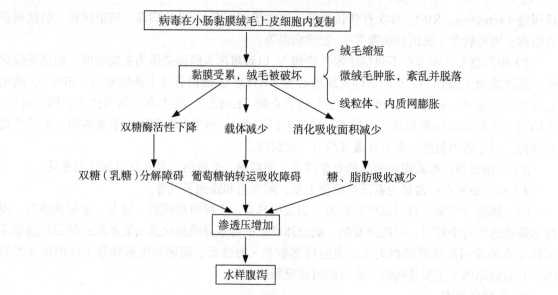

图 7-1　病毒性肠炎发病机制

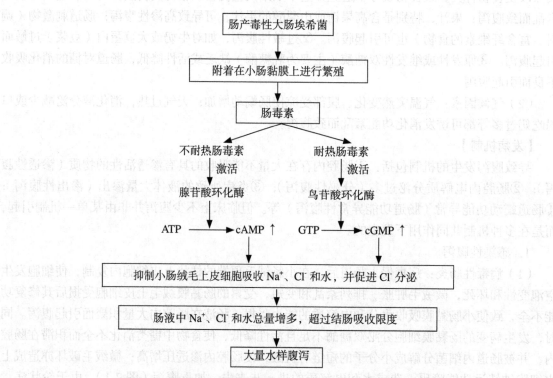

图 7-2　肠毒素性肠炎发病机制——以肠产毒性大肠埃希菌为例

（3）侵袭性肠炎：各种侵袭性细菌感染可引起渗出性腹泻，如志贺菌属、沙门菌属、肠侵袭性大肠埃希菌、空肠弯曲菌、耶尔森菌和金黄色葡萄球菌等均可直接侵袭小肠或结肠肠壁，造成广泛的炎症反应，使黏膜充血、水肿、炎症细胞浸润，引起渗出和溃疡等病变。患儿排出含有大量白细胞和红细胞的菌痢样粪便，并出现全身中毒症状。结肠由于炎症病变而不能充分吸收来自小肠的液体，且某些致病菌还可产生肠毒素，故亦可同时出现水样便。

2.**非感染性腹泻**　主要由饮食不当引起。当进食过量或食物成分不恰当时，消化过程发生障碍，食物不能被充分消化和吸收而积滞在小肠上部，使肠腔内酸度减低，有利于肠道下部的细菌上移和繁殖（即内源性感染），食物发酵和腐败分解产生的短链有机酸使肠腔的渗透压增高，腐败性毒性产物如胺类等刺激肠壁，使肠蠕动增加导致腹泻、脱水和电解质紊乱（图7-3）。过敏性腹泻主要是变态反应所致。

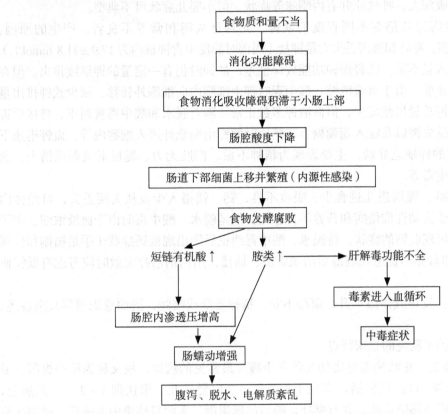

图7-3　饮食不当引起腹泻发生机制

【临床表现】

不同病因引起的腹泻常有不同的临床特点和临床过程。故临床诊断中常包括病程、严重程度及病原。

1. 急性腹泻　病程在2周以内。

（1）腹泻的共同临床表现

1）轻型腹泻：常由饮食因素或肠道外感染引起。起病可急可缓，以胃肠道症状为主，表现为食欲缺乏，可有溢奶或呕吐，排便次数增多（一般10次/日以内），每次排便量不多，呈黄色或黄绿色，有酸味，稀糊状或蛋花汤样，常见白色或黄白色奶瓣和泡沫。粪便镜检可见大量脂肪球和少量白细胞。无明显脱水及全身中毒症状，多在数日内痊愈。

2）重型腹泻：多由肠道内感染引起。常急性起病，也可由轻型加重转变而来。除有较重的胃肠道症状外，还有明显的脱水、电解质紊乱及全身感染中毒症状。

胃肠道症状：食欲缺乏，常有呕吐，严重者可吐咖啡样物。腹泻频繁，每日可排便十余次至数十次，多为黄色水样或蛋花汤样便，量多，含有黏液，少数患儿也可有少量血便。

水、电解质和酸碱平衡紊乱症状：有脱水、代谢性酸中毒、低钾及低钙、低镁血症等（参见本章第四节）。

脱水：由于吐泻丢失体液和摄入量不足，使体液总量尤其是细胞外液量减少，可导致不同程度（轻、中、重）脱水。由于腹泻患儿丧失的水和电解质的比例不尽相同，可造成等渗、低渗或高渗性脱水，以前两者多见。

代谢性酸中毒：重型腹泻都有代谢性酸中毒，脱水越重酸中毒也越重。其发生原因有：①腹泻丢失大量碱性物质；②进食少，肠吸收不良，热量不足使机体脂肪分解增加，产生大量酮体；③脱水时血容量减少，血液浓缩使血流缓慢，组织缺氧，导致无氧酵解增多而使乳酸堆积；④脱水使肾血流量不足，其排酸、保钠功能低下使酸性代谢产物滞留体内。患儿表现为精神不振、唇红、呼吸深大、呼气凉并有丙酮味等症状，但小婴儿症状可不典型。

低钾血症：腹泻患儿都有不同程度的缺钾，尤其是久泻和营养不良者。产生的原因：①胃肠液中含钾较多，呕吐和腹泻丢失大量钾盐（腹泻时粪便中含钾量约为 17.9 ± 11.8 mmol/L）。②进食少，钾的摄入量不足。③肾保钾功能较保钠差，缺钾时仍有一定量的钾继续排出。但在脱水、酸中毒未纠正前，由于血液浓缩、酸中毒时钾由细胞内向细胞外转移、尿少致钾排出量减少等原因，体内钾总量虽然减少，但血清钾多数正常。随着脱水和酸中毒被纠正、排尿后钾排出增加、腹泻继续失钾以及输入葡萄糖合成糖原时使钾由细胞外进入细胞内等，血钾迅速下降，出现不同程度的钾缺乏症状，主要表现为精神不振、四肢无力、腱反射减弱或消失、腹胀、心律失常、碱中毒等。

低钙和低镁血症：腹泻患儿进食少、吸收不良，钙、镁摄入少及从大便丢失，可使体内钙、镁减少，多见于活动性佝偻病和营养不良患儿。但是脱水、酸中毒时由于血液浓缩、离子钙增多等原因，不出现低钙的症状，待脱水、酸中毒纠正后则出现低钙症状（手足搐搦和惊厥等）。极少数久泻和营养不良患儿输液后出现震颤、抽搐，用钙剂治疗无效时应考虑有低镁血症的可能。

考点 7-3
腹泻病的临床表现

全身中毒症状：发热或体温不升，烦躁不安，精神萎靡或嗜睡，进而意识模糊甚至昏迷、惊厥、休克。

（2）几种常见类型肠炎的临床特点

1）轮状病毒肠炎：轮状病毒是婴幼儿秋冬季腹泻最常见的病原，故又称为秋季腹泻。呈散发或小流行，经粪-口途径传播。多见于 6 个月 ~2 岁婴幼儿。潜伏期 1~3 天，起病急，常先有发热和上呼吸道感染症状，并有呕吐，随后出现腹泻，无明显感染中毒症状。排便次数多，量多，水分多，呈黄色水样或蛋花汤样带少量黏液，无腥臭味。常并发脱水、电解质紊乱及酸中毒。轮状病毒感染亦可侵犯多个脏器，产生如中枢神经系统、心肌、肝胆损害等病变。本病为自限性疾病，自然病程为 3~8 天，少数较长。粪便镜检偶有少量白细胞，感染后 1~3 天即有大量病毒自粪便中排出，最长可达 6 天。血清抗体一般在感染后 3 周上升。病毒较难分离，临床常用 ELISA 法或胶体金法检测粪便中的病毒抗原。

2）产毒性细菌引起的肠炎：多发生在 5~8 月气温较高的季节。潜伏期 1~2 天，起病较急。轻症仅排便次数稍增，粪便性状轻微改变。重症则腹泻频繁、量多，大便呈水样或蛋花样混有黏液。伴呕吐，常发生脱水、电解质和酸碱平衡紊乱。粪便镜检无白细胞。为自限性疾病，自然病程 3~7 天，亦可较长。

3）侵袭性细菌引起的肠炎（包括肠侵袭性大肠埃希菌、空肠弯曲菌、耶尔森、鼠伤寒沙门菌等所致的肠炎）：全年均可发病，多见于夏季。潜伏期长短不等。临床症状与细菌性痢疾相似。起病急，腹泻频繁，粪便呈黏冻状，带脓血，有腥臭味。常伴恶心、呕吐、腹痛和里急后重等；可出现严重的中毒症状如高热（可有热性惊厥）、意识改变，甚至感染性休克等；粪便镜检可见大量白细胞及数量不等的红细胞，粪便细菌培养可找到致病菌。其中空肠弯曲菌常侵犯空、回肠，腹痛剧烈，易误诊为阑尾炎或肠套叠，亦可并发严重的小肠结肠炎、败血症、肺炎、脑膜炎、心内膜炎、心包炎等。耶尔森菌小肠结肠炎多发生在冬春季，腹痛严重者与阑尾炎相似（多由肠系膜淋巴结炎所致），亦可引起咽痛和颈淋巴结炎。鼠伤寒沙门菌小肠结肠炎多发生于新生儿和 <1 岁婴儿，有胃肠炎型和败血症型，新生儿多为败血症型，常引起暴发流行，可排深绿色黏液脓便或白色胶冻样便。

　　4）抗生素相关性腹泻（antibiotic-associated diarrhea，AAD）：由于长期、大量使用广谱抗生素，引起肠道菌群失调，致耐药性金黄色葡萄球菌、变形杆菌、铜绿假单胞菌、艰难梭菌及白念珠菌等大量繁殖，引起药物较难控制的肠炎。营养不良、免疫功能低下和长期应用肾上腺皮质激素者更易发病。

　　①金黄色葡萄球菌肠炎：多继发于使用大量抗生素后，病程与症状常与菌群失调的程度有关。临床表现为发热、呕吐、腹泻、不同程度中毒症状、脱水和电解质紊乱，甚至发生休克。典型粪便为暗绿色海水样，量多带黏液，有腥臭味，少数为血便。粪便镜检有大量脓细胞和成簇的革兰氏阳性球菌，粪便培养有葡萄球菌生长，凝固酶阳性。

　　②假膜性小肠结肠炎：由艰难梭菌引起。除万古霉素和胃肠道外用的氨基糖苷类抗生素外，几乎各种抗生素均可诱发本病。可在用药 1 周内或停药后 4 ~ 6 周发病。临床表现为腹泻，轻症每日排便数次，停用抗生素后很快痊愈。重症腹泻频繁，粪便为黄绿色水样，可有假膜（为坏死毒素致肠黏膜组织坏死所形成的假膜）排出，黏膜下出血可引起粪便带血。可出现脱水、电解质紊乱和酸中毒。伴有腹痛、腹胀和中毒症状，甚至发生休克。粪便厌氧菌培养、组织培养法检测细胞毒素可协助确诊。

　　③真菌性肠炎：多为白念珠菌感染所致，2 岁以下婴幼儿多见。患儿排便次数增多，为黄色稀便，泡沫较多，带黏液，有时可见豆腐渣样细块（菌落）。病程迁延，常伴鹅口疮。粪便镜检可见真菌孢子和菌丝，真菌培养可确诊。

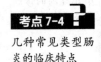

考点 7-4

几种常见类型肠炎的临床特点

　　2. 迁延性腹泻和慢性腹泻　迁延性腹泻病程在 2 周 ~ 2 个月，慢性腹泻病程在 2 个月以上。病因复杂，感染、食物过敏、酶缺陷、免疫缺陷、药物因素、先天畸形等均可引起，以急性腹泻治疗不彻底或治疗不当、迁延不愈最为常见。人工喂养儿、营养不良小儿发病率高。表现为腹泻迁延不愈，病情反复，排便次数和性质不稳定，严重时可出现水、电解质紊乱。由于营养不良患儿患腹泻时易迁延不愈，持续腹泻又加重了营养不良，两者可互为因果，形成恶性循环，导致多脏器功能异常。

【辅助检查】

　　1. 血常规　白细胞总数及中性粒细胞增多常提示细菌感染，正常或降低提示病毒感染（也有例外）；嗜酸性粒细胞增多多属寄生虫感染或过敏性病变。

　　2. 粪便检查　粪便常规无或偶见白细胞者常为侵袭性细菌以外的病因引起，粪便中有较多白细胞者常由于各种侵袭性细菌感染引起。真菌性肠炎粪便镜检可见真菌孢子和菌丝。

　　3. 血液生化检查　血电解质和血气分析测定可了解体内水、电解质和酸碱平衡状态。重症患儿应同时测尿素氮。

　　4. 病原学检查　病毒性肠炎用 ELISA 法或胶体金法可在粪便中检测出病毒抗原；细菌性肠炎粪便培养可检出致病菌。

　　5. 迁延性、慢性腹泻的病因诊断　需选用有效的辅助检查，如：①肠道菌群分析、粪便酸度、还原糖和细菌培养；②小肠黏膜活检，了解慢性腹泻的病理生理变化；③食物过敏原方面的检查，如食物回避 - 激发试验等。必要时还可做消化道造影或 CT 等影像学检查、结肠镜等综合分析判断。

【诊断和鉴别诊断】

　　可根据发病季节、病史（包括喂养史和流行病学资料）、临床表现和粪便性状作出临床诊断。还须进一步作出病程分类、病情分类、病因分类，必须判定有无脱水（程度和性质）、电解质紊乱和酸碱失衡。注意寻找病因，肠道内感染的病原体诊断比较困难。从临床诊断和治疗上考虑，可先根据粪便常规有无白细胞将腹泻分为两组。

　　1. 粪便无或偶见白细胞者　为侵袭性细菌以外的病因，如病毒、非侵袭性细菌、寄生虫等肠道内、外感染或喂养不当引起的腹泻，多为水样便，有时伴脱水症状，应与下列疾病鉴别。

（1）生理性腹泻：多见于<6个月的婴儿，外观虚胖，常有湿疹。出生后不久即出现腹泻，除排便次数增多外，无其他症状，食欲好，生长发育正常，添加辅食后，粪便即逐渐转为正常。近年发现此类腹泻可能为乳糖不耐受的一种特殊类型。

（2）导致小肠消化吸收功能障碍的各种疾病：如乳糖酶缺乏、失氯性腹泻、葡萄糖-半乳糖吸收不良、过敏性腹泻等，可根据各病特点进行鉴别。

2. 粪便有较多白细胞者　表明结肠和回肠末端有侵袭性炎症病变，常由各种侵袭性细菌感染所致，仅凭临床表现难以区别，必要时应进行粪便细菌培养、细菌血清型和毒性检测。需与下列疾病鉴别。

（1）细菌性痢疾：常有流行病学病史，起病急，全身症状重。排便次多量少，排脓血便伴里急后重。粪便镜检有较多脓细胞、红细胞和吞噬细胞，粪便细菌培养有志贺菌生长可确诊。

（2）坏死性肠炎：中毒症状较严重，腹痛、腹胀、频繁呕吐、高热，粪便初为黄色稀便或蛋花汤样便，随后转为暗红色糊状，渐出现典型的赤豆汤样血便，常伴明显中毒症状，甚至休克。腹部立、卧位X线摄片示小肠局限性充气扩张，肠间隙增宽，肠壁积气等。

考点7-5
小儿腹泻的诊断
与鉴别诊断

【治疗】

治疗原则：调整饮食，预防和纠正脱水，合理用药，加强护理，预防并发症。急性腹泻应注意维持水、电解质平衡及抗感染，迁延及慢性腹泻则应注意肠道菌群失调问题及饮食疗法。

1. 急性腹泻的治疗

（1）饮食疗法：供给适宜、足够的营养对预防营养不良、促进恢复和缩短腹泻病程非常重要。故应强调继续饮食，满足生理需要。但应根据疾病的特殊病理生理状况、个体消化吸收功能和平时的饮食习惯进行合理调整。母乳喂养儿继续哺乳，暂停辅食；人工喂养儿可喂稀释乳或米汤、酸奶、脱脂奶等，待腹泻次数减少后给予流质或半流质饮食如粥、面条等，少量多餐，随着病情稳定和好转，逐步过渡到正常饮食。呕吐严重者，可暂时禁食4~6h（不禁水），待好转后尽快恢复母乳及原来已经习惯的饮食，由少到多，由稀到稠。病毒性肠炎多有双糖酶（主要是乳糖酶）缺乏，对疑似病例可暂停乳类喂养，改为豆制代乳品、发酵乳或去乳糖配方奶粉以减轻腹泻，缩短病程。腹泻停止后逐渐恢复营养丰富的饮食，并每日加餐1次，共2周，以满足生长发育的需求。

（2）纠正水、电解质及酸碱平衡紊乱（详见第四节液体疗法）

口服补液：目前主张使用低渗配方ORS液，用于预防脱水及纠正轻、中度脱水。新生儿和有明显呕吐、腹胀、休克、心肾功能不全或其他严重并发症的患儿不宜采用口服补液。在口服补液过程中要随时注意观察病情变化，如病情加重，则随时改用静脉补液。

静脉补液：适用于无法采用口服补液、中度以上脱水、吐泻严重或腹胀的患儿。

（3）药物治疗

1）控制感染：①水样便腹泻（约占70%）多为病毒及非侵袭性细菌所致，一般不用抗生素。如伴有明显全身症状不能用脱水解释者，尤其是对重症患儿、新生儿、小婴儿和免疫功能低下患儿应选用抗生素治疗。②黏液脓血便患者（约占30%）多为侵袭性细菌感染，应根据临床特点，经验性选用抗生素，再根据粪便细菌培养及药敏试验结果进行调整。大肠埃希菌、空肠弯曲菌、耶尔森菌、鼠伤寒沙门菌所致感染常选用抗革兰氏阴性杆菌抗生素以及大环内酯类抗生素。抗生素相关性腹泻应停用原来使用的抗生素，根据药敏试验选用万古霉素、苯唑西林钠、利福平、甲硝唑或抗真菌药物治疗。寄生虫性肠炎可选用甲硝唑、大蒜素等。婴幼儿应慎重选用氨基糖苷类及其他副作用较为明显的抗生素。

2）肠道微生态疗法：有助于恢复肠道正常菌群的生态平衡，抑制病原菌定植和侵袭，控制腹泻。常选用双歧杆菌、嗜酸乳杆菌、酪酸梭菌、粪链球菌、需氧芽孢杆菌、蜡样芽孢杆菌等制剂。

3）肠黏膜保护剂：能吸附病原体和毒素，维持肠细胞的吸收和分泌功能，并与肠道黏液糖蛋白相互作用，增强其屏障功能，阻止病原体的攻击。常用蒙脱石粉。

4）对症治疗：急性腹泻一般不用止泻剂（如洛哌丁醇），因其有抑制胃肠动力的作用，增加细菌繁殖和毒素的吸收，对于感染性腹泻有时是很危险的。腹胀明显者可肛管排气，或酌情使用新斯的明。呕吐严重者可肌内注射氯丙嗪等。

5）补锌治疗：对于急性腹泻患儿，应补充元素锌，6个月以下婴儿 10 mg/d，6个月以上 20 mg/d，疗程 10～14 d。

2. 迁延性和慢性腹泻的治疗　因迁延性、慢性腹泻常伴有营养不良和其他并发症，病情较为复杂，必须采取综合治疗措施。

（1）病因治疗：积极寻找引起病程迁延的原因，针对病因进行治疗；切忌滥用抗生素，避免顽固性肠道菌群失调；及时预防和治疗脱水，纠正电解质及酸碱平衡紊乱。

（2）营养治疗：此类患儿多有营养障碍。继续喂养对促进肠黏膜损伤的修复、胰腺功能的恢复、微绒毛上皮细胞双糖酶的产生等是必要的治疗措施，禁食对机体有害。

1）调整饮食：母乳喂养儿应继续母乳喂养。人工喂养儿应调整饮食。双糖不耐受患儿由于有不同程度的原发性或继发性双糖酶缺乏，食用含双糖（包括蔗糖、乳糖、麦芽糖）的饮食可使腹泻加重，其中以乳糖不耐受最多见，治疗宜注意采用去双糖饮食，可采用豆浆（每100 ml 鲜豆浆 5～10 g 葡萄糖）或去乳糖配方奶粉等。如果在应用无双糖饮食后腹泻仍不改善，须考虑食物过敏（如对牛奶或大豆蛋白过敏）的可能性，应回避过敏食物，改用其他饮食、游离氨基酸及水解蛋白配方饮食。

2）要素饮食：是肠黏膜受损患儿最理想的食物，系由氨基酸、葡萄糖、中链三酰甘油、多种维生素和微量元素组合而成。即使在严重黏膜损害和胰消化酶、胆盐缺乏情况下仍能吸收与耐受，应用时的浓度和量视患儿临床状态而定。

3）静脉营养：少数严重患儿不能耐受口服营养物质时，可采用静脉高营养。推荐方案为：脂肪乳剂每日 2～3 g/kg，复方氨基酸每日 2～2.5 g/kg，葡萄糖每日 12～15 g/kg，电解质及多种微量元素适量，液体每日 120～150 ml/kg，热量每日 50～90 cal/kg。病情好转后改为口服。

（3）药物治疗：①抗生素：仅用于分离出特异病原的感染患儿，并根据药物敏感试验选用。②补充微量元素和维生素：如锌、铁、烟酸、维生素 A、维生素 B_{12}、维生素 B_1、维生素 C 和叶酸等，有助于肠黏膜的修复。③应用微生态调节剂和肠黏膜保护剂。

（4）中医治疗：中医辨证论治有良好疗效，并可配合中药、推拿、捏脊、针灸和磁疗等。

【预防】

（1）提倡母乳喂养，及时添加辅助食品，添加时每次限一种，逐步增加，适时断奶。人工喂养者应根据具体情况选择合适的代乳品。

（2）养成良好的卫生习惯，教育小儿饭前便后洗手、勤剪指甲等。注意饮食卫生，注意乳品的保存和奶具、食具、便器、玩具等的定期消毒。

（3）适当户外活动，加强体格锻炼，增强体质。

（4）防止交叉感染。集体机构如有感染性腹泻流行，做好消毒隔离工作。

（5）避免长期滥用广谱抗生素，防止由于肠道菌群失调所致的难治性腹泻。

考点 7-6

腹泻病的治疗与预防

第四节 小儿体液平衡特点及液体疗法

一、小儿体液平衡特点

体液是人体的重要组成部分，保持其生理平衡是维持生命活动的重要条件。体液中水、电解质、酸碱度、渗透压等的动态平衡依赖于神经、内分泌、呼吸，特别是肾等系统的正常调节功能。儿童的水、电解质、酸碱及食物成分按单位体重的进出量大，尤其是婴儿在出生后数月内肾功能不完善，其调节功能极易受疾病和外界环境的影响而失调。由于这些生理特点，水、电解质和酸碱平衡紊乱在儿科临床中极为常见。

（一）体液的总量与分布

体液分布于血浆、组织间隙及细胞内，前两者合称为细胞外液。年龄愈小，体液总量相对愈多，这主要是组织间液的比例较高，而血浆和细胞内液量的比例则与成人相近。在妊娠早期，胎儿单位体重水的比例相当大，随着胎龄增加，胎儿体内实质部分逐渐增加，水的比例逐渐下降。在胎儿期，25周时体液占体重的85%，其中细胞外液占60%；28周时体液占体重的80%。在足月儿，体液总量占体重的72%～78%。在新生儿早期，常有体液的迅速丢失，可达体重的5%或更多，即所谓的生理性体重下降，此时婴儿逐渐适应子宫外的环境。经此调节后，体液约占体重的65%，在8岁时体液占体重的60%，达成人水平。体液占体重的比例在婴儿及儿童时期相对保持恒定，这意味着此时体内脂肪及实质成分的增加与体液总量的增加是成比例的。在青春期，开始出现因性别不同所致的体内成分不同。正常性成熟男性肌肉总量较多而脂肪较少，而女性则有较多的脂肪、较少的肌肉组织。由于体内脂肪在男、女性别间的差异，体液总量在男性占体重的60%，而在女性为55%。不同年龄的体液分布见表7-1。

表 7-1 不同年龄的体液分布（占体重的%）

年龄	细胞内液	细胞外液		体液总量
		组织间液	血浆	
新生儿	35	37	6	78
1岁	40	25	5	70
2～14岁	40	20	5	65
成人	40～45	10～15	5	55～60

（二）体液的电解质组成

细胞内液和细胞外液的电解质组成有显著的差别。细胞外液的电解质成分能通过血浆精确测定。正常血浆阳离子主要为 Na^+、K^+、Ca^{2+} 和 Mg^{2+}，其中 Na^+ 含量占阳离子总量的90%以上，对维持细胞外液的渗透压起主要作用。血浆主要阴离子为 Cl^-、HCO_3^- 和蛋白质，这3种阴离子的总电荷与总阴离子电位差称为未确定阴离子，主要由无机硫和无机磷、有机酸如乳酸、酮体等组成。组织间液的电解质组分除 Ca^{2+} 含量较血浆低一半外，其余电解质组分与血浆相同。细胞内液的电解质测定较为困难，且不同的组织间有很大的差异。细胞内液阳离子以 K^+、Ca^{2+}、Mg^{2+} 和 Na^+ 为主，其中 K^+ 占78%。阴离子以蛋白质、HCO_3^-、HPO_4^{2-} 和 Cl^- 等离子为主。

（三）儿童水代谢的特点

健康儿童尽管每天的水和电解质摄入量有很大的波动，但体内液体和电解质的含量保持相对稳定，即水的摄入量大致等于排泄量。

1. 水的生理需要量　水的需要量与新陈代谢、摄入热量、食物性质、经肾排出溶质量、不显性失水、活动量、环境温度及湿度有关。儿童水的需要量大，交换率快，其主要原因为小儿生长发育快，新陈代谢旺盛，摄入热量、蛋白质和经肾排出的溶质量均较高，体表面积相对大、呼吸频率快，使不显性失水较成人多。细胞组织增长时需积蓄水分也可增加水的摄入，但以每天计，其量是很少的。按体重计算，年龄愈小，每日需水量愈多。不同年龄小儿每日所需水量见表7-2。

表 7-2　小儿每日水的需要量

年龄	需水量 (ml/kg)
<1岁	120 ~ 160
1 ~ 3岁	100 ~ 140
4 ~ 9岁	70 ~ 110
10 ~ 14岁	50 ~ 90

2. 水的排出　机体主要通过肾（尿）途径排出水分，其次为经皮肤和肺的不显性失水和消化道（粪）排水，另有极少量的水贮存于体内供新生组织增长。正常情况下，水通过皮肤和肺蒸发，即不显性失水，主要用于调节体温。汗液属显性失水，也是调节体温的重要机制，与环境温度及机体的散热机制有关。不显性失水常不被注意，但在较小的早产儿其量是相当可观的。每天人体产生热量的1/4左右是通过皮肤和肺蒸发水分而丧失的，且往往是失去纯水，不含电解质。小婴儿尤其是新生儿和早产儿要特别重视不显性失水量，新生儿成熟度愈低、体表面积愈大、呼吸频率愈快、体温及环境温度愈高、环境的水蒸气压愈小以及活动量愈大，不显性失水量就愈多。不显性失水量不受体内水分多少的影响，即使长期不进水，机体也会动用组织氧化产生的和组织中本身含有的水分来抵偿，故在供给水分时应将其考虑在常规补液的总量内。

小儿排泄水的速度较成人快，年龄愈小，出入量相对愈多。婴儿每日水的交换量为细胞外液量的1/2，而成人仅为1/7，故婴儿体内水的交换率比成人快3 ~ 4倍。婴儿对缺水的耐受力差，在病理情况下，如进水不足同时又有水分继续丢失时，由于肾的浓缩功能有限，将比成人更易出现脱水。

3. 水平衡的调节　肾是唯一能通过其调节来控制细胞外液容量与成分的重要器官。蛋白质的代谢产物尿素、盐类（主要为钠盐）是肾主要的溶质负荷，必须有足够的尿量使其排出。肾对水的排出与抗利尿激素（antidiuretic hormone，ADH）分泌及肾小管上皮细胞对ADH的反应性有密切关系。正常引起ADH分泌的血浆渗透压阈值为280 mOsm/L，血浆渗透压变化1% ~ 2%即可影响ADH的分泌。当液体丢失达总量的8%或以上时，ADH分泌即显著增加，严重脱水使ADH增加呈指数变化。

小儿的体液调节功能相对不成熟。正常情况下水分排出的多少主要依赖肾的浓缩和稀释功能调节。肾功能正常时，水分摄入多，尿量多；水分摄入量少或有额外的体液丢失（如大量出汗、呕吐、腹泻）而液体补充不足时，机体即通过调节肾功能，提高尿比重、减少尿量的方式来排泄体内的代谢废物，最终使水的丢失减少。小儿年龄愈小，肾的浓缩和稀释功能愈不成熟。新生儿和幼婴由于肾小管重吸收功能发育尚不完善，其最大的浓缩能力只能使尿液渗透压浓缩至约700 mOsm/L（比重1.020）；而成人的浓缩能力可使渗透压达到1400 mOsm/L（比重1.035），因此小儿在排泄等量溶质时所需水量较成人为多，尿量相对较多。当入水量不足或失水量增加时，易超过肾浓缩能力的限度，发生代谢产物滞留和高渗性脱水。另外，新生儿出生1周后肾稀释能力虽可达成人水平，但由于肾小球滤过率低，水的排泄速度较慢，若摄入水量过多又易致水肿和低钠血症。年龄愈小，肾排钠、排酸、产氨能力也愈差，因而也容易发生高钠血症和酸中毒。

二、水、电解质和酸碱平衡紊乱

（一）脱水

脱水是指水分摄入不足或丢失过多所引起的体液总量尤其是细胞外液量的减少，脱水时除丧失水分外，尚有钠、钾和其他电解质的丢失。体液和电解质丢失的严重程度取决于丢失的速度及幅度，而丢失体液和电解质的种类反映了水和电解质（主要是钠）的相对丢失率。

1. 脱水的程度　脱水的程度常以丢失液体量占体重的百分比来表示，体重的下降常是体液和电解质的丢失而非身体实质部分的减少。因患者常有液体丢失的病史及脱水体征，在临床上，若患者无近期的体重记录，体重下降的百分比也常可通过体检及询问病史估计。一般根据前囟及眼窝的凹陷与否、皮肤弹性、循环情况、尿量等临床表现综合分析判断。常将脱水程度分为三度，详见表7-3。

表7-3　脱水的症状和体征

症状或体征	轻度脱水（体重的3%～5%）	中度脱水（体重的5%～10%）	重度脱水（体重的10%）以上
心率增快	无	有	有
脉搏	可触及	可触及（减弱）	明显减弱
血压	正常	直立性低血压	低血压
皮肤灌注	正常	正常	减少，出现花纹
皮肤弹性	正常	轻度降低	降低
前囟	正常	轻度凹陷	凹陷
黏膜	湿润	干燥	非常干燥
眼泪	有	有或无	无
呼吸	正常	深，也可快	深和快
尿量	正常	少尿	无尿或严重少尿

（1）轻度脱水：表示有3%～5%体重减少或相当于体液丢失30～50 ml/kg。

（2）中度脱水：表示有5%～10%的体重减少或相当于体液丢失50～100 ml/kg。

（3）重度脱水：表示有10%以上的体重减少或相当于体液丢失100～120 ml/kg。中度与重度脱水的临床体征常有重叠，有时使估计单位体重的液体丢失难以精确计算。

2. 脱水的性质　脱水的性质可反映水和电解质的相对丢失量，临床上常根据血清钠及血浆渗透压水平对其进行评估。血清电解质与血浆渗透压相互关联，渗透压很大程度上取决于血清阳离子，即钠离子。低渗性脱水时血清钠低于130 mmol/L；等渗性脱水时血清钠在130～150 mmol/L；高渗性脱水时血清钠大于150 mmol/L。但在某些情况下，如糖尿病患者存在酮症酸中毒时因血糖过高或在患者应用甘露醇后，血浆渗透压异常增高，此时发生高渗性脱水也可见血清钠水平低于150 mmol/L。临床上以等渗性脱水最为常见，其次为低渗性脱水，高渗性脱水少见（表7-4）。

脱水的不同性质与病理生理、治疗及预后均有密切的关系。详细的病史常能提供估计失水性质与程度的信息，应详细询问患者的摄入量与排出量、体重变化、排尿次数及频率、一般状况及性情改变。当患儿腹泻数天，摄入水量正常而摄入钠盐极少时，常表现为低渗性脱水；当高热数天而摄入水很少时，将配方奶不正确地配成高渗或使用高渗性液体时，可出现高钠血症；当使用利尿剂、有肾失盐因素存在而摄入又不足时，可出现低钠血症。当患儿有原发性或继发性肾源性尿崩症而水的摄入受限时，也可能发生高渗性脱水。一般腹泻时大便呈低渗，随着低渗液体的部分口服补充，最终的脱水呈等渗性。

表 7-4 不同性质脱水的临床表现

病因及临床表现	低渗性脱水	等渗性脱水	高渗性脱水
病因	以失盐为主	失水与失盐大致相同	以失水为主
口渴	不明显	明显	极明显
血压	很低	低	正常或稍低
神志	嗜睡或昏迷	精神萎靡	烦躁易激惹
皮肤弹性	极差	稍差	尚可
血钠浓度（mmol/L）	<130	130～150	>150

（二）低钾血症

体内钾主要存在于细胞内，细胞内钾浓度约为 150 mmol/L。正常血清钾维持在 3.5～5.0 mmol/L，它在调节细胞的各种功能中起重要作用。当血清钾浓度低于 3.5 mmol/L 时称为低钾血症。

1. 病因 低钾血症在临床上较为多见，其发生的主要原因有：①钾的摄入量不足。②钾由消化道丢失过多：如呕吐、腹泻、各种引流或频繁灌肠而又未及时补充钾。③肾排出钾过多：如酸中毒等所致的钾从细胞内释出，随即大量地由肾排出。但在脱水未纠正前，由于血液浓缩，酸中毒时钾由细胞内向细胞外转移，以及尿少而致钾排出量减少等原因，血钾浓度可维持在正常范围内。当输入不含钾的溶液时，随着脱水的纠正，血液被稀释，尿排钾增多；酸中毒被纠正和输入的葡萄糖合成糖原（每合成 1 g 糖原需钾 0.36 mmol）等，使钾由细胞外向细胞内转移；腹泻继续失钾等，可使血钾迅速下降。

2. 临床表现 低钾血症的临床表现不仅取决于血钾浓度，而更重要的是缺钾发生的速度。当血清钾低于 3 mmol/L 时即可出现症状，包括：①神经肌肉：神经肌肉兴奋性降低，表现为骨骼肌、平滑肌及心肌功能的改变，如肌肉软弱无力，重者出现呼吸肌麻痹或麻痹性肠梗阻、胃扩张；膝反射、腹壁反射减弱或消失。②心血管：出现心律失常、心肌收缩力降低、血压下降，甚至发生心力衰竭；心电图表现为 T 波低宽、出现 U 波、QT 间期延长、T 波倒置以及 ST 段下降等。③肾损害：低血钾使肾浓缩功能下降，出现多尿，重者有碱中毒症状；长期低血钾可致肾单位硬化、间质纤维化，慢性低血钾还可使生长激素分泌减少。

3. 治疗 低血钾的治疗主要为补钾。一般每天可给元素钾 3～4 mmol/kg，严重低血钾者可给 4～6 mmol/kg（30～45 mg/kg）。补钾常以静脉缓慢滴注，应精确计算补充的速度与浓度，因细胞对钾的恢复速率有一定的限制，即使在严重低钾患者，快速补钾也有潜在危险，包括引起致死性的心律失常。如患者情况允许，口服缓慢补钾更安全。另外，应积极治疗原发病，控制钾的进一步丢失。肾功能障碍无尿时影响钾的排出，此时见尿才能补钾。在补钾时应多次监测血钾水平，有条件者给予心电监护。一般补钾的输注速度应小于每小时 0.3 mmol/kg，浓度小于 40 mmol/L（0.3%）。当低血钾伴有碱中毒时，常伴有低血氯，故采用氯化钾液补充可能是最佳策略。

（三）酸碱平衡紊乱

正常儿童血 pH 与成人一样，其范围在 7.35～7.45。人体可调节 pH 在较稳定的水平取决于两个机制：①理化或缓冲机制：作为保护，避免过多的酸或碱丢失；②生理机制：主要为肾和肺直接作用于缓冲机制，使其非常有效地发挥作用。血液及其他体液的缓冲系统主要包括两个方面：碳酸/碳酸氢盐系统和非碳酸氢盐系统。在血液非碳酸氢盐系统，主要为血红蛋白、有机及无机磷，血浆蛋白占较少部分。在组织间液几乎无非碳酸氢盐缓冲系统。在细胞内液，

碳酸 / 碳酸氢盐及非碳酸盐缓冲系统均起作用，后者主要由有机磷蛋白及其他成分组成。

小儿常见的酸碱失衡为单纯型（代谢性酸中毒、代谢性碱中毒、呼吸性酸中毒、呼吸性碱中毒），有时亦出现混合型。

1. 代谢性酸中毒　代谢性酸中毒有下列两种可能之一：①细胞外液酸的产生过多；②细胞外液碳酸氢盐丢失。前者常见的情况有酮症酸中毒，肾衰竭时磷酸、硫酸增多及组织低氧时产生的乳酸增多。后者引起代谢性酸中毒是由于碳酸氢盐从肾或小肠液丢失，常发生于腹泻、小肠瘘管的引流等。腹泻时大便常呈酸性，这是由于小肠液在肠道经细菌发酵，产生有机酸，后者中和碱性肠液，最终使大便仍以酸性为主。在霍乱患者，由于短期内产生大量肠液，大便呈碱性。代谢性酸中毒时主要的缓冲成分是碳酸氢盐，也可通过呼吸代偿使 $PaCO_2$ 降低，但通过呼吸代偿很少能使血液 pH 完全达到正常。呼吸代偿只是改善 pH 的下降（部分代偿），完全代偿取决于肾酸化尿液，使血碳酸氢盐水平达到正常，再通过呼吸的重新调节，最终才能使血酸碱平衡达到正常。

代谢性酸中毒的治疗：①积极治疗缺氧、组织低灌注、腹泻等原发疾病；②采用碳酸氢钠或乳酸钠等碱性药物增加碱储备、中和 H^+。

一般主张当血气分析示 pH<7.30 时用碱性药物。需补充的碱性溶液（mmol）= 剩余碱（BE）负值 ×0.3× 体重（kg），因 5% 碳酸氢钠 1 ml 为 0.6 mmol，故所需 5% 碳酸氢钠量（ml）=（−BE）×0.5× 体重（kg）。一般将碳酸氢钠稀释成 1.4% 的溶液输入；先给予计算量的 1/2，复查血气后调整剂量。纠正酸中毒后，钾离子进入细胞内使血清钾降低，游离钙也减少，故应注意补钾、补钙。

2. 呼吸性酸中毒　是原发于呼吸系统紊乱，引起肺泡 PCO_2 增加所致。临床上许多情况可导致血二氧化碳分压增加，包括呼吸系统本身的疾病，如肺炎、肺气肿、呼吸道阻塞（如异物、黏稠分泌物、羊水堵塞，喉头痉挛水肿）、支气管哮喘、肺水肿、肺不张、肺萎陷、呼吸窘迫综合征等；胸部疾病所致呼吸受限，如气胸、胸腔积液、创伤和手术等；神经 - 肌肉疾病，如重症肌无力、急性感染性多发性神经根炎、脊髓灰质炎等；中枢神经系统疾病如脑损伤、麻醉药中毒以及人工呼吸机使用不当、吸入 CO_2 过多等。呼吸性酸中毒时通过肾代偿使血碳酸氢盐增加，同时伴有肾因酸化尿液、氯分泌增加（Cl^- 与 HCO_3^- 交换）而致的血氯降低。在 $PaCO_2$<60 mmHg 时，常可通过代偿使 pH 维持正常。呼吸性酸中毒时常伴有低氧血症及呼吸困难。高碳酸血症可引起血管扩张，颅内血流增加，致头痛及颅内压增高，严重高碳酸血症可出现中枢抑制，血 pH 降低。

呼吸性酸中毒治疗主要应针对原发病，必要时应用人工辅助通气。

3. 呼吸性碱中毒　呼吸性碱中毒是由于肺泡通气过度增加致血二氧化碳分压降低。其原发病因可为心理因素所致的呼吸过度、机械通气时每分通气量过高，也可见于水杨酸中毒所致的呼吸中枢过度刺激、对 CO_2 的敏感性过高所致的呼吸增加。低氧、贫血、CO 中毒时呼吸加快，也可使 $PaCO_2$ 降低出现碱中毒。呼吸性碱中毒在临床上主要表现原发疾病所致的相应症状及体征。急性低碳酸血症可使神经肌肉兴奋性增加，出现低血钙所致的肢体感觉异常。血气分析见 pH 增加、$PaCO_2$ 降低、血 HCO_3^- 浓度降低、尿液常呈碱性。

呼吸性碱中毒的治疗应主要针对原发病。

三、临床常用溶液

（一）非电解质溶液

非电解质溶液常用 5% 和 10% 葡萄糖溶液，前者为等渗溶液，后者为高渗溶液。葡萄糖输入体内后逐渐被氧化成水和二氧化碳，同时提供能量或转变为糖原储存，不能起到维持血浆渗透压的作用，因此5%、10%的葡萄糖液被视为无张力溶液，主要用于补充水分和提供部分热量。

（二）电解质溶液

电解质溶液用于补充所丢失的体液、所需的电解质，纠正体液的渗透压和酸碱平衡失调。

1. 生理盐水（0.9%氯化钠溶液、NS液） 含Na^+和Cl^-各154 mmol/L，与血浆离子渗透压近似，为等渗液，Na^+、Cl^-的比例为1∶1，而血浆中的Na^+（142 mmol/L）和Cl^-之比为3∶2，生理盐水氯的含量相对较多，故大量或长期输入可致血氯升高，造成高氯性酸中毒（尤其在肾功能不佳时）。因此，临床常以2份生理盐水和1份1.4%碳酸氢钠溶液（或1.87%乳酸钠溶液）混合，配成2∶1液，使Na^+与Cl^-之比为3∶2，与血浆中Na^+、Cl^-的比例相近。

2. 5%、10%葡萄糖氯化钠溶液（葡萄糖生理盐水） 每100 ml生理盐水中含5 g或10 g的葡萄糖。该溶液的效用与生理盐水完全相同，并能补充热量。仍视为等渗溶液，为等张溶液。

3. 复方氯化钠溶液 除含氯化钠外尚有与血浆含量相同的钾离子和钙离子，如林格溶液，为等渗液，其组成为：0.86%氯化钠、0.03%氯化钾、0.03%氯化钙，作用及缺点与生理盐水基本相同，但大量输注不会发生稀释性低血钾和低血钙。

4. 碱性溶液 主要用于纠正酸中毒。常用的有：

（1）碳酸氢钠溶液：可直接增加缓冲碱，纠正酸中毒的作用迅速。1.4%碳酸氢钠为等渗溶液，市售5%碳酸氢钠为高渗溶液，可用5%或10%葡萄糖液稀释3.5倍，即为等渗溶液。在抢救重度酸中毒时，可不稀释而直接静脉注射，但不宜多用，以免引起细胞外液高渗状态。

（2）乳酸钠溶液：需在有氧条件下，经肝代谢产生HCO_3^-而起作用，显效较缓慢。1.87%乳酸钠为等渗液，市售11.2%乳酸钠为高渗液，稀释6倍即为等渗液。在肝功能不全、缺氧、休克、新生儿期以及乳酸潴留性酸中毒时，不宜使用，因有增加乳酸堆积而加重酸中毒的危险。

5. 氯化钾溶液 用于纠正低钾血症。常用10%氯化钾溶液，静脉滴注应稀释成0.2%~0.3%浓度（含钾27~40 mmol/L）。禁止静脉注射，以免发生心肌抑制、心搏骤停。

（三）混合溶液

为更加适合不同情况下液体疗法的需要，常将非电解质溶液与电解质溶液按不同比例配制成混合溶液应用。其目的是：①改变溶液的渗透压以适合于不同性质脱水的需要；②改变Na^+、Cl^-比例至接近3∶2；③增加电解质种类，尤其增加HCO_3^-。

常用混合溶液的组成见表7-5，几种常用混合溶液的简便配制方法见表7-6。

表7-5 常用混合溶液的组成

溶液种类	0.9%氯化钠或5%葡萄糖生理盐水（份）	5%葡萄糖或10%葡萄糖（份）	1.4%碳酸氢钠或1.87%乳酸钠（份）	溶液性质（张力）	临床用途
2∶1溶液	2	—	1	等张	扩容、纠正重度脱水
2∶3∶1溶液	2	3	1	1/2张	纠正等渗性脱水
4∶3∶2溶液	4	3	2	2/3张	纠正低渗性脱水
2∶6∶1溶液	2	6	1	1/3张	纠正高渗性脱水
1∶1溶液	1	1	—	1/2张	纠正等渗性脱水
1∶2溶液	1	2	—	1/3张	纠正高渗性脱水
1∶4溶液	1	4	—	1/5张	补充生理需要量

表 7-6　几种常用混合溶液的简便配制方法

溶液种类	溶液性质	加入溶液 (ml)			
		5% 或 10% 葡萄糖	10% 氯化钠	5% 碳酸氢钠（11.2% 乳酸钠）	10% 氯化钾
2∶1 液	等张	500	30	47（30）	—
1∶1 液	1/2 张	500	20	—	—
1∶4 液	1/5 张	500	10	—	—
2∶3∶1 液	1/2 张	500	15	24(15)	—
4∶3∶2 液	2/3 张	500	20	33(20)	—
维持液	1/5 张	500	10	—	7.5

（四）口服补液盐

口服补液盐（oral rehydration salt，ORS）是世界卫生组织推荐用于治疗急性腹泻合并脱水的一种口服溶液，其理论基础是基于小肠黏膜细胞的 Na^+- 葡萄糖耦联转运吸收机制。目前有多种 ORS 配方，2002 年 WHO 推荐的低渗透压 ORS 配方（氯化钠 2.6 g，枸橼酸钠 2.9 g，氯化钾 1.5 g，葡萄糖 13.5 g，加温开水至 1000 ml；总渗透压为 245 mOsm/L、钾浓度为 0.15%），与传统配方比较同样有效，且更为安全。

四、婴儿腹泻的液体疗法

婴儿腹泻的液体补充包括累积损失量、继续损失量和生理需要量三部分。补充液体的方法包括口服补液和静脉补液两种。

（一）口服补液

ORS 适用于轻、中度脱水而无明显呕吐、腹胀和周围循环障碍，能口服的急性腹泻患儿。

1. 补充累积损失量　轻度脱水 50～80 ml/kg，中度脱水 80～100 ml/kg，每 5～10 min 一次，每次 10～20 ml，于 4 h 内喂完。

2. 补充继续损失量　原则上是丢失多少补充多少，可根据排便次数和量而定，一般可按估计排便量的 1/2 喂给，鼓励患儿少量多次口服 ORS，并多饮水，防止高钠血症的发生。对于无脱水征的腹泻患儿，可将 ORS 加等量水或米汤稀释，每天约 40～60 ml/kg，少量频服，以预防脱水。

服用 ORS 期间应密切观察病情，如患儿出现眼睑水肿，应停止服用 ORS，改用白开水或母乳；在口服补液过程中，如呕吐频繁或腹泻、脱水加重，应改为静脉补液。

（二）静脉补液

静脉补液适用于严重呕吐、腹泻，伴中、重度脱水的患儿，主要用以快速纠正水、电解质平衡紊乱。在静脉补液的实施过程中要正确掌握"三定"（定量、定性、定速）、"三先"（先盐后糖、先浓后淡、先快后慢）及"三见"（见尿补钾、见惊补钙、见酸补碱）的原则。

1. 第一天补液

（1）补液的"三定"（表 7-7）：低渗性脱水和重度脱水时，补液速度应快些；高渗性脱水输液速度应适当减慢，以免引起脑细胞水肿。补充生理需要量时，加 0.15% 氯化钾。

（2）纠正酸中毒：因输入的混合溶液中已有一部分碱性溶液，输液后循环功能和肾功能得到改善，轻度酸中毒可随着补液而纠正。当 pH＜7.3 时，结合血气分析，进行补碱。碳酸氢钠常作为首选药物来纠正酸中毒，其用量计算公式为：

5% 碳酸氢钠量（ml）＝剩余碱（-BE）×0.5× 体重（kg）

5% 碳酸氢钠量（ml）＝（22- 测量得的 CO_2CP）（mmol/L）×1× 体重（kg）

表 7-7 液体疗法的"三定"

补液量（定量）		补液种类（定性）		补液速度（定速）
累积损失量	轻度脱水 50 ml/kg 中度脱水 50~100 ml/kg 重度脱水 100~120 ml/kg 幼儿给予计算结果的 3/4 量， 学龄前及学龄儿童给予 2/3 量	低渗性脱水 2/3 张 等渗性脱水 1/2 张 高渗性脱水 1/3~1/5 张 暂不能确定脱水性质者， 按等渗性脱水补充		8~12 h，每小时约 8~10 ml/kg 重度脱水需首先迅速扩容，给予 2:1 等张含钠液 20 ml/kg，于 30~60 min 快速静脉输入，总量不超过 300 ml 高渗性脱水速度适当减慢
继续损失量	每日 10~40 ml/kg	1/3~1/2 张含钠液		于补充累积损失量后的 12~16 h 均 匀滴入，每小时约 5 ml/kg
生理需要量	70~90 ml/kg	1/4~1/5 张含钠液		
总量	轻度脱水 90~120 ml/kg 中度脱水 120~150 ml/kg 重度脱水 150~180 ml/kg			

一般稀释为 1.4% 的等渗碳酸氢钠溶液输入，并先给予计算量的 1/2，再根据病情变化、治疗后的反应及复查血气后调整剂量。严重酸中毒患儿，先用 5% 碳酸氢钠 5 ml/kg，可提高二氧化碳结合力约 4.5 mmol/L。纠正酸中毒后要注意补钾和补钙。

（3）纠正低血钾：有尿或补液前 6 h 内排过尿者应及时补钾。轻度低血钾患儿可口服氯化钾每日 200~300 mg/kg，重度低血钾需静脉补钾，全日总量一般为 100~300 mg/kg（即 10% 氯化钾 1~3 ml/kg）。输入时稀释至 0.2%~0.3%（新生儿 0.15%），每日补钾总量静脉输入时间不应少于 6~8 h，补钾的时间一般要持续 4~6 天。静脉滴注含钾液体局部有刺激反应，尽量避免溶液外渗。

（4）纠正低血钙或低血镁：对于原有营养不良、佝偻病或腹泻较重的患儿，在补充液体后尿量较多时，应及时给予 10% 葡萄糖酸钙溶液 5~10 ml，加葡萄糖溶液稀释后，缓慢（10 min 以上）静脉注射，以免出现低钙惊厥。低镁血症者可给予 25% 硫酸镁 0.1 mg/kg，深部肌内注射，每 6 h 一次，每日 3~4 次，症状缓解后停用。

（5）供给热量：静脉输入葡萄糖以维持基础代谢所需。正常情况下，机体每小时可代谢葡萄糖 1 g/kg，若输入葡萄糖速度过快及浓度过高，可使血浆中葡萄糖浓度上升，渗透压增高，故输入葡萄糖时浓度不宜过高（不超过 15%），速度不宜过快（每小时不超过 1 g/kg）。必要时可应用部分或全静脉营养。

2. 入院第二天及以后的补液 经第一天补液后，脱水和电解质紊乱已基本纠正，第二天以后主要是补充生理需要量和继续损失量，继续补钾，供给热量。一般可改为口服补液，若腹泻仍频繁或口服量不足者，仍需静脉补充。补液量需根据吐泻和进食情况估算，一般继续损失量是丢多少补多少，用 1/3~1/2 张含钠液，生理需要量按每日 60~80 ml/kg，可用 1/5 张含钠液；这两部分总量约每日 100~120 ml/kg，于 12~24 h 内均匀静脉滴注，仍需注意继续补钾和纠正酸中毒。

考点 7-7

液体疗法（小儿体液特点及其平衡失调、常用溶液配制、液体疗法基本实施方法）

五、几种特殊情况的液体疗法

（一）新生儿液体疗法

新生儿体液总量多，约占体重的 80%，细胞外液相对较多，心、肺功能差，肾发育不完全成熟，调节水、电解质和酸碱平衡的能力较差。补液时应注意控制液体总量，出生后前 2 天内水的需要量较少，第 3~5 天约为每天 60~80 ml/kg，1 周时约达每天 100 ml/kg，1 周后每天 120~150 ml/kg。体温每升高 1℃，不显性失水增加 10 ml/kg，光疗时水的需要量每日增加 14~20 ml/kg，要适当增加液体摄入量；电解质含量应适当减少，出生后第 1 天可不给电解质溶液，以后新生儿每天钠、钾、氯需要量各为 1～3 mmol/kg，补液以 1/5 张含钠液为宜；输液速度应缓慢，除外急需扩充血容量，全日总量应在 24 h 内匀速滴注，以免引起心力衰竭；新生儿肝功能较差，酸中毒需选用碳酸氢钠；新生儿出生后 10 天之内，由于红细胞破坏过多，一般不补钾，如有明显缺钾而需静脉补充时，应少量，慢速，浓度不超过 0.15%，必须见尿补钾；新生儿易发生低钙血症、低镁血症，应及时予以补充。

（二）婴幼儿肺炎的液体疗法

重症肺炎患儿，因发热、进食少、呼吸增快，失水较失钠多；因肺部炎症，肺循环阻力加大，心脏负担较重，常伴有呼吸性、代谢性酸中毒和心功能不全。补液总量不能过多，一般按生理需要量每日为 60～80 ml/kg 补充；电解质浓度不能过高，以 1/5 张为宜；补液速度宜慢，一般控制在每小时 5 ml/kg。对伴有呼吸性酸中毒者，以改善肺的通换气功能为主，尽量少用碱性溶液，随着通气、换气功能的改善，酸中毒将得到纠正。若肺炎合并腹泻伴脱水、电解质紊乱必须静脉补液时，按小儿腹泻补液量来计算，输液总量和钠量要相应减少 1/3，速度宜慢。输液过程中，要注意变换患儿体位。有烦躁不安者，于输液前，最好注射镇静剂使之安静，以减轻心脏负担及氧的消耗量。

（三）营养不良伴腹泻时的液体疗法

营养不良伴腹泻时，多为低渗性脱水，且脱水程度容易估计过重，故补液总量按现有体重计算后应减少 1/3，以 2/3 张溶液为宜，葡萄糖浓度以 15% 为佳；输液速度宜慢，以在 24 h 内匀速输完为妥，一般每小时约为 3～5 ml/kg，若有重度脱水伴有休克时，应先扩容，一般用 2：1 液 10～20 ml/kg，在 30～60 min 内输入，休克纠正后仍按平均速度缓慢滴入。扩血容量后宜及时补钾，给钾时间约持续 1 周。同时早期补钙，尤其是合并佝偻病的患儿。缺镁时，应注意补镁。营养不良多有血糖、血浆蛋白偏低，故补液时应注意补充热量和蛋白质。

（四）急性感染的液体疗法

急性感染时，常致高渗性脱水和代谢性酸中毒。补液量可按生理需要量每日 70～90 ml/kg 给予补充，用 1/4～1/5 张含钠液，并供给一定热量，速度均匀滴入。休克患儿按休克进行快速补液。

六、小儿静脉输液注意事项

1. 严格掌握输液速度　新生儿及伴心、肺疾病的患儿最好使用输液泵，以便更精确控制 24 h 的输液速度。

2. 首次补钾应在排尿后，根据输液瓶中所剩液体的量进行补充，浓度应小于 0.3%，每日补钾静脉滴注时间应不短于 6～8 h，严禁直接静脉注射；静脉补钙应缓慢注射，不得少于 10 min，避免药液外渗。镁剂需深部肌内注射。

3. 静脉输液外渗的处置　①立即停止输液。②拔出穿刺针。③向患儿及家长做好解释工作，以取得患儿及家长的配合。④选择静脉（避开肿胀部位）重新注射。⑤局部处置：如为刺激性强的药物（化疗药物、10% 葡萄糖酸钙、甘露醇等），先用 0.5% 普鲁卡因或酚妥拉明局部封闭，再用 25%～50% 硫酸镁局部湿敷，并抬高患肢；如为刺激性不强的药物，对肿胀明显者，可抬高患肢，给予热敷，必要时局部用硫酸镁湿敷。⑥密切观察渗出局部皮肤肿胀及肤色变化，注意皮肤损伤的情况，必要时请会诊。

4. 观察脱水纠正情况　如补液方案合理，患儿一般于补液后 3～4 h 开始排尿（说明血容量已恢复）；补液后 8～12 h 口唇樱红、呼吸深大改善（说明酸中毒基本纠正）；补液后 12～24 h 皮肤弹性恢复，眼窝凹陷消失，口舌湿润、饮水正常，无口渴（表明脱水已被纠正）。若补液后眼睑水肿，可能是钠盐输入过多；补液后尿量多而脱水未纠正，可能是输入液体张力过低，应及时进行输液计划调整。

第五节　先天性肥厚性幽门狭窄

先天性肥厚性幽门狭窄（congenital hypertrophic pyloric stenosis）是由于幽门环肌增生、肥厚使幽门管腔狭窄而引起的上消化道不完全梗阻性疾病。发病率约为 1/3000 ~ 1/1000，占消化道畸形的第 3 位。第一胎多见，男女发病率之比约为 5：1，患儿多为足月儿，未成熟儿较少见。

【病因和发病机制】

具体病因未完全清楚，目前的研究认为与下列因素有关。

1. 遗传因素　为多基因遗传性疾病。父亲或母亲有本病史者，其子代发病率可高达 7% 左右；母亲有本病史的子代发病机会比父亲有本病史者高。

2. 胃肠激素及其他活性物质紊乱　有研究发现，患儿幽门环肌中的脑啡肽、P 物质和血管活性肠肽减少，血清胃泌素及前列腺素水平增高，使用外源性前列腺素 E 维持动脉导管开放时容易发生幽门狭窄，患儿幽门组织一氧化氮合酶减少等。

3. 先天性幽门肌层发育异常　在胚胎 4 ~ 6 周幽门发育过程中，肌肉发育过度，致使幽门肌尤其是环肌肥厚而致梗阻。

【病理】

幽门肌全层增生肥厚，以环肌更为明显。幽门明显增大，呈橄榄形，颜色苍白，表面光滑，质地如硬橡皮。肿块可逐渐增大。肥厚的肌层渐向胃壁移行，胃窦部界限不明显，十二指肠端则界限分明，肥厚组织突然终止于十二指肠始端，因胃强烈蠕动，使幽门管部分被推入十二指肠，导致十二指肠黏膜反折呈子宫颈样。幽门管腔狭窄造成幽门梗阻，致使胃扩张、胃壁增厚，黏膜可有炎症和溃疡。

【临床表现】

典型的临床表现为无胆汁的喷射性呕吐，胃蠕动波和右上腹肿块。

1. 呕吐　为本病的首发症状和特征性表现。多在出生后 2 ~ 4 周发病。开始为溢乳，逐日加重呈喷射性呕吐，多于喂奶后不到半小时即呕吐，自口鼻涌出。吐出物为带凝块的奶汁，不含胆汁。少数患儿因呕吐频繁，使胃黏膜毛细血管破裂出血，吐出物可含咖啡样物或血。患儿食欲旺盛，呕吐后即饥饿欲食。

2. 胃蠕动波　常见，在喂奶时或呕吐前常可见到蠕动波从左季肋下向右上腹部移动，到幽门即消失。轻拍上腹部常可引出。

3. 右上腹肿块　为本病特有体征，具有诊断意义。用指端在右季肋下腹直肌外缘处轻轻向深部按扪，可触到橄榄形、质较硬的肿块，可以移动。最好在患儿熟睡或哺乳安静时耐心、仔细地检查，临床检出率可达 60% ~ 80%。

4. 黄疸　1% ~ 2% 的患儿伴有黄疸，间接胆红素增高，手术后数日即消失。原因不明，可能与饥饿和肝功能不成熟，葡萄糖醛酸基转移酶活性不足，以及粪便排出少，胆红素肝肠循环增加有关。

5. 消瘦、脱水及电解质紊乱　因反复呕吐，营养物质及水摄入不足，并有 H^+ 和 Cl^- 的大量丢失，患儿体重不增或下降，逐渐出现营养不良、脱水、低氯性碱中毒等，晚期脱水加重，组织缺氧，产生乳酸血症、低钾血症；肾功能损害时，酸性代谢产物潴留，可合并代谢性酸中毒。

【辅助检查】

1. 腹部 B 超检查　为首选的无创检查，可发现幽门肥厚肌层为一环形低回声区，相应的黏膜层为高密度回声，并可测量肥厚肌层的厚度、幽门直径和幽门管长度，如果幽门肌厚度

≥4 mm、幽门管直径≥13 mm、幽门管长度≥17 mm，即可诊断为本病。

2. X线钡餐检查　透视下可见胃扩张，钡剂通过幽门排出时间延长，胃排空时间延长。仔细观察可见幽门管延长，向头侧弯曲，幽门胃窦呈鸟嘴状改变，管腔狭窄如线状，十二指肠球部压迹呈"蕈征""双肩征"等为诊断本病特有的X线征象。

【诊断和鉴别诊断】

根据患儿典型的呕吐病史，右上腹部扪及橄榄状肿块，加上影像学检查特有的表现可确诊。对疑似病例应与下列情况鉴别。

1. 喂养不当　喂奶过多、过急，或奶瓶内气体吸入胃内，或喂奶后体位不当等，均为新生儿呕吐的常见原因。应防止喂奶过多、过急；食后抱起婴儿，轻拍后背，呕吐即可停止。食物过敏亦可造成患儿反复呕吐，并可伴有腹泻和便血，回避过敏原后可缓解。

2. 幽门痉挛　与本病临床症状相似，症状出现早，多在出生后即出现间歇性不规则呕吐，非喷射性，量不多，无进行性加重；右上腹摸不到肿块；B超检查幽门肌层不肥厚；用阿托品、氯丙嗪等解痉镇静剂治疗效果良好。

3. 胃食管反流　呕吐为非喷射性，上腹无蠕动波，无右上腹肿块。采用体位疗法（前倾俯卧位）和稠厚食物饮食疗法可减轻呕吐。X线钡餐检查、食管24 h pH监测等可协助确诊。

4. 胃扭转　发病可早可晚，喂奶后移动体位时呕吐加剧。X线钡餐检查可见食管和胃黏膜有交叉现象，双胃泡、双液平，胃大弯位于小弯之上、幽门窦高于十二指肠等征象。

5. 其他先天性消化道畸形　如环状胰腺、肠旋转不良、肠闭锁及肠梗阻型胎粪性腹膜炎等。根据呕吐物性质、排便情况、临床表现结合影像学检查可以鉴别。

【治疗】

确诊后应及早纠正营养状态，并进行幽门肌切开术，手术方法简便，效果良好。

考点 7-8

先天性肥厚性幽门狭窄典型的临床表现、辅助检查、诊断与鉴别诊断、治疗

第六节　先天性巨结肠

先天性巨结肠（congenital megacolon）又称先天性无神经节细胞症（congenital aganglionosis）或赫什朋病（Hirschsprung disease，HD），是指病变结肠壁没有神经节细胞而使肠管持续痉挛，粪便淤滞在近端结肠，使该肠管肥厚、扩张。本病是婴儿常见的先天性肠道畸形，发病率为1/5000～1/2000，仅次于肛门直肠畸形，男女之比为3～4∶1，有遗传倾向。

【病因和病理生理】

目前认为该病发生是多基因遗传和环境因素等共同作用的结果。其基本病理变化是痉挛段肠壁肌间和黏膜下神经丛内缺乏神经节细胞。病变肠管持续痉挛形成痉挛段，导致近端肠管扩张和肠壁肥厚形成扩张段，两者之间为移行段。除形成巨结肠外，还有排便反射消失等其他病理生理变化。根据病变肠管痉挛段的长度，本病可分为：①常见型（约占85%）；②短段型（10%左右）；③长段型（4%左右）；④全结肠型（1%左右）；⑤全胃肠型（罕见）。

【临床表现】

1. 新生儿和婴幼儿　出生后胎便排出延缓为特征性症状。患儿出生后24～48 h内多无胎便或仅有少量胎便排出，出生后2～3天出现低位肠梗阻症状。呕吐物含少量胆汁，严重者可见粪样液。直肠指检或用温盐水洗肠，可排出大量粪便和气体，症状缓解。几天后腹胀及便秘症状又出现。以后即有顽固性便秘，严重者发展成不灌肠不排便，腹胀逐渐加重，腹壁紧张发亮，有静脉扩张，可见肠型及蠕动波，肠鸣音增强。患儿逐渐消瘦，可有严重营养不良、贫血或有低蛋白血症伴水肿。

2. 年长儿　顽固性便秘是主要症状。患儿有时间隔1～2周才排便，经常依靠泻药进行排便。多有营养不良，腹部向两侧突出呈"蛙状腹"。

3．直肠指检　直肠壶腹部空虚，拔指后由于近端肠管内积存大量粪便，可排出恶臭气体及粪便。

【并发症】

1．小肠结肠炎　为常见的严重并发症，多发生于2岁以下，占先天性巨结肠主要死亡原因的60%。由于结肠高度扩张、压力增高，导致肠黏膜缺血使黏膜屏障作用受损，粪便的代谢产物、细菌、毒素进入血液循环。患儿出现高热、高度腹胀、呕吐、排出恶臭并带血的稀便。

2．肠穿孔　多见于新生儿，常见的穿孔部位为乙状结肠和盲肠。

3．败血症、肺炎及全身性感染　由于肠黏膜屏障作用受损，粪便的代谢产物、细菌、毒素通过门静脉系统进入血液循环，导致败血症、肺炎及全身性感染。

【辅助检查】

1．X线检查　一般可确定诊断。①腹部立位平片：多显示低位不完全性肠梗阻，近端结肠扩张，盆腔无气体或少量气体。②钡剂灌肠检查：可显示典型的痉挛段、移行段和扩张段，呈"漏斗状"改变，痉挛段及其上方的扩张肠管，排钡功能差。

2．直肠肛管测压　是诊断先天性巨结肠的有效、简便、安全的方法。准确率在儿童组高达95%以上，但2周内新生儿可出现假阴性，应注意。

3．直肠黏膜活检　通过HE染色判断神经节细胞的有无；组化方法测定患儿痉挛段肠管乙酰胆碱含量和胆碱酯酶活性；免疫组化方法检测神经元特异性烯醇化酶等。

4．直肠肌层活检　患儿直肠壁肌层缺乏神经节细胞，而无髓鞘的神经纤维数量增加，形态增粗、增大。

5．肌电图检查　患儿直肠和乙状结肠远端肌电图波形低矮，频率低，不规则，波峰消失。

【诊断和鉴别诊断】

凡新生儿出生后胎粪排出延迟或不排胎粪，伴有腹胀、呕吐，X线平片显示低位肠梗阻时应考虑本病。婴幼儿有长期便秘史和腹胀等体征者即应进行特殊检查以确诊。本病应与以下疾病相鉴别。

1．单纯性胎粪便秘　新生儿由于胎粪浓缩稠厚，出生后24~48 h仍不能排便，可出现一过性低位肠梗阻症状。经灌肠排出胎粪后，症状缓解且不再复发。

2．先天性肠闭锁　新生儿回肠或结肠闭锁，表现为低位肠梗阻症状，直肠指检仅见少量灰白色胶冻样便，用盐水灌肠亦不能排便。腹部立位平片可见整个下腹部无气，上腹部有扩张的肠管；钡剂灌肠造影可明确诊断。

3．新生儿坏死性小肠结肠炎　与先天性巨结肠伴发小肠结肠炎很难鉴别。本病多为早产儿，围生期多有窒息、缺氧、感染、休克的病史，且有便血。X线平片示肠壁有气囊肿和（或）门静脉积气。

4．特发性巨结肠　该病与排便训练不当有关，患儿直、结肠有正常的神经节细胞。特点为无新生儿期便秘史，2~3岁时出现症状，慢性便秘常伴肛门污便，便前常有腹痛。直肠指检除有直肠扩张积便外，一般触不到痉挛段；直肠肛门测压有正常阳性反射也可以鉴别。

5．其他　还需与继发性巨结肠、功能性便秘等疾病鉴别。

考点 7-9

先天性巨结肠的主要临床表现、辅助检查、诊断与鉴别诊断、治疗

【治疗】

应进行根治手术切除无神经节细胞肠段和部分扩张结肠。先天性巨结肠的许多并发症发生在出生后2个月内，故要特别重视此期间的治疗。

1．保守治疗　对轻型的先天性巨结肠患儿或手术无法耐受者，可采取保守疗法维持营养和正常的生长发育。可口服缓泻剂、使用开塞露、生理盐水灌肠，使积存的粪便排出。

2．结肠造瘘术　凡合并小肠结肠炎不能控制者，或合并营养不良、高热、贫血、腹胀明

显不能耐受根治术者，或保守治疗无效者均应及时行结肠造瘘术。

3. 根治性手术　现多主张早期进行根治性手术，并认为体重在 3 kg 以上，一般情况良好者即可行根治术。

● 自测题 ●

一、选择题

1. 引起小儿腹泻最常见的病毒是
   - A. 疱疹病毒
   - B. 轮状病毒
   - C. 冠状病毒
   - D. 埃可病毒
   - E. 柯萨奇病毒

2. 区别轻、重型婴儿腹泻的主要指标是
   - A. 病程长短
   - B. 体温高低
   - C. 排便次数
   - D. 呕吐次数
   - E. 有无水、电解质紊乱

3. 婴儿腹泻引起的低渗性脱水，第一天补液宜用的液体是
   - A. 1/2 张含钠液
   - B. 1/3 张含钠液
   - C. 1/4 张含钠液
   - D. 2/3 张含钠液
   - E. 等张含钠液

4. 患儿，8 个月，呕吐、腹泻 3 天，大便 15 次/天，皮肤弹性极差，无尿，血钠 140 mmol/L。患儿脱水的程度和性质是
   - A. 轻度高渗性脱水
   - B. 重度低渗性脱水
   - C. 轻度等渗性脱水
   - D. 重度等渗性脱水
   - E. 轻度低渗性脱水

5. 患儿，8 个月，呕吐、腹泻 3 天入院。烦躁，口渴，前囟明显凹陷，口唇黏膜干燥，皮肤弹性较差，尿量明显减少，血清钠 135 mmol/L。患儿第一天补液宜用
   - A. 2：1 等渗液
   - B. 3：2：1 液
   - C. 2：3：1 液
   - D. 口服补液盐
   - E. 生理盐水

6. 7 个月婴儿，发热、呕吐，水样便，每天 7~8 次，已 3 天，于 11 月 15 日入院。查体：体温 38.5 ℃，轻度脱水貌，咽部充血，心、肺（−），肠鸣音稍亢进。粪便镜检脂肪球（++）。最可能的诊断为
   - A. 上呼吸道感染
   - B. 生理性腹泻
   - C. 饮食性腹泻
   - D. 病毒性腹泻
   - E. 侵袭性细菌所致肠炎

7. 8 个月婴儿，腹泻 4 天，尿很少，精神萎靡，呼吸深长，皮肤发花，弹性差，前囟、眼眶明显凹陷，肢冷脉弱，心率 160 次/分，心音低钝，考虑诊断为
   - A. 重度脱水 + 酸中毒
   - B. 中度脱水 + 酸中毒 + 心力衰竭
   - C. 重度脱水 + 低钾血症
   - D. 中度脱水 + 低钾血症
   - E. 重度脱水 + 低钾血症 + 心力衰竭

8. 患儿，腹泻 3 天，精神萎靡，皮肤弹性差，四肢稍凉，尿量明显减少，测得二氧化碳结合力为 11.2 mmol/L，血钠 135 mmol/L。患儿第一天输液应选用的液体（生理盐水：葡萄糖：等渗碱）是
   - A. 3：3：1
   - B. 2：3：1
   - C. 4：3：2
   - D. 2：2：1
   - E. 2：6：1

9. 9 个月女婴，7 kg，腹泻 2 天，解蛋花汤样大便，白天 20 多次，尿少，前囟及眼窝明显凹陷，皮肤弹性极差，脉细弱，CO_2CP 6.75 mmol/L。前 8 h 补液下列选项错误的是
   - A. 液体为第 1 天总量的 1/2
   - B. 首先用 1.4% 碳酸氢钠液 140 ml 扩容

C. 扩容后选用 3∶2∶1 液 600 ml 静脉滴注

D. 补液速度为每小时 8～10 ml/kg

E. 见尿补钾按 0.2% 浓度补给

10. 8 个月患儿,腹泻 4 日,每日 5～6 次,稀水便,呕吐 3～4 次 / 日,尿少来急诊。查体:精神弱,皮肤弹性差,四肢末梢暖,眼凹,哭泪少,口腔黏膜干燥,心率 110 次 / 分,肺清,腹软,病前体重 10 kg,现体重 9.2 kg。考虑诊断为

A. 轻度等渗脱水

B. 中度等渗脱水

C. 中度低渗脱水

D. 中度高渗脱水

E. 重度等渗脱水

11. 补充累积损失量的过程中,患儿出现无力、心音低钝、腹胀、肠鸣音弱,首先应考虑为

A. 低钙血症

B. 高钾血症

C. 低血糖

D. 低钾血症

E. 低镁血症

二、名词解释

1. 母乳喂养儿粪便

2. 鹅口疮

3. 生理性腹泻

4. 腹泻病

三、问答题

1. 导致腹泻的机制有哪些?

2. 病案讨论:患儿,男,11 个月,体重 10 kg,因发热、咳嗽、流涕 3 天、腹泻 2 天入院。3 天前患儿无明显诱因出现发热、咳嗽、流涕,未做任何处理;2 天前出现大便次数增多,为蛋花水样便,次数逐渐增加至每天 15 次之多;病后食欲渐减,尿少,入院前 6 h 曾经小便 1 次,量少,约 50 ml。查体:T 38.9 ℃,P 150 次 / 分,R 64 次 / 分,面色发红,唇干无裂,前囟凹陷,皮肤弹性差,肢冷、无大理石样花纹,咽红,双肺(-),心音可,腹软,无压痛,肛周皮肤红,四肢无异常。

(1)该患儿可能的临床诊断是什么? 需要进一步做什么检查?

(2)请拟定治疗方案。

（史良俊）

第八章

呼吸系统疾病

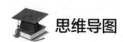 思维导图

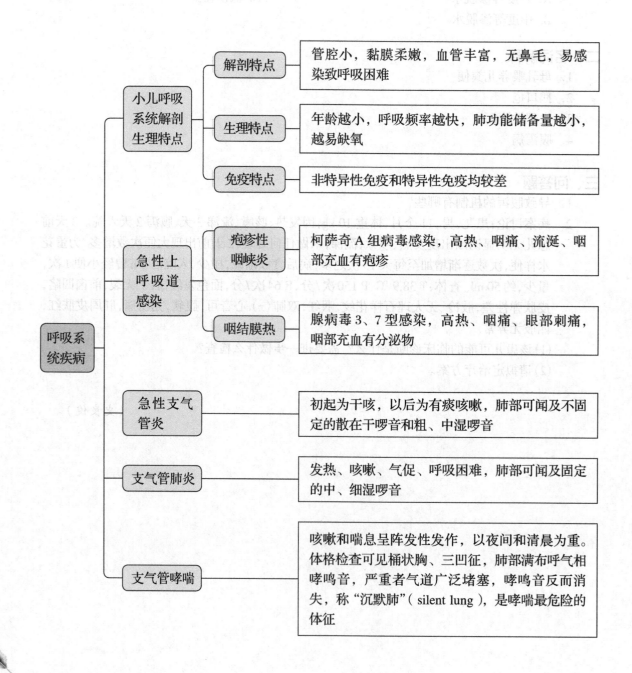

通过本章内容的学习，学生应能：

识记：

说出小儿肺炎的分类及肺炎合并心力衰竭的临床表现，列举急性上呼吸道感染、急性支气管炎、肺炎的临床表现及诊治措施，陈述支气管哮喘的诊断标准及治疗原则。

理解：

复述小儿呼吸系统解剖生理特点，解释小儿呼吸系统常见疾病的病因及发病机制，区分几种不同类型肺炎的临床特点。

应用：

学会运用所学知识对小儿常见呼吸系统疾病做出初步诊断并拟定治疗方案。

运用所学知识养护小儿呼吸系统健康，加强医患沟通，提高患儿及家属的依从性。

　　小儿呼吸系统疾病包括上、下呼吸道急慢性感染性疾病，呼吸道变态反应性疾病，呼吸道异物，胸膜疾病，先天畸形和肺部肿瘤等。其中以急性呼吸道感染最常见，占儿科门诊就诊患儿的 60% 以上。

第一节　小儿呼吸系统解剖生理特点

　　呼吸系统以环状软骨下缘为界划分为上、下呼吸道。上呼吸道包括鼻、鼻窦、咽、咽鼓管、会厌和喉。下呼吸道包括气管、支气管、毛细支气管、呼吸性细支气管、肺泡管和肺泡。小儿易患呼吸系统感染性疾病与小儿呼吸系统解剖、生理和免疫特点有关。

一、解剖特点

（一）上呼吸道

1. 鼻　婴幼儿鼻腔相对较短小，后鼻道狭窄，鼻黏膜柔嫩，血管丰富，无鼻毛，易于感染。炎症时黏膜肿胀，易发生鼻塞而致呼吸困难和吸吮困难。

2. 鼻窦　新生儿上颌窦和筛窦极小，2 岁以后才开始发育，至 12 岁充分发育；额窦和蝶窦分别在 2 岁和 4 岁时开始出现，之后发育较快。由于鼻窦黏膜与鼻腔黏膜相延续，且鼻窦口相对较大，故急性鼻炎时可累及鼻窦，易导致鼻窦炎。婴儿因鼻窦发育差，很少发生鼻窦炎；学龄前期儿童鼻窦炎并不少见。

3. 鼻泪管和咽鼓管　婴幼儿鼻泪管短，开口接近于内眦部，且瓣膜发育不全，故鼻腔感染常易侵入眼结膜引起炎症。婴幼儿的咽鼓管相对较宽、直、短，呈水平位，故鼻咽炎时易引起中耳炎。

4. 咽部　婴幼儿咽部狭窄且垂直，富含集结的淋巴组织。扁桃体包括咽扁桃体及腭扁桃体，前者 6 个月时开始发育，后者 1 岁末才逐渐增大，4~10 岁发育达高峰，14~15 岁逐渐退化，故扁桃体炎常见于学龄前儿童及年长儿，婴儿很少见。

5. 喉　婴幼儿喉部呈漏斗状，喉腔相对较窄，声门狭小，软骨柔软，黏膜富含血管和淋巴组织，故发生炎症时可引起喉头水肿、喉腔狭窄，可致声音嘶哑，甚至出现吸气性呼吸困难和喉梗阻表现。

（二）下呼吸道

1. 气管、支气管　婴幼儿气管和支气管较成人狭窄，黏膜柔嫩且血管丰富；软骨柔软，缺乏弹力组织，支撑作用差；黏液腺分泌不足而致气道较干燥，纤毛运动差，不能有效地清除吸入的微生物，故婴幼儿容易发生呼吸道感染，且感染时黏膜易发生充血、水肿致呼吸道阻塞。由于左主支气管细而长，右侧主支气管粗而短，为气管的直接延续，因此，异物易坠入右侧主支气管，引起肺不张或肺气肿。

2．肺　小儿肺弹性纤维发育较差，间质发育旺盛，血管丰富，肺泡数量较少且面积小，使肺含血量丰富而含气量相对较少，易发生肺部感染。肺部感染时常因黏液阻塞引起间质炎症、肺不张或肺气肿等。

（三）胸廓和纵隔

1．胸廓　婴幼儿胸廓较短，前后径相对较长，呈桶状，肋骨呈水平位，呼吸肌发育差，加之膈肌位置较高，胸腔小而肺相对较大，呼吸时胸廓运动受限，肺不能充分扩张，当发生肺部病变时，容易引起通气和换气障碍，导致缺氧和二氧化碳潴留，出现呼吸困难和发绀。小儿开始站立行走后，腹腔脏器下移，膈肌下降，肋骨由水平位逐渐成为斜位，胸廓体积增大，形状接近成人。

2．纵隔　小儿的纵隔占胸腔体积相对较大，周围组织松软，当胸腔积液或气胸时易发生纵隔移位。

二、生理特点

（一）呼吸频率与节律

小儿代谢旺盛，需氧量高，但因呼吸道解剖特点，只能以增加呼吸频率来满足机体需要。年龄愈小，呼吸频率愈快。新生儿为40～44次/分，1个月～1岁为30次/分，1～3岁为24次/分，3～7岁22次/分，7～14岁为20次/分，14～18岁为16～18次/分。

（二）呼吸类型

婴幼儿呼吸肌发育不全，肋骨呈水平位，胸廓活动范围小，膈肌相对发达，故婴幼儿呈腹式呼吸。随着年龄增长，呼吸肌逐渐发育成熟，肋骨变为斜位，膈肌下降，逐渐转换为胸腹式呼吸，7岁以后接近成人。

（三）呼吸功能特点

小儿各项呼吸功能的储备能力均较低，当患呼吸系统疾病时较易发生呼吸功能不全。

1．肺活量　小儿肺活量为50～70 ml/kg。在安静情况下，年长儿仅用肺活量的12.5%进行呼吸，婴幼儿则需用30%左右，说明婴幼儿呼吸储备量较小。成人发生呼吸障碍时其代偿呼吸量可达10倍，而婴幼儿代偿呼吸量不超过正常的2.5倍，因此易发生呼吸衰竭。

2．潮气量　小儿潮气量为6～10 ml/kg，年龄越小潮气量越小。

3．每分钟通气量　由于婴幼儿的呼吸频率较快，按体表面积计算，小儿的每分钟通气量与成人相近。

（四）血气分析

小婴儿的肺活量不易检测，可以通过血气分析了解气体交换和血液酸碱平衡状态，为诊断和治疗提供客观依据。小儿动脉血气分析正常值见表8-1。

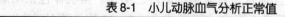

表8-1　小儿动脉血气分析正常值

项目	新生儿	～2岁	＞2岁
pH	7.35～7.45	7.35～7.45	7.35～7.45
PaO_2（kPa）	8.0～12.0	10.6～13.3	10.6～13.3
$PaCO_2$（kPa）	4.00～4.67	4.00～4.67	4.67～6.00
HCO_3^-（mmol/L）	20～22	20～22	22～24
BE（mmol/L）	-6～+2	-6～+2	-4～+2
SaO_2（%）	90～97	95～97	96～98

三、免疫特点

小儿呼吸道的非特异性和特异性免疫功能均较差。新生儿及婴幼儿咳嗽反射不健全，气道平滑肌收缩功能及纤毛运动功能较弱，不能有效地清除吸入的尘埃和异物颗粒；婴幼儿辅助性T细胞功能暂时性低下，SIgA、IgG、IgA 和 IgG 亚类等含量均低，此外，乳铁蛋白、溶菌酶、干扰素及补体等的数量不足、活性低下。

第二节　急性上呼吸道感染

急性上呼吸道感染（acute upper respiratory infection，AURI）简称上感，俗称"感冒"，系由各种病原引起的上呼吸道急性炎症，是小儿最常见的疾病。一年四季均可发生，以冬春季节及气候骤变时多见。该病主要侵犯鼻、鼻咽和咽部，当某一部位炎症突出时，可分别诊断为急性鼻炎、急性咽炎、急性扁桃体炎等。

【病因】

绝大多数由病毒引起，约占 90% 以上，少数可由细菌和支原体引起。常见的病毒有鼻病毒、冠状病毒、流感病毒、副流感病毒、呼吸道合胞病毒、柯萨奇病毒、腺病毒、EB 病毒等。少数为原发或继发细菌感染，最常见的是溶血性链球菌，其次为肺炎链球菌、流感嗜血杆菌等。近年来肺炎支原体感染亦不少见。

【临床表现】

临床表现轻重不一，与年龄、病原体及机体抵抗力有关。婴幼儿全身症状较重而局部症状较轻，年长儿全身症状较轻而以局部症状为主。

1. 一般类型　多于受凉后 1～3 日起病，婴幼儿以全身症状为主，高热、食欲缺乏、精神不振，可伴有呕吐、腹泻、烦躁，甚至热性惊厥；年长儿全身症状较轻，多以鼻咽部症状为主，出现鼻塞、流涕、喷嚏、咽痛、轻咳等，可有发热。部分患儿有阵发性脐周疼痛，可能与肠蠕动亢进、痉挛或并发急性肠系膜淋巴结炎有关。

体格检查可见咽部充血，可见淋巴滤泡、扁桃体肿大或有脓性分泌物。有时颌下和颈部淋巴结肿大、有触痛。婴儿可因鼻塞致张口呼吸。肺部呼吸音正常。肠道病毒感染者可出现不同形态的皮疹。

病程一般 3～5 天，如体温持续不退或病情加重，应考虑炎症扩散至其他部位。

2. 特殊类型

（1）疱疹性咽峡炎（herpetic angina）：由柯萨奇 A 组病毒引起。多发生于夏秋季。表现为急起高热，咽痛、流涎、拒食、呕吐等，检查除咽部充血外，其特征是咽腭弓、腭垂和软腭等处黏膜上可见散在的 2～4 mm 大小灰白色疱疹，周围有红晕，1～2 日后破溃形成小溃疡。疱疹也可发生在口腔其他部位。病程为 1 周左右。

（2）咽结膜热（pharyngoconjunctival fever）：由腺病毒 3、7 等型引起，多发于春夏季，散发或小流行。以高热、咽炎、眼结膜炎为特征，有咽痛、眼部刺痛，有时伴有呕吐、腹泻、腹痛等胃肠道症状。体检有咽部充血，一侧或双侧滤泡性眼结膜炎，颈部或耳后淋巴结肿大。病程 1～2 周。

考点 8-1

特殊类型的上呼吸道感染

【并发症】

婴幼儿较为多见，可向下呼吸道蔓延引起支气管炎和肺炎等；若波及邻近器官，可并发喉炎、中耳炎、鼻窦炎、咽后壁脓肿、颈淋巴结炎等；年长儿若感染 A 群乙型溶血性链球菌可引起急性肾小球肾炎、风湿热等疾病。

【辅助检查】

1. 病毒感染者　血白细胞计数正常或偏低，中性粒细胞减少，淋巴细胞计数相对较高。鼻咽分泌物病毒分离和血清学检查可明确病原。

2. 细菌感染者　血白细胞及中性粒细胞可增高，咽拭子培养可发现病原菌。CRP、前降钙素（PCT）的测定有助于细菌感染的鉴别。链球菌感染 2～3 周后血中抗链球菌溶血素 O（ASO）滴度可增高。

【诊断和鉴别诊断】

根据临床表现较易作出诊断，但需与下列疾病鉴别。

1. 某些急性传染病早期　上呼吸道感染症状与某些急性传染病的前驱症状类似，如麻疹、流行性脑脊髓膜炎、百日咳、猩红热等，应结合流行病史、临床表现及实验室资料等综合分析，并注意观察病情的演变加以鉴别。

2. 流行性感冒　系流感病毒或副流感病毒所致。有明显的流行病史，局部症状较轻，全身症状较重。表现为高热、寒战、头痛、四肢肌肉酸痛等，病程较长。

3. 急性阑尾炎　上呼吸道感染伴腹痛者应与本病鉴别。急性阑尾炎腹痛先于发热，腹痛部位以右下腹为主，呈持续性，压痛点较局限固定，可有反跳痛、腹肌紧张等腹膜刺激征，血白细胞及中性粒细胞增高。

4. 过敏性鼻炎　一些患儿打喷嚏、流涕等症状持续 2 周以上或有反复发作倾向，且咳嗽及全身症状不明显，体检鼻黏膜苍白水肿者，应考虑过敏性鼻炎的可能。

【治疗】

1. 一般治疗　适当休息，多饮水，给予易消化的食物，注意通风，保持室内适宜的温湿度，注意呼吸道隔离，预防并发症。

2. 抗病原治疗

（1）抗病毒治疗：可用利巴韦林，剂量为 10～15 mg/（kg·d），口服或静脉滴注，疗程为 3～5 天；局部可用 0.1% 利巴韦林滴鼻液，每天 3～4 次；合并病毒性眼结膜炎时，可用 0.1% 阿昔洛韦滴眼液滴眼，每 1～2 h 一次。银翘散、双黄连口服液等中药制剂有一定的抗病毒功效。若为流感病毒感染，可给予奥司他韦口服。

（2）抗生素：若细菌感染可选用青霉素类、头孢菌素类及大环内酯类抗生素。如为溶血性链球菌感染，或既往有风湿热、肾炎病史者，可选用青霉素，疗程为 10～14 天。

3. 对症治疗　高热时可口服对乙酰氨基酚、布洛芬，或肌内注射解热镇痛药，亦可用冷敷、温水擦浴等降温；高热惊厥者给予镇静、止惊处理；咽痛时可含服咽喉片；有鼻塞的患儿在喂奶前可用 0.5% 麻黄碱液滴鼻。

4. 中药治疗　应用银翘散、板蓝根冲剂等，有较好的清热解毒作用。

【预防】

加强体格锻炼，多进行户外活动，增强抵抗力；提倡母乳喂养，及时添加辅食，防治佝偻病及营养不良；注意气候变化，呼吸道疾病高发季节应避免去人多的公共场所。

第三节　急性支气管炎

急性支气管炎（acute bronchitis）系由各种病原体引起的支气管黏膜急性炎症，因气管常同时受累，亦称为急性气管支气管炎。多继发于上呼吸道感染，或为小儿急性传染病如麻疹、百日咳等的并发症，是儿童常见的呼吸道疾病。

【病因】

本病病原体主要为病毒，其次为细菌，也可为混合感染。能引起上呼吸道感染的病原体均可引起支气管炎。佝偻病、营养不良、免疫功能低下及特异性体质等易诱发本病。

【临床表现】

1. 症状　大多先有上呼吸道感染的表现，之后以咳嗽为主要症状，初起为干咳，以后为有痰咳嗽。婴幼儿症状较重，常有发热、呕吐及腹泻等；年长儿一般全身症状不明显，有咳嗽、咳痰、胸痛等，可有发热，一般无气促和发绀。病程一般为 7~10 天。

2. 体征　肺部听诊双肺呼吸音粗糙，可闻及不固定的散在干啰音和粗、中湿啰音，啰音常随咳嗽和体位变化而发生改变。

【辅助检查】

胸部 X 线检查正常或有肺纹理增粗，肺门阴影增深。

【诊断和鉴别诊断】

本病诊断要点：①以咳嗽为主的症状；②肺部不固定的散在干湿啰音的体征；③胸部 X 线检查正常或有肺纹理增粗，肺门阴影增深。但需与下列疾病相鉴别。

1. 支气管肺炎　肺炎除发热、咳嗽外，一般有气促或呼吸困难、发绀，肺部啰音为固定的中、细湿啰音，胸部 X 线有点片状或云絮状阴影。严重的支气管炎与肺炎早期难以鉴别时，应按肺炎处理。

2. 气管、支气管异物　有异物吸入史，突然出现呛咳。胸部 X 线片出现相应部位的肺不张或肺气肿，可以鉴别。

【治疗】

1. 一般治疗　同上呼吸道感染。适当休息，经常变换体位，多饮水，保持室内空气新鲜，适当进行室内空气湿化，以利于呼吸道分泌物的咳出。

2. 控制感染　若考虑为病毒感染，参照上呼吸道感染的治疗选用抗病毒药物。如婴幼儿有发热、白细胞增高，或考虑为细菌感染时，可选用青霉素类、头孢菌素类等药物。

3. 对症治疗　一般不用镇咳剂和镇静剂，以免抑制咳嗽反射，影响痰的咳出。

（1）化痰止咳：如复合甘草合剂、急支糖浆、溴己新、氨溴索等。

（2）解痉平喘：喘憋严重者可应用支气管扩张剂，如布地奈德、沙丁胺醇等 β_2 受体激动剂吸入，或用氨茶碱口服或静脉给药，必要时可用糖皮质激素，如口服泼尼松 3~5 天。

第四节　肺　炎

案例导入

　　患儿，男，10 个月。因"咳嗽 3 天，发热 2 天"入院。3 天前患儿出现咳嗽，渐呈阵发性连声咳，2 天前出现不规则发热。体格检查：T 38.9℃，R 52 次/分，P 144 次/分，BP 70/55 mmHg，神志清楚，精神萎靡，面颊潮红，轻度方颅，前囟平软 2.0 cm×2.0 cm，毛发稀疏，枕部环形脱发，呼吸浅促，轻度鼻翼扇动，口周微绀，咽部充血，轻度哈里森沟，轻度吸气三凹征，两肺呼吸动度对称，哭时两侧语颤略增强，两肺中下部可闻及中等量中细湿啰音，以右肺为著。心音有力，律齐，腹平软，肝脾不大，神经系统查体无异常。血常规：WBC $12.0×10^9$/L，N 70%，L 30%，Hb 110 g/L，PLT $212×10^9$/L。CRP 13 mg/L。X 线胸片＋左腕片：双侧肺野中下部小斑片状模糊阴影，右肺为著；桡骨骨骺临时钙化带消失，呈杯口状、毛刷样改变。

　　思考：

　　1. 该患儿的初步诊断是什么？诊断依据是什么？

　　2. 治疗原则是什么？

肺炎（pneumonia）系由不同病原体以及其他因素（如吸入羊水、食物或过敏反应等）所致的肺部炎症。临床上以发热、咳嗽、气促、呼吸困难和肺部固定湿啰音为特征。肺炎是儿科常见病，尤以婴幼儿多见，是我国住院小儿死亡的第一位原因。因此，我国将其列为小儿重点防治"四病"之一。

【分类】

小儿肺炎目前尚无统一的分类方法，常用分类方法如下。

1. 按病理分类　分为小叶性肺炎（支气管肺炎）、大叶性肺炎和间质性肺炎。

2. 按病因分类　感染性因素有病毒性肺炎、细菌性肺炎、支原体肺炎、衣原体肺炎、原虫性肺炎以及真菌性肺炎等。非感染性因素有吸入性肺炎、坠积性肺炎以及过敏性肺炎等。

3. 按病程分类　急性肺炎（病程在1个月以内），迁延性肺炎（病程为1~3个月）；慢性肺炎（病程超过3个月以上）。

4. 按病情分类　轻症肺炎：以呼吸系统症状为主，无全身中毒症状，无其他系统症状或仅轻微受累；重症肺炎：除呼吸系统症状外，其他系统亦有受累表现，且全身中毒症状明显。

5. 按临床表现典型与否分类　分为典型性肺炎和非典型性肺炎。典型性肺炎系由肺炎链球菌、金黄色葡萄球菌、肺炎克雷伯菌、流感嗜血杆菌、大肠埃希菌等引起的肺炎；非典型性肺炎常见的病原体有肺炎支原体、衣原体、军团菌及病毒等；传染性非典型性肺炎认定为由一种新型的冠状病毒引起，WHO将其命名为严重急性呼吸综合征（severe acute respiratory syndrome，SARS）。近年来，还发生了禽流感病毒所致的肺炎。

6. 按肺炎发生的地点分类　分为社区获得性肺炎和医院获得性肺炎。前者指无明显免疫抑制的患儿在院外或住院48 h内发生的肺炎；后者指住院48h以后发生的肺炎。

本节重点讨论婴幼儿最常见的支气管肺炎。

一、支气管肺炎

支气管肺炎（bronchopneumonia）是小儿时期最常见的肺炎，2岁以内小儿多见。一年四季均可发病，多发生于冬春寒冷季节及气候骤变时。

【病因】

最常见的病原体为病毒和细菌，也可为病毒与细菌混合感染。常见的病毒有呼吸道合胞病毒、腺病毒、流感病毒、副流感病毒等，细菌以肺炎链球菌和流感嗜血杆菌多见。在发达国家以病毒感染为主，发展中国家则以细菌感染为主。近年来，肺炎支原体、衣原体和流感嗜血杆菌肺炎有增多趋势。

营养不良、维生素D缺乏性佝偻病、先天性心脏病或免疫缺陷者易患本病；室内居住环境不良（拥挤、通风不好、空气污浊）等易诱发本病。

【发病机制】

病原体多由呼吸道入侵，也可经血行入肺，引起以组织充血、水肿、炎症细胞浸润为主的病理变化。支气管黏膜充血、水肿、渗出，使管腔狭窄，加之分泌物阻塞气道，产生通气障碍。肺泡壁因充血水肿而增厚，肺泡腔内充满炎性渗出物，从而影响换气功能。其病理生理学改变的基础是缺氧和二氧化碳潴留，引起机体酸碱平衡失调和电解质代谢紊乱，加之炎性产物和毒素的作用，使机体各器官系统发生一系列的病理生理改变（图8-1）。

1. 呼吸功能不全　肺炎早期，患儿以通气障碍为主，仅有缺氧，无明显二氧化碳潴留。为代偿缺氧，患儿呼吸和心率增快；为增加呼吸深度，辅助呼吸肌亦参与呼吸运动，出现鼻翼扇动和三凹征，当$SaO_2 < 85\%$，还原血红蛋白> 50 g/L时，出现发绀。重症患儿的通气和换气功能严重障碍，在低氧血症（PaO_2下降）的基础上出现二氧化碳潴留（$PaCO_2$增高），当$PaO_2 < 50$ mmHg（6.67 kPa）和（或）$PaCO_2 > 50$ mmHg（6.67 kPa）时即发生呼吸衰竭。

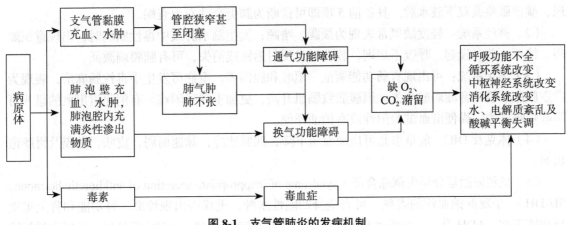

图 8-1 支气管肺炎的发病机制

2. 循环系统改变 常见心肌炎、心力衰竭和微循环障碍。病原体和毒素侵袭心肌，可引起心肌炎；缺氧使肺小动脉反射性收缩，形成肺动脉高压，加重右心负荷，中毒性心肌炎和肺动脉高压是诱发心力衰竭的主要原因。重症患儿还可出现微循环障碍、休克甚至弥散性血管内凝血。

3. 中枢神经系统改变 缺氧和二氧化碳潴留使血及脑脊液的 pH 降低，引起脑毛细血管扩张，血流减慢，血管壁通透性增加；脑供氧不足使脑细胞内无氧酵解增加，乳酸堆积，引起 ATP 生成减少，影响了 Na^+-K^+ 离子泵转运功能。这些均可引起脑细胞内钠、水潴留，导致脑水肿和颅内压增高。病原体和毒素作用可引起中毒性脑病。

4. 消化系统改变 低氧血症和病原体毒素可使胃肠黏膜糜烂、出血，上皮细胞脱落，引起黏膜功能受损，出现腹泻、呕吐，厌食症状，严重者可引起中毒性肠麻痹和消化道出血。

5. 水、电解质紊乱及酸碱平衡失调 严重缺氧和 CO_2 排出受阻时，机体有氧代谢发生障碍，无氧酵解增加，酸性代谢产物增加，加之高热、进食少、吐泻等原因，可引起脱水和代谢性酸中毒、呼吸性酸中毒，重症患儿可出现混合性酸中毒、呼吸性碱中毒、低钠血症。

【临床表现】

大多急性起病，也有发病前先出现上呼吸道感染症状。

1. 轻症肺炎 以呼吸系统表现为主，无或仅有轻微全身中毒症状。

（1）症状：主要表现为发热、咳嗽、气促。①发热：热型不定，程度不一，多为不规则热，亦可为弛张热或稽留热。新生儿或重度营养不良儿可无发热或体温不升；②咳嗽：早期为较频繁的刺激性干咳，以后为有痰咳嗽，新生儿、早产儿则表现为口吐白沫；③气促：多发生于发热、咳嗽之后，呼吸增快，可达 40~80 次/分；④其他症状：常有精神不振、食欲缺乏、呕吐、腹泻等。

（2）肺部体征：早期不明显或仅有呼吸音粗糙，以后可闻及固定中、细湿啰音，以背部两侧下方及脊柱旁较多，深吸气末更明显。叩诊多正常，当病灶融合时，可出现肺实变体征。

2. 重症肺炎 呼吸系统症状加重，出现呼吸困难、三凹征明显、点头样呼吸、唇周发绀等症状，全身中毒症状重，可发生循环、神经及消化等系统的功能障碍。

（1）循环系统：可发生心肌炎和心力衰竭。心肌炎表现为面色苍白、心动过速、心音低钝、心律不齐，心电图示 ST 段下移和 T 波低平、倒置。肺炎合并心力衰竭的表现为：①呼吸困难突然加重，R＞60 次/分。②心率突然增快，P＞180 次/分。③突然极度烦躁不安，明显发绀，面色发灰，指（趾）甲微血管再充盈时间延长。且此三项不能用发热、肺炎和其他合并症解释。④心音低钝，奔马律，颈静脉怒张。⑤肝迅速增大或达肋下 3 cm 以上。⑥尿少或无尿，颜面眼睑或双下肢水肿。具备前 5 项即可诊断为肺炎合并心力衰竭。

（2）神经系统：轻度缺氧常表现为烦躁、嗜睡；发生脑水肿或中毒性脑病时，出现意识障碍、惊厥、前囟隆起，呼吸不规则，瞳孔对光反射迟钝或消失，可有脑膜刺激征。

（3）消化系统：可出现胃肠功能紊乱、呕吐和腹泻等。重症可发生中毒性肠麻痹，表现为严重腹胀、肠鸣音减弱或消失。因腹胀致膈肌升高，更加重呼吸困难。有消化道出血的患儿可呕吐咖啡样物，粪便潜血试验阳性或有柏油样便。

（4）休克及 DIC：危重患儿可出现血压下降，四肢冰冷，脉速而弱，皮肤、黏膜及胃肠道出血。

（5）抗利尿激素分泌失调综合征（syndrome of inappropriate secretion of antidiuretic hormone，SIADH）：呈现低钠血症的表现，可有全身凹陷性水肿，重症可出现惊厥。肾功能和肾上腺皮质功能正常，ADH 升高，血钠 ≤130 mmol/L，尿钠 ≥20 mmol/L。ADH 不升高，考虑为稀释性低钠血症。

【并发症】

早期进行合理治疗，并发症少见。若延误诊断或病原体致病力强，可引起并发症，以金黄色葡萄球菌感染多见，其次是某些革兰氏阴性杆菌肺炎。

1. 脓胸（empyema）　表现为高热不退，呼吸困难加重，患侧呼吸运动受限，语颤减弱，叩诊浊音，听诊呼吸音减弱或消失。积脓较多时，患侧肋间隙饱满，纵隔和气管向健侧移位。胸部 X 线（立位）示患侧肋膈角变钝，或呈反抛物线阴影，胸腔穿刺可抽出脓液。

2. 脓气胸（pyopneumothorax）　肺边缘的脓肿破裂并与肺泡或小支气管相通，脓液和气体都进入胸膜腔引起脓气胸。表现为患儿突然呼吸困难加剧，咳嗽剧烈，烦躁不安，面色青紫。胸部叩诊在积液上方呈鼓音，下方为浊音，呼吸音明显减弱或消失。胸部 X 线（立位）可见液气平面。若胸膜支气管破裂处形成活瓣，气体只进不出，即形成张力性气胸，可危及生命，必须紧急抢救。

3. 肺大疱（bullae）　细支气管管腔因炎症肿胀狭窄，渗出物黏稠，形成活瓣性阻塞，气体进得多、出得少或只进不出，导致肺泡扩张、破裂形成肺大疱，可单个或多个。体积小者无症状，体积大者可引起呼吸困难。胸部 X 线可见薄壁空洞。

4. 其他　还可引起肺脓肿、化脓性心包炎、败血症、支气管扩张等。

【辅助检查】

1. 外周血检查

（1）白细胞检查：细菌性肺炎的白细胞总数和中性粒细胞数多增高，甚至有核左移现象，细胞质中可见中毒颗粒。病毒性肺炎的白细胞总数正常或偏低，分类以淋巴细胞为主，有时可见异型淋巴细胞。

（2）C 反应蛋白（CRP）：细菌感染时血清 CRP 多升高，非细菌感染时升高不明显。

2. 病原学检查　应尽可能在抗生素使用前采集标本。但小儿肺炎血培养阳性率低，下呼吸道的合格标本难以采集。

（1）细菌培养：取血液、深部痰液、气管吸出物、胸腔穿刺液等进行细菌培养，可明确病原菌，同时进行药物敏感试验以指导治疗。但常规培养需时较长，且在应用抗生素后阳性率也较低。

（2）病毒分离：于发病 7 日内取鼻咽或气管分泌物做病毒分离，阳性率高，但需时较长，不能用作早期诊断。

（3）病原特异性抗原、抗体检测：具有简单、快速的特点，可作出早期病原学诊断，目前病毒学的快速诊断技术已普遍开展。病原特异性抗原检测的常用方法有单克隆抗体免疫荧光技术、免疫酶法或放射免疫法等；病原特异性抗体检测的常用方法有直接 ELISA-IgM 测定和

IgM 抗体捕获试验，主要检测急性期血清中特异性 IgM，具有早期诊断价值。

（4）其他快速诊断方法：如核酸分子杂交技术或聚合酶链反应（PCR）技术直接检测病原体的 DNA，敏感性很高，但易污染出现假阳性。

3. X 线检查　早期肺纹理增粗，以后出现点、斑片状阴影，以双肺下野、中内带为多。斑片状阴影也可融合成大片状。可有肺气肿或肺不张的 X 线改变。若伴发脓胸、脓气胸、肺大疱时可有相应的 X 线征象。

【诊断和鉴别诊断】

典型的支气管肺炎诊断比较容易，根据有发热、咳嗽、气促，肺部有较固定的中、细湿啰音以及 X 线表现，即可作出诊断。确诊后，应进一步判断病情轻重以及有无并发症，并根据条件做相应的病原学检查，以指导治疗。临床上需与以下疾病鉴别。

考点 8-2

1. 急性支气管炎　以咳嗽为主，一般无发热或低热，肺部啰音为不固定的干啰音和粗、中湿啰音，并随咳嗽和体位变化，无气促和发绀。

2. 肺结核　小儿活动性肺结核常有结核中毒症状，肺部啰音不明显。根据结核接触史、结核菌素试验阳性和 X 线胸片有结核病灶可以鉴别。

支气管肺炎与支气管炎的主要区别点

3. 支气管异物　异物吸入可致支气管部分或完全阻塞，形成肺气肿或肺不张，易继发感染合并肺炎，需注意鉴别。患儿多有异物吸入或突然出现呛咳病史，结合胸部 X 线检查可鉴别，必要时可行支气管纤维镜检查。

【治疗】

原则为积极控制炎症、改善肺通气功能、加强护理和对症治疗、防止和治疗并发症。

1. 一般治疗　环境应安静、舒适，保持室内空气流通，以室温 18～20 ℃、湿度 60% 为宜；保持呼吸道通畅，及时清除呼吸道分泌物，经常翻身叩背、变换体位，以利于痰液排出；不同病原的肺炎患儿应分室收治，以防交叉感染；加强营养，应给予富含蛋白质和维生素、易消化的饮食，少量多餐；重症进食不足或进食困难者，给予静脉营养。

2. 抗感染治疗

（1）抗生素治疗：绝大多数重症肺炎是由细菌感染引起，或在病毒感染的基础上合并细菌感染，故需应用抗生素治疗。使用原则：①根据病原菌选用敏感药物；②选用在肺组织浓度高的药物；③早期用药；④重症需联合用药、静脉给药；⑤足量、足疗程。

在应用抗生素前应先取呼吸道分泌物做细菌培养和药物敏感试验。未获培养结果前可先根据经验选药。①肺炎链球菌：首选青霉素或阿莫西林，青霉素过敏者选用大环内酯类抗生素；②金黄色葡萄球菌：甲氧西林敏感者首选苯唑西林钠或氯唑西林钠，耐药者选用万古霉素或联用利福平；③流感嗜血杆菌：首选阿莫西林加克拉维酸（或加舒巴坦）；④大肠埃希菌和肺炎克雷伯菌：首选头孢曲松或头孢噻肟；⑤铜绿假单胞菌：首选替卡西林加克拉维酸；⑥肺炎支原体和衣原体：首选大环内酯类抗生素，如红霉素、罗红霉素、阿奇霉素等。

用药时间一般应持续至体温正常后 5～7 天，症状和体征消失后 3 天。支原体肺炎至少用药 2～3 周；金黄色葡萄球菌肺炎在体温正常后应继续用药 2～3 周，总疗程在 6 周以上。

（2）抗病毒治疗：常用药物有：①利巴韦林，10～15 mg/（kg·d）肌内注射或静脉滴注，也可滴鼻或雾化吸入；②α干扰素（IFN-α），雾化吸入或肌内注射，疗程为 5～7 天。

3. 肾上腺糖皮质激素治疗　不应常规使用。应用指征为：严重喘憋或合并呼吸衰竭、全身中毒症状明显、感染性休克、中毒性脑病及脑水肿者。可用地塞米松 0.1～0.3 mg/（kg·d），疗程为 3～5 天。

4. 对症治疗

（1）氧疗：凡有呼吸困难、喘憋、口唇发绀等缺氧表现者应立即吸氧。一般采用鼻前庭导管给氧，氧流量为 0.5～1 L/min，氧浓度 <40%，氧气应湿化；小婴儿或缺氧明显者可用面

罩给氧，氧流量为 2~4 L/min，氧浓度为 50%~60%；常规给氧效果不佳可使用持续正压通气（CPAP），严重呼吸衰竭可短期应用人工呼吸机治疗。

（2）保持呼吸道通畅：及时清除鼻腔分泌物，酌情使用祛痰剂，必要时可吸痰；注意湿化呼吸道，可雾化吸入；喘憋严重者可选用氨茶碱或 β₂ 受体激动剂；保证液体摄入量，有利于痰的排出。

（3）降温与镇静：高热患儿可用药物或物理降温；伴有烦躁不安者可给予氯丙嗪、地西泮或苯巴比妥钠等镇静药物。

（4）腹胀的治疗：如为低血钾所致，应及时补充钾盐；如为中毒性肠麻痹，应禁食、胃肠减压，亦可使用酚妥拉明，如效果不佳时酌情使用新斯的明。

5. 合并症的治疗

（1）心力衰竭的治疗：原则为吸氧，应用镇静、强心、利尿、血管活性药物。①快速洋地黄制剂：如毛花苷 C（西地兰）或毒毛花苷 K（毒毛旋花子苷 K）静脉注射（详见第九章第五节）；②利尿剂：呋塞米每次 1 mg/kg，静脉注射或静脉滴注；③血管活性药物：常用酚妥拉明每次 0.3~0.5 mg/kg，每次最大量≤10 mg，加入 10% 葡萄糖溶液 20 ml，缓慢静脉滴注，4~6 h 给药一次，病情缓解后停用。

（2）中毒性脑病的治疗：主要是纠正缺氧、止惊、减轻脑水肿和保护脑细胞。可用 20% 甘露醇每次 0.5~1.0 g/kg，静脉注射，每 4~8 h 重复一次，配合使用地塞米松，利尿剂降颅压，出现惊厥可用地西泮 0.2~0.3 mg/kg 静脉注射止惊，辅以能量合剂保护脑细胞。

（3）脓胸、脓气胸的治疗：及时抽脓、抽气。对年龄小、中毒症状重、反复穿刺抽脓不畅或张力性气胸者，应行胸腔闭式引流。

（4）对并存营养不良、佝偻病、贫血患儿，应给予相应治疗。

6. 其他治疗　静脉注射丙种球蛋白有提高机体免疫力、利于疾病康复的作用，可用于重症患儿。迁延性肺炎可行肺部理疗，有促进炎症吸收的作用。

二、几种不同病原体所致肺炎的特点

（一）腺病毒性肺炎

腺病毒性肺炎（adenovirus pneumonia）以腺病毒 3、7 型为主要病原体。本病多见于 6 个月～2 岁婴幼儿，冬春季节多发。病变特点为支气管和肺泡间质炎症。临床特点：①起病急，高热持续时间长，呈稽留热或弛张热，可持续 2~3 周；②咳嗽剧烈，频繁，可出现喘憋、呼吸困难和发绀；③肺部体征出现晚，高热 3~7 天后才出现肺部湿啰音，以后病变融合可出现肺实变体征；④中毒症状重，发病早期即出现萎靡、嗜睡、面色苍白或发灰，烦躁不安，易发生中毒性心肌炎、心力衰竭和中毒性脑病等，少数患儿并发渗出性胸膜炎；⑤肺部 X 线改变较肺部体征出现早，可见大小不等的片状阴影或融合成大病灶，肺纹理增多，肺气肿多见，病灶吸收较慢，需数周至数月；⑥白细胞总数正常或偏低，有异型淋巴细胞。腺病毒肺炎易合并细菌感染，此时，患儿症状加重，白细胞总数明显增高，并出现核左移。

（二）金黄色葡萄球菌性肺炎

金黄色葡萄球菌性肺炎（staphylococcal aureus pneumonia）可为原发或继发于败血症、病毒性肺炎，多见于新生儿和婴幼儿。病变特点为肺组织广泛出血性坏死和多发性小脓肿形成，病情进展迅速，很快引起脓胸、脓气胸、肺大疱、皮下气肿、纵隔气肿等，并可发生败血症以及心包、脑、肝、骨髓、关节等器官的迁徙性化脓病变。临床特点：①起病急，病情重，进展迅速；②全身中毒症状重，不规则高热或弛张热，婴儿可呈稽留热，精神萎靡、面色苍白、咳嗽频繁、呻吟、呼吸困难，易发生循环、神经及消化系统功能障碍；③部分患儿皮肤出现猩红热样或荨麻疹样皮疹；④肺部体征出现早，双肺有中、细湿啰音，并发脓胸、脓气胸时有相应体征；⑤胸部 X 线特点为易变性，病初可见小片浸润影，短时间内出现小脓肿、肺大疱、脓胸或脓气胸；⑥血白细胞总数明显增高，中性粒细胞增高，可见中毒颗粒，小婴儿和重症患儿白细胞总数可不增高，但中性粒细胞比例明显增高。

（三）革兰氏阴性杆菌性肺炎

由于广谱抗生素和免疫抑制剂的使用以及院内感染机会的增多，目前革兰氏阴性杆菌性肺炎（Gram negative bacillary pneumonia, GNBP）发病率有增多趋势。病原菌以流感嗜血杆菌和肺炎克雷伯菌为多，伴有免疫缺陷者常发生铜绿假单胞菌性肺炎，新生儿易患大肠埃希菌性肺炎。病变特点以肺内浸润、实变、出血性坏死为主。临床特点为病情较重，治疗困难，预后较差。临床起病较缓，病情呈亚急性，但全身中毒症状明显，面色苍白、精神萎靡，有发热、痉挛性咳嗽、呼吸困难、口唇发绀，甚至发生中毒性休克，易并发脓胸、脑膜炎、败血症、心包炎、化脓性关节炎等。肺部有湿啰音或实变体征。肺部 X 线表现多样性，可为支气管肺炎、大叶性肺炎或肺段实变征象，常伴有胸腔积液。血白细胞总数明显增高，有时淋巴细胞相对或绝对增多。

（四）肺炎支原体肺炎

肺炎支原体肺炎（mycoplasma pneumoniae pneumonia）的病原体为肺炎支原体（MP），是一种介于细菌和病毒之间的微生物，无细胞壁。本病占小儿肺炎的 10%～20%，多见于学龄期儿童和青年，近年来婴幼儿感染率有所增加。临床特点：①亚急性起病，热型不定，热程 1～3 周，可有头痛、胸痛、胸闷等症状；②刺激性干咳为突出表现，以后转为顽固性剧咳，可咳出黏稠痰液，有的酷似百日咳样阵咳；③肺部体征常不明显，少数可听到干、湿啰音，肺部体征与发热、剧咳等临床表现不一致是本病的特点；④婴幼儿起病急，病程长，病情重，表现为呼吸困难、喘憋和双肺喘鸣音、湿啰音较为突出；⑤部分患儿可有肺外表现，如心肌炎、脑膜炎、溶血性贫血、肝炎、肾炎等；⑥胸部 X 线改变明显而体征较轻。典型表现为不规则云雾状阴影，亦可为支气管肺炎、大叶性肺炎或肺门阴影增浓，病灶呈游走性浸润；⑦血清冷凝集试验≥1：64 有较大参考价值，但该试验特异性、敏感性不高；血清 MP-IgM 测定，＞1：80 为阳性，≥1：160 有诊断价值。

（五）衣原体肺炎

衣原体肺炎（chlamydia pneumonia）的致病微生物为衣原体，寄生在细胞内。主要有沙眼衣原体（CT）、肺炎衣原体（CP）和鹦鹉热衣原体（CPF），后者少有报道。CT 是引起婴儿、特别是 1～3 个月小婴儿肺炎的重要病原体，起病慢，多无发热，可有鼻塞、流涕，约半数患儿有结膜炎，然后出现咳嗽和呼吸增快。肺部可闻及哮鸣音和湿啰音；胸部 X 线呈双侧间质性浸润和肺气肿。CP 常见于学龄期儿童，起病隐匿，大多症状较轻，早期多伴有咽炎、喉炎，然后咳嗽加重，可持续 1～2 个月；肺部可闻及干、湿啰音和哮鸣音；胸部 X 线显示单侧或双侧浸润病灶。

考点 8-3

不同病原菌所致肺炎的临床特点

第五节　支气管哮喘

支气管哮喘（bronchial asthma）简称哮喘，是小儿最常见的气道慢性炎症性疾病。这种气道炎症使易感者对各种激发因子具有气道高反应性（气道高反应性是指气道对各种特异或非特异刺激的反应异常增高），并可引起气道狭窄，临床上表现为反复发作性喘息、咳嗽、气促、胸闷等症状，常在清晨或夜间发作或加重，多数患儿可经治疗缓解或自行缓解。近年来发病率呈上升趋势，以 1～6 岁儿童多见。儿童哮喘若不及时诊治，随着病程的延长，或可引起气道不可逆性狭窄和气道重塑。因此，早期防治非常重要。

【发病机制】

哮喘的发病机制极为复杂，尚未完全清楚，与免疫、神经、精神、内分泌因素和遗传学背景密切相关。

1. **免疫因素** 以肥大细胞的激活、嗜酸性粒细胞与活化 T 细胞浸润、许多炎性介质产生为特点，最终诱发速发型变态反应和慢性气道炎症。气道慢性炎症被认为是哮喘的本质。

2. **神经、精神和内分泌因素** 哮喘患儿的 β 肾上腺素受体功能低下和迷走神经张力亢进，或同时伴有肾上腺素能神经反应性增强，从而发生气道高反应性。气道的自主神经系统除肾上腺素能和胆碱能神经系统外，尚存在第三类神经，即非肾上腺素能非胆碱能（NANC）神经系统。NANC 系统又分为抑制性 NANC 神经系统（i-NANC）及兴奋性 NANC 神经系统（e-NANC），两者平衡失调，可引起支气管平滑肌收缩。

某些患儿哮喘发作与情绪有关，其原因不明。多数患儿于青春期哮喘症状完全消失，在月经期、妊娠期和患甲状腺功能亢进时症状加重，这些均提示哮喘的发病可能与内分泌功能紊乱有关，但其具体机制不明。

3. **遗传学背景** 哮喘具有明显的遗传倾向，患儿及其家庭成员患过敏性疾病和特异性体质者明显高于正常人群。哮喘为多基因遗传病，多种基因参与发病，目前研究较多的是染色体 5q31 上的 IL-4、IL-13 和 IL-4 受体基因的突变或多态性。

4. **诱发因素** 包括呼吸道感染、吸烟、过敏原、食物、运动、气候、精神因素、药物等。其中呼吸道感染是诱发小儿哮喘最常见的因素。

哮喘的自然发展过程：80% ~ 90% 在 5 岁以前首发症状，50% 的哮喘患儿在 10 ~ 20 岁时症状消失。性别：儿童哮喘男比女多，10 岁以后性别差异不明显。

【病理和病理生理】

哮喘死亡患儿的肺组织呈肺气肿，大小气道内填满黏液栓。黏液栓由黏液、血清蛋白、炎症细胞和细胞碎片组成。显微镜显示支气管和毛细支气管上皮细胞脱落，管壁嗜酸性粒细胞和单核细胞浸润，血管扩张和微血管渗漏，基底膜增厚，平滑肌增生肥厚，杯状细胞和黏膜下腺体增生。

气流受阻是哮喘病理生理改变的核心，支气管痉挛、管壁炎症性肿胀、黏液栓形成和气道重塑（airway remodelling）均是造成患儿气道受阻的原因。

1. **支气管痉挛** 急性支气管痉挛为速发型哮喘反应，是 IgE 依赖型介质释放所致（Ⅰ型变态反应），包括肥大细胞释放组胺、前列腺素和白三烯等。

2. **管壁炎症性肿胀** 抗原对气道刺激后 6 ~ 24 h 发生的气道直径减小，是微血管通透性和漏出物增加导致气道黏膜增厚和肿胀所致。伴随或不伴随平滑肌收缩，为迟发型哮喘反应。

3. **黏液栓形成** 主要发生于迟发型哮喘，黏液分泌增多，形成黏液栓，重症病例黏液栓广泛阻塞细小支气管，引起严重呼吸困难，甚至发生呼吸衰竭。

4. **气道重塑** 因慢性和反复的炎症损害，可以导致气道重塑，表现为气道壁增厚和基质沉积、胶原沉积，上皮下纤维化，平滑肌增生和肥大，肌成纤维细胞增殖及黏液腺杯状细胞化生及增生，上皮下网状层增厚，微血管生成。

气道高反应是哮喘的基本特征之一，指气道对多种刺激因素，如过敏原、理化因素、运动和药物等呈现高度敏感状态，在一定程度上反映了气道炎症的严重性。气道炎症通过气道上皮损伤、细胞因子和炎症介质的作用引起气道高反应。

【临床表现】

1. **症状** 咳嗽和喘息呈阵发性发作，以夜间和清晨为重。发作前可有流涕、打喷嚏和胸闷，发作时呼吸困难，呼气相延长伴有喘鸣声。严重病例呈端坐呼吸，恐惧不安，大汗淋漓，面色青灰。

2. **体征** 体格检查可见桶状胸、三凹征。听诊双肺呼吸音减弱，满布呼气相哮鸣音，有时尚有干啰音。严重者气道广泛堵塞，哮鸣音反而消失，称"沉默肺"（silent lung），是哮喘最危险的体征。肺部粗湿啰音时现时隐，在剧烈咳嗽后或体位变化时可消失，提示湿啰音的产生是由于气管内的分泌物所致。在发作间歇期可无任何症状和体征，有些病例在用力时才可听到呼气相哮鸣音。此外还应注意有无过敏性鼻炎、鼻窦炎和湿疹等。

3. **哮喘危重状态**　哮喘急性发作经合理使用支气管舒张剂和糖皮质激素等常规缓解药物治疗后，仍有严重或进行性呼吸困难者，称为哮喘危重状态。表现为哮喘急性发作，出现咳嗽、喘息、呼吸困难、大汗淋漓和烦躁不安，甚至端坐呼吸、语言不连贯、严重发绀、意识障碍及心肺功能不全的征象。

4. **临床分期**　哮喘可分为急性发作期、慢性持续期和临床缓解期三期。急性发作期是指突然发生喘息、咳嗽、气促、胸闷等症状，或原有症状急剧加重；慢性持续期是指近3个月内不同频度和（或）不同程度地出现过喘息、咳嗽、气促、胸闷等症状；临床缓解期系指经过治疗或未经治疗，症状、体征消失，肺功能恢复到急性发作前水平，并维持3个月以上。

【**辅助检查**】

1. **肺通气功能检测**　是诊断哮喘的重要手段，也是评估哮喘病情严重程度和控制水平的重要依据。哮喘患儿主要表现为阻塞性通气功能障碍，且为可逆性。多数患儿，尤其在哮喘发作期间或有临床症状及体征时，常出现第一秒用力呼气量（FEV_1）（正常≥80%预计值）和FEV_1/FVC（正常≥80%）等参数的降低。对疑诊哮喘儿童，如出现肺通气功能降低，可考虑进行支气管舒张试验，评估气流受限的可逆性；如果肺通气功能未见异常，则可考虑进行支气管激发试验，评估其气道反应性；或建议患儿使用峰流量仪每日2次测定峰流量，连续监测2周。如患儿支气管舒张试验阳性、支气管激发试验阳性，或呼气流量峰值（peak expiratory flow，PEF）日间变异率≥13%均有助于确诊。

 知识链接

支气管舒张试验

支气管舒张试验(bronchodilation test, BDT)又称呼吸道可逆性试验(airway reversibility test)，是指对于已有气流阻塞的患者，应用一定剂量的支气管舒张剂[通常用速效β_2受体激动剂(short acting beta 2 receptor agonist, SABA)]后重复测定肺功能，以评价气流阻塞可逆程度的试验，是应用于支气管哮喘等疾病的重要诊断和鉴别诊断方法。支气管平滑肌痉挛是引起气流阻塞的重要原因之一，吸入性SABA可迅速缓解支气管痉挛和改善气流阻塞，BDT即应用这一原理来了解气流阻塞可逆性的程度。

气道高反应性与支气管激发试验

气管和支气管受各种物理、化学、药物、变应原等刺激后所引起的气道阻力(Rrs)变化称为气道反应性(airway responsiveness, AR)。正常气道对轻微刺激不发生收缩反应或仅有微弱反应，是正常生理反应。气管和支气管受轻微物理、化学、药物、变应原等刺激后，Rrs明显增高的现象称为气道高反应性(airway hyper-responsiveness, AHR)。其是基于气道慢性炎症的一种病理生理状态。AHR是支气管哮喘的主要病理生理特征，临床上通过支气管激发试验来测定AHR，判断其严重程度及临床疗效。

注：引自中华医学会儿科学分会呼吸学组《儿童肺功能系列指南（六）》

2. **过敏状态检测**　对于所有反复喘息怀疑哮喘的儿童，均推荐进行变应原皮肤点刺试验或血清变应原特异性 IgE 测定，以了解患儿的过敏状态，协助哮喘诊断。但必须强调过敏状态检测阴性不能作为排除哮喘诊断的依据。外周血嗜酸性粒细胞分类计数对过敏状态的评估有一定价值。

3. 气道炎症指标检测　气道炎症可通过诱导痰嗜酸性粒细胞分类计数和呼出气一氧化氮（FeNO）水平等无创检查方法进行评估。

4. 胸部影像学检查　哮喘诊断评估时，在没有相关临床指征的情况下，不建议进行常规胸部影像学检查。反复喘息或咳嗽儿童，怀疑哮喘以外其他疾病，如气道异物、结构性异常（如血管环、先天性气道狭窄等）、慢性感染（如结核）以及其他有影像学检查指征的疾病时，依据临床线索所提示的疾病选择进行胸部 X 线平片或 CT 检查。

5. 支气管镜检查　反复喘息或咳嗽儿童，经规范哮喘治疗无效，怀疑其他疾病，或哮喘合并其他疾病，如气道异物、气道局灶性病变（如气道内膜结核、气道内肿物等）和先天性结构异常（如先天性气道狭窄、食管 - 气管瘘）等，应考虑予以支气管镜检查以进一步明确诊断。

【诊断和鉴别诊断】

1. 诊断标准　依据中华医学会儿科学分会呼吸学组修订的《儿童支气管哮喘诊断与防治指南》（2016 年版）。

（1）儿童哮喘诊断标准：哮喘的诊断主要依据呼吸道症状、体征及肺功能检查，证实存在可变的呼气气流受限，并排除可引起相关症状的其他疾病。

1）反复发作的喘息、咳嗽、气促、胸闷，多与接触变应原、冷空气、物理性刺激、化学性刺激、呼吸道感染、运动以及过度通气（如大笑和哭闹）等有关，常在夜间和（或）凌晨发作或加剧。

2）发作时双肺可闻及散在或弥漫性，以呼气相为主的哮鸣音，呼气相延长。

3）上述症状和体征经抗哮喘治疗有效，或自行缓解。

4）除外其他疾病所引起的喘息、咳嗽、气促和胸闷。

5）临床表现不典型者（如无明显喘息或哮鸣音），应至少具备以下 1 项：①证实存在可逆性气流受限。支气管舒张试验阳性：吸入速效 β_2 受体激动剂（如沙丁胺醇压力定量气雾剂 $200 \sim 400\ \mu g$）后 15 min FEV_1 增加 $\geq 12\%$；抗感染治疗后肺通气功能改善：给予吸入糖皮质激素和（或）抗白三烯药物治疗 $4 \sim 8$ 周，FEV_1 增加 $\geq 12\%$。②支气管激发试验阳性。③PEF 日间变异率（连续监测 2 周）$\geq 13\%$。

符合第 $1 \sim 4$ 条或第 4、5 条者，可诊断为哮喘。

（2）咳嗽变异性哮喘（cough variant asthma，CVA）的诊断：CVA 是儿童慢性咳嗽最常见的原因之一，以咳嗽为唯一或主要表现。诊断依据包括：

1）咳嗽持续 >4 周，常在运动、夜间和（或）凌晨发作或加重，以干咳为主，不伴有喘息。

2）临床上无感染征象，或经较长时间抗生素治疗无效。

3）抗哮喘药物诊断性治疗有效。

4）排除其他原因引起的慢性咳嗽。

5）支气管激发试验阳性和（或）PEF 日间变异率（连续监测 2 周）$\geq 13\%$。

6）个人或一、二级亲属有过敏性疾病史，或变应原检测阳性。

以上第 $1 \sim 4$ 项为诊断基本条件。

2. 鉴别诊断　以哮喘为主要症状的儿童哮喘应注意与毛细支气管炎、肺结核、气道异物、先天性呼吸系统畸形、支气管肺发育不良和先天性心血管疾病相鉴别，咳嗽变异性哮喘应注意与支气管炎、鼻窦炎、胃食管反流和嗜酸性粒细胞支气管炎等疾病相鉴别。

考点 8-4

咳嗽变异性哮喘诊断的基本条件及诊断依据

【治疗】

1. 哮喘治疗的目标 ①有效控制急性发作症状，并维持最轻的症状，甚至达到无症状；②防止症状加重或反复；③尽可能将肺功能维持在正常或接近正常水平；④防止发生不可逆的气流受限；⑤保持正常活动（包括运动）能力；⑥避免药物不良反应；⑦防止因哮喘而死亡。

哮喘控制治疗应尽早开始。治疗原则为长期、持续、规范和个体化治疗。急性发作期治疗重点为抗炎、平喘，以便快速缓解症状；慢性持续期应坚持长期抗炎，降低气道反应性，防止气道重塑，避免危险因素和自我保健。

2. 哮喘急性发作期治疗

（1）β_2 受体激动剂：是目前最有效、临床应用最广泛的支气管舒张剂。根据起作用的快慢分为速效和缓慢起效两大类，根据维持时间的长短分为短效和长效两大类，吸入型速效 β_2 受体激动剂疗效可维持 4～6 h，是缓解哮喘急性症状的首选药物，严重哮喘发作时第一小时可每 20 min 吸入 1 次，以后每 1～4 h 可重复吸入。药物剂量：每次沙丁胺醇 2.5～5.0 mg 或特布他林 2.5～5.0 mg。急性发作病情相对较轻时也可选择短期口服短效 β_2 受体激动剂，如沙丁胺醇片和特布他林片等。

（2）糖皮质激素：病情较重的急性病例应给予口服泼尼松或泼尼松龙短程治疗（1～7天），每日 1～2 mg/kg，分 2～3 次。一般不主张长期使用口服糖皮质激素治疗儿童哮喘，严重哮喘发作时应静脉给予甲泼尼龙，每日 2～6 mg/kg，分 2～3 次输注，或琥珀酸氢化可的松或氢化可的松，每次 5～10 mg/kg。一般静脉糖皮质激素使用 1～7 天，症状缓解后即停止静脉用药，若需持续使用糖皮质激素者，可改为口服泼尼松。吸入性糖皮质激素（ICS）对儿童哮喘急性发作的治疗有一定的帮助，选用雾化吸入布地奈德混悬液每次 0.5～1 mg，每 6～8 h 1次。但病情严重时不能以吸入治疗替代全身型糖皮质激素治疗，以免延误病情。

（3）抗胆碱能药物：吸入型抗胆碱能药物如溴化异丙托品舒张支气管的作用比 β_2 受体激动剂弱，起效也较慢，但长期使用不易产生耐药，不良反应少。尤其对 β_2 受体激动剂治疗反应不佳的中重度患儿应尽早联合使用。

（4）短效茶碱：可作为缓解药物用于哮喘急性发作的治疗，主张将其作为哮喘综合治疗方案中的一部分，而不单独应用治疗哮喘。需注意其不良反应，长时间使用者，最好监测茶碱的血药浓度。

3. 哮喘危重状态的处理

（1）氧疗：所有危重哮喘患儿均存在低氧血症，采用鼻导管或面罩吸氧，以维持血氧饱和度 >0.94。

（2）补液、纠正酸中毒：注意维持水、电解质平衡，纠正酸碱平衡紊乱。

（3）糖皮质激素：全身应用糖皮质激素作为儿童危重哮喘治疗的一线药物，应尽早使用。

（4）支气管扩张剂的使用：①吸入型速效 β_2 受体激动剂；②氨茶碱静脉滴注；③抗胆碱能药物；④肾上腺素皮下注射，每次皮下注射 1：1000 肾上腺素 0.01 ml/kg，儿童最大不超过0.3 ml。必要时可每 20 min 使用 1 次，不能超过 3 次。

（5）镇静剂：可用水合氯醛灌肠，禁用其他镇静剂；在插管条件下，亦可用地西泮镇静，剂量为每次 0.3～0.5 mg/kg。

（6）抗菌药物治疗：儿童哮喘发作主要由病毒引发，抗菌药物不作为常规应用，若伴有肺炎支原体感染，或者合并细菌感染则选用病原体敏感的抗菌药物。

（7）辅助机械通气指征：①持续严重的呼吸困难；②呼吸音减低或几乎听不到哮鸣音及呼吸音；③因过度通气和呼吸肌疲劳而使胸廓运动受限；④意识障碍、烦躁或抑制，甚至昏迷；⑤吸氧状态下发绀进行性加重；⑥ $PaCO_2 \geq 65$ mmHg。

4. 哮喘慢性持续期治疗

（1）吸入性糖皮质激素（ICS）：是哮喘长期控制的首选药物，也是目前最有效的抗炎药物，优点是通过吸入，药物直接作用于气道黏膜，局部抗炎作用强，全身不良反应少。通常需要长期、规范吸入，较长时间才能达到完全控制。目前临床上常用 ICS 有布地奈德、丙酸氟替卡松和丙酸倍氯米松。

（2）白三烯调节剂：分为白三烯合成酶抑制剂和白三烯受体拮抗剂，该药耐受性好，副作用少，服用方便。白三烯受体拮抗剂包括孟鲁司特和扎鲁司特。

（3）缓释茶碱：用于长期控制时，主要协助 ICS 抗炎，每日分 1~2 次服用，以维持昼夜稳定的血药浓度。

（4）长效 β_2 受体激动剂：药物包括福莫特罗、沙美特罗、班布特罗及丙卡特罗等。

（5）肥大细胞膜稳定剂：色甘酸钠，常用于预防运动及其他刺激诱发的哮喘。

（6）全身型糖皮质激素：在哮喘慢性持续期控制哮喘发作过程中，全身型糖皮质激素仅在慢性持续期分级为重度持续患儿、长期使用高剂量 ICS 加吸入型长效 β_2 受体激动剂及其他控制药物疗效欠佳的情况下短期使用。

（7）抗 IgE 抗体：对 IgE 介导的过敏性哮喘具有较好的效果。但由于价格昂贵，仅适用于血清 IgE 明显升高、ICS 无法控制的 12 岁以上重度持续性过敏性哮喘患儿。

（8）联合治疗：对病情严重度分级为重度持续和单用 ICS 病情控制不佳的中度持续的哮喘提倡长期联合治疗，如 ICS 联合吸入型长效 β_2 受体激动剂、ICS 联合白三烯调节剂和 ICS 联合缓释茶碱。

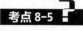
考点 8-5

缓解哮喘急性发作的首选药物、哮喘长期控制的首选药物

（9）过敏原特异性免疫治疗（AIT）：在无法避免接触变应原或药物治疗无效时，可考虑针对变应原的特异性免疫治疗，需要在有抢救措施的医院进行。AIT 是目前可能改变过敏性疾病自然进程的唯一治疗方法，但对肺功能的改善和降低气道高反应性的疗效尚需进一步临床研究和评价。特异性免疫治疗应与抗炎及平喘药物联用，坚持足够疗程。

【健康教育】

1. 避免危险因素　应避免接触变应原，积极治疗和清除感染灶，去除各种诱发因素（吸烟、呼吸道感染和气候变化等）。

2. 哮喘的教育　哮喘患儿的教育与管理是提高疗效、减少复发、提高患儿生活质量的重要措施。通过门诊教育、集中教育（交流会和哮喘之家等活动）、媒体宣传（广播、电视、报纸、科普杂志和书籍等）和定点教育（与学校、社区卫生机构合作）等多种形式，向哮喘患儿及其家属宣传哮喘基本知识，调动其对哮喘防治的主观能动性，提高依从性，避免各种危险因素，巩固治疗效果，提高生活质量。教会患儿及其家属正确使用儿童哮喘控制测试（C-ACT）等儿童哮喘控制问卷，以判断哮喘控制水平。

【预后】

儿童哮喘的预后较成人好，病死率约为（2~4）/10 万，约 70%~80% 年长后不再反复，但仍可存在不同程度气道炎症和气道高反应性，30%~60% 的患儿可完全控制或自愈。

自测题

一、选择题

1. 小儿易患呼吸道感染的免疫特点是
   A. 非特异性免疫功能差
   B. 特异性免疫功能差
   C. 肺泡吞噬细胞功能不足
   D. SIgA、IgG 含量低
   E. 以上均是

2. 小儿呼吸系统的解剖特点,错误的是
   A. 后鼻道狭窄,感染后易堵塞,出现呼吸及吸吮困难
   B. 咽鼓管短、直、平,易发生中耳炎
   C. 鼻窦口相对大,鼻炎时易累及鼻窦
   D. 扁桃体 4~10 岁发育达高峰,此期儿童不易发生扁桃体炎
   E. 胸腔较小,肺相对大,肺不能充分扩张,而影响通气换气

3. 婴儿的呼吸频率为
   A. 24 次 / 分
   B. 20 次 / 分
   C. 30 次 / 分
   D. 22 次 / 分
   E. 40~44 次 / 分

4. 有关小儿肺的解剖特点错误的是
   A. 肺泡数量少且面积小
   B. 血管稀少,间质发育弱
   C. 弹性纤维发育较差
   D. 肺含血量多而含气量少
   E. 感染时易致黏液阻塞

5. 下列不符合咽结膜热的特点的是
   A. 发热
   B. 咽炎
   C. 结膜炎
   D. 病原体为腺病毒 3、7 型
   E. 病原体为柯萨奇 A 组病毒

6. 急性上呼吸道感染的治疗不包括
   A. 注意休息,保持良好的生活环境
   B. 发生高热惊厥可进行降温、镇静、止痉等处理
   C. 病毒感染,可试用利巴韦林
   D. 高热可口服药物或物理降温
   E. 均应选用抗生素治疗

7. 缓解支气管哮喘急性发作的首选治疗方法为
   A. 吸入短效 β_2 受体激动剂
   B. 吸入色甘酸钠
   C. 静脉注射氨茶碱
   D. 口服抗组胺药
   E. 静脉滴注抗生素

8. 以下最能反映哮喘本质的是
   A. 气道高反应性

B. 气道重塑
C. 气道气流受限
D. 气道慢性炎症
E. 气道黏液栓形成

9. 下列肺炎属于非典型性肺炎的是
   A. 肺炎链球菌肺炎
   B. 金黄色葡萄球菌肺炎
   C. 肺炎克雷伯菌肺炎
   D. 流感嗜血杆菌肺炎
   E. 军团菌肺炎

10. 支气管肺炎和支气管炎的主要鉴别点是
    A. 发热、咳嗽
    B. 气促
    C. 粗湿啰音
    D. 固定性细湿啰音
    E. 外周血白细胞增高

11. 下列肺炎分类中按病理分类的是
    A. 病毒性肺炎
    B. 细菌性肺炎
    C. 支原体肺炎
    D. 支气管肺炎
    E. 衣原体肺炎

12. 可以出现全身各系统临床表现,如溶血性贫血、心肌炎、脑膜炎等的肺炎是
    A. 呼吸道合胞病毒肺炎
    B. 腺病毒肺炎
    C. 金黄色葡萄球菌肺炎
    D. 革兰氏阴性杆菌肺炎
    E. 肺炎支原体肺炎

13. 易发生脓胸、脓气胸、肺大疱的肺炎是
    A. 腺病毒肺炎
    B. 呼吸道合胞病毒肺炎
    C. 金黄色葡萄球菌肺炎
    D. 衣原体肺炎
    E. 肺炎支原体肺炎

14. 患儿,男,5 个月,发热、咳嗽、喘息 3 天,体温 37.5 ℃,精神不振,明显发绀,呼吸节律不规则,双肺布满中、细湿啰音,血气 PaO_2 5.5 kPa,$PaCO_2$ 7.0 kPa,SaO_2 82%,最可能的诊断是
    A. 肺炎合并脓胸
    B. 肺炎合并心力衰竭
    C. 肺炎合并脓气胸

D. 肺炎合并呼吸衰竭

E. 肺炎合并中毒性脑

15. 患儿,女,11个月,高热、流涎2天,体格检查:T 39.5 ℃,急性热病容,咽部充血,咽腭弓可见4个直径3 mm的疱疹,周围红,其余无异常,白细胞 3.3×10^9/L,诊断为

A. 急性上呼吸道感染

B. 咽结膜热

C. 疱疹性咽峡炎

D. 流行性感冒

E. 毛细支气管炎

二、名词解释

1. 上呼吸道感染

2. 肺炎

3. 支气管哮喘

三、问答题

1. 肺炎合并心力衰竭的表现是什么?

2. 简述支气管哮喘的诊断标准。

（张国英）

第九章

循环系统疾病

 思维导图

循环系统疾病

小儿循环系统解剖生理特点

- **心脏胚胎发育**：第2周形成原始心脏，4~8周心房、心室、动脉隔形成，2~8周是胚胎心脏发育的关键期、致畸敏感期
- **胎儿–新生儿血液循环转换**：肺循环建立（啼哭、呼吸），卵圆孔关闭（5~7个月）、动脉导管关闭（80%在3个月、95%在1年内）
- **心率、血压特点**：心率较快、易波动，体温每升高1℃，心率升高10~15次/分；血压较低，收缩压平均为（年龄×2 + 80 mmHg），舒张压为收缩压×2/3 mmHg

先天性心脏病

- **左向右分流型**
  - 室间隔缺损
  - 房间隔缺损
  - 动脉导管未闭

  慢性缺氧：乏力，多汗，气急，心悸，消瘦等
  呼吸道感染：反复发热、咳嗽、肺炎
  一过性青紫：口唇、口周，差异性青紫
  心脏杂音：不同先天性心脏病部位与时限不同
  心界扩大：不同先天性心脏病部位不同
  心力衰竭：肺炎，哭闹，静脉输液快等诱发

- **无分流型**

- **右向左分流型**
  - 法洛四联症

  肺动脉狭窄、室间隔缺损、主动脉骑跨等
  持续青紫，好蹲踞，急性缺氧发作，瘦小等
  收缩期杂音，杵状指（趾），靴型心，脑血栓等

病毒性心肌炎

供血不足：胸闷、心悸、气急、头晕、乏力、多汗、苍白等，重者心力衰竭、心源性休克
心脏体征：心率增快、心音低钝、心界可大、心律失常等
诊断检查：心肌酶、肌钙蛋白，心电图、超声心动图，病毒分离、核酸检测、抗体检测
治疗要点：卧床休息，早抗病毒，重者用大剂量丙种球蛋白，心源性休克等用糖皮质激素

充血性心力衰竭

病理生理：心及心外疾病→心肌收缩力↓负荷↑→心搏出量↓→动脉缺血，静脉淤血，水肿
心衰指征：心率↑，心音低钝，呼吸困难，呼吸↑，突然烦躁，发绀加重，肝大，尿少，水肿
治疗要点：供氧，减轻心脏负担（休息，镇静，利尿，扩血管），增强心肌收缩力（洋地黄）等

通过本章内容的学习，学生应能：

识记：

说出心脏胚胎发育关键期、胎儿血液循环特点及生后的改变，列出心率、血压、心尖搏动特点；叙述常见先天性心脏病、病毒性心肌炎、充血性心力衰竭的临床表现，列出诊断依据、治疗措施。

理解：

比较常见先天性心脏病的血流动力学改变、临床表现、辅助检查等的异同点。

应用：

运用所学知识，能对上述疾病做出初步诊断，并拟订治疗方案。

运用所学知识加强孕产期保健及小儿日常保健，用热心、爱心、耐心促小儿"心"之健康。

第一节　小儿循环系统解剖生理特点

一、心脏胚胎发育

胚胎第 2 周形成原始心脏，由胚盘的中胚层细胞发育而来，呈纵直管道。随着胚胎组织的分化，心管发生扭转，由外表的收缩环把其自后向前分为心房、心室和心球三部分。胚胎第 4 周心脏外形基本形成，并具有循环功能，但仍为单一的心管，血液由静脉窦流入，从动脉干流出。第 4～8 周房室隔、室间隔逐渐形成，成为四腔的心脏；同时心球部的动脉总干被螺旋形的主肺动脉隔分开，形成主动脉、肺动脉，并经旋转分别与左、右心室连接。所以，胚胎第 2～8 周是心脏胚胎发育的关键时期，此期间若受到物理、化学和生物等不利因素的影响，易引起先天性心血管畸形。

二、胎儿 - 新生儿血液循环转换

1. 正常胎儿血液循环　胎儿是通过脐血管、胎盘与母体进行营养和气体交换的（图 9-1）。

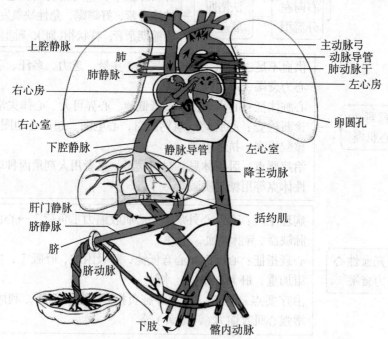

图 9-1　胎儿血液循环示意图

来自胎盘的动脉血经脐静脉进入胎儿体内，至肝下缘分为两支：一支进入肝与门静脉吻合，经肝静脉出肝汇入下腔静脉；另一支经静脉导管注入下腔静脉，与来自下半身的静脉血混合，流入右心房。由于下腔静脉瓣的阻隔作用，下腔静脉的混合血流入右心房后，约1/3经卵圆孔流入左心房，再经左心室注入主动脉，主要供应心脏、脑和上肢的氧与营养；另外2/3与来自上腔静脉的静脉血再次混合，流入右心室，进入肺动脉。因胎儿肺处于压缩状态，肺动脉的血液只有少量流入肺，经肺静脉回流到左心房，而肺动脉的大部分血液经动脉导管流入降主动脉，供应腹腔脏器和下肢的氧与营养，此后一部分汇入下腔静脉，另一部分经脐动脉回流至胎盘，与母体进行营养物质与氧气的交换。

动画：胎儿血液循环

因此，胎儿血液循环具有以下特点：

（1）胎儿与母体之间的营养和气体交换是通过胎盘和脐血管进行的。

（2）因胎儿肺无呼吸功能，几乎无肺循环，只有体循环。

（3）静脉导管、卵圆孔、动脉导管是胎儿血液循环的三个特殊通道。

（4）胎儿体内大部分是混合血，不同的部位含氧量不同，其中肝血液含氧量最高，心、脑、上肢次之，下半身血液含氧量最低。

2. 出生后血液循环的转换

（1）胎盘血液循环停止：出生后脐血管结扎，胎盘血液循环停止，生后6～8周脐血管完全闭锁，形成韧带。

（2）肺循环建立：出生后随着新生儿啼哭、自主呼吸建立，肺泡扩张，肺小动脉管壁肌层逐渐退化，管壁变薄并扩张，肺循环压力降低，肺动脉血液流入肺，肺循环建立。

（3）卵圆孔关闭：肺循环建立，经肺动脉流入肺的血液增多，肺动脉压力降低，右心室、右心房压力降低；同时经肺静脉回流至左心房的血量增加，左心房压力增高，当左心房压力超过右心房时，位于左心房侧的帘状薄膜自左向右覆盖卵圆孔，卵圆孔在功能上关闭。生后5～7个月形成解剖上闭合。

（4）动脉导管关闭：肺循环压力降低，低阻力的胎盘血循环终止，体循环压力增高，流经动脉导管的血流逐渐减少，加之动脉血氧含量增高，促使动脉导管平滑肌收缩，生后10～15小时动脉导管在功能上关闭。至此，新生儿体内动、静脉血液分开，转换为正常的血循环途径。此后，随着内膜增生和纤维化，动脉导管逐渐闭塞，80%于生后3个月、95%于生后1年内形成解剖上闭合。

考点9-1

胎儿血液循环特点及其生后的转换

三、小儿心脏的解剖特点

小儿心脏增长速度与体重平行，但左、右心室的增长不平衡。胎儿时期，右心室负荷重，右心室壁发育快于左心室。出生后，左心室负荷明显增加，左心室壁发育明显快于右心室。新生儿期左、右心室厚度均为4～5 mm，至青春期左心室厚度约增加2.5倍，右心室厚度仅增加1/3。出生时心腔容量约为20 ml，1岁时相当于出生时的2倍，7岁时为5倍，青春期后逐渐达到成人水平。婴幼儿心脏为球形或圆锥形，6岁后接近于成人，类似椭圆锥形。2岁以下小儿心脏多呈横位，2岁以后逐渐转为斜位。

因心脏的形态及位置随年龄增长而改变，心尖搏动的位置亦随年龄发生变化。2岁之前心尖搏动位于左侧第4肋间、左锁骨中线外侧1～2 cm处，心尖部主要为右心室；2岁以后心尖搏动下降至左侧第5肋间、左锁骨中线处，左心室占据心尖部；6～7岁以后心尖搏动逐渐移至左锁骨中线内侧0.5～1.0 cm处。

四、小儿心率、血压的特点

1. 心率 小儿心脏每搏输出量有限，加之新陈代谢旺盛，交感神经兴奋性较高，小儿心率较成人快，且年龄越小，心率越快。新生儿平均心率120~140次/分，婴儿110~130次/分，2~3岁100~120次/分，4~7岁80~100次/分，8~14岁70~90次/分。

小儿心率易受进食、活动、哭闹、发热等因素的影响而增快。一般体温每升高1℃，心率增快10~15次/分。因此，观测心率时应保持小儿安静，或在小儿睡眠时观测，并注意发热等因素对心率的影响，每次观测时间不少于1 min。

2. 血压　由于心排血量较少，血管管径较粗，动脉壁弹性好，小儿血压较低，且年龄越小，血压越低。新生儿收缩压为60~70 mmHg（8.0~9.3 kPa），1岁时为70~80 mmHg（9.3~10.7 kPa），1岁以后小儿血压的正常值可用以下公式计算：

收缩压＝（年龄×2＋80）mmHg〔（年龄×0.26＋10.7）kPa〕

舒张压＝收缩压×2/3

高于此标准值20 mmHg（2.7 kPa）为高血压，低于此标准值20 mmHg（2.7 kPa）为低血压。下肢血压一般比上肢血压高20 mmHg（2.7 kPa）。脉压为30~40 mmHg（4.0~5.3 kPa）。

小儿血压容易受外界因素的影响而波动，如哭叫、体位变动、情绪紧张等可使血压暂时升高。测量血压时，应保持小儿安静，血压计袖带宽度应占小儿上臂长度的1/2~2/3。袖带过宽时测得的血压较实际为低，反之则偏高。

考点 9-2

小儿心率、血压、心尖搏动特点

第二节　先天性心脏病概述

先天性心脏病（congenital heart disease，CHD）是一类因胎儿时期心脏及大血管发育异常导致的心血管畸形，是小儿最常见的心脏病。发病率占活产婴儿的7‰~8‰，且死亡率高。近年，随着超声心动图、心导管、心血管造影检查，以及低温麻醉、体外循环下心脏直视手术和介入性导管术的应用，先天性心脏病患儿能够得到及时诊治，其预后已经大有改观。

【病因及预防】

确切病因尚未明了，目前认为是遗传与环境因素共同作用所致。

1. 遗传因素　大多数为多基因遗传缺陷，也有单基因遗传缺陷，也可为染色体畸变，如唐氏综合征、18-三体综合征等。

2. 环境因素　在妊娠早期（胚胎第2~8周），孕母受到不良因素的影响，易诱发胚胎心脏发育异常。

（1）病毒感染：如风疹病毒、流感病毒、流行性腮腺炎病毒、柯萨奇病毒感染。

（2）理化因素：接触大量放射线，应用致畸的药物，如接触X射线，服用甲氨蝶呤、白消安、环磷酰胺、甲苯磺丁脲等。

（3）疾病影响：患糖尿病、高钙血症、苯丙酮尿症等代谢性疾病。

（4）其他：宫内慢性缺氧、叶酸缺乏、酗酒、吸食毒品等。

加强孕期保健，特别是孕早期的保健，适量补充叶酸，积极预防风疹、流感等病毒感染性疾病，避免接触放射线和有关药物等，禁止酗酒、吸食毒品，糖尿病、高钙血症等代谢性疾病患者暂避孕等，对预防先天性心脏病具有积极意义。

【分类】

根据左、右心腔及大血管之间有无血液分流和分流的方向分为三型。

1. 左向右分流型（潜伏青紫型）　常见室间隔缺损、房间隔缺损和动脉导管未闭等。在左、右心腔之间或主动脉、肺动脉之间有异常通路，一般情况下体循环的压力高于肺循环，血液自左向右分流，平时不出现青紫。当屏气、剧烈哭闹，或有病理性肺动脉高压，致使右心压力增高并超过左心时，血液自右向左分流，出现暂时性青紫，故称潜伏青紫型。

2. 右向左分流型（青紫型）　常见法洛四联症、大血管错位等。由于畸形的存在（如右心室流出道狭窄），导致右心压力高于左心，血液自右向左分流；或因大动脉起源异常，右心的静脉血直接注入错位的大动脉，大量静脉血流入体循环，引发持续性青紫、严重缺氧，故称青紫型。

3. 无分流型（无青紫型）　常见肺动脉狭窄、主动脉缩窄等。心脏的左、右两侧或动、静脉之间无异常通道和分流，不出现青紫。

【诊断与鉴别诊断】

1. 询问病史　详细询问母亲妊娠情况，患儿的发病情况、主要症状、疾病史、生长发育史等。

（1）母亲妊娠史：母亲孕期尤其是怀孕早期（最初 3 个月）有无病毒感染、接触放射线（尤其是腹腔和盆腔）、应用药物及用药情况，有无糖尿病、高钙血症及遗传代谢性疾病，有无酗酒、吸食毒品，是否口服过叶酸等。

（2）症状及相关病史：婴儿期有无喂养困难、吸吮歇停、易呕吐，患儿的活动情况，有无活动后气促、苍白、多汗等，有无好蹲踞现象。皮肤黏膜有无青紫，青紫的部位、出现和持续的时间，是一过性还是持续性，诱发青紫或使青紫加重的因素。婴幼儿是否经常出现发热、咳嗽，或反复发生肺炎，甚至心力衰竭等。有无因哭闹、排便用力等而突然出现呼吸急促、晕厥等。患儿的出生情况和出生后的生长发育情况。

2. 体格检查

（1）一般状况：测量生命体征、体重、身长（高）、头围、胸围等，观察、判断患儿生长发育是否落后。观察皮肤、黏膜颜色，注意有无发绀、杵状指（趾）等。

（2）心脏检查：视诊心前区是否饱满或隆起、心尖搏动的位置和范围。触诊心前区有无收缩期震颤及其部位。叩诊心界是否扩大及扩大的部位与程度。听诊心音、心率、心律，是否闻及杂音，注意杂音最响的部位、性质、响度、出现的时限，有无向锁骨下、颈部等传导，主动脉与肺动脉瓣区第二心音有无增强、减弱或消失等。

（3）周围血管征：是否有水冲脉、毛细血管搏动征、股动脉枪击音等动脉导管未闭所致的脉压增大征象。有无下肢血压低于上肢、股动脉搏动微弱或消失等主动脉狭窄的表现。

3. 辅助检查

（1）X 线检查：通过 X 线透视、后前位及侧位摄片，或辅以左前斜位、右前斜位摄片，测量心胸比值（正常婴幼儿小于 55%，年长儿小于 50%），观察心脏位置、大小、形态，了解各心房和心室的位置、形态、搏动，有无增大，肺动脉段是否凸出或凹陷，主动脉结是否增大或缩小。肺野透亮度及有无侧支血管形成，肺门血管影是否扩大或缩小，有无"肺门舞蹈征"等。也可选择断层摄片或心血管造影检查，协助诊断。

（2）心电图：了解心房、心室有无肥厚，电轴有无左偏或右偏，有无心肌劳损、房室传导阻滞等，但应注意不同年龄小儿心电图的特点。

（3）超声心动图：可观察心脏的解剖结构、心脏功能及部分血流动力学情况。M 型超声可显示心脏各层结构、瓣膜活动情况、心腔和血管的内径。二维超声可实时显示心脏和大血管各解剖结构、活动情况及其空间毗邻关系。多普勒超声（脉冲波多普勒、连续波多普勒、彩色多普勒血流显像）可检测血流方向、速度，换算压力阶差，可评估瓣膜、血管狭窄程度，估算心内缺损的分流量、肺动脉压力，评估心功能等。

（4）心导管检查：对复杂畸形或经无创性检查仍不能明确诊断者，选择心导管检查。右心导管检查时，经皮穿刺股静脉，插入导管，经下腔静脉、右心房、右心室到肺动脉；左心导管检查时，导管经股动脉、降主动脉逆行至左心室。心导管检查可探测异常通道，测量心腔及大血管不同部位的血氧饱和度和压力，计算心排血量、分流量及血管阻力。连续压力测定可评价瓣膜或血管狭窄的部位、类型、程度等。通过测定肺小动脉楔压可评价肺动脉高压患者的肺血管床状态。

（5）心血管造影：心导管检查时，根据需要进行选择性心腔、血管造影，并迅速摄片，可以明确心血管的解剖结构，对复杂性心血管畸形仍不失其重要诊断价值。

临床常见先天性心脏病的鉴别见表 9-1。

表 9-1　常见先天性心脏病的鉴别要点

鉴别要点		室间隔缺损	房间隔缺损	动脉导管未闭	法洛四联症
症状	发育落后	消瘦、体格瘦小	同左	同左	明显
	缺氧表现	乏力，活动后气促、心悸，多汗	同左	同左	乏力、好蹲踞、杵状指（趾）、发作性晕厥
	呼吸道感染	反复	同左	同左	较少
	发绀	一过性，晚期持续性	同左	一过性、差异性	持续性青紫，活动后加重
并发症		肺炎、肺水肿心力衰竭、心内膜炎	肺炎、肺水肿心力衰竭	肺炎、心力衰竭	脑血栓形成、脑脓肿心力衰竭、心内膜炎
心脏体征	杂音部位（胸骨）	左缘第3、4肋间	左缘第2肋间	左缘第2、3肋间	左缘第2~4肋间
	杂音时限	全收缩期	收缩期	连续性	收缩期
	杂音响度和性质	Ⅲ~Ⅳ级粗糙、响亮	Ⅱ~Ⅲ级喷射性	Ⅱ~Ⅳ级机器样	Ⅱ~Ⅲ级喷射性
	收缩期震颤	有	缺损大者有	有	多有
	肺动脉第二心音	增强	增强、固定分裂	增强	减弱
周围血管征		无	无	有	无
X线检查	房室增大	左、右室大，中型缺损以左室大为主，大型缺损以右室大为主	右房、右室大	左房、左室大，肺动脉高压者右室也大	右室大，心尖上翘呈"靴型"
	肺动脉段	扩张或凸出	凸出	凸出	凹陷
	主动脉影	主动脉弓较小	缩小	主动脉结正常或凸出	主动脉弓增宽
	肺野	充血	充血	充血	清晰
	"肺门舞蹈征"	有	有	有	无
心电图检查		正常，左室肥大或左、右室肥大	不完全右束支传导阻滞，右室肥大	左室肥大，左房可肥大	右室肥大
超声心动图检查		左心房、左心室和右心室内径增大，室间隔回声中断	右心房、室内径增大，房间隔回声中断	左心房、室内径增大，主动脉内血液经动脉导管流入肺动脉	主动脉右移、内径增大，右室壁肥厚、内径增大、流出道狭窄，室间隔回声中断，右心室血液流入主动脉
心导管检查		右室血氧含量高于右房，右室压力增高，导管可从右室进入左室	右房血氧含量高于上、下腔静脉，导管可从右房进入左房	肺动脉血氧含量高于右室，导管容易从肺动脉进入降主动脉	导管易从右室进入左室或主动脉，不易进入肺动脉，主动脉血氧饱和度下降

考点 9-4

先天性心脏病的诊断与鉴别诊断

第三节 常见的先天性心脏病

案例导入

患儿，女，1.5岁，因"发热、咳嗽2天，喘憋半天"入院。2天前，受凉后出现发热、咳嗽，测体温38.5℃左右，曾在院外治疗（用药不详），效果不佳，半天来喘憋明显，口唇青紫，不能平卧。患儿自幼体弱，食欲较差，活动较少，多汗，曾患呼吸道感染3次，有口周青紫史。T 37.8℃，P 148次/分，R 44次/分，BP 84/58 mmHg。体重9.4 kg，身长76 cm。发育营养欠佳，呼吸急促，口唇轻度发绀，咽充血，两肺底可闻及细小水泡音。心前区稍隆起，心率148次/分，律齐，胸骨左缘3～4肋间闻及Ⅲ～Ⅳ级粗糙的收缩期杂音。腹软，肝在右肋缘下3 cm处触及，质软。

思考：

1. 初步诊断什么疾病？列出诊断依据。
2. 为明确诊断，需要进一步做哪些检查？
3. 现应采取哪些治疗措施？明确诊断后怎样治疗？

一、室间隔缺损

室间隔缺损（ventricular septal defect，VSD）是最常见的先天性心脏病，约占我国小儿先天性心脏病发病总数的50%。VSD可单独存在，但40%的病例与其他心脏畸形同时存在。根据缺损位置不同，分为膜周型（位于室上嵴下室间隔膜部，占60%～70%）、肌部型（缺损边缘均为肌部，占10%～20%）、双动脉下型（缺损位于流出道部，较少见）。根据缺损大小分为小型缺损（缺损直径<0.5 cm）、中型缺损（缺损直径0.5～1.5 cm）、大型缺损（缺损直径>1.5 cm）三型，其中小型缺损常见于肌部，又称为Roger病。

【病理生理】

VSD的病理生理改变取决于缺损的大小及肺血管阻力。小型缺损左向右分流量少，血流动力学变化不大；大、中型缺损分流量较大，可引起明显的血流动力学改变。

由于体循环压力高于肺循环，左心室压力高于右心室，血液自左向右分流（图9-2），导致肺循环血量增加、体循环血量减少，右心室、左心房、左心室容量负荷加重。患儿出现剧烈哭闹、屏气等可引起肺动脉压力升高，左向右分流减少，甚至出现双向分流或反向分流，引起一时性青紫。由于肺动脉内血流量增大，早期可引起肺小动脉痉挛，形成动力性肺动脉高压；晚期因肺小动脉中层和内膜增厚，管腔变窄、梗阻，产生梗阻性肺动脉高压，出现持续性右向左分流，临床表现持续性青紫，称艾森门格（Eisenmenger）综合征。

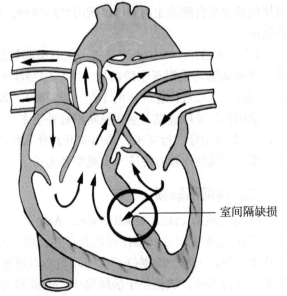

动画：室间隔缺损

室间隔缺损

图9-2 室间隔缺损血液分流示意图

【临床表现】

小型缺损者无明显症状，生长发育不受影响，多在体检时发现杂音。大、中型缺损者生后不久（1~2个月）即出现症状。

1. 症状　因体循环血量减少而出现喂养困难、乏力、多汗，活动后气促、心悸、面色苍白，消瘦、生长发育落后。因肺循环血量增加而反复发生呼吸道感染，并易发生心力衰竭。剧烈哭闹、屏气，患肺炎、心力衰竭时，可出现暂时性青紫。有时扩张的肺动脉压迫喉返神经，可引起声音嘶哑。

2. 体征　心尖搏动弥散，心界扩大。在胸骨左缘 3、4 肋间闻及 Ⅲ ~ Ⅳ 级粗糙响亮的全收缩期杂音，杂音响亮处可触及收缩期震颤。因肺动脉压力升高，肺动脉瓣区第二心音增强。分流量大时，肺静脉回流入左心房血量过多，二尖瓣相对狭窄，在心尖部闻及舒张期隆隆样杂音。久之心前区隆起，晚期发展为梗阻性肺动脉高压时，出现持续性青紫。

VSD 常见并发症为支气管炎、支气管肺炎、充血性心力衰竭、肺水肿和感染性心内膜炎。

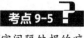

考点 9-5

室间隔缺损的病理生理及临床表现

【辅助检查】

1. X 线检查　小型缺损心影大小正常或仅见左心室轻度增大。中型缺损可见心影轻至中度增大，左、右心室增大，以左心室增大为主，主动脉弓影较小，肺动脉段扩张，肺野充血。大型缺损心影中度以上增大，左、右心室增大，以右心室增大为主，肺动脉段明显凸出，肺野充血。X 线透视下，肺门血管搏动增强，随心脏搏动呈现一明一暗的"肺门舞蹈征"。

2. 心电图检查　小型缺损者心电图正常或仅有左心室增大图形。中型缺损以左心室肥厚为主，V_5、V_6 导联 R 波升高伴深 Q 波，T 波直立、高尖、对称。大型缺损为左、右心室肥厚或右室肥厚，可伴有心肌劳损，有时呈右束支传导阻滞。

3. 超声心动图检查　M 型超声显示左心室、左心房和右心室内径增大，主动脉内径缩小。二维超声可见室间隔连续性回声中断，显示缺损的位置、数目、大小。多普勒彩色超声血流显像可显示分流的位置、方向及分流量。

4. 心导管检查　通过右心导管检查测量不同部位的氧含量、压力，可进一步证实诊断。右心室血氧含量高于右心房，右心室和肺动脉压力升高，右心导管可通过缺损进入左心室。造影检查可显示心腔形态、大小及心室水平分流情况。

【治疗】

1. 内科治疗　主要是增强体质，预防并发症，维持患儿健康状况至适宜年龄行手术治疗。具体包括建立合理的生活制度，按时预防接种，积极防治呼吸道感染、心力衰竭、心内膜炎等并发症。

2. 手术治疗　中、小型缺损，尤其是膜周部、肌部小梁部缺损在 5 岁内有自然闭合的可能，可密切随访观察至学龄前期。大、中型缺损和有难以控制的充血性心力衰竭者，肺动脉压力持续升高超过体循环压的 1/2、或肺循环 / 体循环血流量之比大于 2：1 时，应及时手术治疗。采用体外循环直视下室间隔缺损修补手术。

3. 介入治疗　近年来，采用非开胸介入性心导管术，堵塞、关闭室间隔缺损，可取得满意效果，但远期疗效有待进一步观察和随访。

二、房间隔缺损

房间隔缺损（atrial septal defect，ASD）占先天性心脏病发病总数的 5%~10%，女性多见，男女比例为 1：2。ASD 可单独存在，也可与其他畸形并存。根据解剖病变不同，分为原发孔型（约占 15%，缺损位于房间隔与心内膜垫交界处，常合并二尖瓣或三尖瓣裂缺）、继发孔型（约占 75%，缺损位于房间隔中心卵圆窝部位）、静脉窦型（占 5%~8%，缺损位于上腔静脉入口处或下腔静脉入口处，右肺上或下静脉异位引流入右心房）和冠状静脉窦型（约占

2%，缺损位于冠状静脉窦上端与左心房之间，左心房血流经冠状静脉窦缺口分流入右心房）。

【病理生理】

小儿出生后，随着肺循环建立，左心房压力高于右心房，血液自左向右分流（图9-3）。分流量的大小与缺损的大小、心房的压力差和两侧心室顺应性相关。

初生婴儿左、右心室壁厚度相似、顺应性相近，分流量不多。随着年龄增长，肺血管阻力、右心室压力下降，右心室壁较左心室壁薄，右心室充盈阻力较左心室充盈阻力低，右心室舒张时，左心房血液通过缺损向右分流，导致右心房、右心室容量负荷加重，肺循环血量增加，体循环血量减少。当右心房压力超过左心房时，可产生反向分流。分流量大时，早期引起动力性肺动脉高压，晚期产生梗阻性肺动脉高压，可出现持续性右向左分流。

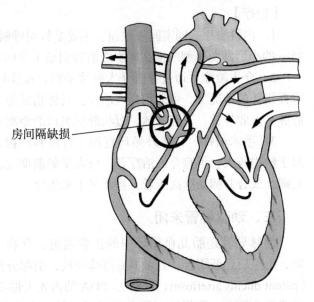

动画：房间隔缺损

图 9-3　房间隔缺损血液分流示意图

【临床表现】

缺损小者可无症状，仅在体格检查时发现胸骨左缘收缩期杂音。缺损大者症状明显。

1. 症状　因体循环缺血，患儿表现面色苍白、乏力、多汗、活动后气促、生长发育迟缓、体形瘦长。由于肺循环血量增多而反复发生呼吸道感染，严重者发生心力衰竭。可因剧咳、哭闹、屏气、肺炎等诱发右向左分流，发生暂时性青紫。肺动脉高压、肺动脉扩张致压迫喉返神经，可出现声音嘶哑。

考点 9-6

房间隔缺损的病理生理与临床表现

2. 体征　随着心脏增大，出现心前区饱满甚至隆起，心尖搏动弥散，心界扩大。因右心室容量负荷增加，右心室增大，肺动脉瓣相对狭窄，在胸骨左缘第2肋间闻及Ⅱ～Ⅲ级收缩期喷射性杂音。因肺动脉压力增高、右心室收缩射血时间延长（肺动脉瓣关闭落后于主动脉瓣），肺动脉瓣区第二心音增强，呈固定分裂。当肺循环血流量超过体循环达1倍以上时，可因三尖瓣相对狭窄，在胸骨左缘第4～5肋间闻及短促、低频的舒张早中期杂音。

ASD常见并发症为支气管肺炎，严重者发生充血性心力衰竭、肺水肿。

【辅助检查】

1. X线检查　心脏轻至中度增大，以右心房及右心室增大为主，心影略呈梨形，心胸比大于0.5，肺动脉段凸出，主动脉影较小。原发孔型房间隔缺损伴二尖瓣裂缺者，左心房、左心室增大。肺野充血明显，肺门血管影增粗，搏动增强，可见"肺门舞蹈征"。

2. 心电图检查　多见右心室肥大伴不完全性右束支传导阻滞改变，部分可见右心房和右心室肥大图形，电轴右偏。PR间期延长，V_1、V_{3R}导联QRS波呈rSr'或rsR'改变等。分流量大者，R波可出现切迹。原发孔型者可见电轴左偏、左心室肥大图形。

3. 超声心动图检查　M型超声显示右心房增大，右心室流出道增宽，室间隔与左室后壁呈矛盾运动，主动脉内径缩小。二维超声可见房间隔的连续回声中断。多普勒彩色血流显像可显示分流的位置、方向及分流量。频谱多普勒超声可估测分流量的大小、右心室收缩压及肺动脉压。

4. 心导管检查　疑合并复杂畸形或有严重肺动脉高压时，可行右心导管检查。右心房血氧含量高于上、下腔静脉，右心导管可通过缺损由右心房进入左心房，右心室和肺动脉压力正常或轻度增高。

【治疗】

1. 内科治疗　同室间隔缺损。主要是针对呼吸道感染、充血性心力衰竭等并发症的治疗。15%的小型继发孔型缺损在4岁之前特别是1岁内可自然闭合。

2. 介入治疗　通过导管介入封堵缺损，操作较简单、安全。在排除其他合并畸形、严格掌握指征的情况下，可采用介入治疗。具体指征是：年龄大于2岁，房间隔缺损边缘距右上肺静脉、上腔静脉、下腔静脉、冠状静脉窦口的距离≥5 mm，距房室瓣距离≥7 mm。

3. 手术治疗　在体外循环直视下行修补缺损，效果确切，但创伤较大，恢复时间较长。对于缺损较大、不宜介入治疗者，可在学龄前期实施手术治疗。如反复发生呼吸道感染、心力衰竭，或合并肺动脉高压者，宜及早手术治疗。

三、动脉导管未闭

动脉导管是胎儿血循环中的正常通道，存在于左、右肺动脉分叉与主动脉弓的降部之间，出生后逐渐闭合。若1岁后持续开放，引起分流，产生病理生理改变，称为动脉导管未闭（patent ductus arteriosus，PDA）。PDA约占先天性心脏病发病总数的10%，早产儿动脉导管平滑肌发育不良，平滑肌对氧分压的反应低于成熟儿，故早产儿发病率更高，男女发病比例为1:2。根据动脉导管的直径、长短、形态不同，分为管型（导管长度多在1 cm左右，直径一致）、漏斗型（导管长度与管型相似，其近主动脉端粗大，向肺动脉端逐渐变窄）及窗型（导管很短，直径粗大，肺动脉与主动脉紧贴）三种类型。

【病理生理】

PDA引起的病理生理变化与导管的粗细、主动脉与肺动脉的压力差有关。

一般情况下，主动脉在收缩期和舒张期的压力均高于肺动脉，所以血液自左向右分流连续不断（图9-4），导致肺循环血量增加，体循环血量减少，左心房、左心室容量负荷加重，升主动脉的血流量明显增加，而血液流经主动脉弓降部时，一部分经动脉导管分流入肺动脉，一部分进入降主动脉，所以舒张压降低。大量血液流向肺循环的冲击，可引起肺小动脉反射性痉挛，形成动力性肺动脉高压，晚期肺小动脉管壁增厚、硬化，可形成梗阻性肺动脉高压，此时右心室收缩期负荷也加重。当肺动脉压力升高超过主动脉时，肺动脉的血液反向分流入降主动脉，引起差异性发绀。

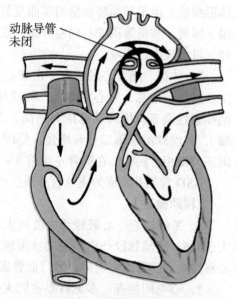

动脉导管未闭

图9-4　动脉导管未闭血液分流示意图

动画：动脉导管未闭

【临床表现】

导管细、分流量小者可无症状，仅在体检时发现心脏杂音。分流量大者症状明显。

1. 症状　因肺循环充血，出现气急、咳嗽，反复发生呼吸道感染，易出现心力衰竭。因体循环缺血，导致乏力、心悸、多汗，发育迟缓，体型消瘦。扩张的肺动脉压迫喉返神经，可引起声音嘶哑。

2. 体征　心尖搏动弥散，心界扩大，久之可见心前区隆起。胸骨左缘第2~3肋间闻及粗糙响亮的连续性机器样杂音，杂音占据整个收缩期与舒张期，并向左锁骨下、颈部、背部传导，杂音响亮处可触及震颤。新生儿期因肺动脉压力较高，主、肺动脉压力差在舒张期不显著，往往仅听到收缩期杂音；当合并肺动脉高压或心力衰竭时，也多只闻及收缩期杂音。分流量大者造成二尖瓣相对狭窄，可在心尖部闻及较短的舒张期杂音。肺动脉瓣区第二心音增强。因舒张压降低，脉压差增大，可出现水冲脉、毛细血管搏动征和股动脉枪击音等周围血管征。肺动脉压力显著增高时，出现反向分流，表现为差异性发绀，即下半身青紫、左上肢轻度青紫、右上肢正常。

PDA 常见并发症为支气管肺炎、感染性动脉炎、充血性心力衰竭等。

【辅助检查】

1. X 线检查　导管细、分流量小者可无明显改变；导管粗、分流量大者心胸比增大，左心室增大（心尖向下延伸），左心房也轻度增大，肺动脉段凸出，主动脉结正常或凸出（此与室间隔缺损、房间隔缺损不同），有肺动脉高压者右心室也增大。肺野充血，肺门血管影增粗，X 线透视下可见"肺门舞蹈征"。

2. 心电图检查　分流量小者心电图正常，分流量大者有不同程度的左心室肥大图形，电轴左偏，偶有左心房肥大。合并肺动脉高压时可显示右心室肥大。

3. 超声心动图检查　M 型超声显示左心房、左心室增大，主动脉内径增宽。二维超声可显示导管的位置和粗细。多普勒彩色超声血流显像可直接观察到导管处收缩期与舒张期连续分流的湍流及分流的方向和分流量。

4. 心导管检查　肺血管阻力增加或疑有其他合并畸形时，可行心导管检查。肺动脉血氧含量高于右心室，肺动脉和右心室压力可正常、轻度升高或显著增高，有时导管可通过未闭的动脉导管进入降主动脉。逆行主动脉造影在主动脉根部注入造影剂，可见主动脉与肺动脉同时显影，同时也能显示未闭合的动脉导管情况。

考点 9-7
动脉导管未闭的病理生理与临床表现

【治疗】

1. 内科治疗　早产儿动脉导管未闭时，可在生后 1 周口服吲哚美辛，抑制前列腺素合成，促使导管平滑肌收缩，关闭导管。介入或手术治疗前主要是防治并发症。

2. 介入治疗　目前介入治疗是治疗动脉导管未闭的首选方法。多采用微型弹簧圈或 Amplazer 蘑菇伞封堵动脉导管。可根据导管形态、大小、患儿年龄及生长发育情况选择合适的封堵器。

3. 手术治疗　大的动脉导管未闭、动脉瘤或感染等情况不宜介入治疗时，可选择外科手术治疗。手术结扎或切断导管治疗的适宜时间为学龄前期，如心脏明显扩大、心力衰竭或肺动脉压力增高者，可提早手术。

四、法洛四联症

法洛四联症（tetralogy of Fallot，TOF）是一种先天性心血管的复合畸形，包括右心室流出道梗阻、室间隔缺损、主动脉骑跨、右心室肥厚四大病理改变（图 9-5），其中右心室流出道梗阻对病情影响最大。1888 年法国医生 Etienne Fallot 详细描述了该病的病理改变及临床表现，故而得名。法洛四联症是婴儿期最常见的青紫型先天性心脏病，发病约占先天性心脏病总数的 12%。

【病理生理】

TOF 的病理解剖由 4 种畸形组成：

（1）右心室流出道梗阻：传统称肺动脉狭窄，狭窄范围可自右室漏斗部入口至左、右肺动脉分支，可为漏斗部狭窄、动脉瓣狭窄或两者均存在。

（2）室间隔缺损：多为膜周型缺损，向流出道延伸，多在主动脉下，可向肺动脉下方延伸。

（3）主动脉骑跨：主动脉根部粗大且顺钟向旋转右移，骑跨在室间隔缺损上。

（4）右心室肥厚：为后负荷加重所致的继发性改变。

法洛四联症的病理生理学改变决定于右心室流出道梗阻的程度。肺动脉狭窄轻者可有左向右分流，有较多的血液进入肺氧合，症状不明显或较轻。

肺动脉狭窄严重时，血液进入肺循环受阻，右心室压力增高，收缩期负荷加重，导致右心室代偿性肥厚。右心室压力超过左心室，血液自右向左分流，右心室的静脉血经过室间隔缺损以及向右骑跨的主动脉进入体循环，血中的还原型血红蛋白明显增加，引起发绀。同时因肺动脉狭窄，进入肺循环进行气体交换的血流量减少，加重缺氧和发绀（图9-5）。在动脉导管关闭前，肺循环血流量减少程度轻，发绀可不明显，随着动脉导管关闭和漏斗部狭窄逐渐加重，发绀日渐明显。长期缺氧，刺激骨髓代偿性产生过多的红细胞，血液黏稠度增加，血流缓慢，易形成脑血栓。若为细菌性血栓，则易发生脑脓肿。

动画：法洛四联症

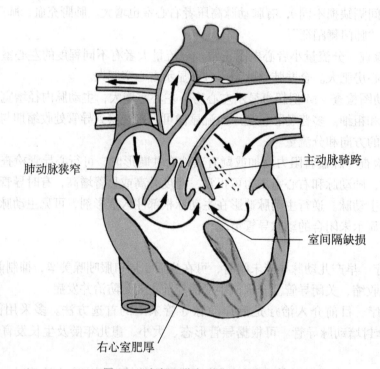

肺动脉狭窄

主动脉骑跨

室间隔缺损

右心室肥厚

图9-5　法洛四联症血液分流示意图

【临床表现】

1. 症状

（1）青紫：是本病的主要表现。因动脉导管关闭，婴儿常于生后半年至1年内青紫日渐明显，以口唇、甲床、耳垂、鼻尖、口腔黏膜等毛细血管丰富而浅表的部位明显。哭闹、哺乳及活动后青紫加重。

（2）蹲踞症状：因缺氧导致患儿活动耐力差，稍活动即出现气急、胸闷等。患儿常在行走、游戏时，主动下蹲片刻后再站起活动，不会行走的患儿则喜欢让人抱起，下肢屈曲，此为患儿的保护性反应，为缓解活动后的胸闷、气急等不适。蹲踞时，下肢屈曲，使下肢动、静脉受压，体循环阻力增加，回心血量减少，右心室压力降低，右向左分流量减少，缺氧症状得以暂时缓解。

考点9-8

法洛四联症的病理生理与临床表现

（3）阵发性缺氧发作：多见于婴幼儿，常在哭闹、哺乳、排便、寒冷、创伤时，突然出现烦躁不安、呼吸困难、青紫加重，严重者出现晕厥、抽搐，甚至猝死。年长儿则诉头晕、头痛。此为情绪激动等诱发肺动脉反射性痉挛、一过性肺动脉梗阻引起的急性缺氧，尤其是严重的脑缺氧所致。

2. 体征　生长发育迟缓，体格瘦小，甚至智力也较同龄儿落后。心前区隆起，心尖搏动弥散，胸骨左缘 2~4 肋间闻及 Ⅱ~Ⅲ级粗糙的收缩期喷射性杂音，主要为肺动脉狭窄所致。肺动脉瓣区第二心音减弱或消失，主动脉瓣区第二心音增强。由于长期缺氧，导致指（趾）端膨大，呈杵状指（趾），是毛细血管扩张、增生，局部软组织及骨组织增生所致。

　　TOF 常见并发症有心力衰竭、脑血栓形成、脑脓肿。在外伤、拔牙、穿刺等损伤时，易发生感染性心内膜炎。

【辅助检查】

　　1. 血液检查　周围血红细胞计数和血红蛋白量明显增高，红细胞数可达（5~8）×10^{12}/L，血红蛋白量达 170~200 g/L，血细胞比容为 53%~80%。血小板计数降低，凝血酶原时间延长。

　　2. X 线检查　心脏大小正常或稍增大，右心室增大，心尖圆钝上翘，肺动脉段凹陷，主动脉弓影增宽，构成"靴型"心影。肺门血管影缩小，肺纹理减少，透亮度增加；侧支循环丰富者两侧肺野呈现网状肺纹理。

　　3. 心电图检查　典型病例有心电轴右偏、右心室肥大图形。肺动脉狭窄严重者可出现心肌劳损改变，也可显示右心房肥大图形。

　　4. 超声心动图检查　M 型超声显示右心室壁肥厚，主动脉根部增宽。二维超声可显示主动脉骑跨于室间隔上，室间隔连续回声中断，右心室内径增大，右心室流出道狭窄。多普勒彩色血流显像可见右心室的血液流入骑跨的主动脉。

　　5. 心导管检查　右心室压力增高，导管较易从右心室进入主动脉或左心室，主动脉血氧饱和度明显下降。选择性造影，将造影剂注入右心室，可见主动脉与肺动脉同时显影，主动脉影增粗，位置偏前、稍偏右。

【治疗】

　　1. 内科治疗

　　（1）一般治疗：加强日常照护，使患儿适度活动与休息，给予营养丰富、易消化的饮食，增强身体素质。避免剧烈活动、受凉、创伤、脱水、情绪激动等诱发因素，预防感染、心力衰竭、脑血栓形成、急性缺氧发作等。

　　（2）急性缺氧发作的治疗：立即取胸膝位，轻者即可缓解。重者还应立即吸氧，给予去氧肾上腺素每次 0.05 mg/kg，或普萘洛尔每次 0.1 mg/kg，缓慢静脉注射，可减慢心率，缓解缺氧发作。必要时给予吗啡每次 0.1~0.2 mg/kg，皮下注射，可抑制呼吸中枢，缓解呼吸急促。纠正酸中毒，给予 5% 碳酸氢钠 1.5~5.0 ml/kg，静脉滴注。对于常有缺氧发作者，可给予普萘洛尔 1~3 mg/（kg·d）口服，预防发作。经上述治疗无效者，需及早外科手术治疗。

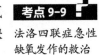

考点 9-9

法洛四联症急性缺氧发作的救治

　　2. 外科治疗　轻者可于 1 岁以后至学龄前行一期根治手术，症状明显者应尽早行根治术。对重症、年龄过小且肺动脉发育极差者，可先行姑息分流手术，待肺血管发育好转、一般情况改善后再行根治术。目前常用的姑息手术是锁骨下动脉 - 肺动脉吻合术。

第四节　病毒性心肌炎

　　病毒性心肌炎（viral myocarditis）是病毒直接侵犯心肌和病毒感染后触发人体自身免疫反应引起的心肌变性、坏死性炎症，少数伴有心包或心内膜的炎症。临床表现轻重不一，预后大多良好，但部分重症患儿可发生心力衰竭、心源性休克，甚至猝死。小儿的发病率尚不确切。

【病因】

　　多种病毒感染均可累及心肌，常见的有柯萨奇病毒、埃可病毒、腺病毒、流感和副流感病毒、脊髓灰质炎病毒、肝炎病毒、麻疹病毒、单纯疱疹病毒以及流行性腮腺炎病毒等，其中新生儿期的柯萨奇病毒 B 组感染可导致群体流行，死亡率高达 50% 以上。

【发病机制】

病毒性心肌炎的发病机制尚未完全清楚，但随着分子病毒学、分子免疫学研究的深入开展，显示本病的发病可能涉及病毒对心肌细胞的直接损害和病毒感染引起人体自身免疫反应造成的心肌损害两个方面。

【临床表现】

病毒性心肌炎的临床表现轻重悬殊，轻者无症状，危重者可因突发心力衰竭、心源性休克、严重心律失常、心脑综合征等而危及生命。心肌炎症状可发生在病毒感染的急性期，也可在恢复期，发生在急性期者，心肌炎的症状可以被全身感染症状所掩盖。

多数患儿在起病前数日或1~3周，出现发热、全身不适、咽痛、咳嗽、腹泻、皮疹等前驱感染表现。急性起病者主要表现为胸闷、心悸、气急、头晕、乏力、面色苍白、多汗、精神萎靡、心前区不适或疼痛等，因供血不足所致。体检可见心率增快、心音低钝，心界正常或轻度增大，可有心动过缓、期前收缩等心律失常，伴心包炎者可闻及心包摩擦音。重者出现面色苍白、烦躁不安、呼吸困难、水肿、活动受限等心力衰竭表现，甚至有意识障碍、皮肤发花、四肢冰凉、血压下降等休克表现。新生儿患者病情进展快，常表现高热、反应低下、拒乳、面色苍白、呼吸困难、发绀、四肢凉等，易发生肺、肝、神经并发症。

少数患儿病程迁延不愈，超过1年即为慢性心肌炎。主要表现为反复发作的心律失常或心力衰竭，进行性心脏扩大，心电图改变持续不恢复正常，X线检查心影不缩小。

【辅助检查】

1. 血清酶测定　血清天门冬氨酸氨基转移酶（AST）、肌酸激酶（CK）及其同工酶（CK-MB）、乳酸脱氢酶（LDH）及其同工酶在急性期均可升高，其中以CK、CK-MB升高对心肌损伤的诊断意义较大，CK-MB是心肌特异性胞质同工酶，正常血清中含量甚微，其水平升高可作为心肌炎的早期诊断依据。近年，心肌肌钙蛋白（cTnI、cTnT）应用于临床，cTnI、cTnT增高对心肌炎的诊断特异性更强，但敏感性相对不高。

2. 心电图检查　可见期前收缩、室性和室上性心动过速、房室传导阻滞等心律失常，其中室性期前收缩最常见，严重者可见心房颤动、心室颤动、Ⅲ度房室传导阻滞等严重心律失常。心肌受累明显者可见T波低平、双向或倒置及ST段偏移等。但是心电图改变缺乏特异性，宜动态观察，协助诊断。

3. 超声心动图检查　可显示心室壁水肿、增厚，心房、心室增大，心室收缩功能受损程度，并可探查心脏瓣膜功能及有无心包积液。

4. 胸部X线检查　可见心影增大、心脏搏动减弱，心包炎者可见心包积液征象，并发心力衰竭时可见肺淤血、肺水肿征象。但X线检查无特异性。

5. 病原学检查　疾病早期可取咽拭子、咽冲洗液、血液、粪便分离病毒，结合血清病毒抗体测定，具有诊断意义，但阳性率较低。应用病毒中和试验、补体结合试验及血凝抑制试验，恢复期血清同型病毒抗体滴度比急性期升高4倍以上，有助于病原学诊断。病程早期血清特异性IgM抗体滴度在1:128以上，也有诊断意义。应用聚合酶链反应（PCR）或病毒核酸探针原位杂交法，从心肌或血液中查到病毒核酸，为病毒存在的依据。

6. 心肌活体组织检查　是诊断心肌炎的金标准，但由于取材部位的局限性和患者的依从性限制，应用较少。

【诊断】

1. 临床指标

（1）心功能不全、心源性休克和心脑综合征。

（2）X线或超声心动图检查显示心脏扩大。

（3）心电图改变：以R波为主的2个或2个以上主导联（Ⅰ、Ⅱ、aVF、V₅）的ST-T改变持续4天以上且伴动态变化，窦房、房室传导阻滞，完全性右或左束支传导阻滞，成联律、多型、多源、成对或并行期前收缩，非房室结及房室折返引起的异位性心动过速，低电压（新生儿除外）及异常Q波。

（4）CK-MB升高或心肌肌钙蛋白（cTnI、cTnT）增高。

2. 病原学指标

（1）确诊指标：自心内膜、心肌、心包（活检、病理）或心包穿刺液检查发现以下之一者可确诊：①分离到病毒；②用病毒核酸探针查到病毒；③特异性病毒抗体阳性。

（2）参考指标：有以下之一者结合临床表现可考虑心肌炎由病毒引起：①自粪便、咽拭子或血液中分离到病毒，且恢复期血清同型病毒抗体滴度较第一份血清升高或降低4倍以上；②病程早期血清中特异性IgM抗体阳性；③用病毒核酸探针自患儿血中查到病毒核酸。

3. 确诊依据 具备两项临床指标者可临床诊断。发病同时或发病前1~3周有病毒感染证据的支持诊断：①同时具备病原学确诊指标之一者，可确诊为病毒性心肌炎；②具备病原学参考指标之一者，可临床诊断为病毒性心肌炎；③凡不具备确诊依据，应给予必要的治疗或随诊，根据病情变化，确诊或除外心肌炎。应除外风湿性心肌炎、中毒性心肌炎、先天性心脏病、由风湿性疾病以及代谢性疾病（如甲状腺功能亢进症等）引起的心肌损害、原发性心肌病、原发性心内膜弹性纤维增生症、先天性房室传导阻滞、心脏自主神经功能异常、β受体功能亢进及药物引起的心电图改变。

考点9-10
病毒性心肌炎的临床诊断与确诊依据

知识链接

原发性心肌病

原发性心肌病是一组病因未明、发病缓慢、以心脏增大为特点、最终发展为心力衰竭的心脏病。起初可无症状，而后在劳累时或轻度劳动时出现气促、心悸、胸闷、呼吸困难等症状。分三型：①扩张型心肌病：左或右心室，或双侧心室扩大，并伴有心肌肥厚，心室收缩功能减退，伴或不伴有充血性心力衰竭，多见心律失常，病情呈进行性加重；②肥厚型心肌病：心室肌肥厚，主要是左心室肥厚，左心室腔大小正常或缩小，病变偶尔发生于右心室；③限制型心肌病：原发性心肌的浸润性或非浸润性病变，或心肌、心内膜纤维化，致使心脏充盈受阻，舒张期功能障碍。

【治疗】

1. 一般治疗 强调及时卧床休息，尤其是心功能不全、心脏扩大者应绝对卧床休息，以减轻心脏负荷。一般急性期至少完全卧床休息8周，待心影恢复正常、心电图改变明显好转后，开始轻微活动；心脏增大者卧床半年以上，至心脏明显缩小；有心力衰竭者严格卧床，至心力衰竭控制稳定，再开始轻微活动；恢复期至少卧床6个月，随后根据病情逐渐增加活动量。饮食宜富营养、低盐、易消化，并含适量粗纤维，重症者少食多餐，避免暴饮暴食，以防加重心脏负担。

2. 抗病毒治疗 对仍处于病毒血症阶段的早期患儿，可给予利巴韦林（病毒唑）、α-干扰素等抗病毒药物治疗。但疗效并不确定。

3. 大剂量丙种球蛋白治疗 重型患儿可应用大剂量丙种球蛋白，通过免疫调节作用减轻心肌细胞损害。剂量2 g/kg，24 h内缓慢静脉滴注。

4. 糖皮质激素治疗 对重型合并心源性休克、致死性心律失常（Ⅲ度房室传导阻滞、室性心动过速）、心肌活检证实慢性自身免疫性心肌炎症反应者，应早期、足量应用。常用泼尼松 1~1.5 mg/（kg·d），口服，持续 1~2 周，症状缓解后逐渐减量。对急重症抢救者，可应用地塞米松 0.2~0.4 mg/（kg·d），静脉滴注，连续 3 天，然后逐渐减量或改为口服。

5. 改善心肌营养　1,6-二磷酸果糖 100~250 mg/（kg·d），静脉滴注，疗程 10~14 天。维生素 C 100~200 mg/（kg·d）加入葡萄糖液 20~50 ml 中，静脉注射，疗程 3~4 周。辅酶 Q_{10} 10 mg/（kg·d），分 2 次口服，疗程 2~3 个月。此外，还可应用肌苷、维生素 B_1、丹参、黄芪等治疗，以改善心肌能量代谢，清除氧自由基，保护缺血心肌的功能，促进受损的心肌修复。

6. 对症治疗　心力衰竭者应用洋地黄制剂（地高辛或毛花苷 C），剂量为一般有效量的 2/3，重者加用利尿剂、镇静剂。注意补充氯化钾，防止洋地黄中毒。心源性休克者大剂量应用维生素 C、糖皮质激素，及时应用多巴胺、多巴酚丁胺等，以加强心肌收缩力，维持血压，改善微循环。对心律失常者，应密切观察并进行心电监护，根据心律失常的不同类型选择抗心律失常的药物，如房性期前收缩应用普萘洛尔等 β 受体阻滞剂，室性期前收缩应用利多卡因等。

考点 9-11

病毒性心肌炎的治疗

【预后】

病毒性心肌炎多数预后良好，经数周、数月甚至迁延数年渐痊愈。少数呈暴发起病，因心源性休克、急性心力衰竭、严重心律失常等，于数小时或数日内死亡。个别病例因严重心律紊乱而猝死。仅少数发展为慢性心肌炎。遗留左心室功能障碍或过渡到扩张性心肌病。

病毒性心肌炎的预后取决于心肌病变的严重程度，并与患病年龄、感染病毒的类型、病情是否复发等有关。具体包括：①新生儿发病死亡率高；②柯萨奇病毒 B_3 型所致心肌炎较重，而 A_9 型引起者较轻；③病情复发者预后差；④左心室射血分数明显下降者预后差；⑤并发室性心动过速者预后不佳。

【预防】

防止呼吸道、消化道的病毒感染对预防病毒性心肌炎具有积极意义。加强营养，适当锻炼，避免受凉、过度劳累、精神创伤等。在流行病流行期间，尽量少到公共场所，避免与呼吸道感染的患者密切接触等，预防呼吸道、消化道感染。

第五节　充血性心力衰竭

充血性心力衰竭（congestive heart failure）又称心力衰竭（heart failure），简称心衰，是由于心肌病损或心脏负荷过重等原因引起的心脏收缩和（或）舒张功能减退，致使心排血量绝对或相对不足，组织灌注量减少，静脉回流受阻，从而引起全身性组织缺氧和脏器淤血的临床综合征。小儿充血性心力衰竭与成人有所不同，常出现急性全心衰竭而危及生命，1 岁以内发病率最高。

【病因】

1. 心血管疾病　先天性心脏病、风湿性心肌炎或心脏瓣膜病、心肌炎、心肌病、感染性细菌性心内膜炎、心内膜弹性纤维增生症、严重的心律失常、高原性心脏病、心包炎等。

2. 肺部疾病　重症肺炎、呼吸窘迫综合征、哮喘、肺栓塞等。

3. 肾疾病　急性肾炎、肾血管畸形等。

考点 9-12

小儿心力衰竭的病因

4. 其他疾病　重症贫血、甲状腺功能亢进、大量失血、高钾血症、维生素 B_1 缺乏症等。

在以上疾病中，引起婴幼儿心力衰竭最常见的原发病是先天性心脏病。年长儿以风湿性心脏病和急性肾炎所致的心力衰竭最常见。在原发病的基础上，哭闹、活动过度、情绪激动、排便用力、静脉输液过多或过快等，是小儿心力衰竭常见的诱发因素。

【病理生理】

以上疾病或因素主要通过影响心肌收缩力、心脏的容量负荷和压力负荷、心室收缩的协调性等引起心力衰竭。

心排血量减少时，首先反射性激活交感神经，致心率加快、心肌收缩力加强及外周血管收缩，使心排血量增加，维持血压，部分代偿心功能；进而激活肾素-血管紧张素-醛固酮系统，加强心脏收缩和血管阻力，维持心、脑、肾的血流灌注，但也可刺激垂体抗利尿激素分泌等，引起钠、水潴留，使心脏负荷增加。继之，心室扩大、心肌蛋白增生，心肌加强收缩而代偿，同时心肌耗氧量增加，使心肌缺氧和缺血加重，导致细胞内 Na^+、Ca^{2+} 潴留而超载，氧自由基产生增多、清除减少，致使心肌损伤，最终心功能失代偿而衰竭。

心力衰竭时，心排血量绝对或相对不足，全身组织和器官灌注量减少而缺氧；心室收缩末期残余血量增多，舒张期充盈压力增高，导致心房内压力增高，静脉回流障碍而引起脏器淤血、水肿。上述交感神经兴奋性增加而引起心慌、出汗，体内钠、水潴留而加重水肿等。

【临床表现】

1. 心功能不全及其代偿的表现　烦躁、面色苍白或发灰、多汗，心慌、气短、头晕、无力，尿量减少，心率加快、心音低钝、脉搏无力、血压偏低、脉压变小、四肢末端发凉、皮肤发花等，严重者出现舒张期奔马律、心脏扩大。

2. 肺循环淤血表现　左心衰早期肺间质水肿，表现为频繁干咳、呼吸急促，而后肺泡水肿，出现活动后呼吸困难、夜间阵发性呼吸困难，严重者出现端坐呼吸、烦躁不安或嗜睡、发绀、咳粉红色泡沫样痰、肺部闻及湿啰音、哮鸣音。呼吸困难是左心衰的主要表现。

3. 体循环淤血表现　右心衰致使腔静脉回流受阻，脏器淤血，表现为食欲减退，肝进行性增大，年长儿可诉肝区疼痛或压痛、腹痛、腹胀，尿量明显减少，较大儿童可见颈静脉怒张、肝颈静脉回流征阳性，下肢水肿。其中，肝大是右心衰最早、最常见的体征。

年长儿心力衰竭表现与成人相似，多起病缓慢，早期主要是心功能不全代偿，出现交感神经兴奋的表现，失代偿之后，逐渐出现严重、典型的左心衰或右心衰的表现，发展到全心衰时，具有左、右心衰的表现。

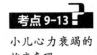

考点 9-13

小儿心力衰竭的临床表现

婴幼儿心力衰竭起病多较急，病情进展快，短时间内出现全心衰。表现为呼吸困难，呼吸增快，频率超过 60 次/分，甚至达 100 次/分以上，伴烦躁不安、面色苍白或发绀，脉搏快而无力，心率增快或呈奔马律，肺部闻及干湿啰音，肝大等。但先天性心脏病并发心衰者，多呈慢性心衰，起病缓慢，主要表现为吮乳少量即出现呼吸困难，烦躁、多汗，哭声低弱，多喜欢被竖着抱起依附在成人肩上，安静时呼吸困难，口唇及口周发绀，心界扩大，心尖搏动增强，肝大、压痛。

【辅助检查】

1. 胸部 X 线检查　心影普遍扩大，心尖搏动减弱。肺纹理增多、肺部淤血征象。

2. 心电图检查　不同的原发病心电图表现不同，有助于病因诊断，并可指导洋地黄的应用。

3. 超声心动图检查　心房和心室内径扩大，心室收缩时间延长、射血分数降低。彩色多普勒超声心动图还有助于心脏舒张功能不全的诊断及心力衰竭病因的判断。

【诊断】

小儿心力衰竭的临床诊断依据为：

（1）安静时心率增快，婴儿>180 次/分，幼儿>160 次/分，不能用发热、缺氧等原因解释。

（2）呼吸困难、青紫突然加重，安静时呼吸达 60 次/分以上。

（3）肝大、达肋下 3 cm 以上，或在密切观察下短时间内较前增大，而不能用横膈下移等原因解释。

（4）心音明显低钝或出现奔马律。

（5）突然烦躁不安，面色苍白或发灰，而不能用原发疾病解释。

（6）尿少、下肢水肿，并排除营养不良、肾炎、维生素 B_1 缺乏等原因所致。

考点 9-14

小儿心力衰竭的
诊断依据

上述前 4 项为主要诊断依据。临床上应结合胸部 X 线、心电图、超声心动图检查等综合分析，进行心衰及其病因的诊断。

【治疗】

1. 一般治疗

（1）减轻心脏负担：①卧床休息：取平卧位或 15°~30° 半坐卧位休息，并保持环境安静、舒适，尽力避免哭闹、烦躁，必要时给予苯巴比妥钠等镇静剂，保证患儿安静休息，以减轻心脏负担，减少耗氧量。②适当限制液体入量与速度：开始液体入量可按 60~65 ml/（kg·d）计算，以 10% 葡萄糖液为主，电解质入量依生理需要和血液电解质浓度而定，补液速度宜慢，于 24 h 内均匀补给，以后随病情好转，液量可逐渐增加。③饮食应易消化、营养丰富、低盐，并少食多餐，适量摄入富含纤维素的食物，保持排便通畅，避免排便用力，应用洋地黄制剂时宜进食富含钾的食物。

（2）供氧：采用鼻导管或面罩法适当吸氧，改善心肌的缺氧状态。一般氧浓度为 40%~50%，急性肺水肿者用 30% 乙醇湿化氧气，每次吸入 10~20 min，间歇 15~30 min，重复 1~2 次，降低泡沫表面张力，使泡沫破裂，增加气体与肺泡壁的接触，改善气体交换。

（3）纠正水、电解质、酸碱平衡紊乱：严密监测，发生酸中毒、低血糖、低血钙时，及时纠正。

2. 洋地黄类药物　目前，洋地黄类药物仍然是治疗心力衰竭的首选药物。

知识链接

洋地黄类药物治疗心力衰竭作用的双刃性

应用洋地黄类药物治疗心力衰竭时，洋地黄与心肌细胞膜上的特异性受体结合，使 Na^+-K^+ATP 酶失活，细胞内 Na^+ 增多，启动 Na^+-Ca^{2+} 双向交换机制，细胞内 Ca^{2+} 增加，激活心肌收缩蛋白，增强心肌收缩力；并增敏颈动脉窦、主动脉弓压力感受器，激活迷走神经活性，降低交感神经系统和肾素-血管紧张素系统的活性，降低窦房结的自律性，减慢房室结传导速度，减慢心率，有利于心肌收缩功能不全、心率增快的心衰治疗。但其正性肌力作用增加了心肌的耗氧量，会加重心肌缺血、缺氧，加速心肌死亡；细胞内 Ca^{2+} 超负荷使去极化后延迟，引起细胞膜电振荡而易引发心律失常。所以，用洋地黄类药物治疗心力衰竭是把"双刃剑"，使用时要严密监测心率与心律。

（1）常用制剂及用法：小儿常用的洋地黄类制剂为地高辛、毛花苷 C 等。近年应用倾向于选择地高辛，因其半衰期短、胃肠道吸收好，既能静脉注射又能口服给药，剂量容易调节，较少发生中毒。使用方法有洋地黄化法和每日维持量法两种。为减少中毒的发生，除危、急、重症外，多采用每日维持量法。常用洋地黄类药物的用量、用法见表 9-2。

1）洋地黄化法：对急、重症心衰，选用地高辛或毛花苷 C 静脉注射，首次给洋地黄化总量的 1/2，余量分 2 次，每隔 4~6 h 给药一次，多数可于 8~12 h 内达到洋地黄化（心率、呼吸减慢，肝缩小，尿量增加，水肿消退或体重减轻，心脏回缩，食欲、精神好转）。能口服者也可采用地高辛口服，首次给洋地黄化量的 1/3 或 1/2，余量分 2 次，每隔 6~8 h 给药一次。末次给药 12 h 后用维持量，分 2 次口服，每 12 h 服一次。但急性肺炎、肾炎合并心衰及其他

表9-2 常用洋地黄类药物的用量及用法

药名	给药方法	洋地黄化总量（mg/kg）	每日维持量	显效时间	效力最大时间	中毒作用消失时间	效力完全消失时间
地高辛	口服	<2岁 0.05~0.06 >2岁 0.03~0.05 （总量≤1.5 mg）	1/5洋地黄化量，分2次	2 h	4~8 h	1~2 d	4~7 d
	静脉	1/3~1/2口服量		10 min	1~2 h		
毛花苷C（西地兰）	静脉	<2岁 0.03~0.04 >2岁 0.02~0.03		10~30 min	1~2 h	1 d	2~4 d

短时间内能控制的心衰，往往不需要用维持量。

2）每日维持量法：对慢性心力衰竭，多采用每日用地高辛维持量，分2次口服，每12 h一次，连续给予6~8天之后，即可达到稳定的血浆浓度，维持心功能，与使用洋地黄化总量后再用维持量的效果相似，而不易发生洋地黄中毒。维持量应用时间长短视病情而定，需要长期用药者，应根据患儿体重的增长，及时调整剂量，并监测血中的有效浓度。

（2）注意事项：洋地黄的治疗剂量和中毒剂量相接近，治疗剂量约为中毒剂量的60%，且心衰越重，心功能越差，二者越接近，越容易中毒。各种心肌炎患儿对洋地黄的耐受性差，未成熟儿、2周以内的新生儿及肝肾功能障碍者对洋地黄的代谢、排泄速度慢，低钾血症、高钙血症等电解质紊乱易诱发洋地黄中毒。故临床上应用洋地黄应注意以下几点。

1）用药前要了解患儿在2~3周内洋地黄的使用情况，以防用药过量导致中毒。

2）洋地黄的用量应个体化。对洋地黄耐受性差的患儿，用量要减去常用量的1/3，且洋地黄化速度不宜过快；对洋地黄代谢、排泄速度慢的患儿，洋地黄化剂量应偏小，用量应减少1/3~1/2。

3）避免与钙剂同用，防止低钾血症。

4）密切观察洋地黄的治疗效果和中毒反应。婴儿心率<90次/分、幼儿心率<80次/分、年长儿心率<70次/分时，暂停用药。

（3）中毒反应与处理：小儿洋地黄中毒最常见的表现为心律失常，如房室传导阻滞、室性期前收缩、阵发性心动过速等；其次是胃肠道症状，如恶心、呕吐等；还有较少见的神经系统症状，如嗜睡、头昏、色视等。出现洋地黄中毒时，应立即停用洋地黄和利尿剂，并补充钾盐，小剂量的钾盐能控制洋地黄引起的室性期前收缩、阵发性心动过速等；轻者给氯化钾75~100 mg/（kg·d），分次口服；重者给氯化钾30~40 mg/（kg·h），静脉滴注（用10%葡萄糖液稀释为0.3%的浓度），总量≤150 mg/kg。必要时应用苯妥英钠、利多卡因等纠正心律失常。

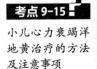

考点 9-15

小儿心力衰竭洋地黄治疗的方法及注意事项

3. 利尿剂 对应用洋地黄不能控制的心力衰竭，或伴有明显水肿时，应加用利尿剂。一般心衰选择作用缓和的噻嗪类与保钾利尿剂联用，并尽可能采取间断给药法，以防电解质紊乱，如氢氯噻嗪1~5 mg/（kg·d）、螺内酯1~2 mg/（kg·d），分2~3次口服，维持治疗4天后停3天。急性心力衰竭或肺水肿者，可选用快速强效利尿剂，如呋塞米每次1~2 mg/kg，或依他尼酸每次0.5~1 mg/kg，稀释后缓慢静脉注射。应用利尿剂后，应密切观察尿量、体重、水肿情况，以及血清钾的变化。

4. 血管扩张剂 对治疗顽固性心衰有一定疗效，对左心室舒张压增高者更为适用。

（1）血管紧张素转换酶抑制剂：常用依那普利剂量为0.05~0.1 mg/（kg·d），一次口服。

（2）硝普钠：对急性心衰（尤其是急性左心衰合并肺水肿）伴周围血管阻力明显增加者效果显著。临床应用时，要现配现用，用5%葡萄糖溶液将本品稀释为60 mg/L的浓度，避光静脉滴注，初始用小剂量 0.1~0.5 μg/（kg·min）滴入，并监测血压。如血压无明显下降，可根据病情逐渐增加滴速（血压下降则应减慢滴速）。有效剂量为 1~8 μg/（kg·min），一般 1~2 μg/（kg·min）多能满足要求。为避免血压明显下降，常并用多巴胺。一般用药不超过 72 h，并逐渐减量停药，停药前加用口服血管扩张剂数日并渐减量，防止反跳现象。

（3）酚妥拉明：对左心衰、肺水肿疗效较好。剂量为每次 0.1~0.2 mg/kg，溶于 5%~10% 葡萄糖液中，以 1~5 μg/（kg·min）的速度静脉滴入，每日 2 次，疗程 1~2 周。主要副作用是心率增快、直立性低血压等。低血压、心脏器质性损害、肾功能减退者禁用。

5. β受体激动剂　用于急性心力衰竭伴低血压者，或小剂量与硝普钠联合使用，避免血压过度下降。一般用多巴胺 5~10 μg/（kg·min），或多巴酚丁胺 2.5~7.5 μg/（kg·min），从小剂量开始静脉滴注，以后逐渐增加。

6. 病因治疗　针对引起心衰的原发疾病或诱因进行治疗，如控制感染、抗风湿、大量补充维生素 B_1 等。

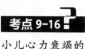

考点 9-16
小儿心力衰竭的治疗

7. 其他治疗　对急性左心衰及顽固性心衰可短期应用糖皮质激素辅助治疗。静脉滴注极化液、ATP、细胞色素 C、辅酶 Q_{10}、磷酸肌酸等，可改善心肌的能量饥饿状态。应用 1,6-二磷酸果糖（FDP）快速静脉输入，可改善心肌供氧，间接改善心功能。人工合成的心房肽能扩张动、静脉，利钠、利尿，减轻心脏负荷，改善心功能。

【预后】

心力衰竭的预后与其原发疾病有密切关系，小儿心力衰竭的预后较成人为好。严重的支气管肺炎并发缺氧性肺动脉高压、心内膜弹性纤维增生症所致的心力衰竭等，可以治愈。风湿性心肌炎、病毒性心肌炎急性期并发的心力衰竭，如能及时诊断、正规治疗，均能逐渐痊愈。而复杂的心血管畸形、慢性心肌炎、心肌病等并发的心力衰竭，反复发作预后差。所以，做好儿童保健工作，积极防治原发疾病，早期发现并正确治疗心衰，是改善预后的关键。

【预防】

1. 加强孕产期保健和儿童保健，合理营养，适当锻炼，提高小儿的健康水平。

2. 做好环境、家庭、小儿个人卫生，按时进行预防接种，提高免疫力，预防感染，尤其是呼吸道感染、心血管系统感染性疾病。

3. 定期进行健康检查，及时发现和治疗心血管疾病，如先天性心脏病、风湿性心脏病、病毒性心肌炎等，防止发生心力衰竭。

4. 对心血管疾病患儿，加强日常照护，适当限制活动，避免加重心脏负担的因素，如过度劳累、情绪激动、呼吸道感染等，以免诱发心力衰竭。

自测题

一、选择题

1. 小儿出生后动脉导管超过多长时间不闭合,属于先天性心脏病
   A. 1 个月
   B. 3 个月
   C. 6 个月
   D. 12 个月
   E. 24 个月

2. 根据小儿动脉收缩压的推算公式,3 岁小儿的收缩压是
   A. 56 mmHg
   B. 66 mmHg
   C. 76 mmHg
   D. 86 mmHg
   E. 96 mmHg

3. 左向右分流型先天性心脏病最常见的并发症为

A. 细菌性心内膜炎

B. 肺炎

C. 脑脓肿

D. 脑血栓形成

E. 心力衰竭

4. 左心房、右心房、右心室、肺循环血量增多，而左心室、体循环血量减少的先天性心脏病是

A. 房间隔缺损

B. 室间隔缺损

C. 动脉导管未闭

D. 法洛四联症

E. 肺动脉狭窄

5. 法洛四联症特征性的表现是

A. 好蹲踞

B. 持续青紫

C. 突然晕厥

D. 杵状指（趾）

E. 活动后气促

6. 先天性心脏病手术治疗最适宜的时期是

A. 新生儿期

B. 婴儿期

C. 幼儿期

D. 学龄前期

E. 学龄期

7. 为促进新生儿动脉导管关闭，宜选用的药物是

A. 前列腺素 E

B. 吲哚美辛

C. 普萘洛尔

D. 地高辛

E. 硝酸甘油

8. 患儿，女，3 岁。自幼体弱，消瘦，乏力，常患呼吸道感染。剧烈哭闹时，唇周青紫，体检胸骨左缘第 3～4 肋间可闻及Ⅲ～Ⅳ级粗糙的收缩期杂音。X 线检查：左、右心室增大，左心房亦增大，主动脉弓影小，肺动脉段凸出，可见肺门"舞蹈"。最可能的诊断是

A. 房间隔缺损

B. 室间隔缺损

C. 动脉导管未闭

D. 肺动脉狭窄

E. 法洛四联症

9. 女婴，8 个月。体检时发现胸骨左缘 2～3 肋间闻及Ⅲ级左右连续机器样杂音，向颈部、锁骨下传导，可触及震颤。胸部 X 线示：左心房、室增大，肺血管影增多，肺动脉段凸出，主动脉弓影增大。最可能的诊断是

A. 房间隔缺损

B. 室间隔缺损

C. 肺动脉狭窄

D. 法洛四联症

E. 动脉导管未闭

10. 患儿，男，5 个月。2 个月前出现面部灰暗，哭闹及吃奶时出现发绀。查体：较瘦，口周发绀，心前区可闻及Ⅲ级左右的收缩期喷射音。X 线示：右心室肥大，肺动脉段凹陷，心脏呈靴形，肺野清晰。最可能的诊断是

A. 房间隔缺损

B. 室间隔缺损

C. 法洛四联症

D. 动脉导管未闭

E. 肺动脉狭窄

11. 患儿，男，10 个月。反复肺炎 2 次，日常剧烈哭闹及见口唇青紫。查体：体重 7 kg，心前区隆起，胸骨左缘第 3～4 肋间可闻及Ⅳ级粗糙的全收缩期杂音，传导广泛，可触及震颤，肺动脉第二心音亢进。为明确诊断，应首选下列哪项检查

A. 心电图检查

B. 胸部 X 线检查

C. 心功能检查

D. 超声心动图检查

E. 心导管及造影检查

12. 患儿，女，6 个月。发热、咳嗽 3 天，现呼吸急促、烦躁不安，呼吸 65 次 / 分，心率 180 次 / 分，口唇青紫，两肺闻及细湿啰音，胸骨左缘第 3 肋间闻及Ⅲ级收缩期杂音，并触及震颤，肝达右肋下 3.5 cm，质软。可能的诊断是

A. 室间隔缺损

B. 室间隔缺损合并肺炎

C. 室间隔缺损合并心力衰竭

D. 室间隔缺损合并感染性心内膜炎

E. 室间隔缺损合并肺炎伴心力衰竭

13. 患儿,男,2岁。自幼唇、指(趾)甲床青紫,乏力,活动后气促,青紫加重,好蹲踞。体格发育落后,口唇、口周明显青紫,胸骨左缘第2~4肋间可闻及Ⅲ级收缩期杂音,肺动脉第二心音减弱,轻度杵状指(趾)。若住院期间患儿突然出现呼吸困难、昏厥、抽搐,正确的处理措施是

A. 半卧位、吸氧、地高辛

B. 平卧位、吸氧、呋塞米

C. 中凹位、吸氧、尼可刹米

D. 胸膝位、吸氧、普萘洛尔

E. 头低足高位、吸氧、纳洛酮

14. 患儿,女,6岁。发热伴腹泻1周,胸闷、心悸1天,面色苍白,呼吸平稳,无发绀,心率58次/分,听诊心律不齐,未闻及杂音。心电图显示Ⅱ度房室传导阻滞,血清肌钙蛋白T(+)。临床诊断考虑为

A. 病毒性心肌炎

B. 风湿性心肌炎

C. 先天性心脏病

D. 感染性心内膜炎

E. 心肌病

15. 患儿,男,10岁。上呼吸道感染5天出现心前区不适,胸闷、心悸,疲乏无力。体温37.1℃,呼吸24次/分,心率104次/分,心律不齐,未闻及杂音。心电图检查示各导联ST段压低、T波低平,频发室性期前收缩,临床拟诊病毒性心肌炎。为临床确定诊断,一般首选下列哪项检查

A. 超声心动图检查

B. 动态心电图检查

C. 血清肌酸激酶测定

D. 血清病原学检查

E. 血清肌钙蛋白测定

16. 患儿,男,3岁。间断咳嗽2个月,发热6天入院。入院体检:T 37.3 ℃,

R 26次/分,P 107次/分,一般状况可。双肺呼吸音粗糙,未闻及干湿啰音,心前区无隆起,心界不大,心率107次/分,心律不齐,未闻及杂音,腹软,肝、脾不大,双下肢无水肿。心电图显示窦性心律,频发室性期前收缩。血清CK-MB 42 U/L,柯萨奇B_3病毒IgM 1∶126。诊断病毒性心肌炎合并急性支气管炎。对该患儿不宜应用

A. 地塞米松

B. 青霉素

C. 辅酶Q_{10}

D. 维生素C

E. 二磷酸果糖

17. 引起婴幼儿心力衰竭最常见的原发病是

A. 病毒性心肌炎

B. 先天性心脏病

C. 风湿性心脏病

D. 中毒性心肌炎

E. 川崎病

18. 小儿左心衰竭最主要的表现是

A. 烦躁不安

B. 呼吸困难

C. 腹痛、腹胀

D. 肝大

E. 下肢水肿

19. 患儿,女,1岁。3天前受凉后出现发热、咳嗽,1天来咳嗽加重,并出现呼吸困难。T 38.0 ℃,P 190次/分,R 65次/分,口唇、口周青紫,三凹征明显,胸骨左缘第3~4肋间闻及收缩期粗糙响亮的杂音,心音低钝,呈奔马律,胸骨左缘第2肋间闻及连续机器样杂音,肺部闻及细湿啰音,肝达右肋下4 cm。对该患儿治疗最主要的药物是

A. 呋塞米

B. 地高辛

C. 地西泮

D. 苄胺唑啉

E. 布洛芬

二、名词解释

1. 法洛四联症
2. 艾森门格综合征
3. 肺门舞蹈征
4. 充血性心力衰竭

三、问答题

1. 左向右分流型先天性心脏病共同的临床表现有哪些？
2. 小儿病毒性心肌炎临床诊断及确诊的依据是什么？
3. 小儿充血性心力衰竭的诊断依据是什么？

（刘笑梦）

第十章

泌尿系统疾病

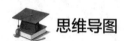 思维导图

```
                  ┌─────────────┐     ┌──────────────────────────────────────┐
                  │ 泌尿系统疾病  │─────│ 儿童泌尿系统的解剖结构有其自身特点，浓缩功能  │
                  │ 概述         │     │ 差，稀释功能强，尿比重低。儿童肾小球疾病分为 │
                  └─────────────┘     │ 原发性肾小球疾病、继发性肾小球疾病、遗传性肾 │
                                      │ 小球疾病                                │
                                      └──────────────────────────────────────┘

                                      ┌──────────────────────────────────────┐
                                      │ 病因包括感染性因素和非感染性因素，病理变化典  │
                  ┌─────────────┐     │ 型，呈毛细血管内弥漫性、渗出性、增殖性肾小球 │
                  │ 急性肾小球肾炎 │────│ 肾炎改变。电镜下呈驼峰状                   │
                  └─────────────┘     └──────────────────────────────────────┘

                                      ┌──────────────────────────────────────┐
                                      │ 临床表现：少尿、无尿，水肿、高血压、急性循环  │
                                      │ 充血，蛋白尿、血尿、管型尿。治疗：卧床休息， │
                                      │ 饮食管理，抗感染治疗，对症治疗，严重并发症的 │
┌───────────┐                         │ 治疗                                    │
│ 泌尿系统疾病 │──                      └──────────────────────────────────────┘
└───────────┘

                                      ┌──────────────────────────────────────┐
                                      │ 特征：大量蛋白尿、低蛋白血症、高度水肿、高  │
                                      │ 胆固醇血症。病理分型：微小病变、系膜增生性肾 │
                  ┌─────────────┐     │ 炎、膜性增生性肾炎、膜性肾病、局灶节段性肾小 │
                  │ 肾病综合征    │────│ 球硬化。治疗：一般治疗、糖皮质激素治疗、免疫 │
                  └─────────────┘     │ 抑制剂治疗、抗凝治疗、中医治疗               │
                                      └──────────────────────────────────────┘

                                      ┌──────────────────────────────────────┐
                                      │ 病因：革兰氏阴性杆菌感染多见。感染途径：上行感 │
                                      │ 染、血源性感染。临床表现：年龄越小，特异性症 │
                  ┌─────────────┐     │ 状越不典型，儿童多表现为尿频、尿急、尿痛。尿 │
                  │ 泌尿系感染    │────│ 培养及菌落计数是诊断本病的重要依据。治疗：控 │
                  └─────────────┘     │ 制感染、祛除病因、缓解症状、防止复发、保护肾 │
                                      │ 功能                                    │
                                      └──────────────────────────────────────┘
```

学习目标

通过本章内容的学习，学生应能：

识记：

列举小儿泌尿系统解剖、生理特点；小儿排尿及尿液特点；叙述急性肾炎、肾病综合征、泌尿道感染的发病机制、临床表现、诊断及治疗。

理解：

解释急性肾炎、肾病综合征的病因、分型、分类、并发症；泌尿道感染的概念、病因；分析上述疾病的鉴别诊断。

应用：

运用本章知识，能对上述疾病做出初步诊断并拟定治疗计划。

运用所学知识关注小儿泌尿卫生，理解时时渗滤、自我荡涤的现实意义。

第一节　小儿泌尿系统解剖生理特点

一、解剖特点

1. **肾**　儿童年龄越小，肾相对越大而重。婴儿肾位置较低，其下极可低至髂嵴以下第4腰椎水平，2岁以后达髂嵴以上。右肾位置稍低于左肾。由于腹壁肌肉薄而松弛，2岁以内健康儿童腹部触诊时易扪及肾。

2. **输尿管**　婴幼儿输尿管长而弯曲，管壁肌肉和弹性纤维发育不良，容易受压扭曲而导致梗阻，易发生尿潴留而诱发感染。输尿管与膀胱连接部的结构发育常不成熟，易发生膀胱、输尿管反流。

3. **膀胱**　婴儿膀胱位置比年长儿高，尿液充盈时，膀胱顶部常在耻骨联合之上，易在腹部触及，随年龄增长逐渐下降至盆腔内。

4. **尿道**　新生女婴尿道长度仅1cm（性成熟期3~5cm），且外口暴露又接近肛门，易受细菌污染。男婴尿道较长为5~6cm，但常有包茎和包皮过长，污垢积聚时也易引起上行性细菌感染。

二、生理特点

肾有许多重要功能：①排泄功能：排出体内代谢终末产物，如尿素、有机酸等；②调节功能：调节机体水、电解质、酸碱平衡，维持内环境相对稳定；③内分泌功能：产生激素和生物活性物质，如促红细胞生成素、肾素、前列腺素等。肾完成其生理活动，主要是通过肾小球滤过和肾小管重吸收、分泌及排泄来完成。儿童肾虽具备大部分成人肾的功能，但其发育是由未成熟逐渐趋向成熟。一般至1~2岁时接近成人水平。

1. **肾小球滤过率**（glomerular filtration rate，GFR）　新生儿出生时肾小球滤过率比较低，早产儿更低，生后一周为成人的1/4，3~6个月为成人的1/2，6~12个月时为成人的3/4，2岁时达成人水平，故不能有效地排出过多的水分和溶质。GFR低的原因是：①新生儿肾小球滤过面积小，滤过率低；②心排血量少，动脉血压低，肾灌注不足；③入球和出球小动脉阻力高；④肾小球毛细血管通透性低。

2. **肾小管重吸收和排泄功能**　新生儿葡萄糖、氨基酸、磷的肾阈值较成人低，易出现一过性的糖尿和生理性高氨基酸尿。新生儿血浆中醛固酮浓度较高，远端肾小管回吸收钠相应增加，且新生儿排钠能力较差，如输入过多钠，易发生钠潴留和水肿。生后10天内的新生儿由于排钾能力较差，故血钾偏高。

3. 浓缩和稀释功能　新生儿及幼婴由于肾小管的髓袢短，尿素形成量少（婴儿蛋白质合成代谢旺盛）以及抗利尿激素分泌不足，使浓缩尿液功能不足，在应激状态下保留水分的能力低于年长儿和成人。婴儿每从尿中排出 1 mmol 溶质需水分 1.4～2.4 ml，而成人仅需 0.7 ml。脱水时婴幼儿尿渗透压最高不超过 700 mmol/L，而成人可达 1400 mmol/L，故入量不足时易发生脱水甚至诱发急性肾功能不全。新生儿及幼婴尿稀释功能接近成人，可将尿稀释至 40 mmol/L，但因 GFR 较低，如输入大量液体或输液速度过快时易出现水肿。

4. 酸碱平衡　新生儿及婴幼儿容易发生酸中毒，主要原因：①肾功能不成熟，肾保留 HCO_3^- 的能力差，碳酸氢盐的肾阈低，仅为 19～22 mmol/L，而成人为 25～27 mmol/L；②肾小管泌 NH_3 和 H^+ 的能力低；③尿中排磷酸盐量少，故排出可滴定酸的能力受限。

5. 肾的内分泌功能　新生儿的肾已具有内分泌功能，其血浆肾素、血管紧张素和醛固酮均等于或高于成人，生后数周内逐渐降低。新生儿肾血流量低，因而前列腺素合成速率较低。由于胎儿血氧分压较低，故胚胎肾合成促红细胞生成素（EPO）较多，红细胞数量高于成人，生后随着血氧分压增高，EPO 合成减少，故红细胞数量逐渐降至正常。婴儿血清 $1,25(OH)_2D_3$ 水平高于儿童。

三、小儿排尿及尿液特点

1. 排尿次数　约 93% 新生儿在生后 24 h 内排尿，99% 在 48 h 内排尿。如超过 72 h 仍未排尿，则应考虑有泌尿道或肾疾患。生后前几天内，因摄入量少，每日排尿仅 4～5 次；1 周后因新陈代谢旺盛，进水量较多而膀胱容量小，排尿突增至每日 20～25 次；1 岁时每日排尿 15～16 次，至学龄前和学龄期每日排尿 6～7 次。

2. 排尿控制　小儿正常排尿机制在婴儿期由脊髓反射完成，以后建立脑干 - 大脑皮质控制，3 岁已能控制排尿。在 1.5～3 岁之间，主要通过控制尿道外括约肌和会阴肌控制排尿，若 3 岁后仍保持这种排尿机制，不能控制膀胱逼尿肌收缩，则出现不稳定膀胱，表现为白天尿频、尿急，偶然尿失禁和夜间遗尿。

3. 每日尿量　儿童尿量变化较大，除个体差异外，还与小儿每日液体入量、食物种类、气温、活动量及精神因素等有关。新生儿生后 48 h 正常尿量一般为 1～3 ml/（kg·h），生后 2 天内平均尿量为 30～60 ml/d，婴儿为 400～500 ml/d，幼儿为 500～600 ml/d，学龄前期儿童为 600～700 ml/d，学龄期儿童为 800～1400 ml/d。若新生儿尿量＜1.0 ml/（kg·d）为少尿，＜0.5 ml/（kg·d）为无尿。学龄期儿童每日排尿量＜400 ml，学龄前儿童＜300 ml，婴幼儿＜200 ml 时为少尿；每日尿量＜50 ml 为无尿。如每日尿量超过正常 3 倍以上则为多尿。

4. 尿液外观　出生后几天内尿色深，放置后有红褐色沉淀，此为尿酸盐结晶，数日后尿色变淡。正常婴幼儿尿液淡黄透明，但在寒冷季节放置后可有盐类结晶析出而变浑浊，当尿酸盐加热后，磷酸盐加酸后可溶解，尿液转清，据此可与脓尿或乳糜尿鉴别。

5. 尿液检查　①尿渗透压和比重：新生儿尿液多为低渗，平均为 240 mmol/L，尿比重为 1.006～1.008，1 岁后接近成人水平，为 500～800 mmol/L，尿比重范围为 1.003～1.030。②酸碱度：出生后前几天因尿内含尿酸盐多呈强酸性，以后接近中性或弱酸性，pH 多为 5～7。③尿蛋白：正常儿童尿中仅含微量蛋白，定量≤100 mg/（m²·24 h），定性为阴性，随意尿的尿蛋白（mg/dl）/ 尿肌酐（mg/dl）≤0.2。如尿蛋白含量＞150 mg/24 h 或＞4 mg（m²·h）或＞100 mg/L，定性检查阳性均为异常。④尿细胞和管型：正常小儿新鲜尿液离心后沉渣显微镜检查，RBC＜3 个 /HP，WBC＜5 个 /HP，偶见透明管型。⑤ 12 小时尿细胞计数（Addis count）：RBC＜50 万、WBC＜100 万、管型＜5000 个为正常。

考点 10-1

小儿排尿及尿液特点

第二节　急性肾小球肾炎

案例导入

　　患儿，男，7 岁，以"眼睑水肿 2 天，茶色尿 2 次"就诊。患儿 2 天前突然晨起眼睑水肿，伴少尿，今晨尿呈茶色，无尿频、尿急、尿痛；无头痛、呕吐、抽搐。既往体健，病前 2 周曾有上呼吸道感染史，否认有家族遗传病史。入院查体：T 36.5 ℃，P 98 次/分，R 24 次/分，BP 130/80 mmHg，体重 24 kg，颜面及双下肢非凹陷性水肿，心律齐，心音有力，两肺呼吸音粗，未闻及啰音，腹软，肝肋下未及，脾未及，移动性浊音阴性。门诊尿常规：RBC（++++），WBC 5 个/Hp，蛋白（+）。

　　思考：

　　1. 该患儿最可能的诊断是什么？诊断依据有哪些？

　　2. 为确诊需进一步做哪些检查？应采取哪些治疗措施？

　　急性肾小球肾炎（acute glomerulonephritis，AGN）简称急性肾炎，是一组由多种病因导致的与感染有关的免疫反应性肾小球疾病。临床常急性起病，以水肿、少尿、血尿和不同程度的蛋白尿、高血压或肾功能不全为主要临床表现。多有前驱感染史。本病是我国儿童中最常见的泌尿系统疾病，多发生于 5～14 岁的儿童，男女之比是 2:1。

【病因】

　　绝大多数是 A 组 β 溶血性链球菌感染后引起的免疫复合物性肾小球肾炎，故又称急性链球菌感染后肾小球肾炎（acute poststreptococcal glomerulonephritis，APSGN）。其他病原体如肺炎链球菌、金黄色葡萄球菌、麻疹病毒、流感病毒、乙型肝炎病毒、肺炎支原体、原虫等也可引起急性肾小球肾炎，但较少见。

【发病机制】

　　主要途径为经呼吸道和皮肤感染，感染后 A 组 β 溶血性链球菌中的致肾炎菌株作为抗原，刺激机体产生相应抗体，形成抗原-抗体复合物，沉积在肾小球毛细血管并激活补体系统，释放出多种生物活性物质，引起免疫反应和炎症反应，导致肾小球毛细血管管腔狭窄，甚至闭塞，使肾小球血流量减少，滤过率下降，体内水钠潴留，细胞外液和血容量增加，临床上出现不同程度的水肿、循环充血和高血压。重者可出现严重循环充血、高血压脑病及急性肾衰竭。同时由于免疫损伤引起肾小球基底膜基层断裂，有形成分漏出增多，出现蛋白尿、血尿、管型尿等一系列临床表现（图 10-1）。

【病理】

　　以肾小球的病理改变为主，表现为毛细血管内弥漫性、渗出性、增生性肾小球肾炎改变。光镜下可见程度不等的肾小球体积增大、肿胀，毛细血管内皮细胞和系膜细胞增生肿胀，基质增生，炎性细胞浸润。毛细血管腔狭窄甚或闭塞、塌陷。肾小球囊内可见红细胞、球囊上皮细胞增生，部分患儿可见到新月体。肾小管病变较轻，呈上皮细胞变性，间质水肿及炎症细胞浸润。电镜检查可见电子致密物在上皮细胞下呈驼峰样沉积，此为本病的特征。免疫荧光检查在急性期可见粗颗粒状的 IgG、C3 沉积在肾小球毛细血管袢和系膜区，亦可见到 IgM 和 IgA 沉积。系膜区或肾小球囊腔内可见纤维蛋白原和纤维蛋白沉积。

【临床表现】

　　临床表现差别大，轻者仅表现为无症状性镜下血尿，重者可呈急进性过程，短期内出现肾

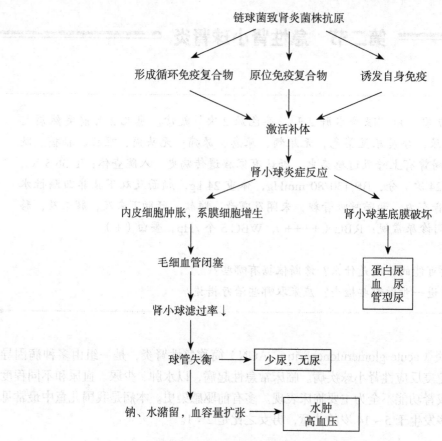

图 10-1 急性链球菌感染后肾小球肾炎发病机制

功能不全。

1. **前驱感染** 90%病例有 A 组 β 溶血性链球菌的前驱感染史,以呼吸道及皮肤感染为主,在前驱感染后经 1~3 周无症状的间歇期而急性起病。咽部感染间歇期 6~12 天,皮肤感染间歇期 14~28 天。

2. **典型表现**

（1）水肿、少尿：水肿是最常见的症状,表现为晨起眼睑及颜面部水肿,可波及全身,多为轻度或中度非凹陷性水肿。同时伴尿量减少,甚至无尿。少尿是水肿的原因,水肿是少尿的表现,1~2 周内尿量增多,水肿随之消退。

（2）血尿：几乎所有患儿均有血尿,其中肉眼血尿占 50%~70%,尿色与尿的酸碱度有很大关系,如酸性尿呈浓茶色,中性或弱碱性尿则呈鲜红色或洗肉水样。肉眼血尿多在 1~2 周内消失,镜下血尿可持续 3~6 个月,少数患儿可持续半年或更久。可伴有不同程度的蛋白尿。

（3）高血压：30%~80% 的患儿有高血压,可有头晕、眼花、恶心等,多在 1~2 周内随尿量的增多而降至正常,个别可持续 3~4 周。

少数患儿表现有一过性的氮质血症,血尿素氮和肌酐在 2 周内随水肿消退而下降。

3. **严重表现** 少数患儿在疾病早期(2 周内)可出现下列严重症状,应及早发现,及时处理。

（1）严重循环充血：常发生在起病 1 周内,由于钠、水潴留,血容量增加而出现循环负荷过重所致。当肾炎患儿出现呼吸急促和肺部有湿啰音时,应警惕循环充血的可能性。严重者出现呼吸困难、端坐呼吸、颈静脉怒张、频咳、咳粉红色泡沫痰、两肺满布湿啰音、心脏扩大、心率增快,甚至出现奔马律、肝大而硬、水肿加剧等。

（2）高血压脑病：由于脑血管痉挛,缺血、缺氧使毛细血管通透性增高而发生脑水肿。也有学者认为是水、钠潴留，血容量增多，血压升高，使脑组织血流灌注急剧增多所致。学龄儿童血压达 150/90 mmHg，学龄前儿童达 130/80 mmHg 以上。临床上出现剧烈头痛、恶心、呕吐、烦躁不安、一过性失明、惊厥和昏迷等症状。

（3）急性肾功能不全：常于病程初期出现。表现为尿量显著减少甚至无尿，血尿素氮和肌酐明显增高，并有电解质紊乱和代谢性酸中毒，一般持续 3~5 天，不超过 10 天。

4. 非典型表现

（1）无症状性急性肾炎：临床无明显症状，患儿仅有镜下血尿及血清补体 C3 下降。

（2）肾外症状性急性肾炎：临床有水肿、高血压，但尿液改变不明显，可有链球菌前驱感染史，血清 C3 水平明显降低。

（3）以肾病综合征为表现的急性肾炎：少数患儿起病表现为急性肾炎，但有大量蛋白尿和严重水肿，血中白蛋白下降、胆固醇增高，临床表现类似肾病综合征。此型临床恢复较缓慢。

【辅助检查】

1. 尿常规　尿检可见大量红细胞，亦可见到透明颗粒或红细胞管型。尿蛋白定性通常为（+~+++）。

2. 血液检查　血常规有轻、中度贫血，为血容量增加、血液稀释所致。白细胞轻度升高或正常。血沉增快。多在 2~3 个月内恢复正常。

3. 抗链球菌溶血素 O（ASO）测定　阳性率可达 50%~80%，通常为链球菌感染后 2~3 周开始升高，3~5 周达高峰，50% 于 3~6 个月恢复正常，75% 于 1 年内恢复正常。

4. 肾功能检查　部分患儿血肌酐升高，内生肌酐清除率降低，尿浓缩功能受损。重症患者可出现血尿素氮和肌酐明显增高，高钾血症和代谢性酸中毒。

5. 血清补体测定　80%~90% 的患儿急性期时血清补体 C3 下降，94% 的患者多在 8 周内恢复正常。血清补体 C3 的规律性变化对急性肾炎的鉴别诊断有重要意义。

6. 肾病理活检　当急性肾炎患儿出现以下情况时应考虑肾组织活检：①持续性肉眼血尿达 3 个月以上者；②持续性蛋白尿和血尿达 6 个月以上者；③发展为肾病综合征者；④肾功能持续减退者。

【诊断和鉴别诊断】

典型病例的诊断依据为：①前驱感染史：起病前 1~3 周有链球菌感染史；②临床表现：水肿、少尿、血尿、高血压；③实验室检查：急性期 ASO 升高、血清补体 C3 降低，即可诊断。考虑有急进性肾炎或临床表现、化验检查不典型或病情迁延者可进行肾穿刺活组织检查，以确定诊断。急性肾炎必须注意与以下疾病相鉴别。

1. 其他病原体感染的肾小球肾炎　可从原发感染灶及各自临床特点进行鉴别。

2. IgA 肾病　常在上呼吸道感染 1~2 天后出现血尿，其主要症状为反复发作性肉眼血尿，多无水肿、高血压，血清补体 C3 正常。确诊需进行肾活检。

3. 慢性肾炎急性发作　既往肾炎史不详，前驱感染不明显，除了有肾炎症状外患儿多有贫血、生长发育落后、肾功能异常等，低比重尿或固定低比重尿，尿液改变以蛋白增多为主。

4. 原发性肾病综合征　具有肾病综合征表现的急性肾炎需与该病鉴别。若患儿呈急性起病，有明确的链球菌感染证据，血清 C3 降低有助于急性肾炎的诊断，必要时可行肾活检。

5. 其他　还应与急进性肾炎、紫癜性肾炎、狼疮性肾炎等疾病鉴别。

考点 10-2
急性肾小球肾炎的临床表现、辅助检查及诊断

【治疗】

本病无特异性治疗。主要采取以对症治疗为主的综合性治疗措施。治疗原则为清除残留感染病灶，纠正水、电解质紊乱，防治并发症，保护肾功能，促进自然恢复。

1. 严格休息　急性期（起病 2 周内）需绝对卧床 2~3 周，直到肉眼血尿消失，水肿减退，血压正常，方可下床轻微活动。血沉恢复正常可上学，但应避免重体力活动。尿沉渣细胞

绝对计数正常后方可恢复体力活动。

2. 饮食管理 有水肿、高血压者应限盐、限水。食盐以 60 mg/（kg·d）为宜。有氮质血症者应限蛋白，可给优质动物蛋白 0.5 g/（kg·d）。患儿尿量增加、水肿消退、血压正常、氮质血症消除后恢复正常饮食。

3. 控制感染 对仍有咽部或皮肤感染灶者用青霉素 7～10 天，消除残留感染病灶。如对青霉素过敏则改用红霉素。禁用肾毒性药物。

4. 对症治疗

（1）利尿：经控制水、盐入量后仍有水肿、少尿者可用噻嗪类利尿剂，如氢氯噻嗪 1～2 mg/（kg·d），分 2～3 次口服。无效时可使用袢利尿剂，如呋塞米，口服剂量 2～5 mg/（kg·d），注射剂量每次 1～2 mg/kg，每日 1～2 次（应注意静脉注射剂量过大时可有一过性耳聋）。

（2）降压：凡经休息，控制水、盐摄入和利尿等处理，血压仍高者，均应给予降压药。首选硝苯地平，此为钙通道阻滞药，开始剂量为 0.25 mg/（kg·d），最大剂量 1 mg/（kg·d），分 3 次口服。亦可选用血管紧张素转换酶抑制药卡托普利，初始剂量为 0.3～0.5 mg/（kg·d），最大剂量为 5～6 mg/（kg·d），分 3 次口服，与硝苯地平交替使用降压效果更佳。

5. 严重病例的治疗

（1）严重循环充血的治疗：①严格限制水、盐摄入，使用快速、强效利尿剂，如呋塞米，每次 1 mg/kg；②表现有肺水肿者除一般对症治疗外，可用硝普钠 5～20 mg 加入 5% 葡萄糖液 100 ml 中，以 1 μg/（kg·min）速度静脉滴注，根据血压控制情况调节滴速，每分钟不宜超过 8 μg/kg，防止出现低血压和停药时反跳。滴注时针筒、输液管等须用黑纸覆盖，以免药物遇光分解。

（2）高血压脑病的治疗：首选高效、快速降压药硝普钠，用法同严重循环充血的治疗。降压同时予以止痉、利尿、脱水、给氧等治疗。

（3）急性肾功能不全的治疗：严格限制液体入量，维持水、电解质和酸碱平衡，降压、利尿及对症处理，必要时可采取透析治疗。

【预后和预防】

95% APSGN 病例能完全恢复，小于 5% 的病例可有持续尿异常，死亡病例在 1% 以下，主要死因是急性肾衰竭。防治感染是预防急性肾炎的根本。平时注意加强锻炼和保持皮肤卫生，减少呼吸道及皮肤感染。一旦感染应及时、彻底治疗。感染后 1～3 周内应定期检查尿常规，及时发现和治疗本病。

第三节 肾病综合征

案例导入

患儿，男，5 岁，以"水肿、尿少 1 周"就诊。查体可见全身明显水肿，下肢指压痕明显，阴囊水肿较重。近期食欲减退、乏力，但无恶心、呕吐。既往体健，否认有家族遗传病史。入院后查体：T 36.2 ℃，P 100 次/分，R 24 次/分，BP 105/75 mmHg，颜面、下肢、全身水肿，呈凹陷性水肿，水肿最显著部位为颜面部、下肢、阴囊。心律齐，心音有力，两肺呼吸音粗，未闻及啰音，腹软，肝肋下未及，脾未及，移动性浊音阳性。入院后辅助检查：尿常规：蛋白（++++），RBC 0～4 个/Hp，WBC 3～5 个/Hp。血清白蛋白 20 g/L，血胆固醇 7.6 mmoL/L，BUN 4.1 mmoL/L。

思考：

1. 该患儿最可能的诊断是什么？诊断依据有哪些？
2. 为确诊需进一步做哪些检查？应采取的关键治疗措施是什么？

肾病综合征（nephrotic syndrome，NS）简称肾病，是一组由多种原因引起的肾小球基底膜通透性增加，导致大量血浆蛋白质从尿中丢失而引起的临床综合征。其临床特点为大量蛋白尿、低蛋白血症、高脂血症和明显水肿。其中大量蛋白尿和低蛋白血症两项是诊断的必备条件。肾病综合征发病率仅次于急性肾炎，发病人群多为学龄前儿童，3~5 岁为发病高峰，男女比例约为 3.7∶1。肾病综合征按病因可分为原发性、继发性和先天性 3 种类型，儿童 90% 以上是原发性肾病综合征。本节主要叙述原发性肾病综合征（primary nephrotic syndrome，PNS）。

【病因与发病机制】

PNS 的病因和发病机制目前尚不明确。近年来研究认为各种原因（如细胞免疫和体液免疫功能紊乱、免疫损伤等）导致肾小球滤过膜的电荷屏障和（或）孔径屏障受损，继而血浆蛋白从尿中丢失是肾病综合征发病机制的重要环节。原发性肾病综合征微小病变型主要是肾小球滤过膜阴离子丢失致静电屏障破坏，使大量带负电荷的中分子血浆蛋白滤出，形成高选择性蛋白尿。而非微小病变型肾病综合征主要由于孔径屏障受损，使多种大、中分子的蛋白质也同时滤出，形成非选择性蛋白尿。

另有研究发现，肾病综合征发病与遗传和环境因素有关。国内报道糖皮质激素敏感 NS 患儿 HLA-DR7 抗原频发率高达 38%，频复发 NS 患儿则与 HLA-DR9 相关。另外 NS 还有家族性表现，且绝大多数是同胞患病。流行病学调查显示，黑人患 NS 症状表现重，对糖皮质激素反应差。提示 NS 发病与人种和环境有关。

近年来肾脏病学领域的一个突破性进展即为部分临床表现为激素耐药的肾病综合征或病理表现为局灶性节段性肾小球硬化者中致病基因的发现。这些基因的编码蛋白多为肾小球裂孔隔膜蛋白分子、足细胞分子、肾小球基底膜结构分子等。明确这些基因突变所致的肾病综合征将有助于根据不同致病基因做出临床诊断及进一步的分子分型，从而制订个体化治疗方案。

【病理生理】

大量蛋白尿是最重要的病理生理基础，也是导致本病其他三大特点的根本原因。

1. 大量蛋白尿　肾小球基底膜的通透性增高，大量蛋白质漏出，持续大量蛋白尿会引发和促进肾小管系膜硬化和肾间质病变，逐渐导致肾功能损伤。此外，血液中抗体和补体系统的因子从尿中丢失，使患儿免疫力低下；抗凝血酶Ⅲ丢失，使患儿处于高凝状态。

2. 低蛋白血症　PNS 病理生理改变的中心环节。血浆蛋白从尿中大量丢失和从肾小球滤出后被肾小管重吸收分解，是造成 NS 低蛋白血症的主要原因；而肝合成蛋白质的代偿能力不足及患儿胃肠道有少量蛋白质丢失也可使血浆蛋白进一步降低。

3. 高脂血症　低蛋白血症刺激肝合成脂蛋白增加，其脂蛋白酯酶活性下降，造成脂蛋白分解代谢障碍，大分子的脂蛋白难经肾排出而蓄积于体内，表现为血清总胆固醇、三酰甘油和低密度、极低密度脂蛋白持续增高。高脂血症可促进动脉硬化的形成；持续高脂血症，脂质从肾小球滤出，可导致肾小球硬化和肾间质纤维化。

4. 水肿　多种因素综合作用的结果：①低蛋白血症导致血浆胶体渗透压降低，当血浆白蛋白低于 25 g/L 时，液体在间质区潴留；低于 15 g/L 时可有腹水或胸腔积液；②由于血浆胶体渗透压降低，使血容量减少，刺激渗透压和容量感受器，促使抗利尿激素和肾素 - 血管紧张素-醛固酮分泌增加、心钠素分泌减少，最终使远端肾小管钠、水吸收增加，导致钠、水潴留；③低血容量使交感神经兴奋性增高，近端肾小管重吸收 Na^+ 增加；④某些肾内因子改变了肾小管管周体液平衡机制，使近曲小管 Na^+ 吸收增加。

5．其他　患儿体液免疫功能降低与血清 IgG 和补体系统 B、D 因子从尿中大量丢失有关，也与 T 淋巴细胞抑制 B 淋巴细胞的 IgG 合成转换有关。抗凝血酶Ⅲ丢失，而Ⅳ、Ⅴ、Ⅶ因子和纤维蛋白原增多，使患儿处于高凝状态。由于钙结合蛋白降低，血清结合钙也可以降低；当 25-（OH）D_3 结合蛋白同时丢失时，使游离钙也降低。另一些结合蛋白降低，可使结合型甲状腺素（T_3、T_4）、血清铁、锌和铜等微量元素降低。转铁蛋白减少则可发生小细胞低色素性贫血。

【病理】

PNS 的主要病理改变在肾小球。常见以下几种病理类型：微小病变型、局灶性节段性肾小球硬化型、膜性增生性肾小球肾炎型、单纯系膜增生型、增生性肾小球肾炎型、局灶性球形硬化型和膜性肾病等。儿童肾病综合征以微小病变型最多见，约占 76.4%。

【分类与分型】

1．分类　根据病因和发病年龄分为原发性、继发性和先天性三类：

（1）原发性肾病综合征：占 90%，指原因不明的肾小球疾病引起的肾病，根据临床表现又分为单纯性肾病和肾炎性肾病两型。

（2）继发性肾病综合征：指继发于全身性疾病（如过敏性紫癜、系统性红斑狼疮、乙型肝炎、疟疾、糖尿病、多发性骨髓瘤、恶性肿瘤等）、临床诊断明确的肾小球肾炎（链球菌感染后肾炎、急进性肾炎）及某些药物（青霉胺）、金或汞等重金属中毒等所致的肾病。

（3）先天性肾病：出生后 3 个月以内起病称芬兰型，属常染色体隐性遗传，病理特点为近曲小管囊性扩张；出生后 3 个月以上起病者以弥漫性系膜硬化为主。临床上除出现肾病四大症状外，还可表现为低体重儿或足月小样儿、大胎盘、身材矮小、耳位低、骨缝增宽、骨龄及智力发育迟缓，对激素治疗效果差。临床较少见。

2．病理分型

（1）微小病变型（约占 80%）：临床多为单纯性肾病，主要表现为大量蛋白尿和低蛋白血症。对激素治疗效果好。预后好，易复发。

（2）非微小病变型：包括系膜增生性肾炎、膜增生性肾炎、膜性肾病、局灶性节段性肾小球硬化。

3．临床分型

（1）按临床表现分为两型：单纯性肾病和肾炎性肾病。

（2）按糖皮质激素疗效分类：用激素反应（泼尼松每日 2 mg/kg，治疗后 4 周，以 1 周内连续检查尿蛋白 3 次的结果为准）判定，分为：

①激素完全效应（敏感型）：足量治疗 ≤ 4 周，尿蛋白完全转阴。

②激素无效应（耐药型）：足量治疗满 4 周，尿蛋白仍呈阳性。

③激素依赖型：对激素敏感，但连续 2 次减量或停药 2 周内复发。

④肾病复发与频复发：复发指连续 3 天，晨尿蛋白由阴性转为（+++）或（++++），或 24 小时尿蛋白定量 ≥ 50 mg/kg 或尿蛋白/肌酐 ≥ 2.0；频复发是指半年内复发 ≥ 2 次或 1 年内复发 ≥ 3 次。

【临床表现】

一般起病隐匿，常无明显诱因。大约 30% 患者起病前有病毒感染或细菌感染史，约 70% 的肾病复发与病毒感染或过敏有关。

水肿最常见，开始见于眼睑，以后逐渐遍及全身，呈凹陷性，严重者可有腹水或胸腔积液。男孩常有阴囊水肿，严重者腹壁、大腿和上臂内侧皮肤可见皮纹或紫纹。水肿严重时伴有尿量减少，体重可增加 30%~50%。嗜睡症可反复出现，但其严重程度通常与预后无关。发病时可伴有乏力、食欲减退、颜面苍白等。肾炎性肾病患儿可有血压增高和血尿。反复发作或病程长者可出现生长发育落后。

【并发症】

1. 感染　是最常见的并发症。常见呼吸道、皮肤、泌尿道感染和原发性腹膜炎等，其中以上呼吸道感染最常见，占 50% 以上，多见病毒感染。细菌感染中以肺炎链球菌感染为主，结核分枝杆菌感染亦应引起重视。另外，由于糖皮质激素和免疫抑制剂的使用，肾病患儿的院内感染不容忽视，以呼吸道和泌尿道感染最多见，致病菌以条件致病菌为主。

2. 电解质紊乱和低血容量　常见的电解质紊乱有低钠、低钾、低钙血症。最常见的是低钠血症，其临床表现可有厌食、乏力、懒言、嗜睡、血压下降甚至出现休克、抽搐等。可能与患儿不恰当长期禁盐或长期食用不含钠的食盐代用品、过多使用利尿剂以及感染、呕吐、腹泻等因素有关。在应用肾上腺皮质激素治疗时，肠道钙吸收不良，可发生低钙血症，如低钙惊厥或骨质疏松表现。另外由于低蛋白血症，血浆胶体渗透压下降，水肿显著而常有血容量不足，尤其在各种诱因引起低钠血症时易出现低血容量性休克。

3. 血栓形成　肾病时血液高凝状态容易导致各种动、静脉血栓形成，以肾静脉血栓形成最常见，表现为突发腰痛、出现血尿或血尿加重、少尿甚至发生肾衰竭。此外，还可出现下肢深静脉血栓形成、肺栓塞、脑栓塞等。

4. 急性肾衰竭　5% 的微小病变型肾病可并发急性肾衰竭。

5. 肾小管功能障碍　除原有肾小球的基础病变可引起肾小管功能损害外，由于大量尿蛋白的重吸收，可导致肾小管（主要是近曲小管）功能损害，出现肾性糖尿或氨基酸尿，严重者呈 Fanconi 综合征。

【辅助检查】

1. 尿液分析　尿蛋白定性多在（+++）以上，24 h 尿蛋白定量检查 ≥ 50 mg/（kg·d），尿蛋白/尿肌酐（mg/mg）在正常儿童上限为 0.2，肾病患儿 ≥ 3.0。单纯性肾病偶见少量红细胞，肾炎性肾病可见红细胞、透明管型、颗粒管型等。

2. 血清蛋白、胆固醇和肾功能测定　血清总蛋白降低，白蛋白下降更明显，总蛋白 < 50 g/L、白蛋白 < 25 g/L 可诊断为肾病综合征的低蛋白血症。血浆胆固醇 > 5.7 mmol/L，三酰甘油升高，低密度脂蛋白（LDL）和极低密度脂蛋白（VLDL）增高，高密度脂蛋白（HDL）多正常。血尿素氮（BUN）、血肌酐（Cr）在肾炎性肾病综合征可升高。晚期可有肾小管功能损害。

3. 血清补体测定　单纯性肾病综合征患儿血清补体水平正常，肾炎性肾病综合征患儿补体可下降。

4. 系统性疾病的血清学检查　对新诊断的肾病患者需检测抗核抗体（ANA）、抗 -dsDNA 抗体、抗 Smith 抗体等。对具有血尿、补体减少并有临床表现的患者尤其重要。

5. 高凝状态和血栓形成的检查　多数原发性肾病患儿存在不同程度的高凝状态、血小板增多、血小板凝集、血浆纤维蛋白原增加、尿纤维蛋白裂解产物增高。怀疑血栓形成者，也可行彩色多普勒超声检查或血管造影。

6. 经皮肾穿刺组织病理学检查　多数儿童肾病综合征不需要进行肾活检。肾活体组织检查指征：①对糖皮质激素治疗耐药或频繁复发者；②对临床或实验室证据支持肾炎性肾病或继发性肾病综合征者。

【诊断与鉴别诊断】

1. 诊断标准　①大量蛋白尿[·周内 3 次尿蛋白（+++~++++），24 h 尿蛋白定量 ≥

50 mg/kg 或尿蛋白 / 肌酐 ≥2.0]；②血清白蛋白低于 25 g/L；③血胆固醇 >5.7 mmol/L；④不同程度的水肿。以上 4 项中大量蛋白尿和低蛋白血症是必备条件。临床上根据有无明显血尿、高血压、氮质血症和低补体血症，将原发性肾病综合征分为单纯性肾病和肾炎性肾病两型。

（1）单纯性肾病：只有上述表现。

（2）肾炎性肾病：除单纯性 NS 外，凡具有以下 4 项之一或多项者，即可诊断为肾炎性肾病。

①2 周内 3 次尿沉渣 RBC≥10 个 /HP，并证实为肾小球源性血尿者；

②反复或持续高血压，学龄儿童 ≥130/90 mmHg，学龄前儿童 ≥120/80 mmHg，除外糖皮质激素等原因所致；

③肾功能不全，除外循环血容量不足所致；

④持续性低补体血症。

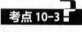

肾病综合征的分类、分型、临床表现、并发症、辅助检查及诊断

2. 鉴别诊断　原发性肾病综合征需与继发于全身性疾病的肾病综合征鉴别。部分非典型链球菌感染后肾炎、系统性红斑狼疮性肾炎、过敏性紫癜性肾炎、乙型肝炎病毒相关性肾炎及药源性肾炎等均可有肾病综合征样表现。临床上须排除继发性肾病综合征后方可诊断为原发性肾病综合征。

【治疗】

治疗原则：目前主要采用以糖皮质激素为主的综合治疗，以尽快诱导缓解、控制水肿和消除蛋白尿，防止复发，防治并发症，尽可能减轻药物副作用。

1. 一般治疗

（1）休息：除高度水肿或严重高血压或并发感染外，一般不需绝对卧床休息。病情缓解后可逐渐增加活动量。

（2）饮食：显著水肿和严重高血压时应短期限制水、钠摄入，病情缓解后不必继续限盐。活动期病例供盐 1～2 g/d。蛋白质摄入 1.5～2 g/（kg·d），以优质蛋白（乳、鱼、蛋、禽、牛肉等）为宜。在应用糖皮质激素过程中，患儿食欲增加，应控制食量，防止体重增加过快。低脂饮食有利于减轻高脂血症。应用激素期间每日应给予维生素 D 400 U 及适量钙剂。

（3）防治感染：当患儿并发感染时应积极控制感染，但不主张预防性应用抗生素。各种预防接种可导致肾病复发，故应推迟到完全缓解且停用激素 3 个月后进行。

（4）利尿：对糖皮质激素耐药或未使用糖皮质激素，而水肿较重伴尿少者可配合使用利尿剂；严重低蛋白血症（血清白蛋白低于 15 g/L）、重度水肿、一般利尿剂无效、低血容量的患儿可酌情输注白蛋白。使用利尿剂期间需密切观察出入水量、体重变化及电解质紊乱。

（5）对家属的教育：应使父母及患儿很好地了解肾病的有关知识，积极配合随访和治疗。

2. 糖皮质激素　是目前诱导肾病缓解的首选药物。泼尼松是治疗本病的主要药物。使用原则：始量要足，减量要慢，维持要长。

（1）初治病例治疗方案

1）短程疗法：泼尼松 2 mg/（kg·d）（按身高标准体重，以下同），最大量 60 mg/d，分 3 次服用，持续 4 周。4 周后不管疗效如何，均改为泼尼松 1.5 mg/kg 隔日晨顿服，继用 4 周，全疗程共 8 周，然后骤然停药。适用于单纯性肾病。因短程疗法易于复发，国内很少用。

2）中、长程疗法：适用于各种类型的肾病综合征。泼尼松 2 mg/（kg·d），最大量 60 mg/d，分 3 次口服。若 4 周内尿蛋白转阴，则自转阴后至少巩固 2 周方可减量，以后改为 2 mg/kg 隔日晨顿服，继续用 4 周，以后每 2～4 周减总量 2.5～5 mg，直至停药。疗程必须达 6 个月（中程疗法）。开始治疗后 4 周尿蛋白未转阴者可继服至尿蛋白转阴后 2 周，一般不超过 8 周。以后再改为 2 mg/kg 隔日晨顿服，继 4 周，以后每 2～4 周减量一次，即总量减 2.5～5 mg，直至停药，疗程 9 个月（长程疗法）。

（2）复发和激素依赖型肾病的治疗

1）调整糖皮质激素的剂量和疗程：糖皮质激素治疗后或在减量过程中复发者，原则上需再次恢复初始剂量或上一个疗效剂量，或改隔日疗法为每日疗法，或将激素减量的速度放慢，延长疗程。同时注意查找患儿有无感染或影响糖皮质激素疗效的其他因素存在。

2）更换糖皮质激素制剂：对泼尼松疗效较差的病例，可换用其他糖皮质激素制剂，如曲安西龙、曲安奈德等。

3）甲泼尼龙冲击治疗：慎用，宜根据肾病理改变选择。

（3）激素治疗的副作用

1）代谢紊乱：可出现明显的库欣貌、肌肉萎缩无力、伤口愈合不良、蛋白质营养不良、高血糖、尿糖、水钠潴留、高血压、尿中失钾、高尿钙和骨质疏松。

2）消化性溃疡和神经精神症状：如欣快感、兴奋、失眠，甚至出现癫痫发作。

3）可能发生白内障、无菌性股骨头坏死、高凝状态、生长停滞等。

4）易发生感染或诱发结核灶活动。

5）急性肾上腺皮质功能不全和戒断综合征。

3. 免疫抑制剂   主要用于肾病综合征频繁复发，糖皮质激素依赖、耐药或出现严重副作用者。在小剂量糖皮质激素隔日使用的同时可选用下列免疫抑制剂。

（1）环磷酰胺：最常用，一般剂量 2～2.5 mg/（kg·d），分 3 次口服，疗程 8～12 周，总量不超过 200 mg/kg。或用环磷酰胺冲击治疗，剂量 10～12 mg/（kg·d），加入 5% 葡萄糖盐水 100～200 ml 内静脉滴注 1～2 h，连续 2 天为 1 个疗程。每 2 周重复 1 个疗程，累积量 ＜150～200 mg/kg。近期副作用有白细胞减少、脱发、肝功能损害、出血性膀胱炎等，少数可发生肺纤维化；远期副作用为性腺损害。故可根据病情需要选择小剂量、短疗程、间断用药，用药期间注意多饮水；避免青春期前和青春期用药。

（2）其他免疫抑制剂：可根据病情需要选用苯丁酸氮芥、环孢素 A、硫唑嘌呤、霉酚酸酯及雷公藤多苷片等。

4. 抗凝及纤溶药物疗法   有高凝状态和纤溶障碍者，需加用抗凝和溶栓治疗。

（1）肝素：剂量为 1 mg/（kg·d），加入 10% 葡萄糖液 50～100 ml 中静脉滴注，每日 1 次，2～4 周 1 个疗程。亦可选用低分子肝素。病情好转后改口服抗凝药维持治疗。

（2）尿激酶：有直接激活纤溶酶溶解血栓的作用。一般剂量 3 万～6 万 U/d，加入 10% 葡萄糖液 100～200 ml 中静脉滴注，1～2 周为 1 个疗程。

（3）口服抗凝药：双嘧达莫 5～10 mg/（kg·d），分 3 次饭后服，6 个月为 1 个疗程。

5. 免疫调节剂   一般为糖皮质激素的辅助治疗，适用于常伴感染、频复发或糖皮质激素依赖者。左旋咪唑 2.5 mg/kg，隔日用药，疗程 6 个月。副作用有胃肠不适、流感样症状、皮疹、周围血液中粒细胞下降，停药即可恢复。

6. 血管紧张素转换酶抑制剂（ACEI）   对改善肾小球局部血流动力学、减少尿蛋白、延缓肾小球硬化有良好作用。尤其适用于伴有高血压的肾病综合征。常用制剂有卡托普利、依那普利、福辛普利等。

7. 中医药治疗   可根据辨证施治原则进行综合治疗。

【预后与预防】

1. 预后   肾病综合征的预后转归与其病理变化和对糖皮质激素治疗反应密切相关。微小病变型预后最好，局灶节段性肾小球硬化预后最差。90%～95% 的微小病变型患者对首次应用糖皮质激素有效，其中 85% 可有复发，复发在第 1 年最常见。3～4 年未复发者，其后有 95% 的概率不复发。微小病变型预后较好，但要注意严重感染或糖皮质激素的严重副作用。局灶节段性肾小球硬化者如对糖皮质激素敏感，则预后可改善。

考点 10-4

肾病综合征以激素为主的治疗方案

2. 预防　防治感染是预防的关键，尤其对呼吸道和皮肤感染的预防，平时注意加强锻炼，增强免疫力。

第四节　泌尿道感染

泌尿道感染（urinary tract infection，UTI）是指病原体直接侵入泌尿道，在尿液中生长繁殖，并侵犯尿路黏膜或组织而引起的损伤。按病原体侵袭的部位不同，分为肾盂肾炎、膀胱炎、尿道炎。肾盂肾炎又称上尿路感染，膀胱炎和尿道炎合称下尿路感染。因小儿尿路感染较少局限在尿路某一部位，且临床上又难以准确定位，故常统称为泌尿道感染。可根据有无临床症状，分为症状性泌尿道感染和无症状性菌尿。

据统计，女性泌尿道感染多于男性，但新生儿或婴幼儿早期，男性发病率却高于女性。无症状性菌尿是儿童泌尿道感染的一个重要组成部分，可见于各年龄、性别的儿童，但以学龄期女孩更常见。

【病因】

任何致病菌均可引起泌尿道感染，但绝大多数为革兰氏阴性杆菌，其中大肠埃希菌占60%~80%，其次为副大肠埃希菌、变形杆菌、克雷伯杆菌、铜绿假单胞菌，少数为肠球菌和葡萄球菌。新生儿泌尿道感染以克雷伯杆菌和肠球菌多见，1岁以上男孩主要致病菌为变形杆菌，而10~16岁女孩以白色葡萄球菌感染常见。

【发病机制】

细菌引起泌尿道感染的发病机制错综复杂，是宿主内在因素与细菌致病性相互作用的结果。

1. 感染途径

（1）上行性感染：是泌尿道感染最主要的途径。致病菌从尿道口上行并进入膀胱，引起膀胱炎，膀胱内的致病菌再经输尿管移行至肾，引起肾盂肾炎。引起上行性感染的致病菌主要是大肠埃希菌，其次是变形杆菌或其他肠道杆菌。膀胱输尿管反流（vesicoureteral reflux，VUR）常是细菌上行性感染的直接途径。

（2）血源性感染：致病菌经血源途径到达肾，进而侵袭尿路。最常见的致病菌为金黄色葡萄球菌，多发生在新生儿和小婴儿。

（3）淋巴感染和直接蔓延：结肠内的细菌和盆腔感染可通过淋巴管感染肾，肾周围邻近器官和组织的感染也可直接蔓延。这两种途径都是很少见的。

2. 宿主内在因素

（1）尿道周围菌种的改变及尿液性状的变化，为致病菌入侵和繁殖创造了条件。

（2）细菌黏附于尿路上皮细胞（定植）是其在泌尿道增殖引起泌尿道感染的先决条件。

（3）泌尿道感染患者分泌型IgA的产生存在缺陷，使尿中分泌型IgA浓度降低，增加了泌尿道感染的机会。

（4）先天性或获得性尿路畸形，可增加泌尿道感染的危险性。

（5）新生儿和小婴儿抗感染能力差，易患泌尿道感染。尿布、尿道口常受细菌污染，且女婴尿道短、直、宽，男婴包皮较长等使局部防卫能力差，易造成上行性感染。

（6）糖尿病、高钙血症、高血压、慢性肾疾病、镰状细胞贫血及长期使用糖皮质激素或免疫抑制剂的患儿，其泌尿道感染的发病率增高。

3. 细菌毒力　如宿主无特殊易感染的内在因素，则微生物的毒力是决定细菌能否引起上行性感染的主要因素。

【临床表现】

1. 急性泌尿道感染　是指病程在6个月内者。临床症状随患儿年龄的不同存在着较大差异。

（1）新生儿：临床症状极不典型，多以全身症状为主，如发热或体温不升、苍白、吃奶差、呕吐、腹泻等。许多患儿有生长发育停滞，体重增长缓慢或不增，伴有黄疸者较多见。部分患儿可有嗜睡、烦躁甚至惊厥等神经系统症状。新生儿泌尿道感染常伴有败血症，但其局部排尿刺激症状多不明显，30% 的患儿血和尿培养出的致病菌一致。

（2）婴幼儿：临床症状也不典型，以全身症状为主，如拒食、呕吐、腹泻等，发热最突出。局部排尿刺激症状可不明显，但可发现有排尿时哭闹不安，尿布有臭味和顽固性尿布疹等。

（3）年长儿：上尿路感染时发热、寒战、腹痛等全身症状突出，常伴有腰痛和肾区叩击痛、肋脊角压痛等，同时伴有尿路刺激症状，部分可出现肉眼血尿。下尿路感染时多表现为尿频、尿急、尿痛、排尿困难等尿路刺激症状，有时可见肉眼终末血尿和遗尿，全身症状可不明显或缺如。

2. 慢性泌尿道感染 是指病程迁延或反复发作 6 个月以上，伴有贫血、消瘦、生长迟缓、高血压或肾功能不全等。

3. 无症状性菌尿 在常规的尿过筛检查中，发现健康儿童存在有意义的菌尿，但无任何尿路感染症状。可见于各年龄组，以学龄女孩常见。多伴有尿路畸形和既往尿路感染史。病原体多数是大肠埃希菌。

【辅助检查】

1. 尿常规检查及尿细胞计数 ①尿常规检查：清洁中段尿离心沉渣中白细胞≥5 个 /HP，即可怀疑为尿路感染。血尿也很常见。肾盂肾炎患者有中等蛋白尿、白细胞管型尿及晨尿的比重和渗透压减低。②尿细胞计数：使用 1 小时尿白细胞排泄率测定，发现白细胞数 $>30×10^4$/h 为阳性，可怀疑泌尿道感染；$<20×10^4$/h 为阴性，可排除泌尿道感染。

2. 尿培养细菌学检查 尿细菌培养及菌落计数是诊断泌尿道感染的主要依据。通常认为清洁中段尿培养菌落数 $>10^5$/ml 可确诊，$10^4～10^5$/ml 为可疑，$<10^4$/ml 系污染。应结合患儿的性别、有无症状、细菌种类和繁殖力综合判断。由于粪链球菌每个链含有 32 个细菌，一般认为菌落数在 $10^3～10^4$/ml 之间即可确诊。通过耻骨上膀胱穿刺获取的尿培养，只要有细菌生长，即有诊断意义。

3. 尿液直接涂片法找细菌 油镜下如每个视野都能找到一个细菌，表明尿内细菌数 $>10^5$/ml。

4. 亚硝酸盐试纸条试验 大肠埃希菌、副大肠埃希菌、克雷伯杆菌呈阳性，产气杆菌、变形杆菌、铜绿假单胞菌和葡萄球菌呈弱阳性，粪链球菌、结核分枝杆菌呈阴性。检测晨尿，阳性率更高。

5. 其他 凡经过抗菌治疗 4～6 周，病情迁延和反复感染，怀疑尿路结构异常者可进行以下检查，如肾功能测定、影像学检查、B 超检查、静脉肾盂造影加断层摄片、核素肾动态显像等。

【诊断与鉴别诊断】

年长儿泌尿道感染症状与成人相似，常有明显的尿路刺激症状，典型病例根据临床表现和实验室检查不难诊断。但对于婴幼儿，特别是新生儿，由于排尿刺激症状不明显或缺如，而全身表现较为突出，易致漏诊。故对病因不明的发热患儿都应反复进行尿液检查，争取在使用抗生素前进行尿培养、菌落计数和药物敏感试验。凡具有真性菌尿者，即清洁中段尿定量培养菌落数 $≥10^5$/ml 或球菌 $≥10^3$/ml 或耻骨上膀胱穿刺尿定性培养有细菌生长，即可确立诊断。

确诊后还应进一步明确以下内容：①本次感染为初染、复发或再感染；②确定致病菌的类型并做药敏试验；③有无尿路畸形，如膀胱输尿管反流、尿路梗阻等，如有膀胱输尿管反流，还要进一步了解反流的严重程度和有无肾瘢痕形成；④感染的定位诊断，即上尿路感染或下尿路感染。

泌尿道感染需与肾小球肾炎、肾结核等鉴别。

【治疗】

治疗目的是控制症状，根除病原体，去除诱发因素，预防再发。

1. 一般处理

（1）急性期需卧床休息，鼓励患儿多饮水以增加尿量，从而促进细菌和毒素的排出。女孩还应注意外阴部的清洁卫生。

（2）注意饮食，供给足够的热能、丰富的蛋白质和维生素，以增强机体的抵抗力。

（3）对症治疗：对高热、头痛、腰痛的患儿应给予解热镇痛药缓解症状；对尿路刺激症状明显者，可用阿托品、山莨菪碱等抗胆碱药物治疗或口服碳酸氢钠碱化尿液，以减轻尿路刺激症状。

2. 抗菌药物治疗　选用抗生素的原则：①感染部位：对于肾盂肾炎应选择血浓度高的药物，对于膀胱炎应选择尿浓度高的药物；②感染途径：如发热等全身症状明显或属血源性感染，多选用青霉素类或头孢菌素类治疗；③根据尿培养及药物敏感试验结果，同时结合临床疗效选用抗生素；④选用对肾功能损害小的药物。

（1）症状性泌尿道感染的治疗：对于下尿路感染，在进行尿细菌培养后，经验用药初治可选阿莫西林克拉维酸钾，20～40 mg/（kg·d），分3次；或复方磺胺甲噁唑（SMZ Co），30～60 mg/（kg·d），分2次口服，连用7～10天。对上尿路感染或有尿路畸形患儿，在进行尿细菌培养后，一般选用两种抗菌药物联合应用。如头孢曲松钠75 mg/（kg·d），每日1次；头孢噻肟钠150 mg/（kg·d），分次静脉滴注，连用10～14天。治疗开始后应随访尿液检查，必要时随访尿细菌培养，以指导和调整用药。

（2）无症状性菌尿的治疗：对单纯无症状菌尿一般无需治疗。但若合并尿路梗阻、膀胱输尿管反流或存在其他尿路畸形，或既往感染使肾留有陈旧性瘢痕者，则应积极选用上述抗菌药物治疗。疗程7～14天，继之给予小剂量抗菌药物预防，直至尿路畸形被矫治为止。

（3）再发泌尿道感染的治疗：再发泌尿道感染分复发和再感染两种类型，应根据尿细菌培养结果选用2种抗菌药物治疗，疗程10～14天为宜，后予以小剂量药物维持，以防再发。

3. 积极矫治尿路畸形，减少泌尿道感染机会。

4. 泌尿道感染的局部治疗　常采用膀胱内药液灌注治疗，主要用于经全身给药治疗无效的顽固性慢性膀胱炎患者。

【预后与预防】

急性泌尿道感染经合理抗菌治疗后，多于数日内治愈，但有近半数患者可复发或再感染。泌尿道畸形与肾瘢痕形成关系密切，是影响儿童泌尿道感染预后的最重要因素。泌尿道感染的预防包括：①注意个人卫生，不穿紧身内裤，勤洗外阴以防止细菌入侵；②及时发现和处理男孩包茎、女孩处女膜伞、蛲虫感染等；③及时矫治尿路畸形，防止尿路梗阻和肾瘢痕形成。

• 自测题 •

一、选择题

1. 肾病综合征的低蛋白血症的临界值是

 A. 血浆白蛋白＜40 g/L

 B. 血浆白蛋白＜30 g/L

 C. 血浆白蛋白＜20 g/L

 D. 血浆白蛋白＜15 g/L

 E. 血浆白蛋白＜10 g/L

2. 下列有关小儿肾功能的描述，不正确的是

 A. 生后10天内的新生儿，钾排泄能力较差

B. 尿液浓缩功能较差,入量不足时易发生脱水

C. 尿液稀释功能差,易出现水肿

D. 易发生代谢性酸中毒

E. 新生儿排钠能力较差,容易发生钠潴留和水肿

3. 小儿肾浓缩功能差的原因不包括

A. 肾小球滤过率低

B. 肾小管未成熟

C. 间质难以建立浓度梯度

D. 肾小管对血管加压素反应差

E. 髓袢相对过长

4. 肾病综合征出现低钙惊厥,最常见的原因是

A. 尿中常有白蛋白结合的钙排出

B. 肠道钙吸收不良

C. 进食少

D. 使用利尿剂

E. 钙质沉着于骨

5. 下列关于小儿尿液特点的描述,错误的是

A. 寒冷季节尿排出后呈浑浊白色,属异常现象

B. 小儿尿液接近中性或弱酸性,pH 在 5~7 左右

C. 尿渗透压在 1 岁后接近成人水平

D. 尿蛋白主要来自血浆蛋白,其中 2/3 为白蛋白

E. 12 小时 Addis 计数红细胞<50 万,白细胞 <100 万,管型 <5000 个,为正常现象

6. 急性肾小球肾炎的常见致病菌是

A. 溶血性链球菌

B. 葡萄球菌

C. 肺炎链球菌

D. 柯萨奇病毒

E. 铜绿假单胞菌

7. 急性链球菌感染后肾炎的典型病理改变是

A. 毛细血管外肾炎

B. 膜性肾病

C. 系膜增生性肾炎

D. 毛细血管内增生性肾炎

E. 致密物沉积性肾炎

8. 急性肾炎出现水肿的特点是

A. 下行性,凹陷性

B. 下行性,非凹陷性

C. 上行性,凹陷性

D. 上行性,非凹陷性

E. 向心性,非凹陷性

9. 急性肾小球肾炎出现严重循环充血的机制是

A. 水、钠潴留

B. 心力衰竭

C. 少尿

D. 高血压

E. 氮质血症

10. 有关急性链球菌感染后肾炎的诊断,不正确的是

A. 尿液检查可见尿蛋白

B. 尿沉渣镜检可见红细胞和白细胞

C. 血尿素氮可升高

D. 血 ASO 可升高

E. 血清补体一定下降

11. 急性肾小球肾炎治疗初期使用抗生素的目的是

A. 治疗疾病本身

B. 预防复发

C. 预防并发感染

D. 彻底清除体内残存细菌

E. 治疗并发感染

12. 单纯性肾病的诊断依据不包括

A. 大量蛋白尿

B. 低蛋白血症

C. 持续性氮质血症

D. 高胆固醇血症

E. 不同程度水肿

13. 肾病综合征并发感染时最多见的是

A. 呼吸道感染

B. 腹膜炎

C. 尿路感染

D. 皮肤丹毒

E. 胃肠炎

14. 肾病综合征患儿的首选用药是

A. 氢氯噻嗪或螺内酯

B. 青霉素

C. 白蛋白

D. 泼尼松

E. 环磷酰胺

15. 肾炎性肾病的实验室检查结果正确的是

A. 多系选择性蛋白尿

B. 离心尿红细胞 <10 个 /HP

C. 一般多不伴有氮质血症

D. 血补体下降

E. 血清胆固醇明显增加

16. 6 岁患儿患肾病综合征,已治疗 1 年,长期忌盐,昨日发热,呕吐,腹泻。今日食欲下降,精神萎靡,嗜睡,血压下降。除病因治疗外,应立即给予

A. 补钙

B. 补镁

C. 补钠

D. 补钾

E. 以上都不是

17. 8 岁女孩,颜面、眼睑水肿伴尿少 10 天,尿常规示蛋白(++),红细胞(++);血胆固醇 3.1 mmol/L;总蛋白 65 g/L,白蛋白 35 g/L;补体 C3 下降;血 ASO 600 U。该患儿最可能的诊断是

A. 急性链球菌感染后肾炎

B. 单纯性肾病

C. 肾炎性肾病

D. 慢性肾炎急性发作

E. 病毒性肾炎

18. 9 岁男孩,水肿、尿少、肉眼血尿 5 天,诊断为急性肾小球肾炎。1 天前水肿加重,感头晕、心悸、气促,尿量减至每日 200 ml。查体:血压 135/85 mmHg,双肺可闻及细湿啰音,心率 130 次 / 分,心脏扩大,肝右肋下 2 cm。考虑合并了

A. 支气管肺炎

B. 心力衰竭

C. 高血压脑病

D. 严重循环充血

E. 急性肾功能不全

19. 8 岁男孩,急性起病,诊断为急性肾小球肾炎合并严重循环充血,首选治疗是

A. 强利尿剂,如呋塞米

B. 快速强心药,如毛花苷 C

C. 硝普钠

D. 甘露醇

E. 血液透析

20. 10 岁患儿,急性肾炎,近 2 天出现尿量明显减少,每日尿量在 100 ml 以下,血尿素氮为 20 mmol/L,考虑合并有急性肾功能不全。实验室检查以下哪项不符

A. 血补体 C3 下降

B. 血沉增快

C. 高钾血症

D. 低钠血症

E. 代谢性碱中毒

二、名词解释

1．少尿

2．肾病综合征

三、问答题

1．试述小儿急性肾小球肾炎的诊断依据。

2．试述小儿肾病综合征的激素疗法。

（武亮花）

第十一章

造血系统疾病

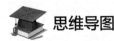 思维导图

```
                              ┌─ 造血特点 ─── 胚胎期造血：中胚叶造血期；肝脾造血期；骨髓
                              │              造血期
              小儿造血和 ──────┤              生后造血：骨髓造血；髓外造血
              血液特点         │
                              └─ 血液特点 ─── 小儿血象随年龄不同而异：红细胞数和血红蛋白
                                             量；白细胞数及分类（两次交叉）；血小板数；
                                             血容量

              小儿贫血概述 ──── 外周血中单位容积内红细胞数或血红蛋白量低于
造血系                          正常。贫血是一种症状的描述，也可作为独立疾
统疾病                          病的名称。根据外周血血红蛋白含量或红细胞数
                                可将贫血分为轻、中、重、极重四度

                              ┌─ 缺铁性贫血 ─ 缺铁性贫血(IDA)是由于体内铁缺乏，导致血红
                              │              蛋白(Hb)合成减少的一类贫血。IDA是儿童期
                              │              最常见的一种贫血，尤以6个月~2岁的婴幼儿
              营养性贫血 ──────┤              发病率最高
                              │
                              └─ 营养性巨幼 ─ 营养性巨幼细胞贫血是由于叶酸或（和）维生素
                                 细胞贫血     B₁₂缺乏所致的一种大细胞性贫血。主要临床特
                                             点是贫血、神经精神症状、红细胞胞体变大、骨
                                             髓中出现巨幼红细胞

              特发性血小板 ──── 特发性血小板减少性紫癜（ITP）又称原发性或
              减少性紫癜        免疫性血小板减少性紫癜，是小儿时期常见的出
                               血性疾病之一。主要临床特点是：皮肤、黏膜自
                               发性出血，血小板减少，骨髓巨核细胞正常或增
                               多，出血时间延长，血块收缩不良，束臂试验
                               阳性
```

第一节　小儿造血和血象特点

一、造血特点

小儿造血分为胚胎期造血和生后造血两个阶段。在胚胎期和出生后的各个发育阶段，主要造血器官及造血功能存在差别。

（一）胚胎期造血

根据造血组织发育和造血部位发生的先后，可分为 3 个时期：中胚叶造血期、肝脾造血期、骨髓造血期。这些不同部位的造血活动相继出现，交错存在。

1. 中胚叶造血期　胚胎发育第 10～14 天在胚胎外的卵黄囊内出现造血的团块，称之为血岛。血岛外周的细胞分化为血管内皮细胞，中间的细胞分化为原始血细胞，其中主要是原始的有核红细胞。在胚胎发育第 8 周后，中胚叶造血开始减退。

2. 肝脾造血期　在胚胎发育第 6～8 周时，肝出现活动的造血组织，自 10～12 周中胚叶造血停止，肝成为胎儿中期的主要造血部位。胎儿期 16～20 周时达高峰，至 24 周后，肝造血逐渐减退。肝造血主要产生有核红细胞，也可产生少量粒细胞和巨核细胞。

约于胚胎第 8 周脾开始造血，以生成红细胞占优势，稍后粒系造血也相当活跃，至 12 周时出现淋巴细胞和单核细胞。胎儿 5 个月之后，脾造红细胞和粒细胞的功能逐渐减退，而造淋巴细胞的功能可持续终生。

胸腺是中枢淋巴器官，人胚胎 6～7 周时已出现胸腺，并开始生成淋巴细胞。这种功能维持终生。自胚胎第 11 周淋巴结开始生成淋巴细胞，从此，淋巴结成为终生造淋巴细胞和浆细胞的器官。胎儿期淋巴结有短暂的红系造血功能。

3. 骨髓造血期　胚胎第 6 周开始出现骨髓，但至胎儿 4 个月时才开始造血活动，6 个月后逐渐成为主要的造血器官，其中红系、粒系及巨核系细胞增生活跃，出生时所有骨髓都充满造血组织。出生 2～5 周后成为唯一的造血场所（图 11-1）。

（二）生后造血

生后造血主要是骨髓造血，骨髓可产生各种血细胞。淋巴组织产生淋巴细胞，在特定条件下可出现髓外造血。

1. 骨髓造血　出生后主要是骨髓造血。婴幼儿期所有骨髓均为红骨髓，全部参与造血，满足生长发育的需要。5～7 岁开始，脂肪组织（黄髓）逐渐代替长骨中的造血组织，因此年

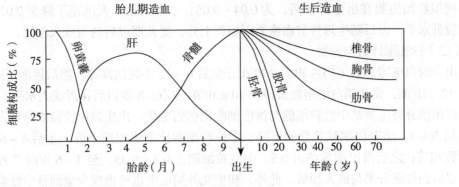

图 11-1　胎儿期和生后造血

长儿和成人期红骨髓仅限于颅骨、肋骨、胸骨、脊椎、骨盆、锁骨和肩胛骨。黄髓是潜在的造血组织，当需要增加造血时，它可转变为红髓而恢复造血功能。小儿在出生后前几年缺少黄髓，故造血代偿潜力小，当造血需求量增大时就会出现骨髓外造血。

2. 骨髓外造血　出生后 1~2 个月，除淋巴组织生成淋巴细胞外，骨髓外造血完全停止。当婴幼儿发生感染、急性失血或溶血性贫血等需要增加造血时，肝、脾和淋巴结为适应造血需要而恢复胎儿期的造血状态及功能，出现肝、脾、淋巴结肿大。同时外周血中可出现有核红细胞或（和）幼稚中性粒细胞。这是小儿造血器官的一种特殊反应，称为"骨髓外造血"，病因去除后即恢复正常。因此，髓外造血是小儿时期造血器官的一种特殊反应。

二、血象特点

不同年龄小儿的血象有所不同。

（一）红细胞计数和血红蛋白量

由于胎儿期处于相对缺氧状态，促红细胞生成素合成增加，故红细胞数和血红蛋白量较高，出生时红细胞数为（5~7）×10^{12}/L，血红蛋白量为 150~220 g/L，未成熟儿稍低。生后 6~12 小时因进食较少和不显性失水，红细胞数和血红蛋白量往往比出生时高些。生后随着自主呼吸的建立，血氧含量增加，促红细胞生成素减少，骨髓造血功能暂时性降低，网织红细胞减少；胎儿红细胞寿命较短，且破坏较多（生理性溶血）；加之婴儿生长发育迅速，循环血量迅速增加等因素，红细胞数和血红蛋白量逐渐降低，至 2~3 个月时（早产儿较早）红细胞数降至 3×10^{12}/L、血红蛋白量降至 100 g/L 左右，出现轻度贫血，称为"生理性贫血"。"生理性贫血"呈自限性，3 个月以后，红细胞数和血红蛋白量又缓慢增加，约于 12 岁时达成人水平。此外，初生时外周血中可见到少量有核红细胞，生后 1 周内消失（表 11-1）。

表 11-1　不同年龄红细胞计数和血红蛋白量

年龄	红细胞计数	血红蛋白量	变化原因
出生	（5~7）×10^{12}/L	150~220 g/L	
生后 6~12 h	稍高于出生时	稍高于出生时	进食少，不显性失水
生后 10 天左右	减少 20%	减少 20%	生理性溶血
2~3 个月	3×10^{12}/L	100g/L	生理性贫血
3 个月后	缓慢增加	缓慢增加	
1 岁以内	维持在 4×10^{12}/L 左右	110 g/L	
12 岁	达成人水平	达成人水平	

网织红细胞数在出生时较高,为 0.04~0.06,于生后第 7 天迅速下降至 0.02 以下,并维持在较低水平。以后随生理性贫血恢复而短暂上升,婴儿期以后约与成人相同。

（二）白细胞计数与分类

出生时白细胞总数（15~20）×10^9/L,生后 6~12 小时达高峰,然后逐渐下降,1 周时平均为 12×10^9/L,婴儿期白细胞数维持在 10×10^9/L 左右,8 岁以后接近成人水平。

白细胞分类主要是中性粒细胞与淋巴细胞比例的变化。出生时中性粒细胞约占 0.65,淋巴细胞约占 0.3。随着白细胞总数的下降,中性粒细胞比例也相应下降,生后 4~6 天时二者比例大致相等;之后淋巴细胞约占 0.6,中性粒细胞占 0.3~0.35,至 4~6 岁时二者比例再次相等;以后白细胞分类与成人相似。此外,初生儿外周血中也可出现少量幼稚中性粒细胞,但在数天内即消失。

（三）血小板数

小儿血小板数与成人相似,为（150~300）×10^9/L。

（四）血红蛋白种类

人胚胎期 12 周以后红细胞有三种血红蛋白（Hb）组成,即成人型血红蛋白（HbA 和 HbA_2）和胎儿型血红蛋白（HbF）。初生时的血红蛋白以 HbF 为主,占 70%,以后迅速下降,1 岁时 <5%,2 岁时 <2%。成人的血红蛋白大部分是 HbA,约占 95%,HbA_2 占 2%~3%,HbF<2%。了解血红蛋白的变化,对某些遗传性溶血性贫血的诊断有一定意义,如 β 型地中海贫血,HbF 升高是诊断的主要依据。

（五）血容量

小儿血容量相对较成人多,新生儿血容量约占体重的 10%,平均为 300 ml;儿童血容量占体重的 8%~10%;成人血容量占体重的 6%~8%。

第二节 小儿贫血概述

一、贫血的定义和分类

（一）定义

贫血是指外周血中单位容积内的红细胞数和（或）血红蛋白量低于正常,是一种症状的描述,也可作为独立疾病的名称。婴儿和儿童的红细胞数和血红蛋白量随年龄不同而有差异。根据世界卫生组织的资料,血红蛋白的低限值在 6 个月 ~6 岁者为 110 g/L,6~14 岁为 120 g/L,海拔每升高 1000 米,血红蛋白上升 4%;低于此值者为贫血。6 个月以下的婴儿由于生理性贫血等因素,血红蛋白值变化较大,目前尚无统一标准。我国小儿血液学组暂定:血红蛋白在新生儿期 <145 g/L,1~4 个月时 <90 g/L,4~6 个月时 <100 g/L 者为贫血。

（二）分类

临床常用的分类方法有以下 3 种:

1. 程度分类 根据外周血血红蛋白含量或红细胞数可将贫血分为轻、中、重、极重四度:血红蛋白在 90 g/L~ 正常下限者属轻度,60~90 g/L 为中度,30~60 g/L 为重度,30 g/L 以下为极重度（表 11-2）;新生儿血红蛋白在 120 g/L~ 正常下限者属轻度,90~120 g/L 为中度,60~90 g/L 为重度,60 g/L 以下为极重度。诊断小儿贫血与判断贫血程度需要参照不同年龄小儿血象的正常值。根据贫血程度,判断病情轻重及临床处理时间性。如急性失血 Hb 下降达 4~5 g/L,可致缺氧、休克,必须急诊输血。

表 11-2 贫血的分度

贫血程度	血红蛋白量（g/L）	红细胞数（×10^{12}/L）
轻度	90 ~ 正常下限	4 ~ 3
中度	60 ~ 90	3 ~ 2
重度	30 ~ 60	2 ~ 1
极重度	＜30	＜1

2．病因分类 根据贫血发生的原因可分为红细胞和血红蛋白生成不足、红细胞破坏过多（溶血）和失血性贫血 3 大类：

（1）红细胞和血红蛋白生成不足

1）造血物质的缺乏：①巨幼细胞贫血：如叶酸或维生素 B_{12} 缺乏、吸收或转运障碍等；②小细胞性贫血：如缺铁性贫血、X 连锁的低色素性贫血、铅中毒等。

2）骨髓造血功能障碍：再生障碍性贫血、先天性纯红细胞再生障碍性贫血和获得性纯红细胞再生障碍性贫血。

3）其他：感染性、炎症性及癌症性贫血，以及慢性肾疾病所致的贫血等。

（2）溶血性贫血：可由红细胞内在异常因素或红细胞外在因素引起。

1）红细胞内在异常：①红细胞膜结构缺陷：如遗传性球形细胞增多症、遗传性椭圆形细胞增多症、阵发性睡眠性血红蛋白尿；②红细胞酶缺陷：如葡糖 -6- 磷酸脱氢酶缺乏症、丙酮酸激酶缺乏症等；③血红蛋白合成缺陷：如珠蛋白生成障碍性贫血（又称地中海贫血）、血红蛋白病等。

2）红细胞外在因素：①免疫因素：体内存在破坏红细胞的抗体，如新生儿溶血症、自身免疫性溶血性贫血、药物所致的免疫性溶血性贫血等；②非免疫性因素：如化学物质、感染、毒素或物理因素引起的溶血。

（3）失血性贫血：包括急性和慢性失血性贫血。

3．形态分类 根据红细胞数、血红蛋白量和血细胞比容计算红细胞平均容积（MCV）、红细胞平均血红蛋白（MCH）和红细胞平均血红蛋白浓度（MCHC），将贫血分为四类（表11-3）。

表 11-3 贫血的形态分类

	MCV(fl)	MCH(pg)	MCHC(%)
正常值	80 ~ 94	28 ~ 32	32 ~ 38
大细胞性	＞94	＞32	32 ~ 38
正细胞性	80 ~ 94	28 ~ 32	32 ~ 38
单纯小细胞性	＜80	＜28	32 ~ 38
小细胞低色素性	＜80	＜28	＜32

（三）临床表现

临床表现与贫血发生的缓急、病因和轻重程度有关，如急性溶血或失血导致急性贫血时，贫血程度虽不是很重，但亦可引起严重症状甚至休克；而慢性贫血时则由于机体各器官的代偿功能，早期可无症状或症状较轻，在代偿不全时才出现症状。红细胞的主要功能是输送氧气，贫血时由于组织与器官缺氧而产生一系列症状。

1．一般表现 皮肤（面部、耳部、手掌）、黏膜苍白为突出表现，但当伴有黄疸、青紫或其他皮肤色素沉着改变时可掩盖贫血的表现。病程较长的患儿常有易疲倦、毛发干枯、营养低下、体格发育迟缓等症状。

2. 造血器官反应　当小儿发生贫血时，尤其是婴儿期，往往出现髓外造血，导致肝、脾和淋巴结肿大，末梢血中可出现有核红细胞、幼稚粒细胞。

3. 各系统功能障碍

（1）循环和呼吸系统：可出现心动过速、脉搏加快、动脉压增高、呼吸加速，这是机体对缺氧的代偿性反应。在重度贫血、代偿失调时，可出现心脏扩大和充血性心力衰竭。

（2）消化系统：贫血后胃肠蠕动及消化酶的分泌功能均受到影响，出现食欲减退、恶心、腹胀或便秘等。

（3）神经系统：常表现为精神不振、注意力不集中、情绪易激动等。年长儿可有头痛、眩晕、眼前有黑点或耳鸣等。

（4）免疫系统：免疫功能下降，易感染。

二、诊断要点

根据血红蛋白和红细胞计数可以确定贫血的诊断，下一步是寻找病因。详细询问病史、全面的体格检查和必要的实验室检查是作出病因诊断的重要依据。对于贫血患儿，必须找到造成贫血的原因才能进行合理和有效的治疗。

（一）病史

1. 发病年龄　患儿年龄可提供诊断线索。对出生后就有严重贫血者首先要考虑分娩过程中的失血所致；生后 48 小时内出现贫血、黄疸者，以新生儿溶血症的可能性较大，常见者为 ABO 或 Rh 血型不合所致；对婴幼儿期发病者应多考虑营养性贫血、感染性贫血和遗传性溶血性贫血；对学龄前及学龄儿童应多考虑慢性失血、再生障碍性贫血及其他造血系统或全身性疾病引起的贫血。

2. 病程经过和伴随症状　起病急、发展快者提示急性溶血；起病缓慢者提示慢性溶血、营养性贫血、慢性失血等；伴有黄疸和血红蛋白尿者提示溶血；伴有骨骼疼痛，提示骨髓浸润性贫血；伴有神经精神症状如嗜睡、震颤等，提示维生素 B_{12} 缺乏；肿瘤性疾病如白血病等引起的贫血呈进行性加重，且多伴发热及肝、脾、淋巴结肿大。

3. 喂养史　详细了解婴幼儿的喂养方法及饮食的质和量，对诊断和分析病因有重要意义。如单纯母乳喂养未及时添加辅食，易患营养性巨幼细胞贫血，饮食质量差或搭配不合理者可能导致缺铁性贫血。

4. 既往史　询问有无其他系统疾病，如消化系统疾病、慢性肾病、类风湿等与贫血均有关系。此外，还要询问有无服用对造血系统有副作用的药物，如氯霉素和磺胺类抗生素等。

5. 家族史　与遗传有关的贫血，如球形细胞增多症、珠蛋白生成障碍性贫血、G-6-PD 缺乏等患儿的家族中常有同样患者。

（二）体格检查

1. 生长发育　慢性贫血往往有生长发育障碍。某些遗传性溶血性贫血，特别是重型 β 珠蛋白生成障碍性贫血，除发育障碍外还呈现特殊面貌，如颧、额较突出，眼距宽，鼻梁低，下颌骨较大等。

2. 营养状况　营养不良患儿常伴有营养性贫血。

3. 皮肤、黏膜　其苍白程度一般与贫血的程度成正比。小儿因自主神经功能不稳定，故面颊的潮红与苍白有时不一定能正确反映有无贫血，观察甲床、结膜及唇黏膜的颜色更可靠。

4. 指甲和毛发　缺铁性贫血者指甲菲薄、脆弱，严重者呈扁平，甚或匙状甲。巨幼细胞贫血者的头发干而稀疏、黄而无光泽，可呈绒毛状。

5. 肝、脾和淋巴结肿大　婴幼儿贫血常见的体征。肝、脾轻度大，多提示髓外造血；如肝、脾明显大且以脾大为主，多提示遗传性溶血性贫血。贫血伴有明显淋巴结肿大，应考虑造血系统恶性病变（如白血病、恶性淋巴瘤等）。

（三）实验室检查

血液检查是贫血鉴别诊断不可缺少的措施，应由简而繁进行。对一些病情复杂者，亦可根据初步线索进一步选择必要的检查。

1. 红细胞形态检查　这是一项简单而又重要的检查方法。仔细观察血涂片中细胞大小、形态及染色情况，对贫血的病因诊断有帮助。如红细胞呈球形、染色深，提示遗传性球形细胞增多症；红细胞较小、染色浅、中央淡染区扩大，多提示缺铁性贫血；红细胞大小不等，呈小细胞低色素表现，并有异形、靶形和碎片者，多提示珠蛋白生成障碍性贫血。

2. 网织红细胞计数　计数增多提示骨髓造血功能活跃，可见于急、慢性溶血或失血性贫血；计数减少提示造血功能低下，可见于再生障碍性贫血、营养性贫血等。此外，在治疗过程中定期检查网织红细胞计数，有助于判断疗效。

3. 白细胞和血小板计数　观察血涂片中白细胞和血小板的质和量的改变，可协助诊断或初步排除造血系统其他疾病（如白血病）以及感染性疾病所致的贫血。这对判断贫血的原因也有帮助。

4. 骨髓检查　骨髓涂片可直接了解骨髓造血细胞生成的质和量的变化，对某些贫血的诊断具有决定性意义（如白血病、再生障碍性贫血、营养性巨幼细胞贫血）。

5. 红细胞脆性试验　脆性增高见于遗传性球形细胞增多症，减低则见于珠蛋白生成障碍性贫血。

6. 特殊检查　红细胞酶活力测定可以诊断先天性红细胞酶缺陷所致的溶血性贫血；抗人球蛋白试验可以诊断自身免疫性溶血等；铁蛋白、血清铁检查可以了解体内铁代谢情况，协助诊断缺铁性贫血等。

三、治疗要点

1. 去除病因　这是治疗贫血的关键。对病因暂时不明确者应积极查找病因。

2. 一般疗法　加强护理，预防感染，注意饮食质量和搭配等。

3. 药物治疗　针对贫血的病因，选择有效的药物治疗。如应用铁剂治疗缺铁性贫血，应用维生素 B_{12} 和叶酸治疗营养性巨幼细胞贫血，应用肾上腺皮质激素治疗自身免疫性溶血性贫血和再生障碍性贫血等。

4. 输血疗法　当贫血引起心功能不全时，输血是抢救措施。输注时应注意输血量和速度。贫血重者应输浓缩红细胞，按每次 5 ~ 10 ml/kg 计量，速度不应过快。贫血越严重，一次输注量越少，且速度放慢，以免引起心力衰竭和肺水肿。

5. 治疗并发症　婴幼儿贫血易合并急、慢性感染和营养不良、消化功能紊乱等，应积极治疗，并在治疗时兼顾贫血患儿自身的特点，如贫血患儿在合并消化功能紊乱时对体液失衡的调节能力较一般患儿差，故在输液治疗时应予以注意。

知识链接

关于成分输血

成分输血是将血液中的各种成分加以分离提纯后，通过静脉输入体内的治疗方法。

优点为：一血多用，节约血源，针对性强，疗效好，副作用少，便于保存和运输。成分输血是目前临床常用的输血类型。

成分输血的比例是衡量一个国家或地区医疗技术水平高低的重要标志之一。目前，国际上输成分血的比例已经达到90%以上，输全血不到10%，发达国家比例已经超过95%。

第三节　营养性贫血

一、营养性缺铁性贫血

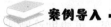 **案例导入**

患儿，男，7个月，因面色苍白3个月，咳嗽、呛奶1周入院。3个月前母亲感觉患儿面色稍苍白，近1个月明显，未诊治；不伴有出血倾向。该患儿母亲妊娠期早期反应明显，呕吐剧烈，产检曾发现轻度贫血；G7P2，妊娠32⁺周，剖宫产，出生体重2 kg；生后单纯母乳喂养，未添加辅食，偶尔稀饭；预防接种按计划进行。

查体：面色苍白，神志清，精神萎靡，无皮疹；颈部扪及1~2枚淋巴结0.3~0.5 cm；唇周微绀，扁桃体Ⅰ度，轻度充血；肺呼吸音清，未闻及干湿啰音；心律齐，心前区闻及Ⅱ~Ⅳ级收缩期杂音；腹软，肝肋下4 cm，剑突下2.5 cm，脾肋下0.5 cm。

血常规：RBC $4.22×10^{12}$/L，Hb 58 g/L，MCV 49 fl，MCH 13 pg，MCHC 28%，WBC $8.5×10^9$/L，N 0.24，L 0.71，PLT $441×10^9$/L；红细胞小，明显大小不均及淡染。

思考：

1. 该患儿最可能的诊断是什么？诊断依据有哪些？

2. 为确诊需进一步做哪些检查？应采取哪些治疗措施？

缺铁性贫血（iron deficiency anemia，IDA）是由于体内铁缺乏，导致血红蛋白（Hb）合成减少的一类贫血。临床以小细胞低色素性贫血，血清铁蛋白、血清铁、转铁蛋白饱和度降低，总铁结合力增高，铁剂治疗有效为特点。IDA是儿童期最常见的一种贫血，尤以6个月~2岁的婴幼儿发病率最高，对小儿健康危害较大，故为我国重点防治的小儿"四病"之一。

【铁的代谢】

1. 人体总铁含量及其分布　正常成年男性体内总铁含量约为50 mg/kg，女性约为35 mg/kg，新生儿约为75 mg/kg。总铁量的60%~70%存在于血红蛋白和肌红蛋白中，约30%以铁蛋白及含铁血黄素形式贮存于肝、脾和骨髓中，极少量存在于含铁酶（如各种细胞色素酶、琥珀酸脱氢酶等）及以转运铁形式存在于血中。

2. 铁的来源

（1）外源性铁：自食物中摄取的铁，占人体铁摄入量的30%，分为血红素铁和非血红素铁，前者吸收率高于后者。动物性食物含铁量高且形式为血红素铁，吸收率可达10%~25%；母乳与牛乳含铁量均低，但母乳铁的吸收率比牛乳高2~3倍；植物性食物中的铁为非血红素铁，吸收率较低。

二价铁比三价铁容易吸收，维生素C、果糖、氨基酸以及胃液中的盐酸均有利于铁的吸收，而食物中的磷酸、草酸、植酸则有碍于铁的吸收。

（2）内源性铁：衰老红细胞破坏释放的铁占人体铁摄入量的70%，几乎全部被再利用。

3．铁的吸收和转运　食物中的铁主要以Fe^{2+}形式在十二指肠和空肠上部被吸收。肠黏膜细胞对铁的吸收有调节作用，当体内贮铁充足或造血功能减退时，铁吸收减少；当缺铁和造血功能增强时，铁通过肠黏膜细胞进入血液的量增多。进入肠黏膜细胞的Fe^{2+}被氧化成Fe^{3+}，一部分与细胞内的去铁蛋白结合，形成铁蛋白；另一部分通过肠黏膜细胞进入血液，与血浆中的转铁蛋白相结合，随血液循环运送到骨髓等需铁和贮铁的组织中。

4．铁的贮存与利用　铁在体内以铁蛋白及含铁血黄素的形式贮存。当机体需要铁时，即通过还原酶的作用使铁蛋白中的Fe^{2+}释放，然后由氧化酶氧化成Fe^{3+}，再与转铁蛋白结合，转运至需铁组织。铁到达骨髓造血组织后即进入幼红细胞，在线粒体中与原卟啉结合形成血红素，后者再与珠蛋白结合形成血红蛋白。

5．铁的需要量和排泄量　小儿由于不断生长发育，每日需摄入的铁量相对较成人多：成熟儿自生后4个月至3岁每天约需铁1 mg/kg；早产儿需铁量约为2 mg/kg；各年龄小儿每天摄入总量不宜超过15 mg。

正常小儿每日损失的铁量不超过15 μg/（kg·d）。铁主要随胆汁、尿液、汗液和脱落的黏膜细胞排出。

【病因】

1．先天储铁不足　胎儿从母体获得的铁以孕期最后3个月最多，正常足月新生儿体内总铁量为250～300 mg（平均60～70 mg/kg），其中25%为贮存铁。贮存铁及出生后生理性溶血所释放的铁足够出生后4～5个月内生长发育之用。故早产、双胎、胎儿失血和孕母患严重IDA等均可使胎儿储铁减少。

2．铁摄入量不足　小儿缺铁性贫血的主要原因。人乳、牛乳、谷物中含铁量均低，若过度延长哺乳期，不及时添加辅食，容易发生缺铁性贫血。

3．生长发育快　婴儿期生长发育较快，随着体重增加，血容量也增加较快，如不及时添加含铁丰富的辅食，很容易造成婴儿尤其是早产儿缺铁。

4．铁的吸收障碍　食物搭配不合理可影响铁的吸收。研究表明可促进铁吸收的因素有：柠檬、肉类、果糖、氨基酸、维生素C等。可抑制铁吸收的因素有：茶叶、咖啡、蛋、鞣酸等。慢性腹泻不仅使铁的吸收不良，而且也会导致铁的排泄增加。

5．铁的丢失过多　每失血1 ml即损失0.5 mg铁，故各种原因如肠息肉、溃疡病、钩虫病、少女月经量较多等引起的长期小量失血均可导致铁的丢失增多。用不经加热处理的鲜牛奶喂养婴儿，可因对牛奶过敏而致肠出血（每天失血约0.7 ml）。

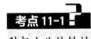

考点11-1
引起小儿缺铁性贫血的主要原因

以上原因可单独或同时存在，重症贫血往往由多因素引起。

【发病机制】

1．血液系统　缺铁时血红素形成不足，血红蛋白合成减少，因而新生的红细胞胞质较少；而缺铁对细胞的分裂、增殖影响不大，故红细胞数量减少的程度不如血红蛋白减少明显，从而形成小细胞低色素性贫血。临床上不是一有缺铁就会出现贫血，一般要经过以下3个阶段才发生贫血：①铁减少期（ID）：此阶段体内贮存铁减少，参与红细胞合成血红蛋白的铁尚未减少；②红细胞生成缺铁期（IDE）：此期贮存铁进一步耗竭，红细胞生成所需的铁亦不足，但循环中血红蛋白量尚不减少；③缺铁性贫血期（IDA）：此期出现小细胞低色素性贫血和一些非血液系统症状。

2．其他系统　缺铁可影响肌红蛋白的合成。可使某些酶（如细胞色素C、单胺氧化酶等）的活性降低，这些酶与生物氧化、组织呼吸、神经介质的合成与分解有关。酶活性降低时，细胞功能发生紊乱，因而产生一些非血液系统症状，如出现烦躁不安、对周围环境不感兴趣、注意力不集中、理解力降低、食欲缺乏、体重增长减慢等。经铁剂治疗后，这些症状可消失。

【临床表现】

临床表现与病情严重程度和导致缺铁的基础原因有关。本病任何年龄人群均可发生，以6个月至2岁最多见。因起病隐匿，最初不为家长注意，多不能确定发病时间，不少患儿因其他疾病就诊时才发现患有本病，且多数已发展为中度贫血。

1. 一般表现　皮肤黏膜逐渐苍白，以口唇、口腔黏膜、甲床最为明显。常有烦躁不安、疲乏无力、头晕、厌食、眼前发黑等。

2. 髓外造血表现　由于骨髓外造血反应，肝、脾可轻度肿大；年龄愈小、病程愈久、贫血愈重，肝、脾大愈明显。

3. 非造血系统表现

（1）消化系统表现：食欲减退、呕吐、腹泻等。重症患者可出现口腔炎、舌炎和舌乳头萎缩、萎缩性胃炎和吸收不良综合征。部分患者可出现异食癖，如喜食泥土、墙皮、煤渣等。

（2）神经系统表现：包括精神萎靡不振、烦躁不安、多动、注意力不集中等。儿童认知能力和智力落后，可出现学习困难和行为异常。

（3）循环系统表现：主要见于病程长、贫血程度重的患儿，可出现心率加快、心脏杂音、毛细血管搏动增强，甚至出现心脏扩大和心力衰竭等贫血性心脏病表现。

（4）其他：由于细胞免疫功能降低，患儿易出现反复呼吸道感染。可因上皮组织异常而出现反甲。

4. IDA的临床表现尚与原发病种类密切相关。肺含铁血黄素沉着症患儿尽管往往以贫血起病，但常伴有长期慢性咳嗽。先天性消化道畸形出血所致IDA者，起病较快、病程较短，可出现腹部症状和体征，甚至以黑便起病。

【辅助检查】

1. 外周血象　血红蛋白降低比红细胞数减少明显，呈小细胞低色素性贫血。血涂片可见红细胞大小不等，以小细胞为多，中央淡染区扩大。平均红细胞容积（MCV）<80 fl，平均红细胞血红蛋白量（MCH）<26 pg，平均红细胞血红蛋白浓度（MCHC）<0.31。网织红细胞数正常或轻度减少。白细胞、血小板一般无特殊改变。

2. 骨髓象　增生活跃，尤以中晚幼红细胞增生为主。各期红细胞体积变小，胞质少，染色偏蓝，提示胞质成熟程度落后于胞核。粒细胞系和巨核细胞系一般无明显异常。骨髓铁染色检查细胞外铁减少，铁粒幼细胞数减少（<15%），这是反映体内贮存铁敏感而可靠的指标。

3. 有关铁代谢的检查　在缺铁的不同阶段，铁代谢指标的改变有所不同。

考点11-2

缺铁性贫血的实验室检查

（1）血清铁蛋白（SF）：SF值可较敏感地反映体内贮铁情况，在缺铁的ID期即已降低，因此是诊断缺铁ID期的敏感指标。缺铁合并感染、肿瘤、肝和心脏疾病时，SF值可不降低，此时可测定较少受这些因素影响的红细胞内碱性铁蛋白帮助诊断。

（2）红细胞游离原卟啉（FEP）：红细胞内缺铁时，原卟啉不能完全与铁结合成血红素，血红素减少又反馈性地使原卟啉合成增多，未被利用的原卟啉在红细胞内堆积，使FEP值增高，故FEP值增高提示细胞内缺铁。SF值降低、FEP值增高而尚未出现贫血，这是缺铁IDE期的典型表现。

（3）血清铁（SI）、总铁结合力（TIBC）和转铁蛋白饱和度（TS）：这三项检查可反映血浆中铁含量，通常在IDA期时才出现异常。血清铁（SI）<9.0~10.7 μmol/L，总铁结合力（TIBC）增高>62.7 μmol/L，转铁蛋白饱和度（TS）<15%时有诊断意义。

【诊断及鉴别诊断】

根据患儿发病年龄、喂养史、临床表现及血象特点，一般可作出初步诊断。进一步做有关铁代谢的生化检查有确诊意义，必要时可做骨髓检查。用铁剂治疗有效可证实诊断。诊断确定后需进一步寻找缺铁的原因，以利于防治。

本病需要注意与珠蛋白生成障碍性贫血、慢性感染性贫血、铁粒幼细胞贫血、肺含铁血黄素沉着症及铅中毒等鉴别。

知识链接

珠蛋白生成障碍性贫血

珠蛋白生成障碍性贫血原名地中海贫血，又称海洋性贫血，是一组遗传性溶血性贫血疾病。由于遗传基因的缺陷，致使血红蛋白中一种或一种以上珠蛋白链合成缺如或不足所导致的贫血或病理状态。缘于基因缺陷的复杂性与多样性，使缺乏的珠蛋白链类型、数量及临床症状变异性较大。根据所缺乏的珠蛋白链种类及缺乏程度予以命名和分类。

本病广泛分布于世界许多地区，东南亚为高发区之一。我国以广东、广西、四川地区多见，长江以南各省区有散发病例，北方则少见。

【治疗】

主要治疗原则为去除病因及给予铁剂。

1．一般治疗　加强护理，避免感染。合理搭配饮食，适当增加含铁食物，促进铁吸收。

2．对因治疗　纠正不合理的饮食搭配和饮食习惯（如偏食），积极治疗导致缺铁的原发病，如钩虫感染、先天性消化道畸形等。

3．铁剂治疗　铁剂是治疗缺铁性贫血的特效药，包括口服和注射铁剂两大类。

（1）口服铁剂：口服铁剂疗效肯定、价格便宜，为首选补铁剂型。二价铁盐较易吸收，常用制剂有硫酸亚铁（含铁20%）、富马酸亚铁（含铁33%）、葡萄糖酸亚铁（含铁12%）、琥珀酸亚铁（含铁35%）等。口服剂量以元素铁计算，一般为每次1.5～2 mg/kg，每日2～3次。最好于两餐之间服药，既减少对胃黏膜的刺激，又利于吸收；同时口服维生素C能促进铁的吸收。不宜与牛奶、茶、咖啡、抗酸剂等同时口服，以免影响铁吸收。铁剂应持续服用至血红蛋白达正常水平后2个月左右再停药，以补足贮存铁的量。治疗中最好测定血清铁蛋白，以避免铁过量。

（2）注射铁剂：因较易出现不良反应，故已较少应用，常在不能口服铁的情况下使用。常用的注射铁剂有右旋糖酐铁、山梨醇枸橼酸铁复合物（均含铁50 mg/ml，可肌内注射，前者还可静脉注射）。专供静脉注射用者有葡萄糖氧化铁等。能肌内注射者应尽量不用静脉注射。

疗效判断及疗程：补充铁剂12～24 h后，细胞内含铁酶开始恢复，精神萎靡、烦躁等精神症状减轻，食欲增加。2～3天后，网织红细胞开始上升，说明铁剂治疗有效，5～7天达到高峰，2～3周后降至正常。1～2周后血红蛋白开始上升，通常于3～4周达到正常。如3周内血红蛋白上升不足20 g/L，应查明原因，采取相应措施。如治疗满意，血红蛋白恢复正常后再继续服铁剂6～8周，以增加铁储存。

4．输血治疗　一般不必输红细胞。输注红细胞的适应证：①贫血严重，尤其是发生心力衰竭者；②合并感染者；③急需外科手术者。贫血愈严重，每次输注量应愈少。

【预防】

缺铁性贫血是可以防治的疾病。主要是做好卫生宣教工作，使家长认识到本病对小儿的危害，知晓做好预防工作的重要性。主要预防措施包括：①加强孕晚期营养，摄入富含铁的食物，可口服铁剂1 mg/kg，每周1次，至哺乳期；②做好喂养指导，提倡母乳喂养，及时添加含铁丰富且铁吸收率高的辅食，如肝、瘦肉、鱼等，并注意合理搭配膳食，纠正偏食；③婴幼儿食品（牛奶制品、谷类制品等）可加入适量铁剂进行强化；④对早产儿、低体重儿宜自1个月左右即给予铁剂预防。⑤筛查是早期发现 IDA 的有效手段。应常规定期检测儿童血红蛋白值，1岁内每3个月1次，1岁以后每年1次。

二、营养性巨幼细胞贫血

营养性巨幼细胞贫血是由于叶酸或（和）维生素 B_{12} 缺乏所致的一种大细胞性贫血。主要临床特点是贫血、神经精神症状、红细胞的胞体变大、骨髓中出现巨幼红细胞。近年来随着生活水平的不断提高，营养性巨幼细胞贫血已明显减少，但农村偏远地区仍有发生。

【病因】

1. 叶酸缺乏的原因

（1）摄入量不足：是叶酸缺乏的主要原因。羊乳含叶酸量很低，牛乳中的叶酸如经加热也可遭破坏，故单纯用这类乳品喂养而未及时添加辅食的婴儿可出现叶酸缺乏。

（2）药物作用：长期应用广谱抗生素可使正常结肠内含叶酸的细菌被清除而使叶酸供应减少。抗叶酸代谢药物（如甲氨蝶呤、巯嘌呤等）抑制叶酸代谢而致病。长期服用抗癫痫药（如苯妥英钠、扑米酮等）也可导致叶酸缺乏。

（3）吸收不良：小肠疾病可引起对叶酸的吸收障碍，慢性腹泻也可使叶酸吸收减少。

（4）需要量增加：早产、慢性溶血等使叶酸的需要量增加。感染也可增加叶酸的需要量。

2. 维生素 B_{12} 缺乏的原因

（1）摄入量不足：胎儿可通过胎盘获得维生素 B_{12}，并储存于肝内，如孕母缺乏维生素 B_{12}，可致新生儿体内储备不足。若生后不注意补充，则可引起本病。单纯母乳喂养而未及时添加辅食的婴儿，可致维生素 B_{12} 摄入不足。人类自身不能合成维生素 B_{12}，动物蛋白是主要的获取来源，而植物性食物一般不含维生素 B_{12}，偏食或仅进食植物性食物也可出现维生素 B_{12} 不足。

（2）吸收和运输障碍：食物中维生素 B_{12} 的吸收是先与胃底部壁细胞分泌的糖蛋白结合，形成维生素 B_{12}- 糖蛋白复合物后由末端回肠黏膜吸收，进入血循环后需与转钴胺素蛋白结合，再运送到肝贮存。此过程中任何一个环节异常均可致维生素 B_{12} 缺乏。

（3）需要量增加：婴儿生长发育较快，对维生素 B_{12} 的需要量也增加。严重感染者维生素 B_{12} 的消耗量增加。

【发病机制】

体内叶酸经叶酸还原酶的还原作用和维生素 B_{12} 的催化作用后变成四氢叶酸，四氢叶酸是一碳单位的载体，参与核酸等重要化学物质的合成。因此，维生素 B_{12} 或叶酸缺乏都可致四氢叶酸减少，进而引起 DNA 合成减少。幼稚红细胞内的 DNA 合成减少使其分裂和增殖时间延长，导致细胞核的发育落后于胞质，使红细胞的胞体变大，形成巨幼红细胞。由于红细胞生成速度慢，加之异形的巨幼红细胞在骨髓内易被破坏，进入血循环的成熟红细胞寿命也较短，从而造成贫血。

DNA 合成不足可出现巨大幼稚粒细胞和中性粒细胞分叶过多现象，亦可使巨核细胞的核发育障碍而致巨大血小板。

维生素 B_{12} 与神经髓鞘中脂蛋白形成有关，当维生素 B_{12} 缺乏时，可导致中枢和外周神经髓鞘受损，因而出现神经精神症状。

【临床表现】

本病多见于婴幼儿，以6个月 ~2岁多见，起病缓慢，在未出现神经系统症状以前常不引起家长的注意。叶酸缺乏者4~7个月发病，而维生素 B_{12} 缺乏者则在6个月以后发病，其中单纯母乳喂养又不加辅食者占绝大多数。

1. **一般表现** 多呈虚胖或颜面轻度水肿，毛发纤细稀疏、黄色，严重者皮肤有出血点或瘀斑。

2. **贫血表现** 皮肤常呈现腊黄色，睑结膜、口唇、指甲等处苍白，偶有轻度黄疸；疲乏无力，常伴有肝、脾轻度大。

3. **消化系统症状** 常出现较早，如恶心、呕吐、厌食、腹胀等。体检见舌面光、色红如生牛肉，舌乳头萎缩。

4. **精神神经症状** 可出现烦躁不安、易怒等症状。维生素 B_{12} 缺乏者表现为表情呆滞、对周围反应迟钝、嗜睡、不认亲人、少哭不笑、智力和动作发育落后甚至倒退，坐、立、爬、行均晚于正常小儿。重症病例可出现不规则性震颤，手足无意识运动，甚至抽搐、感觉异常、共济失调、踝阵挛等。若不及时处理，会对婴儿造成永久性神经系统损害。叶酸缺乏不发生神经系统症状，但可导致神经精神异常。

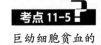
考点 11-5
巨幼细胞贫血的临床表现

【实验室检查】

1. **外周血象** 红细胞数的减少比血红蛋白量的减少更明显，呈大细胞性贫血，MCV＞94 fl，MCH＞32 pg。血涂片可见红细胞大小不等，以大细胞为多，易见嗜多色性和嗜碱点彩红细胞，可见巨幼变的有核红细胞。中性粒细胞变大且分叶过多，这一现象可出现在骨髓尚未出现巨幼红细胞之前，因此有早期诊断的意义。网织红细胞、白细胞、血小板计数常减少。

2. **骨髓象** 增生明显活跃，以红细胞系增生为主，粒、红系统均出现巨幼变，表现为胞体变大、核染色质粗而松。中性粒细胞的胞质空泡形成，核分叶过多。巨核细胞的核有过度分叶现象，巨大血小板。

考点 11-6
营养性巨幼细胞贫血的外周血象及骨髓象特点

3. **血清维生素 B_{12} 和叶酸测定** 血清维生素 B_{12}＜100 ng/L 为缺乏。血清叶酸水平＜3 μg/L 为缺乏。

【诊断】

根据临床表现、血象和骨髓象可诊断为巨幼细胞贫血。在此基础上，如精神神经症状明显，则考虑为维生素 B_{12} 缺乏所致。有条件时测定血清维生素 B_{12} 或叶酸水平可进一步协助确诊。

由于本病有神经系统受累，需要与神经系统疾病鉴别。婴儿期应与脑发育不全及其他有神经系统表现的遗传代谢病鉴别。较大儿童应与神经脱髓鞘疾病鉴别。

【治疗】

1. **一般治疗** 注意营养，及时添加辅食。加强护理，防止感染。

2. **去除病因** 对引起维生素 B_{12} 和叶酸缺乏的原因应予去除。

3. **维生素 B_{12} 和叶酸治疗**

（1）最常用的维生素 B_{12} 制剂为氰钴胺，每周 2~3 次，每次 100 μg，连续注射。治疗时间应在 1 个月以上，以使体内维生素 B_{12} 的储存量达到正常。用维生素 B_{12} 治疗后 6~7 h 骨髓内巨幼红细胞可转为正常幼红细胞；一般精神症状 2~4 天后好转；网织红细胞 2~4 天开始增加，6~7 天达高峰，2 周后降至正常；精神神经症状恢复较慢。

（2）叶酸口服剂量为每日 1~5 mg，治疗 3~4 周，对长期腹泻及肠道吸收不良的患者，可适当加大剂量至每日 5~15 mg，同时口服维生素 C 有助叶酸的吸收。

考点 11-7
营养性巨幼细胞贫血的诊断及治疗

【预防】

婴儿应及时添加辅食，注意饮食均衡，纠正不良饮食习惯，及时治疗肠道疾病，合理应用抗叶酸代谢药物。

第四节　特发性血小板减少性紫癜

案例导入

　　患者，男，13岁，因"全身皮肤瘀点伴口腔、鼻腔出血不止2天"入院。患者2天前全身皮肤出现瘀点，同时伴有口腔、鼻腔黏膜出血不止，未做任何治疗来院。患者3周前有上呼吸道感染史，曾发热至39℃，给予抗生素治疗，3天后退热。体格检查：T 37℃，P 87次/分，R 24次/分，BP 100/60 mmHg，面色苍白，全身皮肤散在瘀点，口腔、鼻腔黏膜有多个出血点，肝、脾肋下未及。血常规：Hb 79 g/L，WBC $4.0×10^9$/L，PLT $2×10^9$/L。

　　思考：

　　1. 该患儿最可能的诊断及诊断依据是什么？

　　2. 为确诊需进一步做哪些检查？确诊后如何治疗？

　　特发性血小板减少性紫癜（idiopathic thrombocytopenic purpura，ITP），又称原发性或免疫性血小板减少性紫癜，是小儿时期常见的出血性疾病之一。主要临床特点是：皮肤、黏膜自发性出血，血小板减少，骨髓巨核细胞正常或增多，出血时间延长，血块收缩不良，束臂试验阳性。小儿各年龄时期均可发病，年发病率为1/10万~8/10万，男女发病无差异。春季发病率较高。本病分为急性和慢性两种类型。

一、急性型特发性血小板减少性紫癜

【病因与发病机制】

　　病毒感染与此病的发病有密切关系，相关病毒有十余种，如EB病毒、细小病毒、巨细胞病毒等。80%的急性ITP患儿发病前1~4周有呼吸道感染史。感染不能直接导致ITP的发病，免疫因素的参与可能是ITP发病的重要原因。由于病毒感染引起机体产生相应抗体，与血小板膜发生交叉反应，使血小板受损并被单核吞噬细胞系统清除。另外，病毒感染后，体内形成的抗原-抗体复合物附着于血小板表面，使血小板易被单核吞噬细胞系统吞噬和破坏而导致血小板减少。补体在ITP的发病中也起一定作用，ITP患儿血小板检测到C3、C4与IgG相关，引起血小板寿命缩短。另外，有研究发现，T细胞亚群的改变，Th1细胞表达增强，分泌促炎因子，在ITP的发病中有重要作用。

【临床表现】

　　此类型较多见于2~8岁小儿。

　　1. 患儿于发病前1~3周常有急性病毒感染史，如上呼吸道感染、流行性腮腺炎、水痘、风疹等。偶尔见于接种麻疹减毒活疫苗或皮内注射结核菌素后发生。

　　2. 自发性皮肤、黏膜出血为突出表现，多为针尖大小的出血点，或瘀点和紫癜，少数为血肿。皮疹分布不均，通常以四肢为多。常伴有鼻出血或牙龈出血，偶见肉眼血尿。青春期女性患者可有月经过多。少数患者可有结膜下和视网膜出血。胃肠道大出血和颅内出血少见。

　　3. 出血严重者可发生贫血，淋巴结不肿大，偶见肝、脾轻度肿大。

　　4. 本病呈自限性经过，80%~90%患儿可于1~6个月内自然痊愈，治疗并不能影响该病的自然病程。10%~20%呈慢性病程，病死率0.5%~1%，主要死于颅内出血。

【实验室和其他检查】

1. 外周血象　外周血血小板计数$<100\times10^9/L$，当血小板$<50\times10^9/L$时可自发性出血，$<20\times10^9/L$时出血明显，$<10\times10^9/L$时出血严重。血红蛋白、白细胞数一般正常。出血时间延长，凝血时间正常，血块收缩不良，血清凝血酶原消耗不良。

2. 骨髓象　骨髓巨核细胞增多或正常。巨核细胞的胞体大小不一，幼稚巨核细胞增多，核分叶减少，其核、质发育不平衡，产生血小板的巨核细胞明显减少，其胞质常有空泡形成、颗粒减少和胞质少等现象。

3. 血清血小板相关抗体（PAIgG）　含量明显增高，阳性率80%~90%，可用酶联免疫标记或荧光标记等方法测定。

4. 束臂试验阳性，慢性患儿的血小板黏附和聚集功能可异常。

【诊断】

诊断时应以病因、临床表现为主，结合必要的实验室检查综合考虑，并注意排除其他可以引起血小板减少的原因。

1. 病程≤6个月为急性型。

2. 急性型起病急骤，出血症状严重，多见于儿童。

3. 血象　血小板减少，出血时间延长，血块收缩不良，毛细血管脆性试验阳性。凝血时间正常。

 知识链接

血小板减少的机制

研究发现血小板和巨核细胞有共同抗原，ITP时脾产生的抗血小板抗体也可与骨髓中的巨核细胞特异性结合。ITP患者血清抗血小板抗体对自身和非自身的骨髓巨核祖细胞均有一定的抑制作用，并可引起细胞膜的功能和巨核细胞活性改变，使巨核细胞成熟障碍，从而影响血小板形成，使血小板数目减少。

4. 骨髓象　巨核细胞增多或正常，伴成熟障碍。

【鉴别诊断】

1. 急性白血病　低增生性白血病，由于外周血白细胞不增高，易与ITP混淆。血涂片和骨髓检查可以帮助诊断。

2. 血栓性血小板减少性紫癜　是微血管内皮损伤及血小板在微血管内聚集并被大量消耗所致。除紫癜外尚有溶血性贫血、发热、肾受损害等。

3. 过敏性紫癜　临床表现为出血性斑丘疹，成批出现，对称分布，多见于下肢和臀部，但血小板计数正常。

4. 再生障碍性贫血　临床表现为发热、贫血和出血，无肝、脾、淋巴结肿大，与ITP合并贫血相似。但再生障碍性贫血表现为三系降低，骨髓造血功能降低，巨核细胞减少。

5. 继发性血小板减少性紫癜　严重细菌或病毒感染均可导致血小板减少，化学药物、脾功能亢进、恶性肿瘤骨髓侵犯等亦可引起血小板减少，应注意鉴别。

【治疗】

急性ITP是一种自限性过程，只要没有严重威胁生命的大出血，可无需治疗，但须严密临床观察。一般当血小板计数$<10\times10^9/L$、或血小板$<20\times10^9/L$，并伴明显皮肤、黏膜出血者应予以治疗。

1. 一般治疗　急性出血期间需住院治疗，适当限制活动，避免外伤，出血明显时应卧床休息。积极预防、控制感染，避免使用影响血小板功能的药物，如阿司匹林。

2. 药物治疗　早期药物治疗的目的是迅速提升血小板，避免发生致命性大出血。

（1）肾上腺皮质激素治疗：肾上腺皮质激素可以有效降低毛细血管通透性，抑制血小板抗体产生，抑制巨噬细胞破坏有抗体吸附的血小板。常用泼尼松每日 $1.5 \sim 2$ mg/（kg·d），分 3 次服，视病情逐渐减量，疗程一般不超过 4 周。严重出血（如消化道出血、鼻出血）或皮肤散在出血点，而血小板＜$(10 \sim 15) \times 10^9$/L 时用冲击疗法：地塞米松每日 $1.5 \sim 2$ mg/kg，或甲泼尼龙每日 $20 \sim 40$ mg/kg，静脉滴注，连用 3 天，症状缓解后改服泼尼松。用药至血小板计数回升至接近正常水平时即可逐渐减量，疗程一般不超过 4 周。停药后如有复发，可再用泼尼松治疗。

（2）大剂量静脉应用丙种球蛋白：主要作用：①抑制巨噬细胞对血小板的结合与吞噬，从而干扰单核细胞吞噬血小板的作用；②抑制自身免疫反应，使抗血小板的抗体减少；③在血小板上形成保护膜，抑制血浆中的 IgG 或循环免疫复合物与血小板相结合，从而避免血小板被吞噬细胞所破坏。人血免疫球蛋白常用剂量为 0.4 g/（kg·d）静脉滴注，每天 1 次，连用 5 天，或每次 1g/（kg·d），静脉滴注，必要时连用 2 天。

3. 输血小板治疗　急性 ITP 患者血循环中有大量抗血小板抗体，输入的血小板会很快被破坏，故通常情况下不予输血小板。只有当血小板＜10×10^9/L、有严重出血或有危及生命的出血需紧急处理时应用。浓缩血小板 $0.2 \sim 0.25$ U/kg，静脉滴注，必要时隔日 1 次，至出血减轻，血小板达安全水平，计数＞30×10^9/L。但需同时予以较大剂量的肾上腺皮质激素，以减少输入血小板被破坏。

二、慢性型特发性血小板减少性紫癜

【病因与发病机制】

慢性 ITP 起病隐匿，多数病因不明。病程中各种感染可使血小板数量减少和出血加重。许多病毒感染，如 HIV、HCV 等常有慢性血小板减少。目前已知与以下因素有关：

1. 肝、脾作用　脾是破坏血小板的主要器官，其次是肝。附着有抗原 - 抗体复合物的血小板在脾、肝内被阻滞而遭到单核吞噬细胞吞噬和清除，导致血小板减少。

2. 免疫因素　患儿血清中含有抗血小板的抗体（IgG），具有破坏血小板的作用。

【临床表现】

病程超过 6 个月者为慢性型，多见于学龄期儿童，男女发病比例约为 1：3。起病缓慢，出血症状较急性型轻，主要为皮肤和黏膜出血，可为持续性出血或反复发作出血，每次发作可持续数月甚至数年，病程呈发作与间歇缓解、交替出现。在间歇期可全无出血或仅有轻度鼻出血。约 30% 患儿于发病数年后自然缓解。反复发作者脾常轻度大。

【实验室检查】

实验室检查大致与急性型相似，但血小板数较前者稍高，在（$30 \sim 80$）$\times 10^9$/L 时可无出血症状。骨髓巨核细胞显著增多，其核、质发育不平衡，能产生血小板的巨核细胞明显减少，其胞质常有空泡形成。

【诊断】

根据临床表现及实验室检查作出诊断。注意与继发性血小板减少性紫癜鉴别。

【治疗】

1. 一般治疗　有明显出血者需住院治疗，注意避免外伤，避免服用可抑制血小板功能的药物，如非那西丁、阿司匹林，以免加重出血。

2．药物治疗

（1）肾上腺皮质激素治疗：出血较重者，应首选肾上腺皮质激素，对提升血小板及防止出血有明显效果。然而停药后，半数病例可复发，但再发再治仍有效。口服泼尼松每日 1～2 mg/kg，出血减轻后减量，最后减至每日 0.25 mg/kg，隔日服 1 次，维持治疗 2 个月后，如血小板保持在有效止血水平，即 $>50 \times 10^9$/L 时，可停药。

（2）抗 -D 免疫球蛋白：又称抗 Rh 球蛋白，其作用机制尚未完全清楚，主要作用是封闭网状内皮细胞的 Fc 受体。其升高血小板的作用较激素和大剂量丙种球蛋白慢，但持续时间长。常用剂量为每日 25～50 μg/kg，静脉注射，连用 5 天为一疗程。主要副作用是轻度溶血性输血反应和 Coomb's 试验阳性。

（3）大剂量丙种球蛋白：同急性型 ITP。

（4）免疫抑制剂：适用于长期应用上述治疗方法无效或复发的难治性、慢性患者。常选用：①硫唑嘌呤 1～3 mg/（kg·d），分次口服，1 个月后见效；②环孢素 A 每日 3～5 mg/kg，分 3 次口服，疗程 3～4 个月；③环磷酰胺每日 1.5～3.0 mg/（kg·d），分 3 次口服，无效者停药，有效者用 8～12 周；④长春新碱 1.5～2 mg/m²（每次最大量 2 mg），缓慢静脉注射，每周 1 次，连用 4～6 周。用药期间应严密观察，定期检查血常规和肝、肾功能。

3．输血小板和红细胞　同急性型 ITP。

4．脾切除疗法　经以上正规治疗，仍有危及生命的严重出血或急需外科手术者，病程超过 1 年，药物治疗效果差，血小板持续 $<50 \times 10^9$/L，尤其是 $<20 \times 10^9$/L 且有较重出血症状者应考虑脾切除术。手术宜在 6 岁以后进行。10 岁以下发病的患儿，其 5 年内自然缓解概率较大，尽可能不做脾切除术。术前必须做骨髓检查，巨核细胞减少者，不宜行脾切除。切脾术有效率为 70%～90%，病死率 1%，部分切脾未缓解者再用药物治疗有效。

5．其他　达那唑是一种合成的雄性激素，对部分病例有效，剂量为每日 10～15 mg/kg，分 3 次口服，连用 2～4 个月。大剂量维生素 C 对部分病例有效，每日 0.2 g/kg，加入等渗葡萄糖液中静脉滴注。干扰素对部分顽固病例有效，剂量为每日 5 万 ～10 万 U/kg，皮下或肌内注射，每周 3 次，连用 3 个月。

目前尚无有效的促血小板生成药。可用肌苷 200 mg，每日 3 次口服；或 200～600 mg 静脉滴注，每日 1 次。氨肽素 0.2～0.4 g，每日 3 次口服。

自测题

一、选择题

1．胚胎造血首先出现在
   A．肝
   B．骨髓
   C．胸腺
   D．卵黄囊
   E．淋巴结

2．从胚胎 5 个月至出生 2～3 周,哪种组织或器官为唯一的造血场所
   A．卵黄囊
   B．淋巴组织
   C．肝

   D．脾
   E．骨髓

3．正常小儿血象白细胞分类以中性粒细胞占多数的年龄为
   A．生后 1～4 天内及 1～2 岁后
   B．生后 4～6 天内及 3～4 岁后
   C．生后 4～6 天内及 4～6 岁后
   D．生后半个月内及 7～8 岁后
   E．生后半个月及 9～10 岁后

4．小儿营养性贫血时肝、脾大多是由于
   A．心力衰竭

B. 铁和维生素 B_{12} 缺乏

C. 骨髓外造血

D. 感染

E. 营养不良

5. 小儿骨髓外的造血器官是

  A. 胆囊

  B. 肾上腺

  C. 淋巴管

  D. 肝

  E. 盲肠

6. 小儿白细胞分类中,粒细胞与淋巴细胞的交叉发生于

  A. 4~6天,4~6岁

  B. 7天,1岁

  C. 4~6周,4~6岁

  D. 4~6天,4~6周

  E. 1岁,6岁

7. 从母体带来的铁可供小儿使用的时间是

  A. 1~2周

  B. 3~4周

  C. 1~2个月

  D. 3~4个月

  E. 5~6个月

8. 6个月以后婴儿容易发生营养性缺铁性贫血的主要原因是

  A. 需要量大

  B. 生长发育旺盛

  C. 未及时添加含铁丰富的辅食

  D. 人工喂养

  E. 储存铁耗尽

9. 下列贫血表现中哪一项不符合营养性缺铁性贫血

  A. 皮肤、黏膜苍白

  B. 红细胞数减少比血红蛋白量减少明显

  C. RBC 平均容积为 78 fl, 血清铁 30 μg/dl

  D. 头晕,眼花,耳鸣

  E. 铁粒幼细胞数<1.5%

10. 营养性缺铁性贫血的周围血涂片检查为

  A. 红细胞大小不等,以大者多见,中

央淡染区不明显

  B. 红细胞大小不等,以小者为多,中央淡染区扩大

  C. 红细胞大小不等,大者中央淡染区扩大

  D. 红细胞大小不等,易见多染及有核红细胞

  E. 红细胞大小不等,易见深染

11. 营养性缺铁性贫血实验室检查中下述哪项正确

  A. 血清铁降低,总铁结合力增高,铁粒幼红细胞增加

  B. 血清铁降低,总铁结合力增高,铁粒幼红细胞减少

  C. 血清铁降低,总铁结合力降低,铁粒幼红细胞增加

  D. 血清铁降低,总铁结合力降低,铁粒幼红细胞减少

  E. 以上均不正确

12. 口服铁剂的给药时间最佳选择是

  A. 餐前

  B. 餐时

  C. 两餐之间

  D. 睡前

  E. 随意

13. 不典型缺铁性贫血如使用铁剂治疗时,网织红细胞应于给药后

  A. 3~4天左右升高

  B. 1周左右升高

  C. 2周左右升高

  D. 3周左右升高

  E. 4周左右升高

14. 维生素 B_{12} 缺乏性贫血的高发年龄为

  A. 生后4~7个月

  B. 生后2~3个月

  C. 生后半年

  D. 生后3~4个月

  E. 1岁以后

15. 营养性巨幼细胞贫血的血象变化正确的是

  A. 血红蛋白下降较红细胞下降明显

  B. 血涂片红细胞大小不均,大细胞为主,中央淡染区不显

C. MCV＞74 fl，MCH＞22 pg，MCHC 正常

D. 白细胞大多减少，中性粒细胞核左移

E. 网织红细胞增高

16. 营养性巨幼细胞贫血的骨髓象最有特征性的改变是

A. 幼红细胞胞质发育落后于胞核

B. 幼红细胞巨幼变

C. 网状细胞增生

D. 粒细胞形态不受影响

E. 细胞质嗜碱性增强

二、名词解释

1. 骨髓外造血

2. 生理性贫血

3. 营养性巨幼细胞贫血

三、问答题

1. 简述营养性缺铁性贫血的血象特点。

2. 缺铁性贫血，经铁剂治疗后网织红细胞有何改变？

（侯　萍）

第十二章

神经系统疾病

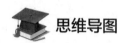

思维导图

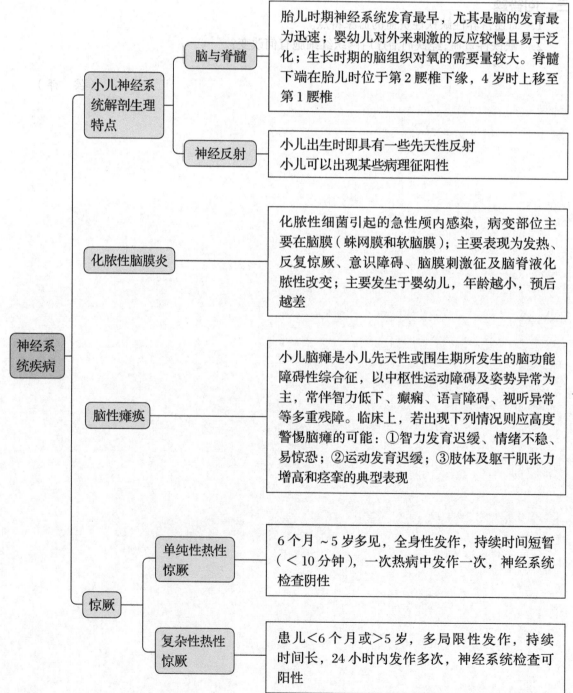

小儿神经系统解剖生理特点 —— 脑与脊髓 —— 胎儿时期神经系统发育最早，尤其是脑的发育最为迅速；婴幼儿对外来刺激的反应较慢且易于泛化；生长时期的脑组织对氧的需要量较大。脊髓下端在胎儿时位于第2腰椎下缘，4岁时上移至第1腰椎

小儿神经系统解剖生理特点 —— 神经反射 —— 小儿出生时即具有一些先天性反射
小儿可以出现某些病理征阳性

神经系统疾病 —— 化脓性脑膜炎 —— 化脓性细菌引起的急性颅内感染，病变部位主要在脑膜（蛛网膜和软脑膜）；主要表现为发热、反复惊厥、意识障碍、脑膜刺激征及脑脊液化脓性改变；主要发生于婴幼儿，年龄越小，预后越差

脑性瘫痪 —— 小儿脑瘫是小儿先天性或围生期所发生的脑功能障碍性综合征，以中枢性运动障碍及姿势异常为主，常伴智力低下、癫痫、语言障碍、视听异常等多重残障。临床上，若出现下列情况则应高度警惕脑瘫的可能：①智力发育迟缓、情绪不稳、易惊恐；②运动发育迟缓；③肢体及躯干肌张力增高和痉挛的典型表现

惊厥 —— 单纯性热性惊厥 —— 6个月～5岁多见，全身性发作，持续时间短暂（＜10分钟），一次热病中发作一次，神经系统检查阴性

惊厥 —— 复杂性热性惊厥 —— 患儿＜6个月或＞5岁，多局限性发作，持续时间长，24小时内发作多次，神经系统检查可阳性

通过本章内容的学习，学生应能：

识记：

列举小儿神经系统解剖生理特点；叙述小儿化脓性脑膜炎及病毒性脑膜炎的临床表现及诊治措施。

理解：

区分几种常见脑膜炎脑脊液改变的不同点；解释上述疾病的病因及发病机制；分析小儿化脓性脑膜炎的鉴别诊断。

应用：

运用本章知识，能对上述疾病做出初步诊断并拟定治疗计划。

运用所学知识关注小儿脑的发育，认识疾病早发现、早诊断、早治疗的重要性，提高患儿生命质量。

第一节　小儿神经系统解剖生理特点

一、小儿脑和脊髓发育特点

1. **脑**　小儿神经系统发育最早，且年龄越小，生长发育越快。出生时脑重约为 370 g，占体重的 1/8～1/9，6 个月时即达 700 g 左右，1 岁时约 900 g，4～6 岁时脑重已达成人脑重的 90% 左右。新生儿的大脑在大体形态上已有主要的沟回，但脑沟较浅，脑回较宽，皮质较成人薄，灰质与白质区分不明显。新生儿神经细胞数目已与成人接近，但其树突与轴突少而短。出生后脑重的增加主要是由于神经细胞体积增大和树突的增多、加长，以及神经纤维髓鞘的形成和发育。3 岁时脑细胞的分化基本完成，8 岁时已接近成人。

不同神经纤维髓鞘形成的时间有先后。脊髓神经髓鞘是由上而下逐渐形成的，在胎儿 4 个月时开始形成，3 岁时完成髓鞘化；锥体束在胎儿 5～6 个月开始形成，生后 2 岁完成；皮质的髓鞘化则最晚。因此婴幼儿时期，各种刺激引起的神经冲动传导速度缓慢，且易于泛化；不易形成兴奋灶，易疲劳而进入睡眠状态。

新生儿皮质下中枢如丘脑、苍白球在功能上已较成熟，但大脑皮质及新纹状体发育尚未成熟，故出生时的活动主要由皮质下中枢调节，表现为肌张力较高，常出现无意识的手足徐动。脑干在出生时已发育良好，呼吸、循环、吞咽等维持生命的中枢已发育成熟。小脑在胎儿期发育较差，生后 6 个月达生长高峰，15 个月其大小已接近成人。

2. **脊髓**　出生时结构已较完善，功能也基本具备，2 岁时结构已接近成人。脊髓与脊柱的发育是不平衡的。3 个月胎儿两者是等长的；出生时脊髓的末端位于第 3～4 腰椎水平，生后脊髓发育落后于脊柱，到 4 岁时才退到第 1～2 腰椎之间。故婴幼儿时期做腰椎穿刺的位置要低，以第 4～5 腰椎间隙为安全。

二、神经反射

神经反射与神经系统的成熟程度和髓鞘的形成有关。

1. **出生时就存在且保持终身的反射**　如角膜反射、结膜反射、瞳孔反射、咽反射以及吞咽反射等，这些反射若减弱或消失，表示神经系统有病理改变。

2. **出生时存在而以后逐渐消失的反射**　如觅食反射、吸吮反射、握持反射、拥抱反射及颈肢反射。这些反射出生时存在，于生后 3～6 个月消失。以上反射如生后缺乏或短期存在后就消失，则提示为病理情况；如到该消退时仍存在亦提示为病理改变。

3. 出生时不存在而以后逐渐出现并保持终身的反射 如腹壁反射、提睾反射以及各种腱反射等，新生儿期不易引出，至1岁时才稳定。这些反射到该出现时不出现或持续不对称提示神经系统异常。

4. 病理反射 如Babinski征，2岁以内阳性可为生理现象。若单侧阳性，应结合临床考虑是否为病理情况。

5. 脑膜刺激征 Kernig征、Brudzinski征在新生儿期可为弱阳性。此外，生后前几个月可有眼球震颤、膝反射亢进，有时可有踝痉挛。

因此，在判断小儿神经反射有无临床意义时，必须注意年龄特点。

三、小儿神经系统体格检查的注意事项

检查的主要内容与成年人大致相同，但判断体征及临床意义时，必须要注意正处于发育期小儿的解剖及生理特点。不同年龄段的标准不同，检查方法也各有特点，要尽量取得患儿的合作，减少其恐惧心理，有时可分次检查。

婴幼儿神经系统检查易受外界环境的影响，入睡时肌张力松弛，原始反射减弱或者消失。哺乳前、饥饿时常表现为多动、不安。因此最好选择在进食前1小时左右进行检查。室内光线应柔和，检查时要保持安静，从简单的检查开始，不必按固定顺序进行。

四、小儿神经系统疾病诊断的基本思路

神经系统的构造和功能非常复杂，不同部位的病变表现可不同，如同时累及多个部位，症状可互相重叠，这给病情分析、诊断带来很大难度。因此对小儿神经系统疾病的诊断需要一个系统而完整的思路。

首先应该做定向诊断，确定患儿是否患有神经系统疾病；其次是定位诊断；最后是定性诊断，为临床诊断和治疗提供依据。

1. 定向诊断 主要根据患儿的临床特点，特别是从症状和体征两方面考虑。一方面小儿神经系统疾病一般以惊厥、运动障碍、智力改变、颅压升高或脑膜刺激征等表现较多见。但必须注意，并不是出现上述表现就一定是神经系统疾病。例如：惊厥可能因电解质紊乱引起，震颤、精神运动功能倒退可能因贫血所致。另一方面，有些神经系统疾病早期可缺乏特征性的表现，仅表现为轻度的行为异常。因此一定要仔细分析，避免误诊或漏诊。

2. 定位诊断 主要根据查体所发现的体征而定位。例如：上运动神经元瘫痪提示锥体束或皮质延髓束受损；肌张力障碍、震颤麻痹提示锥体外系病变；共济失调提示小脑病变等。

3. 定性诊断 是在上述诊断的基础上，通过病情的发展与转归而确定疾病的病因和性质。例如：围生期脑损伤一般起病早，急性期后神经系统表现稳定；炎症、血管病等起病急，早期进展快，可完全康复或有瘫痪、癫痫发作等后遗症；神经变性疾病、遗传代谢性疾病一般起病缓慢，病情多进行性发展。根据上述临床分析，结合相关辅助检查，最终确定诊断。

第二节 化脓性脑膜炎

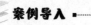 **案例导入**

9个月男婴，因高热、呕吐3天，抽搐1次入院。患儿3天前突然出现发热，体温38.6～39.5 ℃，伴哭闹不安、吃奶减少，嗜睡，呕吐每天2～3次，为胃内容物，呈喷射性。在外院曾用青霉素（用法不详）治疗，未见好转，并于今日出现抽搐，表现为意识丧失、双眼凝视、四肢强直，持续约4分钟。查体：T 39.5 ℃，P 145次/分，R 40次/

分，体重 8.5 kg。精神萎靡，嗜睡，前囟未闭，稍隆起，张力高。双侧瞳孔等大等圆，对光反射灵敏。咽红，心肺听诊正常，颈部明显抵抗，克、布氏征阳性。血常规：WBC $16.5 \times 10^9/L$，N 0.85，L 0.15。胸片未见异常。

思考：

1. 该患儿最可能的诊断是什么？诊断依据有哪些？

2. 为确诊需进一步做哪些检查？应采取哪些治疗措施？

化脓性脑膜炎（purulent meningitis），简称化脑，是由各种化脓性细菌感染引起的以脑膜炎症为主的中枢神经系统急性感染性疾病。临床上以发热、头痛、呕吐、惊厥、意识障碍、脑膜刺激征阳性及脑脊液化脓性改变为特征。好发于冬春季，多见于婴幼儿，2 岁以内者约占 75%，发病高峰年龄是 6~12 个月。近年来，本病的预防接种和诊治水平虽有很大进展，发病率已明显降低，但仍有较高的死亡率和致残率。早期诊断和及时治疗是改善本病预后的关键。

【病因】

多数化脓性细菌可引起脑膜炎。在我国，脑膜炎球菌、肺炎链球菌和流感嗜血杆菌脑膜炎占小儿化脑的 2/3 以上。病原菌类型与年龄、季节、地区、机体免疫功能、头颅外伤以及是否有先天性的神经或皮肤缺陷有关。新生儿和出生 2 个月内的婴儿以及原发性或继发性免疫缺陷者以革兰氏阴性细菌和金黄色葡萄球菌等为主，前者以大肠埃希菌最多见，其次如变形杆菌、铜绿假单胞菌或产气杆菌等。2 个月婴儿~12 岁儿童以脑膜炎球菌、肺炎链球菌、流感嗜血杆菌为主；>12 岁小儿的常见致病菌则以肺炎链球菌和脑膜炎球菌为主。主要经呼吸道分泌物或飞沫传播。与国外不同，我国较少发生 B 组 β 溶血性链球菌性化脑。由脑膜炎球菌引起的脑膜炎呈流行性。

考点 12-1

不同年龄化脓性脑膜炎患者的致病菌种类

【发病机制】

细菌可通过各种途径到达脑膜：①多数化脑其致病菌主要通过血行（菌血症阶段）传播至脑膜而致病，细菌从上呼吸道侵入者最多，其次是经消化道、皮肤、黏膜或新生儿脐部伤口侵入。②少数化脑可由邻近组织感染扩散直接波及脑膜所致，如鼻窦炎、中耳炎、乳突炎等。③颅骨骨折、神经外科手术、皮肤窦道及脑脊膜膨出等与颅腔存在直接通道，细菌可由此直接进入蛛网膜下隙导致脑膜炎症。

【病理】

在细菌毒素和多种炎症相关因子的作用下，形成以软脑膜、蛛网膜和表层脑组织为主的炎症反应，表现为广泛性血管充血、大量中性粒细胞浸润和纤维蛋白渗出，伴有弥散性血管源性和细胞毒性脑水肿。在病初或轻症病例，炎性渗出物多在大脑顶部表面，逐渐蔓延至大脑基底部和脊髓表面。严重者可有血管壁坏死和灶性出血，或发生闭塞性小血管炎而致灶性脑梗死。感染延及脑室内膜可致脑室管膜炎。如在软脑膜下及脑室周围的脑实质有细胞浸润、出血、坏死和变性则形成脑膜脑炎。脓液黏稠、治疗不彻底时可发生脑膜粘连，阻塞脑室孔，或大脑表面蛛网膜颗粒萎缩，导致脑脊液循环受阻及吸收障碍而致脑积水。炎症波及周围脑神经，则可引起相应的脑神经损害，如失明、面瘫、耳聋等。经脑膜间的桥静脉发生栓塞性静脉炎，可导致硬膜下积液或积脓。

【临床表现】

一年四季均可发病。但肺炎链球菌以冬、春季多见，而脑膜炎球菌和流感嗜血杆菌引起的化脑分别于春、秋季发病多。一般起病较急，部分患儿发病前数日有上呼吸道或胃肠道感染史。脑膜炎球菌和流感嗜血杆菌引起的化脓性脑膜炎有时伴有关节痛。

1. 神经系统表现

（1）颅内压增高：年长儿较典型，主要表现为头痛和喷射性呕吐，可伴有血压增高、心动过缓。婴儿可出现囟门饱满而紧张、颅缝增宽。合并脑疝时，则有呼吸不规则、突然意识障碍加重及瞳孔不等大等体征。

（2）惊厥：20%～30%患儿可出现部分或全身性惊厥，以B型流感嗜血杆菌及肺炎链球菌脑膜炎多见。

（3）意识障碍：表现为精神萎靡、嗜睡、意识模糊，甚至昏迷等，并可出现烦躁不安、激惹、迟钝等精神症状。

（4）脑膜刺激征：以颈强直最常见，其他如Kernig征、Brudzinski征阳性。

（5）局灶体征：部分患儿出现第Ⅱ、Ⅲ、Ⅵ、Ⅶ、Ⅷ对脑神经受累或肢体瘫痪症状。

2. 全身感染中毒症状　主要表现为发热、头痛、精神萎靡、疲乏无力、肌肉痛、关节酸痛、皮肤出血点、瘀斑或充血性皮疹等。

新生儿及3个月以下小婴儿化脓性脑膜炎常缺乏典型的症状和体征，主要差异在：①可无发热，甚至体温不升；②颅内压增高表现可不明显，可仅有吐奶、尖叫或囟门饱满而紧张、颅缝增宽等；③惊厥可不典型，如仅见面部、肢体局灶或多灶性抽动，局部或全身性肌阵挛，或眨眼、呼吸不规则、屏气等不显性发作；④脑膜刺激征不明显。

【辅助检查】

1. 血常规检查　白细胞总数明显增高，可达（20～40）×10⁹/L，以中性粒细胞为主，占85%～90%以上，可见中毒颗粒。感染严重时，尤其是新生儿化脑，白细胞总数可减少。

2. 脑脊液检查　是确诊本病的重要依据。①典型化脓性脑膜炎的脑脊液压力增高，外观浑浊，白细胞总数明显增多，多在1000×10⁶/L以上，分类以中性粒细胞为主；糖含量明显降低，常在1.1 mmol/L以下；蛋白含量增高，多在1 g/L以上，参见表12-1。②脑脊液涂片找病原菌是明确化脑病原的重要方法，有利于早期诊断及治疗。要在抗生素应用前尽早采集脑脊液标本，同时做细菌培养和药敏试验。③特异性细菌抗原检测（对流免疫电泳法、乳胶颗粒凝集法、免疫荧光试验等）、DNA聚合酶链反应（PCR）等可快速检测出脑脊液中的细菌特异性抗原物质和致病菌标志性DNA，快速、灵敏，具有诊断意义。

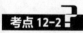

考点12-2

脑脊液检查发现化脓性细菌是诊断的金指标

对于颅内压增高明显、病情危重的患儿，做腰椎穿刺应特别慎重。腰椎穿刺禁忌证：①颅内压增高征明显；②心肺功能严重受累和休克；③穿刺部位皮肤感染。如颅内压增高的患儿必须进行穿刺时，应先静脉注射甘露醇，待颅内压降低后再行穿刺，以防发生脑疝。

3. 血培养和局部病灶分泌物培养　血培养、咽培养、皮肤瘀液或新生儿脐炎分泌物培养等，对确定病原菌有参考价值。新生儿及早期未用抗生素的患儿血培养阳性率较高。

4. 皮肤瘀点或瘀斑涂片　是发现脑膜炎双球菌重要而简便的方法，阳性率达50%以上。

5. 影像学检查　对于出现局灶性神经系统异常体征、治疗效果不理想、持续发热、头围增大或有显著颅内压增高等情况疑有并发症的患儿，应尽早进行颅脑CT及MRI检查。前囟未闭者可行B超检查，可发现脑室扩大、硬膜下积液、脑室炎和脑水肿等。

【并发症与后遗症】

1. 硬膜下积液　有30%～60%的患儿出现硬膜下积液，若加上无症状者，其发生率可高达80%。以1岁以内的婴儿及流感嗜血杆菌和肺炎链球菌脑膜炎较多见。凡化脑经有效治疗48～72 h后脑脊液检查有好转，但体温不降，或热退数日后复升；或一般症状好转后又出现意识障碍、惊厥、进行性前囟饱满、颅缝分离、头围增大、呕吐等症状，首先应怀疑本症的可能。

颅骨透光检查和CT扫描可协助诊断。硬膜下穿刺是最直接的确诊手段，亦可达到治疗目的。积液应做常规和细菌学检查，正常小儿硬膜下腔液体量＜2 ml，蛋白定量＜0.4 g/L。

2. 脑室管膜炎　主要发生在延误治疗的小婴儿。病情较危重，常造成严重后遗症。当患儿在有效抗生素治疗下发热不退、频繁惊厥、意识障碍不改善、进行性加重的颈强直甚至角弓反张、查体前囟饱满、脑脊液始终呈阳性改变、CT可见脑室扩大时，需考虑本症。确诊依赖侧脑室穿刺检查脑脊液，如白细胞数$\geqslant 50 \times 10^6$/L、糖< 1.6 mmol/L、蛋白质> 0.4 g/L 或细菌学检查阳性，即可确诊。

3. 脑积水　多见于未能早期正确治疗、小于6个月的婴儿。表现为颅内压增高，脑功能障碍，前囟扩大饱满，头围增大甚至颅缝裂开，额大面小，眼呈落日状。至疾病晚期，持续的颅内高压使大脑皮质退行性萎缩，患儿出现进行性智力减退和其他神经功能减退。头颅B超及CT可见进行性脑室扩张。

4. 脑性低钠血症　如果炎症累及下丘脑或垂体后叶，可引起抗利尿激素分泌异常，即抗利尿激素异常分泌综合征（SIADH）。临床呈现低钠血症和血浆渗透压降低，可加重脑水肿，致惊厥发作和意识障碍加重，或直接因低钠血症引起惊厥发作。

5. 其他　如治疗不彻底或致病菌对抗生素不敏感，易形成脑脓肿，出现颅内高压和定位体征。脑神经受累可产生耳聋、失明等。脑实质病变可产生继发性癫痫、瘫痪、智力发育障碍和行为异常等。

【诊断及鉴别诊断】

根据病史、临床表现及脑脊液改变一般可做出诊断。对于发热患儿，一旦出现神经系统的异常症状和体征，应及时进行脑脊液检查以明确诊断。脑脊液检查是诊断化脑最可靠的依据。有时在疾病早期脑脊液常规检查可无明显异常，而临床表现仍高度怀疑化脑时，可在24 h后再复查脑脊液。

婴幼儿和经不规则抗生素治疗的化脑患儿临床表现常不典型，其脑脊液改变也可不明显，涂片与细菌培养均可为阴性，必须综合分析病史、症状、体征及治疗经过，结合脑脊液中病原特异性免疫学和基因检测结果，做出正确诊断。需与以下疾病鉴别。

1. 病毒性脑膜炎　一般全身感染中毒及神经系统症状较化脑轻，病程自限，大多不超过2周。脑脊液外观清亮，细胞数可达（10~1000）$\times 10^6$/L，分类以淋巴细胞为主，糖及氯化物含量正常，蛋白正常或稍高，细菌学检查阴性。脑脊液中特异性抗体和病毒分离有助于诊断。

2. 结核性脑膜炎　有时与经过不规则治疗的化脑鉴别困难。但结脑多数呈亚急性起病（婴幼儿可以急性起病），常有结核接触史和肺部等处的结核病灶。有结核中毒症状，结核菌素试验呈阳性。脑脊液外观呈毛玻璃状，细胞数多$< 500 \times 10^6$/L，分类以淋巴细胞为主，糖和氯化物含量降低，蛋白含量增高；涂片无化脓菌可见，薄膜涂片抗酸染色可找到结核分枝杆菌。PCR检查、结核菌培养等可帮助确立诊断。

3. 隐球菌性脑膜炎　临床表现和脑脊液改变与结核性脑膜炎相似，但本病进展可能更缓慢，头痛等颅内压增高表现更严重。确诊有赖于脑脊液墨汁染色见到隐球菌，或在Sabouraud琼脂培养基上有新型隐球菌生长。不同致病微生物（如细菌、病毒、真菌等）引起的脑膜炎临床表现相似，其鉴别诊断有赖于脑脊液检查，尤其是病原学检查。几种常见类型脑膜炎脑脊液改变的比较见表12-1。

考点12-3

化脑、结脑、病脑的脑脊液特点鉴别

【治疗】

1. 抗生素治疗

（1）用药原则：应坚持早期、足量、联合、静脉和足疗程的用药原则，选择对病原菌敏感、能通过血脑屏障、可在脑脊液中达到有效浓度的杀菌药物，力求用药24 h内杀灭脑脊液中的致病菌。联合用药时应注意药物之间的相互作用，并注意药物的毒副作用。

表 12-1　几种常见脑膜炎脑脊液改变

	压力（KPa）	外观	潘氏试验	白细胞（×10⁶/L）	蛋白（g/L）	糖（mmol/L）	氯化物（mmol/L）	病原学检查
正常	0.69~1.96	清亮透明	-	0~10	0.2~0.4	2.8~4.5	117~127	
化脓性脑膜炎	不同程度增高	米汤样浑浊	+~+++	数百至数千，多核为主	明显增高	明显降低	多数降低	涂片或培养可发现致病菌
结核性脑膜炎	增高	微浊，毛玻璃样	-~+++	数十至数百，淋巴细胞为主	增高	降低	降低	涂片或培养可发现抗酸杆菌
病毒性脑炎	正常或轻度增高	清亮	-~+	正常至数百，淋巴细胞为主	正常或轻度增高	正常	正常	特异性抗体阳性，病毒分离可阳性
隐球菌性脑膜炎	增高或明显增高	微浊	+~+++	数十至数百，淋巴细胞为主	增高	降低	多数降低	涂片墨汁染色可发现隐球菌

 知识链接

血脑屏障

　　血脑屏障是指脑毛细血管壁和神经胶质细胞形成的血浆与脑细胞之间的屏障，和由脉络丛形成的血浆与脑脊液之间的屏障，这些屏障能够阻止某些物质（多半是有害的）由血液进入脑组织。

　　（2）药物选择

　　1）病原菌未明者：应选用对脑膜炎球菌、肺炎链球菌和流感嗜血杆菌三种常见致病菌皆有效的抗生素。主要选用对血脑屏障通透性好的第三代头孢菌素，如头孢曲松钠 100 mg/（kg·d），或头孢噻肟钠 200 mg/（kg·d），分次静脉滴注。疗效不理想时可联合使用万古霉素 60 mg/（kg·d）。对 β 内酰胺类药物过敏的患儿可改用氯霉素 100 mg/（kg·d）。

　　2）病原菌明确者：应参照细菌药物敏感试验结果选用抗生素。

　　（3）抗生素疗程：与致病菌种类、治疗早晚、是否有并发症及患儿个体情况等因素有关。流感嗜血杆菌脑膜炎和肺炎链球菌脑膜炎静脉滴注有效抗生素的疗程为 10~14 天，脑膜炎双球菌疗程 7~10 天，革兰氏阴性杆菌和金黄色葡萄球菌性脑膜炎疗程应达 21 天以上。若有并发症或经过不规则治疗患者，还应适当延长疗程。停药指征为：临床症状和体征消失，脑脊液检查正常。

　　2. 肾上腺糖皮质激素的应用　因其可以减轻炎症反应和中毒症状，降低颅内压，故在使用抗生素的同时可用地塞米松 0.6 mg/（kg·d），分 4 次静脉注射，一般连用 2~3 天，过长使用并无益处。对新生儿一般不主张应用激素。

　　3. 并发症的治疗

　　（1）硬膜下积液：少量液体无需处理。积液量多引起颅内高压者应行硬膜下穿刺放液，开始每日或隔日一次，一般每次一侧<15 ml，两侧<30 ml。放液时应任其自然流出，不能抽吸。

1～2周后酌情延长穿刺间隔时间。若反复穿刺放液无效，应考虑外科手术治疗。

（2）脑室管膜炎：除全身抗生素治疗外，可做侧脑室穿刺引流以缓解症状，减低脑室内压。同时，针对病原菌并结合用药安全性，选择适宜抗生素脑室内注入。

（3）脑积水：主要依赖手术治疗，包括正中孔粘连松解、导水管扩张和脑脊液分流术。

（4）脑性低钠血症：积极控制脑膜炎的同时，适当限制液体入量，酌情补充钠盐。

4．对症及支持疗法

（1）急性期严密监测生命体征，定期观察患儿意识、瞳孔和呼吸节律的改变，及时处理颅内高压。

（2）及时处理高热、惊厥和休克，并防止再发。高热给予物理降温，必要时可给予药物降温。有惊厥者及时给予止惊药物如地西泮、苯巴比妥等。重症患者易发生感染性休克，一旦出现，应积极给予扩容、纠酸、血管活性药物等抗休克治疗。

（3）降低颅内压：有颅内压增高者，应及时给予脱水药物。一般用20%甘露醇每次0.25～1.0 g/kg，每4～8 h 1次。对于颅内压增高严重者，可加大剂量（每次不超过2 g/kg）或加用利尿药物，以防脑疝的发生。

（4）监测并维持体内水、电解质、血浆渗透压和酸碱平衡。

（5）支持疗法：对于新生儿或免疫功能低下的患儿，可静脉输注丙种球蛋白或新鲜血浆等。

【预后】

早期正确的诊断和及时彻底的治疗是决定预后的关键。本病婴幼儿死亡率10%。死亡率与病原菌类型（肺炎链球菌脑膜炎死亡率最高）、有效抗生素治疗的早晚、患儿年龄（<6个月者疗效较差）、脑脊液中细菌量、治疗前惊厥持续时间（>4天较差）相关。10%～20%的幸存者遗留各种神经系统严重后遗症。常见的神经系统严重后遗症包括听力丧失、视力障碍、智力倒退、反复惊厥、语言能力延迟和行为异常等。

第三节　脑性瘫痪

脑性瘫痪（cerebral palsy，简称脑瘫）是指出生前到生后1个月内由各种原因所致的非进行性脑损伤，临床主要表现为中枢性运动障碍和姿势异常。本病并不少见，在发达国家患病率为1‰～4‰，我国为2‰左右。

【病因】

多年来，许多围生期危险因素被认为与脑瘫的发生有关，主要包括：早产与低出生体重、缺氧缺血性脑病、产伤、先天性脑发育异常、核黄疸和先天性感染等。然而，仍有很多患儿无法明确其具体原因。人们还发现，虽然近20年来产科和新生儿医疗保健有了极大发展，但脑瘫的发病率却未见下降。为此，近年对脑瘫的病因进行了更深入的探讨，目前认为胚胎早期阶段的发育异常，很可能就是导致婴儿早产、低出生体重和围生期缺氧缺血等事件的重要原因。胚胎早期的这种发育异常主要来自受孕前后孕妇体内、外环境影响和遗传因素以及孕期疾病引起妊娠早期胎盘羊膜炎症等。

【临床表现】

1．基本表现　以出生后非进行性运动发育异常为特征，一般都有以下4种表现：①运动发育落后和瘫痪肢体主动运动减少：患儿不能完成相同年龄正常小儿应有的运动发育进程，包括抬头、坐、站立、独走等大运动以及手指的精细动作；②肌张力异常：因不同临床类型而异，痉挛型表现为肌张力增高；肌张力低下型则表现为瘫痪肢体松软，但仍可引出腱反射；而手足徐动型表现为变异性肌张力不全；③姿势异常：受异常肌张力和原始反射延迟消失等不同情况影响，患儿可出现多种肢体异常姿势，并因此影响其正常运动功能的发挥。体格检查中将患儿分别置于俯卧位、仰卧位、直立位以及由仰卧牵拉成坐位时，即可发现瘫痪肢体的异常姿势和非正常体位；④反射异常：多种原始反射消失延迟。痉挛型脑瘫患儿腱反射活跃，可引出踝阵挛和阳性 Babinski 征。

2. 临床类型

（1）按运动障碍性质分类：①痉挛型：常见，占全部病例的 50% ~ 60%。主要因锥体系受累，表现为上肢肘、腕关节屈曲，拇指内收，手紧握拳状，下肢内收交叉呈剪腿和尖足；②手足徐动型：除手足徐动外，也可表现为扭转痉挛或其他锥体外系受累症状；③肌张力低下型：可能因锥体系和锥体外系同时受累，导致瘫痪肢体松软，但腱反射存在，本型常为脑瘫的暂时阶段，以后大多转为痉挛型或手足徐动型；④强直型：全身肌张力显著增高、僵硬，锥体外系受损症状；⑤共济失调型：小脑性共济失调；⑥震颤型：多为锥体外系相关的静止性震颤；⑦混合型：以上某几种类型同时存在。

（2）按瘫痪累及部位分类：可分为四肢瘫（四肢和躯干均受累）、双瘫（也是四肢瘫，但双下肢相对较重）、截瘫（双下肢受累，上肢及躯干正常）、偏瘫、三肢瘫和单瘫等。

3. 伴随症状和疾病　作为脑损伤引起的共同表现，一半以上脑瘫患儿可能合并智力低下、听力和语言发育障碍，其他如视力障碍、过度激惹、小头畸形、癫痫等。有的伴随症状如流涎、关节脱位则与脑瘫自身的运动功能障碍相关。

【诊断】

脑瘫有多种类型，因此其临床表现复杂，容易与婴幼儿时期其他神经及肌肉疾病引起的肌无力相混淆。然而，只要认真询问病史和进行体格检查，遵循脑瘫的定义，建立正确诊断并不困难。

1/2 ~ 2/3 的患儿可有头颅 CT、MRI 异常，但检查正常者不能否定本病的诊断。脑电图可能正常，也可表现异常背景活动，伴有痫性放电波者应注意合并癫痫的可能性。诊断脑瘫的同时，需对患儿同时存在的伴随症状和疾病，如智力低下、癫痫、语言听力障碍、关节脱位等做出判断，为本病的综合治疗创造条件。

【治疗】

1. 治疗原则

（1）早期发现和治疗：婴儿运动系统正处于发育阶段，早期治疗容易取得较好疗效。

（2）促进正常运动发育，抑制异常运动和姿势。

（3）采取综合治疗手段：除针对运动障碍外，应同时控制其癫痫发作，以阻止脑损伤的加重。对同时存在的语言障碍、关节脱位、听力障碍等也需同时治疗。

（4）医师指导和家庭训练相结合，以保证患儿得到持之以恒的正确治疗。

2. 主要治疗措施

（1）功能训练：①体能运动训练（physical therapy）：针对各种运动障碍和异常姿势进行物理学手段治疗，目前常用 Vojta 和 Bobath 方法，国内还采用上田法。②技能训练（occupational therapy）：重点训练上肢和手的精细运动，提高患儿独立生活技能。③语言训练：包括听力、发音、语言和咀嚼吞咽功能的协同矫正。

（2）矫形器的应用：功能训练中，配合使用一些支具或辅助器械，有帮助矫正异常姿势、抑制异常反射的功效。

（3）手术治疗：主要用于痉挛型，目的是矫正畸形，恢复或改善肌力与肌张力的平衡。

（4）其他：如高压氧、水疗、电疗等，对功能训练起辅助作用。

第四节　惊　厥

案例导入

患儿，男，2岁，因"发热1天，伴惊厥1次"入院。1天前患儿无明显诱因出现发热，体温波动在38～40℃。发热8 h左右患儿突然出现抽搐，表现为双眼凝视，口吐白沫，双手握拳，呼之不应，无口唇、面色苍白及青紫，持续约10 min后缓解。于当地医院肌内注射"退热针（具体药物不详）"后体温降至正常，未再抽搐。伴流涕，精神、饮食尚可，二便无异常。既往无抽搐史。查体：体温38.2℃，心率110次/分，呼吸22次/分，神清，反应可，双瞳孔等大等圆，对光反射灵敏，咽充血，扁桃体Ⅰ度肿大，颈软，心肺无异常，腹胀不软，肝、脾未触及，肢暖，四肢肌力、肌张力正常，双侧病理征阴性。

思考：

1. 该患儿的诊断和诊断依据是什么？

2. 考虑需做哪些检查？

3. 应采取哪些治疗措施？

惊厥（convulsion）俗称"抽风"或"惊风"，是小儿时期最常见的急症，属多种病因导致脑神经元异常放电而引起的暂时性脑功能障碍。临床表现为全身或局部骨骼肌发生不自主的强烈收缩，多伴有意识障碍。小儿时期急性疾病中惊厥发作有以下特征：

1. 惊厥是儿科临床常见急症。儿童期发生率为4%～6%，较成人高10～15倍。年龄愈小，发生率愈高。

2. 易有频繁或严重发作，甚至呈惊厥持续状态。惊厥频繁发作或持续状态危及生命或可使患儿遗留严重的后遗症，影响小儿智力发育和健康。

3. 新生儿及婴儿常有不典型惊厥发作，如表现为面部、肢体局灶或多灶性抽动，局部或全身性肌阵挛，或表现为突发瞪眼、咀嚼动作、流涎、呼吸暂停、青紫等不显性发作。

4. 引起惊厥的病因众多而复杂。

【病因分类与特点】

1. 神经系统解剖及生理特点

（1）小儿神经系统发育不完善，大脑皮质的抑制功能差，神经髓鞘未完全形成，一旦受到外界刺激（如高热等），兴奋易泛化，导致各种异常脑电活动而诱发惊厥。

（2）免疫功能及血脑屏障功能低下，易发生感染，而各种感染的病原体及产生的毒素容易透过血脑屏障进入中枢神经系统。

2. 感染因素　由感染性疾病引起的惊厥多伴有发热，又称有热惊厥，一般起病较急，伴有原发病症状。根据发病部位的不同又可分为颅内感染和颅外感染。

（1）颅内感染：如流行性脑脊髓膜炎、化脓性脑膜炎、乙型脑炎以及病毒性脑膜炎、结核性脑膜炎、脑囊肿、脑型疟疾等。

（2）颅外感染：可分为两种。

1）热性惊厥（febrile convulsions，FC）：又称"高热惊厥"（因部分患儿体温>38℃，甚至>37℃时就可发生惊厥，此名词目前已少用），是小儿时期最为常见的一种惊厥类型。

2）中毒性脑病（toxic cncephalopathy）：败血症、重症肺炎、中毒性痢疾等全身感染性疾病，严重毒血症导致脑部微循环障碍，使脑细胞缺氧、脑组织水肿，引发惊厥。

破伤风虽是由感染引发的惊厥性疾病，但因破伤风梭菌不产生内、外毒素等致热原，故在惊厥发作时不伴发热。这是感染性惊厥中的一个特殊类型。

3. 非感染性因素 因在惊厥发作前多不伴发热，又称无热惊厥。

（1）颅内疾病：①颅脑损伤：如产伤、脑外伤、新生儿缺氧缺血性脑病、颅内出血等；②脑发育异常：如先天性脑积水、脑血管畸形、脑发育不全、神经皮肤综合征等；③颅内占位性疾病：如脑肿瘤、脑囊肿等；④各种类型的癫痫：如癫痫大发作、婴儿痉挛症等；⑤脑退行性病变：如脱髓鞘性脑病、脑黄斑变性。

（2）颅外疾病：①各种代谢性及营养障碍性疾病：低钙血症、低镁血症、高钠或低钠血症、低血糖、维生素 B_1 及维生素 B_6 缺乏症、苯丙酮尿症等；②各种原因的中毒：中枢神经兴奋性药物如氨茶碱、呼吸兴奋剂、抗组胺药物等使用过量；接触或误服各种化学制剂，如有机磷农药、灭鼠药、氯气等；有毒动物及植物中毒，如被毒蛇、蜈蚣等咬伤，误食有毒蘑菇、变质食物等；③重要器官如心、肝、肾等功能严重障碍引起惊厥；④遗传性疾病：如苯丙酮尿症、半乳糖血症、肝豆状核变性等。

【发病机制】

惊厥的发病机制一般认为是由于各种刺激因子作用于中枢神经系统或大脑的某一部位，致使神经元群发生过度反复异常放电，超过生理界限所致。

【临床表现】

惊厥患儿往往有原发疾病或既往史，部分患儿可有家族遗传史。少数患儿在惊厥发作前可有精神紧张、极度烦躁或"惊跳"现象；有的可表现为体温骤升、面色改变、四肢肌张力突然增加等先兆表现。

1. 典型表现 患儿突然意识丧失，伴两眼上翻、凝视或斜视；面部肌肉和四肢强直、痉挛、抽动，因咽部肌肉抽搐可致口吐白沫、喉头痰鸣、窒息，伴呼吸肌抽搐时有呼吸暂停、发绀；伴意识障碍时可伴二便失禁；并可伴舌咬伤、肌肉关节损害、跌倒摔伤等情况。惊厥发作的时间，持续数秒至数分钟不等，大多在 5～10 min 之内。发作后常有无力、嗜睡等。

2. 非典型表现 多见于婴幼儿，常无典型的强直性发作，只表现为面肌、四肢肌肉的局限性阵挛，小婴儿特别是新生儿可仅表现为呼吸暂停、双眼凝视、眼睑抖动或吸吮动作突然中止等。

3. 惊厥持续状态 惊厥持续时间超过 30 min 或两次发作间歇期意识不能完全恢复称惊厥持续状态，为惊厥的危重型。

4. 热性惊厥 小儿惊厥最常见的病因，大多由各种感染性疾病引起，其中以上呼吸道感染最为多见。约1/3患儿有阳性家族史。根据发作特点和预后分为两型：

（1）单纯型热性惊厥（benign febrile convulsions，BFC）：又称良性热性惊厥，预后较好。特点：①初发年龄多在6个月～3岁，有显著遗传倾向，发作前后小儿情况良好；②发作前均有发热，体温多在 38.5 ℃以上，常于发热初体温骤升时发生；③以全身性发作为主，时间短（<10～15 min），次数少（每次发热过程大多只有 1 次惊厥发作），恢复快；④无神经系统疾病史及神经系统阳性体征，发作后可有轻微嗜睡。惊厥发作后 1 周内有20%～60%患儿脑电图可见非特异性慢波活动增多，1～2 周后恢复正常。

（2）复杂型热性惊厥（complex febrile convulsions，CFC）：预后相对较差，有2%～7%的患儿可发展成为癫痫。特点：①初发年龄多<6个月或>6岁；②发作形式多呈局灶性；③发作持续时间较长，多在 15 min 以上；一次发热过程可反复发作≥2 次；④发作频繁，累积总数达 5 次以上；⑤可有神经系统疾病史及神经系统阳性体征，发作停止后 1～2 周脑电图检查仍可有明显异常。

考点12-4

热性惊厥的临床特点

【诊断】

惊厥的诊断，关键在于寻找病因。因此在进行急救的同时，应详细采集病史，观察临床表现并进行细致的体格检查。根据线索再选做必要的辅助检查，多可做出病因诊断。诊断要点如下：

1. 病史　除详细了解本次发病情况外，还应询问惊厥发作情况、初发年龄、有无先兆、是否有发热及其他伴随症状等。

2. 体格检查　在全面体格检查的基础上，应重点关注患儿意识、瞳孔变化、有无神经系统阳性体征等。

3. 辅助检查　①血常规：如为细菌性感染，周围血中白细胞及中性粒细胞分类增高；②脑脊液检查：如为中枢神经系统感染性疾病所致者，脑脊液可有相应改变；③血液生化检查：可有与病因有关的电解质、生化物质的改变；④血气分析：惊厥持续状态者可有低氧血症、高碳酸血症及酸碱平衡紊乱的表现；⑤医学影像学检查：头部 B 超、CT、MRI 等均可选用；⑥脑电图检查：对判断预后及癫痫的诊断有帮助。

【治疗】

1. 急救措施

（1）一般处理

1）保持呼吸道通畅，防止窒息：抽搐时，应平卧，头转向一侧，及时清除口、鼻、咽喉内的分泌物或呕吐物，以防吸入气管而发生窒息。一旦发生窒息，除清除分泌物或呕吐物外，要立即行口对口人工呼吸，必要时做气管切开。

2）防止意外损伤：为防止舌咬伤，可用纱布裹好的压舌板置上、下磨牙间。若牙关紧闭，不要强行撬开。为防止掉床跌伤，需有人守护或加用护栏。

3）防止缺氧性脑损伤：立即给予氧气吸入，必要时可用 ATP、辅酶 A 等脑细胞营养药物，或可醒后喂予糖水，以防低血糖损伤脑细胞。

（2）控制惊厥

1）针刺：常用穴位为人中、合谷、涌泉、百会、十宣、内关等，需强刺激，必要时可留针。

2）止惊剂：①地西泮：为首选药物，剂量每次 0.2～0.5 mg/kg（单次最大剂量年长儿≤10 mg，幼儿≤5 mg，新生儿≤3 mg），以 1 mg/min 速度静脉注入。一般 3～5 min 内起效，因维持时间短暂，必要时 15～30 min 后重复给药一次。②劳拉西泮（氯羟安定）：因作用维持时间长，为惊厥持续状态首选药，每次 0.05～0.1 mg/kg，一次最大剂量≤4 mg，15～30 min 后可重复给药一次。③氯硝西泮：适用于惊厥持续状态，每次 0.05～0.1 mg/kg。④苯巴比妥钠：新生儿止惊首选药物，首剂 10 mg/kg，缓慢静脉注射，必要时 20～30 min 后重复给药一次。惊厥控制后，于初次给药后 12～24 h 给予维持量，5 mg/（kg·d），分 2～3 次口服。⑤苯妥英钠：上述药物治疗无效时可选用。首次给予负荷量 15～20 mg/kg 静脉注射，每分钟速度不超过 1 mg/kg，必要时首次用药 12 h 后给予维持量 5 mg/（kg·d）。⑥ 10% 水合氯醛：适用于无条件迅速建立静脉通道者。每次 0.5 ml/kg（一次剂量不得＞10 ml），加等量生理盐水保留灌肠。

在使用镇静药物时，勿在短期内频繁轮用多种药物，或连续多次用同一止痉药物，以免发生中毒。

2. 对症治疗　惊厥持续状态者，常继发脑水肿和颅内压增高，应及时给予甘露醇等脱水治疗，控制液体入量。

3. 病因治疗　在控制惊厥的同时，应尽快查明病因并针对病因进行治疗。

4. 预防复发　积极治疗原发疾病。继往有良性热性惊厥史的患儿，于发热初起时，可同时服用地西泮等预防惊厥发作。复杂型热性惊厥患儿，最好长期服用苯巴比妥或丙戊酸钠等药物，可有效防止惊厥发作或减轻惊厥发作的程度。

自测题

一、选择题

1. 5岁患儿，发热、头痛、呕吐3天，抽搐1次。入院查体：体温39℃，面色苍白。血常规示：白细胞22×10^9/L，中性粒细胞占0.88。该患儿最可能的诊断是
   A. 高热惊厥（复杂型）
   B. 癫痫
   C. 化脓性脑膜炎
   D. 病毒性脑炎
   E. 结核性脑膜炎

2. 化脓性脑膜炎合并硬膜下积液时，治疗应首选
   A. 加大抗生素剂量
   B. 更换抗生素种类
   C. 硬膜下穿刺排液
   D. 鞘内注射抗生素
   E. 外科手术治疗

3. 婴儿化脓性脑膜炎，脑膜刺激征不明显是由于
   A. 机体反应差
   B. 脑膜炎反应不如年长儿强
   C. 颈肌不发达
   D. 大脑处于抑制状态
   E. 颅缝与囟门未闭，对颅内压可起缓冲作用

4. 关于化脓性脑膜炎，哪项叙述是错误的
   A. 任何化脓菌均可引起
   B. 多数由上呼吸道侵入
   C. 婴幼儿时期的化脑最典型
   D. 新生儿以全身中毒症状为主
   E. 治疗不及时或不彻底可发生脑积水

5. 在脑脊液检查中，鉴别结核性脑膜炎和病毒性脑炎最有意义的项目是
   A. 脑脊液的透明度
   B. 脑脊液的压力
   C. 糖和氯化物是否降低
   D. 脑脊液细胞数
   E. 蛋白质增高的程度

6. 肺炎链球菌脑膜炎药敏试验结果未出来前首选使用
   A. 青霉素
   B. 氯霉素
   C. 万古霉素
   D. 头孢曲松钠
   E. 氨苄西林

7. 患儿8个月，因发热、呕吐1周，抽搐3次入院。经腰穿脑脊液检查诊断为化脓性脑膜炎。脑脊液培养为肺炎链球菌。给予头孢噻肟800 mg/d，48 h后患儿依然高热，并仍有抽搐发作。该患儿病情未见明显好转的可能原因为
   A. 对头孢噻肟不敏感
   B. 并发硬脑膜下积液
   C. 并发脑积水
   D. 并发脑脓肿
   E. 并发败血症

8. 化脓性脑膜炎最常见的并发症是
   A. 脑脓肿
   B. 脑积水
   C. 硬脑膜下积液
   D. 脑室管膜炎
   E. 脑神经损伤

9. 关于化脓性脑膜炎的脑脊液检查，哪项不正确
   A. 脑脊液压力大多数增高
   B. 外观浑浊，似米汤样
   C. 白细胞总数显著增多
   D. 蛋白质、糖含量明显增高
   E. 脑脊液涂片染色和细菌培养可明确致病菌

10. 婴幼儿化脓性脑膜炎的表现，下列哪项不正确
    A. 尖声哭叫

B. 体温可高可低

C. 惊厥

D. 呕吐

E. 较少有硬膜下积液发生

11. 6个月男婴,高热、频繁呕吐1天。查体:面色青灰,两眼凝视,前囟隆起,心肺无异常,无脑膜刺激征。血常规:WBC 16×10^9/L, N 0.90, L 0.10。患儿最可能的诊断是

A. 上呼吸道感染

B. 急性胃炎

C. 化脓性脑膜炎

D. 结核性脑膜炎

E. 病毒性脑膜炎

12. 患儿,男,8个月。因突发高热39.8 ℃,抽搐1次而来急诊。查体:神清,精神可,身上有少许皮疹,前囟平。咽部充血,扁桃体Ⅱ度肿大,心、肺、腹(-),无病理反射。该患儿抽搐的原因可能为

A. 中枢神经系统感染

B. 高热惊厥

C. 中毒性脑病

D. 婴儿手足搐搦症

E. 低血糖

13. 小儿出生时即具有一些先天性反射,以下不属于先天性反射的是

A. 觅食

B. 吸吮

C. 握持

D. 拥抱

E. 触觉

14. 6岁患儿,发热、头痛、呕吐2天,抽搐1次。入院查体:体温39.5 ℃,面色苍白。血常规示:白细胞 20×10^9/L,中性粒细胞占0.88。为确诊,最为必要的检查是

A. 血常规

B. 血培养

C. 脑电图

D. 脑脊液检查

E. 头颅CT

二、名词解释

1. 化脓性脑膜炎

2. 脑性瘫痪

3. 惊厥

三、问答题

1. 化脓性脑膜炎抗生素应用原则有哪些?

2. 小儿热性惊厥的急救措施有哪些?

（蒋祥林）Umsandiam iril etuer irit ulla faci bla ad mincinibh euisl etuerit iustin eugiam dit ute er amet, qui tie ver in henit aliqui bla adionse quipit, suscipit at ver sit nos eril diam nonummy

第十三章数字资源

第十三章

遗传代谢内分泌疾病

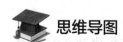 思维导图

```
                    ┌─ 唐氏综合征 ─── 唐氏综合征是最常见的常染色体疾病，也是人类最
                    │                早被确定的染色体疾病。患病率与母亲分娩年龄密
                    │                切相关，母亲年龄愈大，发病率愈高。本病主要特
                    │                征为智能落后、特殊面容、生长发育障碍和多发
                    │                畸形
                    │
                    │
                    │
                    ├─ 苯丙酮尿症 ─── 苯丙酮尿症是一种常染色体隐性遗传疾病。因苯丙
                    │                氨酸及其代谢产物在体内蓄积并从尿中排出而得
 遗传代              │                名。本病按酶缺陷的不同分为典型 PKU 和非典型
 谢内分 ─────────────┤                PKU，临床表现以智能发育落后最为突出。本病为
 泌疾病              │                少数可治性遗传性代谢病之一
                    │
                    │
                    │
                    ├─ 先天性甲状腺 ── 先天性甲状腺功能减退症又称为先天性甲减和克汀
                    │  功能减退症      病，是由于甲状腺激素合成不足或甲状腺受体缺陷
                    │                所造成的一种疾病。先天性无甲状腺或酶缺陷患儿
                    │                在婴儿早期即可出现症状，甲状腺发育不良者常在
                    │                出生后 3~6 个月症状逐渐明显。其主要临床特征
                    │                是生长发育迟缓、智能和生理功能低下
                    │
                    │
                    │
                    └─ 儿童时期的 ─── 糖尿病是由于胰岛素分泌绝对缺乏或相对不足所致
                       糖尿病         的糖、脂肪、蛋白质代谢紊乱症。临床上以高血糖
                                     为主要特征，常伴脂肪、蛋白质、水及电解质紊乱，
                                     严重时引起酸碱平衡失调而危及生命。如果不予控
                                     制，可导致不可逆的微血管和大血管系统并发症，
                                     应予重视
```

> **学习目标**
>
> 通过本章内容的学习，学生应能：
>
> **识记：**
>
> 叙述唐氏综合征、苯丙酮尿症、先天性甲状腺功能减低症及儿童糖尿病的临床表现及诊治措施。
>
> **理解：**
>
> 解释上述疾病的病因及发病机制；分析唐氏综合征及苯丙酮尿症的遗传学基础。
>
> **应用：**
>
> 运用本章知识，能对上述疾病做出初步诊断并拟定治疗计划。
>
> 运用所学知识宣传产前检查，认识优生优育，疾病早筛查、早检查的重要意义。

第一节 唐氏综合征

唐氏综合征（Down syndrome）是最常见的常染色体疾病，也是人类最早确定的染色体疾病。在活产婴儿中的发病率为 1/800 ~ 1/600，男性多于女性。患病率与母亲分娩年龄密切相关，母亲年龄愈大，发病率愈高。本病主要特征为智能落后、特殊面容、生长发育障碍和多发畸形。1866 年，Dr. John Langdon Down 对其进行了完整的描述并发表，因此得名唐氏综合征（Down syndrome）。

【遗传学基础】

细胞遗传学特征是第 21 号染色体呈三体征。这是由于亲代之一的配子形成时或在受精卵卵裂时出现染色体不分裂，使胚胎体细胞内存在一条额外的 21 号染色体。有研究提出，21q22 的部分区域，可能为导致唐氏综合征主要临床表现的关键区域。

【临床表现】

唐氏综合征主要临床特征为特殊面容、智能落后、生长发育落后和多发畸形。

1. 特殊面容　表情呆滞，眼距宽，眼裂小，眼外侧上斜，有内眦赘皮，鼻梁低平，外耳小，硬腭窄小，常张口伸舌，流涎多，头小而圆，前囟大且闭合延迟，颈短而宽（图 13-1）。

2. 智能落后　本病最突出的表现。智能落后程度不同，随年龄增长，其智能落后表现逐渐明显，多为中、重度。嵌合体型患儿临床表现因嵌合比例以及 21 号染色体三体细胞在中枢神经中的分布不同而有很大差异。

3. 生长发育落后　动作和体格发育都延迟。身材矮小，骨龄落后于实际年龄，出牙延迟且常错位。四肢短，由于韧带松弛，关节可过度弯曲，手指粗短，小指中节骨发育不良，使小指向内弯曲，指骨短，手掌三叉点向远端移位，常见通贯掌纹，atd 角增大，草鞋足，跗趾球部约半数患儿呈弓形皮纹。

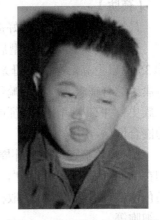

图 13-1　唐氏综合征特殊面容

4. 多发畸形　部分男性唐氏综合征患者可有隐睾，成年后大多无生育能力；女性唐氏综合征患者长大后有月经，并且有可能生育。患儿常伴有先天性心脏病（约 50%），其次为听力障碍和视力障碍、消化道畸形、生殖器发育不全（如小阴茎、隐睾）、多指（趾）等畸形；因免疫功能低下，易患各种感染；先天性甲状腺功能减低症和白血病的发生率明显高于一般人

考点 13-1

唐氏综合征临床
表现特点

群。如存活至成年期，则常在 30 岁以后即出现老年痴呆症状。

5. 皮纹异常　手掌出现猿线（俗称"通贯掌"），轴三角的 atd 角度一般大于 45°。

【实验室检查】

1. 细胞遗传学检查　根据核型分析可分为标准型、易位型和嵌合体型三种。

（1）标准型：约占患儿总数的 95%。核型为 [47，XX（或 XY），+21]。

（2）易位型：占患儿总数的 3%~4%，核型有多种，其中较常见的为 D/G 易位。D 组中以 14 号染色体为主，核型为 [46，XX（或 XY），-14，+t（14q21q）]；也可见 13 或 15 号染色体。G/G 易位较少，为 21 号染色体与一条 G 组染色体发生易位，多数为两条 21 号染色体发生易位，核型为 [46，XX（或 XY），-21，+t（21q21q）]。少数为一个 21 号染色体易位到一个 22 号染色体上，核型为 [46，XX（或 XY），-22，+t（22q21q）]。

（3）嵌合体型：占患儿总数的 2%~4%。由于受精卵在早期分裂过程中发生 21 号染色体不分离所致，使体内存在正常细胞和 21-三体细胞，形成嵌合体。核型为 [46，XX（或 XY）/47，XX（或 XY），+21]。此型患儿临床表现的严重程度与正常细胞所占比例有关。

2. 荧光原位杂交试验　可快速、准确做出诊断。用荧光素标记的 21 号染色体的相应片段序列为探针，与外周血中的淋巴细胞或羊水细胞进行杂交，患儿细胞中呈现 3 个 21 号染色体的荧光信号。

【诊断及鉴别诊断】

考点 13-2

染色体核型分析
是确诊唐氏综合
征的主要检查方
法

典型病例根据特殊面容、智能与生长发育落后及皮纹等特点可以做出临床诊断，但确诊需要染色体核型分析。新生儿或症状不典型者更需进行核型分析确诊。根据染色体检查的结果还可以与其他原因引起的智能低下及其他类型的染色体疾病相鉴别。

本病应与先天性甲状腺功能减退症鉴别，后者有颜面黏液性水肿、头发干燥、皮肤粗糙、喂养困难、腹胀、便秘、皮肤粗糙等症状。可通过检测血清 T_3、T_4、TSH 和进行染色体核型分析进行鉴别。

【治疗】

目前尚无特殊治疗方法。采用综合措施，针对智力发育迟缓者应加强训练、耐心教育，增强其社会生活能力。婴幼儿期应注意预防感染。如伴有先天性心脏病、消化道畸形或其他畸形，可考虑手术矫治。

【预防】

最好的预防手段是做好遗传咨询和产前筛查，一旦确诊可劝说孕妇及家属终止妊娠。

1. 遗传咨询　标准型唐氏综合征的再发风险为 1%。孕妇如有下列情况应做产前咨询：①35 岁以上高龄孕妇（母亲年龄越大，风险率越高，>35 岁者发病率明显上升）；②已生育过唐氏综合征患儿或其他畸形患儿（怀孕期间进行羊水染色体检查）的孕妇；③有唐氏综合征家族史，并有本病皮纹特征的孕妇；④习惯性流产孕妇；⑤双亲之一为平衡易位携带者或母亲为嵌合体。

2. 产前筛查　孕母外周血血清学筛查是目前被普遍接受的孕期筛查方法。对以上高危孕妇在孕期可做血清甲胎蛋白、游离雌三醇和绒毛膜促性腺激素筛查。若筛查结果阳性，应检查染色体核型以明确诊断。取样标本包括孕中期羊膜腔中的羊水细胞、胚胎绒毛细胞和脐带血淋巴细胞等。

【预后】

婴幼儿时期常反复患呼吸道感染，伴有先天性心脏病者常因此早期死亡。生长发育进度与正常儿间的差距逐渐增大。智商一般在 25~50 之间，嵌合型者可达 50 以上。通过耐心教育和训练，在监护下生活多可自理，甚至可做较简单的社会工作而自食其力。

第二节 苯丙酮尿症

苯丙酮尿症（phenylketonuria，PKU）是一种常染色体隐性遗传疾病。因苯丙氨酸及其代谢产物在体内蓄积并从尿中排出而得名。其发病率有种族和地区的差异，在美国约为 1∶14 000，日本约为 1∶60 000，我国发病率约为 1∶11 000。

【病因和发病机制】

苯丙氨酸（phenylalanine，Phe）是人体必需氨基酸，摄入体内的 Phe 一部分用于蛋白质的合成，一部分通过苯丙氨酸羟化酶作用转变为酪氨酸，仅有少量的 Phe 经过次要代谢途径，在转氨酶的作用下转变成苯丙酮酸。苯丙氨酸代谢见图 13-2。本病按酶缺陷的不同分为典型 PKU 和非典型 PKU。

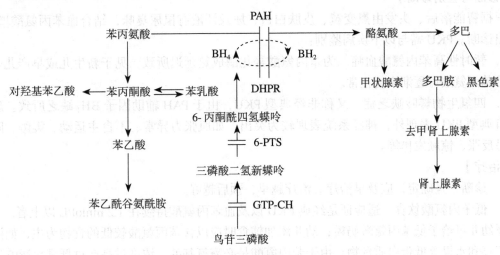

图 13-2 苯丙氨酸代谢示意图
DHPR. 二氢生物蝶呤还原酶

1. 典型 PKU 由于肝细胞苯丙氨酸羟化酶（PAH）缺乏，导致苯丙氨酸不能转变成酪氨酸，使血、脑脊液、各种组织液中苯丙氨酸浓度增高，积聚的苯丙氨酸在转氨酶作用下通过旁路代谢生成过多的苯丙酮酸、苯乙酸、苯乳酸及对羟基苯乙酸从尿中排出。高浓度的苯丙氨酸及其代谢产物在脑组织中大量堆积可导致脑损伤。

2. 非典型 PKU 与四氢生物蝶呤（BH_4）缺乏有关。BH_4 是苯丙氨酸、酪氨酸、色氨酸等芳香族氨基酸在羟化过程中必需的辅酶，缺乏时不仅苯丙氨酸不能氧化成酪氨酸，还可导致 5- 羟色胺、多巴胺等神经递质减少，加重神经系统损害。因此虽然 BH_4 缺乏型 PKU 仅为 PKU 的 1%～3%，但 BH_4 缺乏型 PKU 的临床症状更重，治疗更难。

【临床表现】

患儿出生时一般正常。通常在 3～6 个月时开始出现症状，1 岁左右症状明显。

1. 神经系统 以智能发育落后最为突出。疾病早期出现易兴奋、多动、癫痫、肌张力增高甚至僵硬、腱反射亢进，智力发育明显落后。BH_4 缺乏患儿的神经系统症状出现较早且较严重，常有肌张力减低、嗜睡、惊厥。不经治疗常在幼儿期死亡。

2. 皮肤 由于酪氨酸产生减少，使黑色素合成不足，患儿毛发变黄、皮肤白皙、虹膜色淡，常伴有湿疹。

3. 体味异常 苯丙氨酸代谢产物苯乙酸从汗液和尿中排出，有"鼠尿"样气味。

【辅助检查】

本病为少数可治性遗传性代谢病之一，应早期确诊和治疗，避免产生神经系统的不可逆性损伤。由于患儿在早期症状不典型，故诊断必须借助实验室检查。

1. 新生儿筛查　我国目前基本普及了新生儿 PKU 筛查。即新生儿哺乳 3 天后，针刺足跟采集外周血，滴于滤纸片上，晾干后即可寄送至筛查实验室。如筛查结果阳性，需采静脉血做定量检测。

2. 尿三氯化铁及 2, 4- 二硝基苯肼试验　特异性较差，一般适用于较大儿童的初筛。新生儿期因苯丙氨酸旁路代谢未健全，尿筛查多为阴性。

考点 13-6

不同年龄苯丙酮尿症患儿实验室检查方法选择

3. 血苯丙氨酸浓度测定　凡筛查阳性患儿都要经过此项检查加以确诊。正常血苯丙氨酸浓度 0.06 ~ 0.18 mmol/L，经典 PKU 血苯丙氨酸持续在 1.2 mmol/L 以上。

4. 尿蝶呤图谱分析　主要用于 PKU 的鉴别诊断。

5. DNA 分析　用于对 PAH 的基因诊断、杂合子检出和产前诊断。

【诊断与鉴别诊断】

根据智能落后、头发由黑变黄、皮肤白皙、尿及汗液有鼠尿臭味，结合血苯丙氨酸增高，可做出诊断。PKU 需与以下疾病鉴别：

1. 暂时性高苯丙氨酸血症　为苯丙氨酸羟化酶成熟延迟所致，见于新生儿或早产儿。生后数月苯丙氨酸可逐渐恢复正常。

2. 四氢生物蝶呤缺乏症　又称非经典型 PKU，由于 PAH 辅助因子 BH$_4$ 缺乏所致。患儿除了有典型 PKU 表现外，神经系统表现较为突出，如肌张力异常、不自主运动、震颤、阵发性角弓反张、惊厥发作等。

【治疗】

1. 诊断一旦确定，应及早治疗。治疗越早，预后越好。

2. 低苯丙氨酸饮食　适应证是经典 PKU 以及血苯丙氨酸持续在 1.2 mmol/L 以上者。

婴幼儿可给予低苯丙氨酸奶粉；幼儿添加辅食时应以含苯丙氨酸较低的食物为主，如淀粉类、蔬菜和水果等低蛋白质食物。由于苯丙氨酸是必需氨基酸，浓度过高或过低都会影响生长发育，因此在治疗过程中应定期检查血苯丙氨酸水平，注意生长发育情况，以调整饮食。饮食控制需持续至青春期以后。终生治疗对患者更有益。

表 13-1　不同年龄血苯丙氨酸浓度理想控制范围（mmol/L）

年龄	血苯丙氨酸浓度
0 ~ 3 岁	0.12 ~ 0.24
3 ~ 9 岁	0.18 ~ 0.36
9 ~ 12 岁	0.18 ~ 0.48
12 ~ 16 岁	0.18 ~ 0.60
>16 岁	0.18 ~ 0.90

3. 成年女性患者在怀孕前应重新开始饮食控制，血苯丙氨酸应控制在 120 ~ 360 μmol/L，直至分娩，以避免高苯丙氨酸血症影响胎儿。

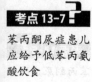

考点 13-7

苯丙酮尿症患儿应给予低苯丙氨酸饮食

4. 对诊断为 BH$_4$ 缺乏症的患者，需补充 BH$_4$、5- 羟色胺和 L-DOPA。二氢生物蝶呤还原酶缺乏症采用限制苯丙氨酸摄入、5- 羟色胺和 L-DOPA 及四氢叶酸治疗。

5. 沙丙蝶呤在部分欧美国家已经作为治疗 PKU 的药物。

【预防】

对有本病家族史的夫妻应进行产前检查，检测羊水中的蝶呤或进行 DNA 分析。普及新生儿 PKU 筛查是最积极和有效的办法。

第三节　先天性甲状腺功能减退症

案例导入

患儿，男，6个月，第1胎第1产，父母体健，非近亲结婚，无甲状腺疾病史。母否认孕期服用可改变胎儿甲状腺的药物。患儿生后进奶偏少，常便秘，平时少哭多睡而就诊。查体：体温35.9℃，心率90次/分，呼吸30次/分，身高62 cm，体重6.5 kg。表情呆滞，反应较迟钝，毛发枯黄、稀疏，皮肤粗糙，面色苍黄，眼睑水肿，眼距宽，唇厚舌大，鼻梁低，舌常伸出口外，腹胀，四肢短粗。

思考题

1. 该患儿最可能的诊断是什么？诊断依据有哪些？

2. 为确诊需进一步做哪些检查？应采取哪些治疗措施？

3. 如何与患儿家长有效沟通，让家长做好长期治疗的心理准备？

甲状腺功能减退症（hypothyroidism）简称甲减，是由于各种不同的疾病累及下丘脑-垂体-甲状腺功能，以致甲状腺素缺乏；或是由于甲状腺素受体缺陷所造成的临床综合征。根据病变部位分为：①原发性甲状腺功能减退症：是由甲状腺本身疾病所致；②继发性甲状腺功能减退症：其病变位于垂体及下丘脑，又称中枢性甲状腺功能减退症。儿科患者大多数为原发性甲减。根据发病机制和起病年龄的不同又可分为先天性和获得性两类。本节主要介绍先天性甲减。

先天性甲状腺功能减退症（congenital hypothyroidism，CH），又称先天性甲减或克汀病，是由于甲状腺激素合成不足或甲状腺受体缺陷所造成的一种疾病，是儿童最常见的先天性内分泌疾病。

根据病因可分为两类：①散发性：系因先天性甲状腺发育不良、异位或甲状腺激素合成途径中酶缺陷所致，临床较常见，发病率为1/7000；②地方性：多见于甲状腺肿流行的山区，系由于该地区水、土壤和食物中碘缺乏所致。随着我国碘化食盐的广泛应用，其发病率明显下降。

【甲状腺素的合成与生理作用】

1. 甲状腺素的合成　甲状腺的主要功能是合成甲状腺素（T_4）和三碘甲腺原氨酸（T_3）。甲状腺素的主要原料是碘和酪氨酸，碘被摄取进入甲状腺滤泡上皮细胞内，经过多种酶的作用与酪氨酸结合，合成T_3、T_4。

2. 甲状腺素的释放　甲状腺滤泡上皮细胞通过摄粒作用将甲状腺球蛋白（TG）形成的胶质小滴摄入胞内，由溶酶体吞噬后将TG水解，释放出T_3、T_4。

3. 甲状腺素合成与释放的调节　甲状腺素的合成与释放受下丘脑分泌的促甲状腺激素（TRH）控制，TRH刺激脑垂体分泌TSH，TSH再刺激甲状腺分泌T_3、T_4。血T_3、T_4又通过负反馈降低垂体对TRH的反应性，减少TSH的分泌，使血T_3、T_4维持在一定水平。

4. 甲状腺素的主要作用　①促进大脑发育；②促进生长发育和组织分化作用；③促进蛋白质合成，增加酶的活力，加速脂肪分解、氧化；④产热作用；⑤对维生素代谢的作用；⑥促进钙、磷在骨骼中的合成代谢和骨、软骨生长；⑦增强β肾上腺素受体对儿茶酚胺的敏感性。

【病因】

1. 散发性先天性甲减

（1）甲状腺不发育、发育不全或异位：亦称原发性甲减，约占先天性甲减的90%，男女比例为1：2。其原因尚未阐明。约1/3病例甲状腺完全缺如，其余为宫内发育不全或在下移过程中停留在异常部位，形成部分或完全丧失功能的异位甲状腺。

（2）甲状腺激素合成途径障碍：亦称家族性甲状腺激素生成障碍，是导致本病的第二位常见病因。大多为常染色体隐性遗传，常有家族史。由于合成障碍使甲状腺素水平低下。

（3）促甲状腺激素（TSH）缺乏：因垂体功能低下导致分泌TSH减少所致。

（4）甲状腺或靶器官反应低下：前者是甲状腺细胞质膜上的Gsa蛋白缺陷，使cAMP生成障碍，从而对TSH不敏感；后者是甲状腺激素靶器官对T_4、T_3不敏感所致。

（5）母亲因素：母亲服用抗甲状腺药物或母体存在抗TSH抗体，均可通过胎盘影响胎儿，造成甲减，亦称暂时性甲减，通常可在3个月内消失。

2. 地方性先天性甲减　流行地区水、土壤和食物中缺乏碘，孕母饮食中缺乏碘，致使胎儿在胚胎期因碘缺乏而出现甲状腺激素合成障碍。

考点13-8
散发性先天性甲减发病病因

【临床表现】

患者症状出现的早晚及轻重程度与残留甲状腺组织的多少及甲状腺激素分泌功能的损害程度有关。先天性无甲状腺或酶缺陷患儿在婴儿早期即可出现症状，甲状腺发育不良者常在出生后3~6个月症状逐渐明显。其主要临床特征是：生长发育迟缓、智能和生理功能低下。

1. 新生儿期　多为过期产儿、大于胎龄儿；前、后囟大；胎便排出延迟，腹胀，便秘，易被误诊为先天性巨结肠；生理性黄疸时间延长。患儿常处于睡眠状态，对外界反应迟钝，肌张力低下，喂养困难，哭声低，声音嘶哑，体温低，末梢循环差，皮肤粗糙。

2. 典型症状　多在出生半年后出现典型症状。

（1）特殊面容和体态：头大，颈短，面部黏液性水肿，眼睑水肿，眼距宽，鼻梁低平，唇厚，舌大而宽厚、常伸出口外；皮肤粗糙，面色苍黄，毛发稀疏、无光泽。身材矮小，躯干长而四肢短小，腹大，常有脐疝，骨发育明显延迟。

（2）神经系统功能障碍：智能发育低下，表情呆板、淡漠，神经反射迟钝；运动发育障碍，如翻身、坐、立、行延迟。

（3）生理功能低下：精神差，安静少动；食欲缺乏，体温低而怕冷；脉搏及呼吸均缓慢，心音低钝；肠蠕动减慢，腹胀，便秘。可伴有心包积液，心电图呈低电压、P-R间期延长、T波平坦等改变。

3. 地方性甲状腺功能减退症　因在胎儿期缺乏碘而不能合成足量甲状腺激素，影响中枢神经系统发育。临床表现可分为两大症候群，但可相互交叉重叠。

（1）"神经性"综合征：以共济失调、痉挛性瘫痪、聋哑和智能低下为特征，但身材正常，甲状腺功能正常或轻度减低。

（2）"黏液水肿性"综合征：以生长发育和性发育明显落后、黏液水肿、智力低下为特征。血清T_4降低、TSH增高。约25%患儿有甲状腺肿大。

考点13-9
先天性甲状腺功能减退症临床特点

4. TSH和TRH分泌不足　患儿常保留部分甲状腺激素分泌功能，因此临床症状较轻，但伴有其他垂体激素缺乏的症状，如小阴茎（Gn缺乏）、低血糖（ACTH缺乏）、尿崩症（AVP缺乏）等。

【实验室检查】

1. 新生儿筛查　我国已将本病列入新生儿筛查的疾病之一，这是早期确诊、避免神经精神发育缺陷的重要防治措施。目前多采用出生后3天的新生儿干血滤纸片检测TSH浓度作为初筛，结果>20 mU/L时，再检测血清T_4和TSH以确诊。

2. 血清T_3、T_4、TSH测定　如T_4降低、TSH明显增高，即可确诊；T_3可降低或正常。

3. TRH激发试验　如T_4、TSH均低，则怀疑TRH、TSH分泌不足，应进一步做TRH刺激试验。静脉注射TRH 7 μg/kg，注射前及注射后30、60、120 min取血测TSH。正常者注射后 20～30 min 出现 TSH 高峰，90 min 回落至基础值。若未出现高峰，应考虑垂体病变；若 TSH 峰值出现时间延长，则提示下丘脑病变。

4. X 线检查　左手腕部 X 线摄片，患儿骨龄常明显落后。

5. 甲状腺放射性核素检查　可了解甲状腺大小、形状、位置等情况。

【诊断和鉴别诊断】

根据智能落后、生长发育迟缓、生理功能低下等表现，结合血清 T_3、T_4 下降及 TSH 增高可做出诊断。应与以下疾病鉴别：

1. 先天性巨结肠　患儿腹胀、便秘，常有脐疝，但其面容、智力、精神反应以及哭声等正常。甲状腺功能正常。钡剂灌肠可见结肠痉挛段与扩张段。

2. 唐氏综合征　患儿智能发育和动作发育落后，有不同于甲减的特殊面容，如眼距宽、外眼角上斜、鼻梁低、无黏液水肿，常伴有其他先天畸形。染色体核型分析可鉴别。

3. 佝偻病　患儿可有动作发育迟缓，生长落后，但智能正常，有佝偻病体征，血钙、磷、碱性磷酸酶（AKP）等生化指标和骨骼 X 线有佝偻病特异性改变。骨龄和甲状腺功能正常可鉴别。

4. 骨骼发育障碍性疾病　如软骨发育不全、黏多糖病等都有生长发育迟缓症状。骨骼 X 线和尿中代谢物检查可鉴别。

【治疗】

本病一经确诊，应立即治疗，且用药愈早，预后愈好。需终身服用甲状腺制剂，以维持正常生理功能，治疗期间定期复查以调整用药剂量。

治疗必须个体化，药量过小，会影响智力及体格发育；药量过大，可引起烦躁、多汗、消瘦等症状。宜从小剂量开始，逐渐加量，须根据临床表现、生长发育情况和血 T_3、T_4、TSH 水平不断调整剂量，以保证正常生长发育。治疗开始时，每 1～2 周增加 1 次剂量，直到临床症状改善，血清 TSH、T_4 正常后，即可作为维持量长期使用。以后每 3 个月随访 1 次，服药 1～2 年后，每 6 个月随访一次。

考点 13-10
先天性甲状腺功能减退症需终身服用甲状腺制剂

1. L- 甲状腺素钠（L-T_4，优甲乐）人工合成制剂，每片 50 µg 或 100 µg。L-T_4 100 µg 相当于干甲状腺素片 60 mg。替代治疗参考剂量见表 13-2。

表 13-2　甲状腺素替代治疗参考剂量

年龄	甲状腺素剂量 µg/d	甲状腺素剂量 µg/（kg·d）
0～6 个月	25～50	8～10
6～12 个月	50～100	5～8
1～5 岁	75～100	5～6
6～12 岁	100～150	4～5
12 岁以上	100～200	2～3

2. 干甲状腺片　从动物甲状腺组织中提取。若长期服用，可使 T_3 升高，该制剂临床已基本不用。

【预防及预后】

新生儿筛查是预防该病的主要措施。可早期确诊患儿，确诊后立即开始替代治疗，预后良好。若生后 3 个月内开始治疗，智能绝大多数可达正常；若 6 个月后才开始治疗，生长状况可改善，但智能仍会受到严重损害。碘化食盐是预防地方性甲状腺功能低下的有效措施。

第四节 儿童时期的糖尿病

糖尿病（diabetes mellitus，DM）是由于胰岛素分泌绝对缺乏或相对不足所致的糖、脂肪、蛋白质代谢紊乱症，分为原发性和继发性两类。临床上以高血糖为主要特征，常伴脂肪、蛋白质、水及电解质紊乱，严重时引起酸碱平衡失调而危及生命。如果不予控制，可导致不可逆的微血管和大血管系统并发症，应予重视。1999年WTO采纳了ADA对糖尿病的分型后，儿童糖尿病的名称已被舍弃不用。

【分型】

1. 1型糖尿病（胰岛素依赖型糖尿病，IDDM） 胰岛β细胞被破坏，使胰岛素绝对缺乏。儿童时期的糖尿病98%是此型。

2. 2型糖尿病（非胰岛素依赖型糖尿病，NIDDM） 胰岛素抵抗为主伴胰岛素分泌不足，或胰岛素分泌不足为主伴胰岛素抵抗，成人糖尿病患者中此型最多。

3. 青年成熟期发病型糖尿病 是一种罕见的遗传性β细胞功能缺陷症，属常染色体显性遗传。

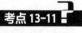

考点 13-11

儿童时期最常见的糖尿病类型是1型糖尿病

【病因和发病机制】

1型糖尿病是在遗传易感基因的基础上，由环境因素激发的自身免疫性疾病。其发生与胰岛自身免疫、遗传易感性及环境因素密切相关，但确切发病机制尚未完全阐明。

1. 自身免疫因素 近年研究证实，体液免疫、细胞免疫均与糖尿病的发病有关。约90%的胰岛素依赖型糖尿病患儿初次就诊时可在体内检测出胰岛细胞抗体、胰岛素受体自身抗体和胰岛β细胞膜抗体等多种抗体成分。T淋巴细胞、巨噬细胞等细胞及分泌产生的I型淋巴因子、炎症前因子也可直接或间接对胰岛β细胞产生破坏作用。

2. 遗传易感性 已证实本病为多基因遗传病，但遗传易感基因在不同种族间有一定的差别，说明与遗传多态性有关。

3. 环境因素 本病的发病与病毒感染及食物中的某些成分（如牛乳蛋白、酪蛋白等）有关。以上因素可能激发易感性基因者体内免疫功能的变化，激发自身免疫反应，导致胰岛β细胞被破坏，胰岛素分泌不足而发病。全球性流行病学研究发现，糖尿病发病率的地区差异和种族差异很大。

【病理生理】

主要病理变化为分泌胰岛素的胰岛β细胞数量明显减少，胰岛呈现纤维化和萎缩，且有大量淋巴细胞浸润。而分泌胰高血糖素的α细胞和其他细胞则呈相对增生现象。主要的病理生理变化是由于胰岛素绝对或相对不足而引起的糖、脂肪、蛋白质、水和电解质的代谢紊乱。

1. 糖和水、电解质代谢紊乱 由于胰岛素分泌减少，使葡萄糖利用减少，糖原合成障碍；同时反调节激素（如胰高血糖素、生长激素、皮质醇等）作用增强，致肝糖原分解和糖异生增加，导致血糖升高。当血糖浓度超过肾糖阈时，葡萄糖便从尿中排出，导致渗透性利尿，临床出现多尿症状；同时伴有钠和钾大量丢失，造成严重的电解质失衡和慢性脱水，患儿出现口渴、饮水多；由于组织不能利用葡萄糖，能量合成减少，因而出现饥饿感，引起多食。

2. 脂肪代谢紊乱 在胰岛素不足和反调节激素作用下，脂肪合成减少，分解增加，大量脂肪酸进入肝，生成乙酰辅酶A，后者不能进入三羧酸循环，致使酮体（乙酰乙酸、丙酮、β-羟丁酸）在体液中累积，发生酮血症和酮尿，严重时导致酮症酸中毒和昏迷。

3. 蛋白质代谢紊乱 胰岛素不足和反调节激素增高，使蛋白质合成减少，分解增加，导致负氮平衡，出现消瘦、乏力、生长发育迟缓、免疫力低下、易继发感染等。

【临床表现】

1 型糖尿病可见于各年龄阶段，患病率无性别差异，年龄越小，起病越急。

1. 典型表现　大多起病较急，常因感染、饮食不当或情绪激动而诱发，表现为多尿、多饮、多食和体重下降（"三多一少"）。学龄儿童每天饮水量和尿量可达 3~4 L 或更多，胃纳增加而体重下降。婴幼儿多饮、多尿不易被发觉，很快即可发生脱水和酮症酸中毒。儿童常以遗尿、消瘦引起家长注意。

2. 酮症酸中毒　约 40% 患儿以此为首发症状。表现为突然恶心、呕吐、厌食或腹痛、关节肌肉痛、口唇樱红、不规则深长呼吸、呼气中散发酮体味，严重时出现血压下降、嗜睡、昏迷。

3. 其他表现　糖尿病控制不良且病程较长时，可有生长发育落后、肝大、智能落后，称为糖尿病侏儒（Mauriac 综合征）。晚期可有白内障、视力障碍和视网膜病变以及糖尿病肾病。

儿童时期的糖尿病有特殊的自然病程：

（1）急性代谢紊乱期：从出现症状到临床确诊，时间往往小于 1 个月。约 20% 患儿表现为糖尿病酮症酸中毒；20%~40% 为糖尿病酮症，无酸中毒；其余仅为高血糖、糖尿和酮尿。

（2）暂时缓解期：约 75% 的患儿经胰岛素治疗后，临床症状消失、血糖下降、尿糖减少或转阴，即进入缓解期。

（3）强化期：经过缓解期后，患儿出现血糖增高和尿糖不易控制的现象，胰岛素用量逐渐或突然增多，称为强化期。

（4）永久糖尿病期：青春期后，病情逐渐稳定，胰岛素用量比较恒定，称为永久糖尿病期。

【实验室检查】

1. 血液检查

（1）血糖：餐后任意时刻血糖水平 ≥11.1 mmol/L，空腹血糖（FPG）≥7.0 mmol/L。

糖化血红蛋白（HBA1c）可反映近 2 个月血糖平均浓度，是判断一段时间内血糖控制情况的可靠、稳定、客观的指标，与糖尿病微血管及神经并发症有一定的相关性。

（2）血脂：血清胆固醇、三酰甘油均明显升高，治疗后可下降。

（3）血电解质和酮体：发生酮症酸中毒时有血电解质紊乱，血酮体增高。

（4）血气分析：酮症酸中毒时，血 pH<7.30，HCO_3^- <15 mmol/L。

2. 尿液检查　尿糖定性一般呈阳性。有酮症酸中毒时尿酮体呈阳性。检测尿微量白蛋白排泄率可以及时发现肾受累情况。

3. 葡萄糖耐量试验（OGTT）　一般不需要做，用于可疑患儿的确诊。

【诊断和鉴别诊断】

1. 诊断　凡符合下述任何一项即可诊断为糖尿病：①空腹血糖 ≥7.0 mmol/L；②有糖尿病症状并且餐后随机血糖 ≥11.1 mmol/L；③口服葡萄糖耐量试验 2 h 血糖 ≥11.1 mmol/L。

2. 鉴别诊断

（1）婴儿暂时性糖尿：病因不明。多见于生后 6 周之内发病，表现为发热、呕吐、体重不增、脱水等症状；血糖增高，尿糖和酮体阳性。经补液和小剂量胰岛素治疗有效。对这类患儿应进行葡萄糖耐量试验和长期随访。

（2）肾性糖尿：先天性肾小管转运葡萄糖异常或肾阈降低，如 Fanconi 综合征、肾小管酸中毒或肾小管继发性损伤等。患儿尿糖阳性，而血糖、葡萄糖耐量试验正常。

（3）其他还原糖尿症：尿液中果糖和戊糖等其他还原糖在班氏法检测时呈色，用葡萄糖氧化酶法可以鉴别。

（4）其他可发生酸中毒、昏迷的疾病：如尿毒症、感染中毒性休克、低血糖症、颅内感染、重度脱水等，可根据病史、血糖、尿糖以及其他实验室指标来鉴别。

【治疗】

治疗是综合性的，包括胰岛素治疗、饮食控制、运动、糖尿病知识教育以及血糖监测。目的是消除症状，稳定血糖，维持儿童正常生长和性发育，防止中、晚期并发症出现。

1. 胰岛素治疗 1型糖尿病诊断后必须立即开始用胰岛素治疗，胰岛素的合理应用是治疗能否成功的关键。胰岛素的种类、剂量、注射方法都与疗效有关。

（1）胰岛素制剂：目前胰岛素制剂有正规胰岛素（RI）、中效珠蛋白胰岛素（NPH）、长效鱼精蛋白锌胰岛素（PZI）（表13-3）。

表13-3 胰岛素的种类和作用时间

胰岛素种类	开始作用时间（h）	峰时（h）	最长维持时间（h）
短效 RI	0.5	3 ~ 4	6 ~ 8
中效 NPH	1.5 ~ 2	4 ~ 12	18 ~ 24
长效 PZI	3 ~ 4	14 ~ 20	24 ~ 36
混合（短效＋中效）	0.5	2 ~ 8	18 ~ 24

（2）胰岛素治疗方案：新诊断的轻症患儿胰岛素用量为每日0.5 ~ 1.0 U/kg（婴儿量偏小，年长儿量偏大），出现明显症状及酮症酸中毒恢复期开始治疗时胰岛素需要量常大于1.0 U/kg。临床常用方案有：每日2次、3次、基础 - 餐时胰岛素治疗，以及胰岛素泵持续皮下输注治疗。皮下注射时尽量采用同一型号注射器，应选择大腿、上臂和腹壁等位置按顺序轮番注射。两针间距为2.0 cm左右，1个月内不要在同一部位注射2次。

（3）胰岛素用量的调整：一般进食量、运动量等的因素恒定时，血糖水平是调节胰岛素的根据。用短效胰岛素（RI）时应根据每餐后及下一餐前的血糖水平调节次日该餐的胰岛素剂量；一天当中调节一个时段的胰岛素，每次增减1 ~ 2 U，尽量避免大幅度变动。

（4）胰岛素注射笔：胰岛素注射笔是普通注射器的改良，用喷嘴压力和极细针头推进胰岛素注入皮下，可减少皮肤损伤和注射的精神压力。

（5）胰岛素应用中的注意事项

1）低血糖反应：胰岛素用量过大、用胰岛素后未按时进食或剧烈活动均易发生低血糖反应，久病者肾上腺素分泌反应延迟，也是易发生低血糖反应的因素。严重和反复发生者可致永久性脑损伤。低血糖时表现为心悸、出汗、饥饿感、头晕、震颤等，严重者可惊厥、昏迷。发生低血糖反应时应及时加餐或饮用含糖饮料，严重者静脉注射葡萄糖或皮下注射胰高血糖素。

2）胰岛素过量：可致低血糖 - 高血糖反应（Somogyi reaction），尤其是晚餐前中效胰岛素过多，在午夜至凌晨发生低血糖，在反调节激素作用下使血糖升高，清晨出现高血糖。即出现低血糖 - 高血糖反应。如未及时诊断，因日间血糖增高而盲目增加胰岛素用量，可造成恶性循环。故对于尿量增加，同时有低血糖出现或一日内血糖波动较大，胰岛素用量大于每日1.5 U/kg时，应怀疑Somogyi现象，可测午夜后1 ~ 3时血糖，以及时诊断，此时需减少胰岛素用量。

3）胰岛素不足：可发生黎明现象（dawn phenomenon），是一种在早晨5 ~ 9时空腹血糖升高，而无夜间低血糖发生的情况，为晚间胰岛素用量不足所致。可加大晚间胰岛素剂量或将NPH注射时间稍往后移即可。慢性胰岛素用量不足致使患儿长期处于高血糖状态，出现生长迟缓，肝、脾大，高血糖，高血脂，易发生酮症酸中毒。此时需增加胰岛素的用量。

4）胰岛素耐药：患儿在无酮症酸中毒情况下，每日胰岛素用量大于2 U/kg，仍不能控制病情时，在排除Somogyi现象后应该考虑胰岛素耐药，可换用更为纯化的基因重组胰岛素制剂。

2. 饮食治疗 合理的饮食是治疗糖尿病的重要环节之一，在制订饮食计划时，既要使血糖控制在正常范围，又要满足小儿生长发育的需要，根据患儿的年龄和平时的饮食习惯制订，且必须与胰岛素治疗同步进行。

（1）每日的总热量：应满足儿童不同年龄段生长发育和日常生活所需。每日所需热量（kcal）为 1000 + [年龄 × (70～100)]，对年幼儿稍偏高。儿童糖尿病的饮食安排应根据每个儿童的需要，而不是严格地控制。运动量大的患儿总热量可以适当增加。

（2）食物成分：食物热量的来源应为蛋白质占 15%～20%，糖占 50%～55%，脂肪占 30%，脂肪应以不饱和脂肪酸为主，蛋白质宜选用动物蛋白，糖类最好以米饭为主。

（3）三餐热量的分配：早、中、晚三餐分别占 1/5、2/5、2/5，并在每餐中留少量食物作为餐间点心。每餐食物中糖类是胰岛素需要量和血糖控制的决定因素。

3. 运动治疗 运动对糖尿病的治疗有重要作用。运动可提高肌肉对胰岛素的敏感性，使葡萄糖利用增加，有利于控制血糖；还可减肥、促进心血管功能和生长发育。应根据年龄和身体状况安排运动的项目和强度，每天可参加 1 h 以上的运动。运动时须做好胰岛素用量和饮食调节，如运动前减少胰岛素用量、运动前后适当加餐，以防发生低血糖。

4. 控制感染和预防并发症 酮症酸中毒常并发感染，应使用抗生素治疗，积极预防肾功能不全、视网膜病变、心血管病变等。

5. 宣教和管理 糖尿病是终身的内分泌代谢性疾病，治疗是综合性的，并需要终身饮食控制和注射胰岛素，因此对本病的管理非常重要。

（1）糖尿病教育：①糖尿病的性质与危害；②糖尿病治疗的目的和原则；③胰岛素注射技术；④如何调整胰岛素剂量；⑤饮食治疗的重要性和如何制订食谱；⑥运动疗法的选择及注意事项；⑦如何监测血糖、尿糖、尿酮体和记录要求；⑧低血糖症的识别、预防和治疗；⑨足、皮肤、口腔的保健和护理；⑩糖尿病患儿和家庭成员的心理治疗。

（2）糖尿病监控：①血糖测定：由于血糖是调节胰岛素用量的根据，故每天应常规测量 4 次血糖（三餐前及临睡前），每周测一次凌晨 2～3 时血糖。血糖应控制在餐前 4.4～6.7 mmol/L、餐后血糖在 8.3～10 mmol/L 为宜，每日平均血糖应小于 8.3 mmol/L 为理想，可以明显减少微血管并发症的发生。②糖化血红蛋白（HBA1c）测定：应每 3～4 个月检测一次。要求青少年 HBA1c≤8%，婴幼儿在 9%～9.5%。③尿微量白蛋白排泄率测定：一般每年检测 1～2 次，以监测早期糖尿病肾病的发生。同时观察血压，若发生高血压即时予以治疗。

6. 酮症酸中毒治疗 酮症酸中毒是糖尿病的危急重症之一。必须针对高血糖、脱水、酸中毒、电解质紊乱和可能的并发症制订治疗方案。密切观察病情变化、血气分析、血糖、尿糖和尿酮体的变化，随时采取相应措施，避免医源性损害。

（1）液体疗法：纠正脱水、电解质紊乱及酸碱平衡失调。按中度脱水计算累积损失量（80～100 ml/kg），再加继续损失量后为 24 h 的补液量。开始第 1 小时先给生理盐水 20 ml/kg，纠正血容量，改善微循环；第 2～3 小时按 10 ml/kg 静脉滴注 0.45% 氯化钠溶液。以后根据血钠决定给 1/2 或 1/3 张不含糖的液体。前 8 h 输入总液量的 1/2，余量在后 16 h 输入。见尿后即补钾，氯化钾按每日 2～3 mmol/kg 补给。酮症酸中毒主要是酮体和乳酸堆积，补充水分和胰岛素可以纠正酸中毒。只有当 pH 值<7.2 时才用碳酸氢钠纠正酸中毒，碳酸氢钠（mmol/L）的补充量 = [12– 所测 [HCO_3]（mmol/L）] × 体重（kg）×0.6，通常先给计算量的一半。当血 pH 值>7.2 时即停用，以免高钠血症加重脑水肿。

（2）胰岛素的应用：多采用小剂量胰岛素静脉滴注治疗。胰岛素按每小时 0.1 U/kg 加入生理盐水中，用静脉输液泵输入。输入过程中要每 1～2 h 监测一次血糖，以随时调整胰岛素用量。当血糖下降至 12～15 mmol/L 时，应将液体换成含 0.2% 氯化钠的 5% 葡萄糖液，并停止静脉使用胰岛素，改为皮下注射胰岛素，每次 0.25～0.5 U/kg，每 4～6 h 一次，直至患儿开始进食、血糖稳定为止。

自测题

一、选择题

1. 确诊唐氏综合征应选用哪项检查
   A. 血清 T_3、T_4、TSH 测定
   B. 血红蛋白电泳
   C. 染色体检查
   D. 骨骼 X 线摄片
   E. 脑电图

2. 下列哪项不是唐氏综合征的常见体征
   A. 眼距宽,眼外侧上斜
   B. 骨龄落后
   C. 韧带松弛,四肢及指(趾)细长
   D. 头围小于正常
   E. 舌常伸出口外

3. 苯丙酮尿症的遗传方式是
   A. 常染色体显性遗传
   B. 常染色体隐性遗传
   C. X 连锁显性遗传
   D. X 连锁隐性遗传
   E. 伴性不完全显性遗传

4. 苯丙酮尿症的可靠诊断依据是
   A. 智力低下
   B. 阳性家族史
   C. 尿有鼠臭味
   D. 尿三氯化铁试验阳性
   E. 血清苯丙氨酸明显升高

5. 苯丙酮尿症的临床表现有哪项不符
   A. 头发呈黄褐色
   B. 皮肤白皙且多湿疹
   C. 常有通贯掌、智力低下
   D. 尿有鼠臭味
   E. 可伴有惊厥

6. 典型苯丙酮尿症是由于患儿肝细胞缺乏
   A. 鸟苷三磷酸环化水合酶
   B. 苯丙氨酸羟化酶
   C. 6- 丙酮酸四氢蝶呤合成酶
   D. 二氢生物蝶呤还原酶
   E. 氨基转移酶

7. 新生儿期筛查苯丙酮尿症最常用的实验室方法为
   A. 尿三氯化铁试验
   B. DNA 分析
   C. 尿 2,4- 二硝基苯肼试验
   D. Guthrie 细菌抑制试验
   E. 染色体核型分析

8. 典型苯丙酮尿症最为关键的治疗是
   A. 低苯丙氨酸饮食
   B. 四氢生物蝶呤
   C. 二氢生物蝶呤
   D. 5- 羟色氨酸
   E. 左旋多巴

9. 散发性先天性甲减除了以下哪项外均为其发病原因
   A. 甲状腺发育异常
   B. 甲状腺激素合成障碍
   C. 母亲妊娠期应用抗甲状腺药物
   D. 垂体促甲状腺激素分泌不足
   E. 母孕期碘缺乏

10. 下列哪项不符合先天性甲状腺功能减退症的临床表现
    A. 智能障碍
    B. 腹胀、便秘
    C. 皮肤细白
    D. 黏液性水肿
    E. 身材矮小,四肢粗短,特殊面容

11. 下列散发性先天性甲减的临床表现,应除外
    A. 身材矮小,小指向内弯曲,通贯手,小指第二节指骨常不发育
    B. 生后 1~3 个月内出现症状,生理性黄疸时间延长
    C. 精神及动作反应都较迟钝,不爱活动
    D. 吞咽缓慢,声音低哑,腹胀,常便秘
    E. 皮肤粗糙,眼睑水肿,舌大宽厚,常伸出口外

12. 儿童糖尿病较常见的类型为
   A. 1 型
   B. 2 型
   C. 3 型
   D. 4 型
   E. 5 型

13. 一患儿生后即有特殊外貌,眼距宽、鼻梁平、舌常伸出口外,通贯掌,合并先天性心脏病。最可能的诊断为
   A. 先天性甲状腺功能减退症
   B. 唐氏综合征
   C. 18- 三体综合征
   D. 苯丙酮尿症
   E. 13- 三体综合征

14. 患儿,男,2 岁。因身材矮小就诊。10 个月会坐,近 1 岁 10 个月会走,平时少哭多睡,食欲差,常便秘。体检:头大,前囟未闭,乳齿 2 颗,反应较迟钝,喜伸舌,皮肤较粗糙,有脐疝。心肺无特殊发现。对该病例,首先应做的检查是
   A. 血钙,血磷测定
   B. T_3、T_4、TSH 测定
   C. 智商测定
   D. 染色体检查
   E. 脑 CT 检查

15. 男婴,足月儿,25 天龄,出生体重 4100 g,生后母乳喂养困难。T 35 ℃,P 100 次 / 分,R 30 次 / 分,皮肤黄染未退,少哭多睡,腹胀明显,粪便秘结。摄膝部 X 线片未见骨化中心。最可能的诊断是
   A. 新生儿败血症
   B. 先天性甲状腺功能低下
   C. 唐氏综合征
   D. 母乳性黄疸
   E. 先天性佝偻病

16. 1 岁男婴,腹胀、便秘、反应低下、少哭多睡 11 个月来诊。体检 : T 36.2 ℃,四肢稍凉,皮肤粗糙。毛发枯黄稀疏。心率 68 次 / 分,心音低钝。眼距宽,唇厚舌大,身长 70 cm,表情呆滞,哭声嘶哑,有脐疝。最可能的诊断是
   A. 软骨发育不良
   B. 黏多糖病
   C. 苯丙酮尿症
   D. 甲状腺功能减退症
   E. 染色体病

17. 3 岁患儿,男,身高 65 cm,平日安静少动,腹胀,经常便秘。查体:智力低下,舌厚而大,皮肤粗糙,腕部骨化中心一个,$T_4 \downarrow$,TSH $\uparrow$。首选的治疗是
   A. 生长激素
   B. 甲状腺素片连服 1 年
   C. VitD + 钙片
   D. 甲状腺素片,服至青春期
   E. 甲状腺素片,终身服药

二、名词解释

1. 先天性甲状腺功能减退症
2. 糖尿病

三、问答题

散发性先天性甲减的病因有哪些?

（张　婵）

第十四章

免疫性疾病

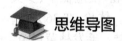 **思维导图**

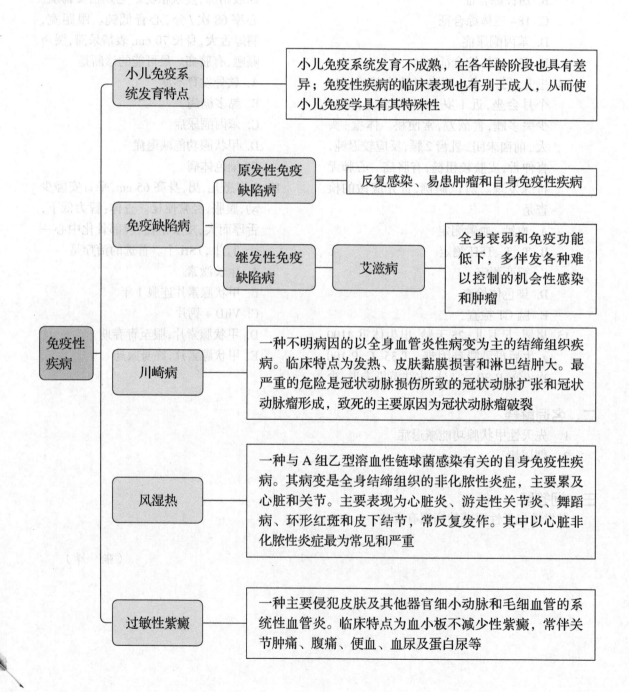

免疫性疾病	小儿免疫系统发育特点		小儿免疫系统发育不成熟，在各年龄阶段也具有差异；免疫性疾病的临床表现也有别于成人，从而使小儿免疫学具有其特殊性
	免疫缺陷病	原发性免疫缺陷病	反复感染、易患肿瘤和自身免疫性疾病
		继发性免疫缺陷病 — 艾滋病	全身衰弱和免疫功能低下，多伴发各种难以控制的机会性感染和肿瘤
	川崎病		一种不明病因的以全身血管炎性病变为主的结缔组织疾病。临床特点为发热、皮肤黏膜损害和淋巴结肿大。最严重的危险是冠状动脉损伤所致的冠状动脉扩张和冠状动脉瘤形成，致死的主要原因为冠状动脉瘤破裂
	风湿热		一种与 A 组乙型溶血性链球菌感染有关的自身免疫性疾病。其病变是全身结缔组织的非化脓性炎症，主要累及心脏和关节。主要表现为心脏炎、游走性关节炎、舞蹈病、环形红斑和皮下结节，常反复发作。其中以心脏非化脓性炎症最为常见和严重
	过敏性紫癜		一种主要侵犯皮肤及其他器官细小动脉和毛细血管的系统性血管炎。临床特点为血小板不减少性紫癜，常伴关节肿痛、腹痛、便血、血尿及蛋白尿等

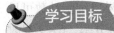

学习目标

通过本章内容的学习，学生应能：

识记：

列举小儿免疫系统发育的特点；叙述皮肤黏膜淋巴结综合征、风湿热和过敏性紫癜的临床表现及诊治措施。

理解：

区分上述疾病皮肤表现的不同点；解释上述疾病的病因及发病机制；分析皮肤黏膜淋巴结综合征、风湿热、过敏性紫癜的诊断要点。

应用：

运用本章知识，对上述疾病做出初步诊断并拟订治疗计划。

运用所学知识加强免疫缺陷小儿的护理，尊重患儿，正确认识艾滋病。

第一节　小儿免疫系统发育特点

免疫（immunity）是机体的生理性保护机制，其本质为识别自身，排除异己，以维持机体的内在恒定。免疫功能有三种：①防御感染；②清除衰老、损伤或死亡的细胞；③识别和清除突变细胞和外源性异质细胞。免疫功能失调可致异常免疫反应，即变态反应、自身免疫反应、免疫缺陷及发生恶性肿瘤。

小儿免疫系统发育不成熟，在各年龄阶段也具有差异；加之免疫生理和免疫病理与成人不尽相同，免疫性疾病的临床表现也有别于成人，从而使小儿免疫学具有其特殊性。

知识链接

免疫系统

免疫系统具有免疫监视、防御、调控的作用。这个系统由免疫器官（骨髓、脾、淋巴结、扁桃体、小肠集合淋巴结、阑尾、胸腺等）、免疫细胞（淋巴细胞、单核吞噬细胞、中性粒细胞、嗜碱性粒细胞、嗜酸性粒细胞、肥大细胞、血小板等），以及免疫活性物质（抗体、溶菌酶、补体、免疫球蛋白、干扰素、白细胞介素、肿瘤坏死因子等细胞因子）组成。免疫系统分为固有免疫（又称非特异性免疫）和适应免疫（又称特异性免疫），其中适应免疫又分为体液免疫和细胞免疫。

一、特异性细胞免疫（T 细胞免疫）

1. 胸腺　是中枢性免疫器官，也是 T 细胞发育成熟的场所。自胚胎第 6 周开始发育，出生时胸腺重 10~15 g，可在 X 线胸片前上纵隔部位显影，3~4 岁时胸腺 X 线影消失，青春期后开始萎缩，20 岁时重约 20 g。

2. T 细胞　介导特异性细胞免疫，来自骨髓的淋巴样干细胞进入胸腺，在胸腺内的成熟过程中识别自身的主要组织相容（MHC）性抗原，并形成对自身组织的耐受性。成熟 T 细胞表面除了具有 T 细胞受体（TCR）外，还有 CD3 分子，按表面分子可把 T 细胞分为 CD4$^+$ 和

CD8$^+$两个亚群。成熟 T 细胞是主要的外周血淋巴细胞（80%），因此外周血淋巴细胞计数可反映 T 细胞数量。出生时淋巴细胞数目较少，6～7 个月时超过中性粒细胞的百分率，6～7 岁时两者相当，此后随年龄增长，逐渐降至老年的低水平。

3. 细胞因子　由免疫及相关细胞产生，发挥极为重要的生理或病理作用，通过结合到细胞表面的相应受体来传递复杂的分子信号，从而控制免疫细胞的活化、增殖、分化效应等。包括白细胞介素、集落刺激因子、干扰素、肿瘤坏死因子、趋化因子、生长因子等。随抗原反复刺激，各种细胞因子水平逐渐升高。如 IFN-γ 于生后 175 天即达到成人水平。

二、特异性体液免疫（B 细胞免疫）

1. 骨髓和淋巴结　骨髓是造血器官，也是中枢性免疫器官，是 B 淋巴细胞发育成熟的场所。脾和淋巴结是周围免疫器官，它们是成熟 T 和 B 淋巴细胞定居及发生免疫应答的场所。

2. B 细胞　胎儿 B 细胞经抗原刺激可产生相应的 IgM 类抗体，而有效的 IgG 类抗体应答需在出生 3 个月后才出现。B 细胞不足时，抗感染的特异性抗体生成不足，易发生暂时性低丙种球蛋白血症。分泌 IgG 的 B 细胞于小儿 2 岁时、分泌 IgA 的 B 细胞于小儿 5 岁时达到成人水平。

3. 抗体　由抗原刺激 B 淋巴细胞分化成的浆细胞，具有特异性结合抗原和介导免疫应答的功能。主要存在于血液、体液和黏膜分泌物中，分为 IgG、IgM、IgA、IgE 和 IgD 五类。

（1）IgG：是唯一能通过胎盘的抗体，其转运过程为主动性，大量 IgG 通过胎盘是在妊娠后期完成的，是生后 6 个月内婴儿抗感染的重要因素。IgG 有 IgG1、IgG2、IgG3、IgG4 四个亚类，随年龄增长而逐渐上升，其生物学作用有差异。新生儿自身合成的 IgG 比 IgM 慢，婴儿出生后 3 个月开始合成 IgG，8～10 岁时达成人水平。

（2）IgM：因其分子较大，母体的 IgM 不能通过胎盘供给胎儿，故新生儿血液中含量较低，易患革兰氏阴性细菌感染。脐血 IgM 水平增高，提示宫内感染。IgM 是个体发育较早的免疫球蛋白（Ig），胚胎第 12 周即能合成，出生后上升速度最快，男孩于 3 岁时、女孩于 6 岁时达到成人血清水平。

（3）IgA：有血清型和分泌型两种。IgA 是发育最迟的一种免疫球蛋白，至青春后期或成年期才达成人水平；分泌型 IgA 是黏膜抗感染的主要抗体，新生儿期不能测出，2 个月时唾液中可测到，2～4 岁时才达成人水平。母乳中分泌型 IgA 浓度很高，给婴儿提供了重要的抗感染支持。

（4）IgE：介导 I 型超敏反应，为亲细胞型抗体，血清含量最低，新生儿合成较晚，7 岁左右达成人水平，寄生虫感染时 IgE 水平升高。

（5）IgD：生理作用尚不清楚。

三、非特异性免疫

1. 吞噬作用　中性粒细胞和单核细胞是血液中具有吞噬功能的细胞。新生儿的各种吞噬细胞功能可呈暂时低下，除了分娩过程中缺氧原因外，与新生儿时期缺乏血清补体调理素、趋化因子等有关。

2. 补体系统　母体的补体不传输给胎儿，新生儿补体经典途径成分（CH50）和 C3、C4、C5 活性是其母亲的 50%～60%，补体随胎龄增长而升高，于生后 3～6 个月达到成人水平。旁路活化途径和旁路途径的各种成分发育更为落后，B 因子和备解素仅分别为成人的 35%～60% 和 35%～70%。未成熟儿补体经典和旁路途径均低于成熟儿，而小样儿的浓度与正常新生儿相似。

第二节　原发性免疫缺陷病

免疫缺陷病（immunodeficiency disease，IDD）是指免疫系统先天发育障碍或后天损伤而导致免疫细胞（淋巴细胞、吞噬细胞和中性粒细胞）和免疫分子（可溶性因子白细胞介素、补体和免疫球蛋白及细胞膜表面分子）发生缺陷引起的机体抗感染免疫功能低下的一组临床综合征。免疫缺陷病可为遗传性，即相关基因突变或缺失所致，称为原发性免疫缺陷病（primary immunodeficiency，PID）；也可为出生后环境影响免疫系统，如感染、营养紊乱和某些疾病状态所致，称为继发性免疫缺陷病（secondary immunodeficiency，SID），因其程度较轻，又称为免疫功能低下。由人类免疫缺陷病毒（human immunodeficiency virus，HIV）感染所致者，称为获得性免疫缺陷综合征（acquired immunodeficiency syndrome，AIDS）。PID较SID的发病率为高，约为 1∶10 000。自 1952 年发现首例 X- 连锁无丙种球蛋白血症（X-linked agammaglobulinemia，XLA）以来，每年都有新的病种发现，至今已明确的 PID 超过 200 种，其中明确致病基因的达到 150 种以上。

【病因和发病机制】

原发性免疫缺陷病的病因目前尚不清楚，这类疾病的临床表现多种多样，很可能是多种因素所致。遗传因素或宫内感染因素在众多原发性免疫缺陷病中起重要作用。PID 多为单基因病，目前许多 PID 均已找到缺陷基因，由于缺陷基因的相应蛋白产物结构和功能尚不清楚，因而明确 PID 发病机制尚需时日。

【临床表现】

原发性免疫缺陷病的种类繁多，病因不同，临床表现复杂多变，但其共同的表现却非常一致，即反复感染、易患肿瘤和自身免疫性疾病。多数 PID 有明显家族史。发病年龄在 1 岁以内者占 40%，1~5 岁为 40%，6~16 岁为 15%，仅 5% 发病于成人。

1. 反复和慢性感染　免疫缺陷最常见的表现是感染。以呼吸道感染最常见（如复发性或慢性中耳炎、肺炎、支气管炎等），其次为胃肠道（如慢性肠炎）、皮肤感染（如脓肿、肉芽肿），也可为全身性感染（如败血症、脓毒血症等）。感染原多为平时少见和致病力低的细菌；抗体缺陷易发生化脓性感染，细胞免疫缺陷则易发生病毒、结核分枝杆菌和沙门菌等细胞内病原体感染。感染常反复发作，迁延不愈，治疗效果差，许多患儿常需要持续使用抗菌药物以预防感染的发生。

2. 肿瘤和自身免疫性疾病　未因严重感染而致死亡者，随年龄增长易发生自身免疫性疾病和肿瘤，尤其是淋巴系统肿瘤。其发生率较正常人群高数十乃至百倍以上。常见的自身免疫性疾病包括溶血性贫血、血小板减少性紫癜、系统性红斑狼疮、皮肌炎、免疫复合物性肾炎、甲状腺功能减退症、1 型糖尿病和关节炎等。

3. 几种常见的原发性免疫缺陷病

（1）X 连锁无丙种球蛋白血症（XLA）：曾称为 Bruton 病，为最常见的无丙种球蛋白血症。男性多见，多于生后 4~8 个月起病。表现为各种化脓性感染，如肺炎、中耳炎、败血症、脑膜炎、皮肤感染等。XLA 患儿易发生过敏性、风湿样疾病和自身免疫性疾病。体格检查可发现缺乏腺体组织，如扁桃体和淋巴结缺如。血清 IgG、IgA、IgM 及 IgE 水平全面降低，IgG 水平常低于 1 g/L。外周血 B 淋巴细胞计数明显降低或缺如。缺乏血型抗体，接种疫苗无法诱导产生抗体。

（2）婴儿暂时性低丙种球蛋白血症：是指一种或多种免疫球蛋白浓度暂时降低的自限性疾病。患儿自身合成免疫球蛋白（Ig）推迟到 9~18 个月，至 2~4 岁才达正常水平。由于前期血清多种 Ig 水平下降，易罹患感染，以细菌感染常见。血清 IgG 水平<2.5 g/L，但外周血中

B 淋巴细胞数量正常，可检测到血型抗体。本病发病机制不明。

（3）选择性 IgA 缺陷：是幼儿常见的原发性免疫缺陷病。轻者可无任何症状，可存活至成年；重者则可发生严重感染和肿瘤。常反复发生呼吸道感染和腹泻，可能与黏膜局部分泌型 IgA 缺乏有关。自身免疫性疾病（如系统性红斑狼疮、类风湿病等）和变态反应性疾病（如哮喘、过敏性鼻炎等）发病率高于正常人群。血清 IgA 及分泌型 IgA 均缺乏。

（4）严重联合免疫缺陷病（severe combined immunodeficiency，SCID）：因干细胞分化缺陷而表现为 T、B 细胞减少，体液和细胞免疫均缺陷。SCID 有性联隐性和常染色体隐性两种遗传方式。多于生后 3 个月内开始感染病毒、真菌、原虫和细菌而反复发生肺炎、慢性腹泻、口腔与皮肤念珠菌感染及中耳炎等，患儿生长发育障碍，体检一般见不到浅表淋巴结和扁桃体，胸部 X 线检查无胸腺阴影。

【辅助检查】

1. 病史和体检

（1）既往史：详细询问既往疾病史，是否经常感染及感染的持续时间、严重程度；持续脐炎、脐带脱落延迟、反复软组织感染提示白细胞黏附分子缺陷；是否出现严重麻疹或水痘以及接种减毒活疫苗后发生异常反应，如有则提示患儿细胞免疫缺陷。了解有无输血或血制品史，有无不良反应如移植物抗宿主反应。此外，还需详细记录预防注射史。

（2）家庭史：注意家族中有无因严重感染和不明原因夭折的患者，有无过敏性疾病、自身免疫性疾病和肿瘤患者，父母是否近亲结婚。一旦发现家族中有可疑原发性免疫缺陷病患儿，应进行家谱调查。

（3）体格检查：患儿可有体重下降、发育滞后、营养不良、轻到中度贫血和肝、脾大，扁桃体和淋巴结变小或缺如，可有皮肤疖肿、口腔炎、牙周炎和鹅口疮等。某些特殊综合征则有相应体征。

2. 实验室检查　反复不明原因的感染和阳性家庭史提示原发性免疫缺陷病的可能性，确诊该病必须有相应的实验室检查依据，明确免疫缺陷的性质。

（1）筛查试验：外周血全血细胞计数和分类、中性粒细胞数量和功能测定、血清免疫球蛋白定量、T 细胞亚群测定、B 细胞和自然杀伤细胞检测、迟发性皮肤过敏试验、补体活性检测、HIV 抗体检测等。

（2）确诊试验：应根据临床表现的类别决定。

【治疗】

1. 一般治疗　应有适当的隔离措施，注重营养，加强宣教，以增强父母和患儿对抗疾病的信心。一旦发现感染灶应及时治疗。T 细胞缺陷患儿不宜输血或新鲜血制品，以防发生移植物抗宿主反应，若必须输血或新鲜血制品时，应先将血液进行放射照射。最好不做扁桃体和淋巴结切除术。脾切除术视为禁忌，必须做脾切除术者，应长期给予抗菌药物预防感染。糖皮质激素也应慎用。严重免疫缺陷患儿禁用活疫苗，若患儿尚有一定的抗体合成能力，可接种灭活疫苗。许多患儿经静脉注射免疫球蛋白或其他治疗后，能较正常地生长发育和生活。

2. 替代治疗　即"缺什么、补什么"的治疗原则，可暂时性缓解临床症状。①静脉注射丙种球蛋白：仅限于低 IgG 血症。剂量为每月 1 次静脉注射 100 ~ 600 mg/kg，治疗剂量应个体化，以能控制感染、使患儿症状缓解、获得正常生长发育为尺度。②高效价免疫血清球蛋白（SIG）：包括水痘 - 带状疱疹、狂犬病、破伤风和乙肝 SIG，用于高危患儿的预防。③血浆：除有 IgG 外，尚含有 IgM、IgA、补体和其他免疫活性成分，剂量为 20 ml/kg，必要时可加大剂量。④细胞因子治疗：胸腺素类、转移因子、IFN-γ、IL-2 等。

3. 免疫重建　采用正常细胞或基因片段植入患者体内，纠正免疫缺陷状况。如胸腺组织移植（胎儿胸腺组织移植、培养的胸腺上皮细胞移植）、干细胞移植（骨髓移植、脐血干细胞移植）等。

4. 基因治疗　将正常的目的基因片段整合到患者干细胞基因组内（基因转化），使其能在患者体内复制而持续存在。虽然已尝试多年，但仍处于探索和临床验证阶段。

第三节　继发性免疫缺陷病

继发性免疫缺陷病（SID）是出生后因不利的环境因素导致免疫系统暂时性功能障碍，引起免疫功能低下的状态。可累及特异性体液和细胞免疫功能，也可影响中性粒细胞趋化、吞噬、杀菌功能以及补体活性。SID为可逆的，一旦不利因素被纠正，免疫功能即可恢复正常。引起SID的常见因素见表14-1。

表 14-1　引起继发性免疫缺陷病的原因

分类	举例
营养紊乱	蛋白质 - 能量营养不良，铁缺乏症，维生素 A 缺乏症，锌缺乏症
免疫抑制剂	放射线，抗惊厥药物，糖皮质激素，环孢素，细胞毒性药物
遗传性疾病	染色体异常，酶缺陷，血红蛋白病，先天性无脾症，张力性肌萎缩症，骨骼发育不良
肿瘤和血液病	组织细胞增生症，类肉瘤病，淋巴系统肿瘤，淋巴组织增生性疾病，霍奇金病，白血病，再生障碍性贫血
新生儿及早产儿	
感染	细菌感染，病毒感染，真菌感染，寄生虫感染
其他	糖尿病，肾病综合征，尿毒症，外科手术和外伤

注：新生儿及早产儿属生理性免疫功能低下

营养紊乱是导致小儿SID最常见的原因（包括蛋白质 - 能量营养不良、亚临床微量元素锌和铁缺乏，亚临床维生素 A、维生素 B 族和维生素 D 缺乏、脂肪和糖过多等）。而SID最常见的临床表现为反复呼吸道感染，亦有胃肠道感染者。反复感染尤其是胃肠道感染可加重营养不良，感染本身也可直接引起免疫功能的进一步恶化。如此形成"营养不良 - 免疫功能下降 - 感染 - 营养不良加重"的恶性循环，构成儿童时期重要的疾病谱。SID的治疗原则是治疗原发性疾病，去除诱发因素。

获得性免疫缺陷综合征（艾滋病）

获得性免疫缺陷综合征（acquired immune deficiency syndrome，AIDS）即艾滋病，是由人类免疫缺陷病毒（HIV）感染所致的一种传播迅速、病死率极高的慢性重症传染病。HIV能攻击人体免疫系统，把人体免疫系统中最重要的 T 淋巴细胞作为主要攻击目标，大量破坏该细胞，使人体丧失免疫功能。临床表现为全身衰弱和免疫功能低下，多伴发各种难以控制的机会性感染和肿瘤，对人类健康造成巨大威胁。

 知识链接

世界艾滋病日

世界艾滋病日的设定是为了提高公众对艾滋病的认识，共同对抗艾滋病在全球传播。世界卫生组织1988年组织召开"全球预防艾滋病"部长级高级会议，决定将第一个艾滋病病例被检测出的时间，即12月1日定为"世界艾滋病日"。每年艾滋病日都会设一个主题，通过宣传，唤起人们对艾滋病患者的同情和理解，共同对抗艾滋病。

【病因】

HIV 属 RNA 反转录病毒，直径约为 100 nm，外膜有针状突起，主要的外膜蛋白为 gp120、gp41；核心呈锥状，含 RNA、反转录酶和核壳蛋白 P24 等。该病毒对 0.1% 次氯酸钠、0.02% 戊二醛、70% 乙醇及 100 ℃加热和干燥均较敏感而易被灭活。

【流行病学】

AIDS 的传染源主要是患者和无症状病毒携带者。据 WHO 统计，2003 年全球有 63 万儿童感染了 HIV，其中发展中国家儿童占 90% 以上。1995 年我国首次发现经母婴途径传播的 HIV 感染者。感染 HIV 的新生儿约 1/4 在 1 岁前死亡，绝大多数在 5 岁前死亡。

1. 传染源　患者和无症状病毒携带者是本病传染源，特别是后者。

2. 儿童 HIV 感染的传播途径：①母婴传播：是小儿 HIV 感染的主要途径。感染 HIV 的母亲通过胎盘、分娩及母乳传播给婴儿；②血液传播：经输血、注射、器官移植等传染；③性传播：通过与感染 HIV 的人发生性关系导致传染，主要发生在成人。

3. 目前尚未证实与 AIDS 患者的一般接触（如握手、公共游泳、被褥等）会造成感染。

【发病机制】

近年研究发现 HIV 感染进入机体后，侵入 $CD4^+T$ 淋巴细胞，借助融合素（fusin）可使 $CD4^+T$ 淋巴细胞融合在一起，使 $CD4^+T$ 淋巴细胞被大量破坏，丧失辅助 B 淋巴细胞分化的能力，使体液免疫功能也出现异常，表现为高免疫球蛋白血症，出现自身抗体和对新抗原反应性降低。机体免疫功能严重受损，使患儿容易患机会性感染（如结核分枝杆菌、卡氏肺孢菌、李斯特菌感染等）和肿瘤。

【临床表现】

与成人不同的是，儿童（特别是婴幼儿）艾滋病潜伏期相对短，病情进展快；垂直传播的 HIV 感染主要表现为生长停滞、淋巴结肿大、慢性咳嗽和发热，反复肺部感染和腹泻。其临床表现差别较大，有的无明显症状，有的出现严重的临床表现，很大程度上取决于其所发生机会性感染的部位和种类。根据临床表现可分为四期。

1. 急性感染期　一般无症状，有的可出现发热、盗汗、乏力、淋巴结肿大、皮疹、恶心、呕吐、腹泻、头痛、神经症状和脑膜刺激征等类似传染性单核细胞增多症或急性脑膜炎的表现。一般持续 1~3 周后进入无症状潜伏期。

2. 持续性全身淋巴结病综合征期　特征是在排除其他原因引起淋巴结肿大的情况下，全身至少有 2 个淋巴结肿大（直径>1 cm），持续 3 个月以上，可伴发热、消瘦、腹泻等症状。

3. AIDS 相关综合征期　至少具有下列两项症状、体征和两项实验室检查异常，而无其他原因可以解释。

（1）症状和体征：①发热：间断或持续 3 个月以上；②体重下降（>10%）；③淋巴结肿大，除腹股沟外至少有 2 个淋巴结肿大，持续 3 个月以上；④腹泻：间断或持续 3 个月以上；⑤盗汗：间断或持续 3 个月以上；⑥乏力。

（2）实验室异常：① $CD4^+T$ 淋巴细胞数下降；② $CD4^+T$ 细胞 /$CD8^+T$ 细胞<1；③白细胞和淋巴细胞下降、淋巴细胞增殖反应下降、HIV 抗体或病毒阳性。3 项中至少有一项异常。

4. AIDS 病期　临床呈现下列情况：超过 1 个月的持续不规则低热，伴原因不明的全身淋巴结持续肿大（直径>1 cm），慢性腹泻和体重下降（3 个月内下降 10%）；免疫功能进行性缺损，$CD4^+T$ 细胞降到 25% 以下；常合并各种机会性感染，如口腔念珠菌感染、肺孢子菌肺炎、巨细胞病毒（CMV）感染、弓形虫病、隐球菌性脑膜炎等；也可患活动性肺结核、皮肤黏膜的 Kaposi 肉瘤或淋巴瘤等；也可合并肾病综合征或心肌病。抗 HIV 的抗体确诊试验结果阳性，P24 抗体阳性。

【辅助检查】

1. 病原学诊断

（1）病毒抗体检测：是初筛试验的主要手段，检测 HIV 抗体可用酶联免疫吸附试验（ELLSA）进行初筛，再经蛋白印迹试验或免疫荧光检测试验确认。感染 HIV 后，一般经过 2 ~ 3 个月可出现抗 HIV 的抗体。但该方法对 18 个月以内小儿的诊断存在局限性。

（2）抗原检测：主要检测病毒核心抗原 P24，一般在感染 1 ~ 2 周内即可检出。

（3）病毒核酸检测：采用 PCR 或连接酶链反应技术可检测出微量病毒核酸。

（4）病毒分离：目前仅用于实验研究，不作为诊断指标。

2. 血淋巴细胞亚群分析　CD4$^+$T 细胞降为<15% ~ 25%，CD4$^+$T 细胞 /CD8$^+$T 细胞<1，皮肤迟发型超敏试验阴性。

【诊断】

2002 年中华医学会儿科学分会感染学组与免疫学组共同制订了小儿 HIV 感染和 AIDS 的诊断标准。

1. 小儿无症状 HIV 感染

（1）流行病学史：① HIV 感染母亲所生的婴儿；②有输入未经 HIV 抗体检测的血液或血液制品史。

（2）临床表现：无任何症状及体征。

（3）实验室检查：18 个月以上儿童，HIV 抗体阳性，经确认试验证实者；患儿血浆中 HIV RNA 阳性。

（4）确诊标准：① 18 个月以上小儿，具有相关流行病学史，实验室检查中任何一项阳性可确诊；② 18 个月以下小儿，具备相关流行病学史，2 次不同时间的血浆样本 HIV RNA 阳性可确诊。

2. 小儿 AIDS

（1）流行病学史：同无症状 HIV 感染。

（2）临床表现：①不明原因的持续性全身淋巴结肿大（直径>1 cm）、肝脾大、腮腺炎；②不明原因的持续发热超过 1 个月；③慢性反复发作性腹泻；④生长发育迟缓；⑤体重下降明显（3 个月下降>基线 10%）；⑥迁延难愈的间质性肺炎和口腔真菌感染；⑦常发生各种机会性感染等。

（3）实验室检查：HIV 抗体阳性并经确认试验证实，患儿血浆中 HIV RNA 阳性；外周血 CD4$^+$T 淋巴细胞总数减少，CD4$^+$T 细胞占淋巴细胞数百分比减少（表 14-2）。

（4）确诊标准：患儿具有一项或多项临床表现，18 个月以上患儿 HIV 抗体阳性（经确认实验证实）或 HIV RNA 阳性者；18 个月以下患儿 2 次不同时间的样本 HIV RNA 阳性者均可确诊。有条件者可检测 CD4$^+$T 细胞计数和百分比，以评估免疫状况（表 14-2）。

表 14-2　AIDS 患儿 CD$_4^+$T 细胞计数和 CD$_4^+$T 细胞百分比与免疫状况分类

免疫学分类	1 岁以下	1 ~ 5 岁	6 ~ 12 岁
无抑制	≥ 1500/mm³（25%）	≥ 1000/mm³（25%）	≥ 500/mm³（25%）
中度抑制	750 ~ 1499/mm³（15% ~ 24%）	500 ~ 999/mm³（15% ~ 24%）	200 ~ 499/mm³（15% ~ 24%）
重度抑制	<750/mm³（<15%）	<500/mm³（<15%）	<200/mm³（<15%）

【治疗】

已确诊的 AIDS 患儿应转入指定医院接受治疗。早期 HIV 诊断和抗病毒治疗可以减少 76% 的早期婴儿病死率及 75% 的 HIV 相关疾病。

1. 一般治疗 对 HIV 感染者或 AIDS 患者均无须隔离治疗。对无症状 HIV 感染者，应根据具体病情进行抗病毒治疗，并密切监测病情的变化。对 AIDS 前期或已发展为 AIDS 的患者，应根据病情注意休息，给予高热量、多维生素饮食。不能进食者，应静脉输液补充营养。加强支持疗法，维持水及电解质平衡。

2. 抗病毒治疗 单一使用一种药物治疗效果差，目前主张采用一种高活性蛋白酶抑制剂和两种核苷反转录酶抑制剂，或两种核苷反转录酶抑制剂加一种非核苷反转录酶抑制剂进行治疗。

（1）蛋白酶抑制剂：如茚地那韦（IDV）、沙奎那韦（saquinavir）、利托那韦（RTV）等。其机制是通过抑制蛋白酶，抑制 HIV 的复制。

（2）HIV 反转录酶抑制剂：如齐多夫定（AZT）、双脱氧肌苷（DDI）、拉米夫定（3TC）和司坦夫定（d4T）等。此类药物能选择性地与 HIV 反转录酶结合，从而抑制 HIV 的复制和转录。

（3）非核苷类反转录酶抑制剂：如奈韦拉平（NVP）、地拉韦定（delavirdine）。

3. 免疫治疗 免疫刺激剂白细胞介素 2（IL-2）、干扰素、胸腺刺激素等。

4. 其他治疗 包括输血及营养支持疗法，抗感染和抗肿瘤治疗等。

【预防】

普及 AIDS 知识，尤其对育龄妇女，应注意自我保护，减少感染机会，做好卫生消毒工作。不轻易接受输血和血制品，严格禁止高危人群献血。在供血员中必须除外 HIV 抗体阳性者。

HIV 感染者避免妊娠，HIV 感染或 AIDS 孕妇应规劝其终止妊娠或尽量采取剖宫产。HIV 抗体阳性母亲及其新生儿应服用 AZT，以降低母婴传播概率。

疫苗预防 HIV 感染的研究，目前正在进行三期临床试验中。

第四节　皮肤黏膜淋巴结综合征

案例导入

患儿，女，4 岁，因"发热伴皮疹 6 天，双眼发红 3 天，手足肿胀 1 天"入院。6 天前，患儿无明显诱因出现发热，以中、高热为主，体温最高达 39.5 ℃，伴皮疹，为红色斑疹，以躯干及面部为主。3 天前，出现眼红，无畏光及分泌物，体温仍为中、高热。入院前一天，患儿无明显诱因出现手足肿胀，非凹陷性，不伴尿量减少。曾用抗生素治疗（具体药名、用法不详）。查体：T 38.6 ℃，P 120 次 / 分，R 32 次 / 分，体重 16 kg，急性热病容，躯干、颜面及双上肢可见红色斑疹，右侧颈部扪及约 1.5 cm×1 cm 大小淋巴结 1 枚，质软，活动，无粘连。双眼球结膜充血，唇红、皲裂，杨梅舌，咽部充血，扁桃体Ⅱ度大。手足指（趾）端肿胀，稍硬，无明显脱屑。血常规：WBC 15.3×10^9/L，N 0.83，L 0.13，RBC 4.71×10^{12}/L，Hb 120 g/L，PLT 360×10^9/L。

思考：

1. 该患儿最可能的诊断是什么？诊断依据有哪些？

2. 应采取哪些治疗措施？该病最严重的危害是什么？

皮肤黏膜淋巴结综合征（mucocutaneous lymphnode syndrome，MCLS）又称川崎病

（Kawasaki disease，KD），是一种不明病因的以全身血管炎性病变为主的结缔组织疾病。临床特点为发热、皮肤黏膜损害和淋巴结肿大。最严重的危险是冠状动脉损伤所致的冠状动脉扩张和冠状动脉瘤形成，致死的主要原因为冠状动脉瘤破裂。目前该病已取代风湿热成为我国小儿后天获得性心脏病的主要病因之一。本病一年四季均可发病，以婴幼儿多见，男：女为1.5：1。

【病因和发病机制】

病因尚未明确，本病呈一定流行性及地方性。因临床有发热、皮疹等表现，故推测可能与感染有关。对此进行过多种病原包括支原体、立克次体、EB病毒、反转录病毒、链球菌、短棒状杆菌、葡萄球菌等的研究，但无一致性结果。

发病机制尚不清楚。推测感染原的某些成分，如超抗原（热休克蛋白65等）可不经过单核吞噬细胞，直接与T细胞抗原受体Vβ片段结合，激活$CD30^+$T细胞和CD40配体表达。在T细胞诱导下，B细胞多克隆活化、增殖和分化为浆细胞，导致血清IgM、IgA、IgG、IgE升高。一方面活化T细胞分泌高浓度的白细胞介素（IL-1,4,5,6）、γ-干扰素（IFN-γ）、肿瘤坏死因子（TNF），这些淋巴因子、活性介素均可诱导内皮细胞表达和产生新抗原；另一方面又促进B细胞分泌自身抗体，如抗内皮细胞抗体、抗中性粒细胞胞质抗体及抗心磷脂抗体等，从而导致内皮细胞溶解的细胞毒性作用，同时血管内皮生长因子参与，导致内皮细胞损伤发生血管炎。这些免疫损伤的过程可持续到川崎病的恢复期甚至更久，导致受损血管局部平滑肌细胞和胶原组织过度增生产生动脉狭窄。IL-1、IL-6、TNF增高尚可诱导肝细胞合成急性反应性蛋白质，如C反应蛋白、$α_1$抗胰蛋白酶、结合珠蛋白等，引起本病急性发热反应。

【病理】

基本病理变化为全身血管炎性病变。累及主动脉及其分支，尤以冠状动脉病变最严重。本病血管炎性病变可分为四期：

Ⅰ期：1~9天，大、中、小和微血管炎及其周围发炎，淋巴细胞和其他白细胞浸润及局部水肿。

Ⅱ期：12~25天，小血管炎症减轻，以中等动脉炎为主，多见冠状动脉全血管炎，弹性纤维及肌层断裂和坏死，可形成动脉瘤及血栓；单核细胞浸润或坏死性变化较明显。

Ⅲ期：28~31天，小血管及微血管炎症消退，血栓和肉芽形成，纤维组织增生，内膜明显增厚，冠状动脉部分或完全阻塞。

Ⅳ期：数月至数年，病变逐渐愈合，血管的急性炎症逐渐消失，心肌瘢痕形成，阻塞的动脉可再通。

【临床表现】

1. 主要症状和体征

（1）发热：最早出现，常持续7~14天或更久。体温多达39℃以上，呈稽留或弛张热型，抗生素治疗无效。若及时使用免疫球蛋白和阿司匹林，发热常在1~2天内缓解。

（2）皮肤黏膜表现：发热数日后可出现。①双侧球结膜充血，无脓性分泌物，热退后消散；②唇充血、皲裂或出血，口腔黏膜弥漫性充血，舌乳头突起、充血，呈草莓舌，但不伴有溃疡和分泌物；③急性期手足硬性水肿，手掌和足底红斑，10天后出现特征性指（趾）端膜状脱皮，多发生在甲床皮肤交界处。起病后1~2个月，在指甲上可出现横沟（Beau线）；④发病2~4天全身皮肤出现弥漫性充血性斑丘疹或多形红斑样或猩红热样皮疹，多见于躯干和四肢近侧端，约1周消退。肛周皮肤发红、脱皮。

（3）颈部淋巴结肿大：起病后1~2天出现，单侧或双侧，坚硬有压痛，但表面不红，非化脓性，热退数日后自愈。

川崎病的主要症状和体征

2. 心血管症状与体征　于病程1~6周出现心肌炎、心包炎和心内膜炎的症状，亦可发生瓣膜关闭不全及心力衰竭。患儿脉搏加速，听诊心动过速，可有奔马律、心音低钝。冠状动脉瘤通常在疾病第 2～3 周发生，也可发生于疾病恢复期。发生冠状动脉瘤或狭窄者可无临床表现，心肌梗死和冠状动脉瘤破裂可致心源性休克甚至猝死。年龄 3 岁以下、男孩及红细胞沉降率、血小板、C- 反应蛋白明显升高是冠状动脉病变的高危因素。

3. 其他表现　婴儿易激惹、烦躁不安，少数有颈强直、惊厥、昏迷等无菌性脑膜炎表现；也可有间质性肺炎、腹泻、腹痛、黄疸、胆囊积液、肾损害、关节疼痛或肿胀等。

病程视病情轻重长短不一。第一期为急性发热期，一般为 1～11 天，主要症状于发热后即陆续出现，可发生严重心肌炎；第二期为亚急性期，一般在病程的 11～21 天，多数体温下降，症状缓解，指（趾）端膜状脱皮及血小板增多，重症病例仍可持续发热，若发生冠状动脉瘤，可导致心肌梗死、动脉瘤破裂；第三期为恢复期，一般在病程的 21～60 天，临床症状消退，若无明显冠状动脉病变即逐渐康复；有冠状动脉瘤则病变仍可持续发展，乃至发生心肌梗死或缺血性心脏病。少数严重冠状动脉瘤患儿进入慢性期，可迁延数年，遗留冠状动脉瘤、动脉狭窄或阻塞，而致心绞痛、心功能不全、缺血性心脏病，可因心肌梗死危及生命。

【辅助检查】

1. 实验室检查　急性期白细胞总数及粒细胞百分数增高，伴核左移；可见轻度贫血；血小板在第 2 周开始增多，血液呈高凝状态；血沉明显增快。血清蛋白电泳示球蛋白升高，尤以 α_2 球蛋白增多显著，白蛋白减少。IgG、IgA、IgM、IgE 增高，C 反应蛋白明显增高，血清总补体和 C3 正常或稍高，部分病例可见血清胆红素或谷丙转氨酶稍高。

2. 心电图　可见多种改变，以 ST 段和 T 波异常多见，也可显示 P-R、Q-T 间期延长，异常 Q 波及心律失常。早期示非特异性 ST-T 变化，心包炎时可有广泛 ST 段抬高和低电压；心肌梗死时 ST 段明显抬高、T 波倒置及异常 Q 波。

3. 超声心动图　诊断冠状动脉病变有意义，一旦疑为川崎病时，应尽早做此检查。可发现各种心血管病变，如心包积液、左室扩大、二尖瓣关闭不全及冠状动脉扩张或形成动脉瘤。如冠状动脉扩张：直径 3～4 mm 为轻度，4～7 mm 为中度，≥8 mm 为冠状动脉瘤。急性期可见心包积液，左室内径增大，二尖瓣、主动脉瓣或三尖瓣反流。

4. 胸部平片　肺纹理增多、模糊或有片状阴影，心影可扩大。

5. 冠状动脉造影　超声检查有多发性冠状动脉瘤或心电图有心肌缺血表现者，可行冠状动脉造影，以观察冠状动脉病变程度，指导治疗。

6. 多层螺旋 CT　在检测冠状动脉狭窄、血栓、钙化方面的能力明显优于超声心动图，可部分取代传统的冠状动脉造影。

【诊断和鉴别诊断】

诊断标准：发热 5 天以上，伴下列 5 项临床表现中的 4 项者，在排除其他疾病后，即可诊断为川崎病。①眼结合膜充血，非化脓性，热退后消散；②口腔及咽部黏膜弥漫充血，唇红及干裂，呈草莓舌；③急性期手足硬性水肿和掌跖红斑，恢复期指（趾）端膜状脱皮；④多形性红斑；⑤颈部淋巴结非化脓性肿大。如 5 项临床表现中不足 4 项，但超声心动图有冠状动脉损害，也可确诊为川崎病。

本病需与渗出性多形性红斑、幼年特发性关节炎、败血症、猩红热、药物过敏综合征等疾病相鉴别。

【治疗】

1. 急性期治疗

（1）首选静脉滴注丙种球蛋白（IVIG），必须强调应在发病 10 天内用药。研究证实早期静脉输入免疫球蛋白加口服阿司匹林（剂量和疗程见下）治疗，可降低川崎病冠状动脉瘤的发生率。单剂静脉滴注丙种球蛋白 1～2 g/kg，8～12 h 内缓慢静脉输入。用药后，发热和其他炎症反应可在 1~2 天内迅速好转，并可预防冠状动脉病变发生。若 IVIG 治疗后效果欠佳，应尽早再追加 IVIG 1~2 g/kg 一次，并同时给予泼尼松治疗，但有 1%~2% 的病例仍然无效。应用过 IVIG 的患儿在 9 个月内不宜进行麻疹、风疹、腮腺炎等疫苗接种。

（2）阿司匹林通过抑制环氧化酶而抑制前列腺素的合成，阻断血小板产生血栓素 A，其足量使用有抗炎作用，小剂量维持有抗凝作用。在急性炎症期剂量为 30~50 mg/（kg·d），分 2~3 次口服，热退后 3 天逐渐减量，2 周左右减至 3~5 mg/（kg·d）一次顿服，维持 6~8 周。如有冠状动脉病变，延长用药时间，直至冠状动脉恢复正常。

（3）对 IVIG 治疗无效的患儿可考虑加用糖皮质激素。因其可加重血液高凝状态，故不宜单独应用。泼尼松 1~2 mg/（kg·d），热退后逐渐减量，至 2~4 周停用。病情严重者可静脉滴注泼尼松冲击治疗 3 天，再改为泼尼松口服。

考点 14-2 川崎病的药物治疗原则

2. 恢复期治疗

（1）抗血小板聚集：除阿司匹林外可加用双嘧达莫 3~5 mg/（kg·d），分 2~3 次口服。

（2）其他治疗：给予补充液体、护肝、纠正心律失常等对症支持治疗。发生心源性休克、心力衰竭及心律失常时应予相应治疗。对心肌梗死及血栓形成的患儿，应及时进行溶栓治疗，严重冠状动脉病变可进行冠状动脉旁路移植。

【预后】

绝大多数患儿病程呈自限性经过，预后良好，适当治疗可以逐渐康复。1%~2% 的患儿可再发。以往该病病死率为 1%~2%，现已下降至 0.5% 左右。无冠状动脉病变者，出院后 1、3、6 个月及 1~2 年进行一次全面检查（包括体格检查、心电图和超声心动图等）。有冠状动脉损害者更应密切随访，每 6~12 个月复诊一次。未经治疗的患儿 15%~30% 发生冠状动脉瘤，现在仍有 15% 的患儿发生冠状动脉病变。一般的冠状动脉瘤多于病后 2 年消失，但可致管腔增厚和弹性减弱，应长期随访。大的动脉瘤多不能恢复，预后不良。致死的主要原因为心肌梗死和冠状动脉瘤破裂。

第五节 风湿热

风湿热（rheumatic fever）是一种与 A 组乙型溶血性链球菌感染有关的自身免疫性疾病。其病变是全身结缔组织的非化脓性炎症，主要累及心脏和关节。主要表现为心肌炎、游走性关节炎、舞蹈病、环形红斑和皮下结节，常反复发作，其中以心脏非化脓性炎症最为常见和严重。多发年龄为学龄期，3 岁以下少见，无性别差异，一年四季均可发病，以冬春季多见。潮湿、寒冷地区、居住条件拥挤、社会经济状况差者发病率较高。目前风湿热的发病率已明显下降，病情明显减轻，但仍高于西方发达国家，尤其在我国农村和边远地区发病率仍然很高，是儿童后天获得性心脏病重要的病因之一，应值得重视。

【病因】

病因尚未完全阐明。目前认为是 A 组乙型溶血性链球菌感染引起咽峡炎后发生的晚期并发症，而皮肤和其他部位感染该菌不会发生风湿热。影响本病发生的因素有：①链球菌在咽峡部存在时间越长，发病机会越大；②特殊的致病菌株，如 M 血清型（甲组 1~48 型）和黏液样菌株；③遗传方面的因素，一些人群具有明显的易感性，在风湿热患者家庭中，其发病率较无风湿热史的家庭为高。

【发病机制】

目前研究认为风湿热的发病机制可能与 A 组乙型溶血性链球菌感染后引起的自身免疫反应有关。

1. 抗原同源性 链球菌的各种抗原分子结构与人体组织器官抗原存在同源性，如链球菌细胞壁外层蛋白质 M 蛋白和 M 相关蛋白、中层多糖中 N-乙酰葡糖胺和鼠李糖均与人体心肌和心瓣膜有共同抗原；细胞膜的脂蛋白与人心肌肌膜和丘脑下核、尾状核之间有共同抗原；荚膜由透明质酸组成，与人体关节、滑膜有共同抗原。

2. 自身免疫反应 A组乙型溶血性链球菌感染时，与链球菌抗原模拟的自身抗原与抗链球菌抗体形成循环免疫复合物沉积于人体关节滑膜、心肌、心瓣膜，激活补体成分，产生炎性病变，细胞免疫反应异常等。

3. 遗传背景 研究发现 HLA-B35、HLA-DR2、HLA-DR4 和淋巴细胞表面标记 D8/17[+] 等与发病有关，可能为多基因遗传病，但还应进一步进行多中心研究才能证实。

【病理】

病变累及全身结缔组织，各器官均可受累，以心脏、血管及浆膜等处改变最明显，基本病理改变为风湿小体，即 Aschoff 小体。病理过程分为渗出、增生和硬化 3 期。

1. 急性渗出期 早期出现，受累部位如心脏、关节和皮肤等结缔组织基质水肿、淋巴细胞和浆细胞浸润，心包纤维素渗出和关节腔内浆液性渗出。本期持续约 1 个月。

2. 增生期 病变主要局限于心肌和心内膜，形成本病特征性的风湿小体。此外，风湿小体还可分布于肌肉及结缔组织，好发部位为关节处皮下组织和腱鞘，形成皮下小节。本期持续 3~4 个月。

3. 硬化期 风湿小体变性及坏死，出现纤维组织增生和瘢痕形成，使瓣膜增厚变形。二尖瓣最常受累，其次为主动脉瓣。此期持续 2~3 个月。

上述各期改变常同时存在。此外，大脑皮质、小脑、基底核可见散在非特异性细胞变性和小血管透明变性。

【临床表现】

多数患儿在发病前 1~3 周可有链球菌咽峡炎病史。临床表现轻重不一，差异较大，取决于疾病侵犯部位和程度。咽部症状一般在 4 天左右消失，以后患儿无不适，1~3 周后开始发病。多数为急性起病，部分呈隐匿性进程。

主要表现为心肌炎、关节炎、舞蹈病、皮下结节和环形红斑，这些表现可单独出现或合并出现。发热和关节炎是最常见的主诉，皮肤和皮下组织表现不常见。活动期如未经治疗，一次发作病程一般不超过 6 个月。不进行预防的患者可反复周期性发作。

1. 一般症状 病初患儿出现精神不振、疲倦、食欲缺乏、面色苍白、多汗、关节痛或腹痛等，急性起病者体温在 38~40 ℃，热型不规则，1~2 周后转为低热。隐匿起病者可为低热或无热。个别有肺炎和胸膜炎。

2. 心肌炎 有 40%~50% 的风湿热患者病情累及心脏，这是风湿热唯一的持续性器官损害。年龄越小，心脏受累越多，以心肌炎及心内膜炎多见，亦可发生全心炎（同时累及心肌、心内膜和心包膜）。风湿性心脏瓣膜病患儿伴有心力衰竭者，提示有活动性心脏炎症存在。

（1）心肌炎：几乎所有患儿的心肌均有不同程度病变，轻者仅有心率轻度加快或心电图短暂轻微变化，重者呈弥漫性心肌炎。心肌受累可出现下列表现：①心脏不同程度扩大；心率加快（与体温升高不成比例，入睡后心率仍增快），心律不齐，心音减弱，心尖部第一心音低钝，可有奔马律；心尖部可闻及轻度收缩期吹风样杂音（心肌炎时左心室扩大致二尖瓣相对关闭不全或狭窄）；②心电图显示 P-R 间期延长及 ST 段下移，T 波低平、双向或倒置，可有不同程度的心律失常；③X 线检查心脏扩大，搏动减弱。

（2）心内膜炎：心肌受累者几乎都存在心内膜炎。以二尖瓣最常受累，主动脉瓣次之。心尖部听到 Ⅱ~Ⅵ级吹风样全收缩期杂音，向腋下传导，提示二尖瓣关闭不全。病程早期在二尖瓣区听到杂音应以心肌炎来解释，因为导致二尖瓣器质性关闭不全或狭窄分别需要半年或 2 年时间。多次复发可造成心脏瓣膜永久性瘢痕形成，导致风湿性心脏瓣膜病。但在主动脉瓣听诊区听到舒张期杂音有重要病理意义，说明主动脉瓣已发生器质性关闭不全。超声心动图检查能更敏感地发现临床听诊无异常的隐匿性心瓣膜炎。

（3）心包炎：重症患儿可出现心包炎，多与心肌炎及心内膜炎同时存在，提示心肌炎严重，易发生心力衰竭。积液量少时，可仅有心前区疼痛，在心底部或胸骨左缘可闻及心包摩擦音。大量积液时可表现为：①明显呼吸困难或端坐呼吸，心浊音界扩大、心音遥远、肝大、颈静脉怒张等心包填塞症状；②心电图示低电压，早期 ST 段上升，以后 T 波倒置，ST 段下降；③超声心动图可确诊少量心包积液；④ X 线检查心影搏动减弱或消失，心影向两侧扩大，呈"烧瓶形"。卧位时心腰部增宽，立位时心腰部阴影又变窄，以此与心脏扩大相鉴别。

3. 关节炎　占风湿热患儿的 50%～60%。特点为游走性及多发性关节炎，以膝、踝、腕、肘等大关节为主，小关节偶可受累；局部出现红、肿、热、痛及功能障碍。每个受累关节持续数日自行缓解，功能恢复，不留畸形。但关节炎此起彼伏，可延续 3～4 周。近年来关节红肿剧痛已极少见，有典型关节炎者，多数不发生心肌炎和舞蹈病，而关节痛者常常发生心肌炎。因此，关节痛在诊断上有重要意义。

4. 舞蹈病　占风湿热患儿的 3%～10%。好发于 8～12 岁，女性多于男性，青春期后则大为减少。起病缓慢，累及锥体外系，其特征为面部和四肢肌肉不自主、不协调和无目的地快速运动。如伸舌歪嘴、挤眉弄眼、耸肩缩颈、语言和书写障碍、细微动作不协调等，在兴奋或注意力集中时加剧，入睡后消失，常伴肌无力和情绪不稳定。可单独出现或与其他症状同时并存，但多在其他症状出现后数周或数月出现，如风湿热其他症状较轻，舞蹈病可能为首发症状。病程呈自限性，一般持续 1～3 个月，个别病例在 1～2 年内反复发作。

5. 皮下结节　见于 2%～16% 的风湿热患儿，常与心肌炎并存，为风湿活动的标志之一。皮下结节为直径 0.1～2.0 cm 的圆形小结，隆起于皮肤，与皮肤无粘连，可活动，无压痛。常见于肘、腕、膝、踝等关节伸侧或枕部、前额、脊椎突起、肌腱附着处。起病数周后出现，经 2～4 周自然消失。皮下小结常与心肌炎并存，常在起病后数周出现，为风湿活动的显著标志。

6. 环形红斑　见于 6%～25% 的风湿热患儿。多见于躯干部及四肢屈侧，呈环形或半环形，边缘稍隆起，色淡红或暗红，无痛感及痒感，环内皮肤颜色正常。红斑出现迅速，多于数小时或 1～2 天内消失，不遗留脱屑及色素沉着，呈一过性或时隐时现，可反复出现。

【辅助检查】

1. 链球菌感染的证据　①抗链球菌溶血素 O：链球菌感染后 2 周左右，抗链球菌溶血素 O（ASO）滴度逐渐增高，4～6 周达高峰，8～10 周逐渐恢复正常。75%～80% 的风湿热患者 ASO 阳性，20% 的患者 ASO 不升高；②其他抗链球菌抗体：如血清抗链激酶（ASK）、抗 DNA 酶 -B 和抗透明质酸酶（AH）等滴度增加也说明近期有链球菌感染，这些抗体在链球菌感染 1 周后升高，可维持数月；③咽拭子培养：20%～25% 可发现 A 组乙型溶血性链球菌。

2. 急性期反应物增高指标　血沉增快、C 反应蛋白阳性、α_2 球蛋白和黏蛋白增高等。但仅能反映疾病活动情况，对诊断本病并无特异性。

3. 超声心动图检查　确诊有无心包积液和心内膜炎、心脏瓣膜损害，并可判断房室肥大、左室收缩和舒张功能。

4. 免疫异常指标　①非特异性免疫：IgG、IgA、补体 C3 增高；②特异性免疫：抗心肌抗体（AHRA）、抗 A 组链球菌壁多糖抗体（ASP）阳性提示风湿性心肌炎存在。

【诊断】

由于缺乏特殊诊断方法，风湿热主要依靠综合临床表现进行诊断。一般按照 1992 年修订的 Jones 风湿热诊断标准（表 14-3），结合病史、症状和实验室检查结果进行综合分析和诊断。诊断标准包括三个部分：主要表现、次要表现和链球菌感染证据。

1. 确定是否为风湿热

（1）诊断标准中任何两项主要表现，或一项主要表现加两项次要表现，并有近期链球菌感染依据者，可诊断本病。但须警惕的是，近年因风湿热不典型和轻症病例增多，应进行综合判断，必要时需追踪观察，以免误诊和漏诊。

（2）在有链球菌感染证据的前提下，存在以下三项之一者亦应考虑风湿热：①排除其他原因的舞蹈病；②无其他原因可解释的隐匿性心肌炎；③以往已确诊为风湿热，存在一项主要表现，或有发热和关节痛，或急性期反应物质增高，提示风湿热复发。

表 14-3　风湿热诊断标准

主要表现	次要表现	链球菌感染的证据
心肌炎	发热	抗链球菌抗体滴度升高或咽拭子培养 A 组乙型溶血性链球菌阳性或快速链球菌抗原试验阳性
多发性关节炎	关节痛	
舞蹈病	血沉增快	
环形红斑	CRP 阳性	
皮下结节	P-R 间期延长	

2. 明确发病类型　应特别了解是否存在心脏损害，以往有风湿热病史者是否有风湿热复发。有如下表现之一者可考虑心肌炎：①新出现的有意义杂音，如心尖部吹风样全收缩期杂音或舒张中期杂音；②心脏扩大；③心包炎；④心力衰竭。

3. 确定风湿有无活动性　以下三种情况提示风湿活动的持续存在：①体温不正常，体重不增加，运动耐量不恢复；②心律不正常，易有变化，脉搏快；③血沉快，C 反应蛋白不转阴，抗链球菌抗体滴度不下降或白细胞未恢复正常。

【鉴别诊断】

1. 与风湿性关节炎的鉴别

（1）幼年特发性关节炎：关节炎为非游走性，大、小关节（如掌指关节等）均可受累，以小关节为主。伴发心脏损害较少。后期有关节畸形，X 线显示关节面破坏，关节间隙变窄。部分患儿类风湿因子阳性。

（2）急性化脓性关节炎：大多为脓毒血症的局部表现，全身中毒症状重，好累及大关节，血培养阳性，常为金黄色葡萄球菌。

（3）急性白血病：除发热、骨关节疼痛外，有贫血、出血倾向，肝、脾及淋巴结肿大，周围血涂片可见幼稚细胞，骨髓检查可予鉴别。

2. 与风湿性心肌炎的鉴别

（1）感染性心内膜炎：多见于原有心脏瓣膜病、先天性心脏病的患儿，表现为进行性贫血，脾大，皮肤黏膜瘀点，杵状指或栓塞现象，血培养阳性。超声心动图可见瓣膜或心内膜有赘生物。

（2）病毒性心肌炎：较少发生心内膜炎，杂音不明显，较多出现期前收缩等心律失常，实验室检查可发现病毒感染的证据。

【治疗】

1. 一般治疗　急性期应卧床休息，卧床休息的时间取决于心脏受累程度和心功能状态。①如无心脏受累者，卧床休息 2 周，之后逐渐恢复活动，2 周后达正常活动水平；②心肌炎无心力衰竭者，绝对卧床休息 4 周，之后 4 周内逐渐恢复活动；③心肌炎伴心力衰竭者，严格卧床休息至少 8 周，之后 2~3 个月内逐渐增加活动，需 6 个月左右方可逐渐恢复正常活动。饮食宜少量多餐，富于营养和易于消化，有充血性心力衰竭者可适当限制盐和水分。

2.　消除链球菌感染　无论诊断风湿热时是否出现咽炎症状，都要采用青霉素进行抗菌治疗，彻底清除体内链球菌感染病灶。采用肌内注射青霉素 80 万单位，每日 2 次，持续 2~3 周。对青霉素过敏者改用其他有效抗生素（如红霉素）。

3.　抗风湿药物　无心肌炎者可用阿司匹林，有心肌炎时宜早用糖皮质激素。

（1）阿司匹林：80~100 mg/（kg·d），最大量≤3 g/d，分 3~4 次饭后口服，热退、症状消失、血沉正常后减至半量维持，疗程为 4~8 周。密切观察不良反应，如恶心、呕吐、消化道出血、酸碱失衡等。

（2）糖皮质激素：心肌炎伴心力衰竭时必须首选激素治疗。常用泼尼松 2 mg/（kg·d），最大量≤60 mg/d，分次口服，症状控制后逐渐减量，至 8~12 周停药。停药前 1~2 周加用阿司匹林，以防反跳现象。

4.　舞蹈病的治疗　主要采取对症及支持疗法。可用苯巴比妥、地西泮等镇静剂。

5.　心力衰竭的治疗　出现心力衰竭时应考虑心肌炎复发，及时给予糖皮质激素静脉滴注冲击治疗，如甲泼尼龙 10~30 mg/（kg·d），共 1~3 次。一般在用药后 2~3 天可控制心力衰竭，症状好转后改泼尼松口服。因心肌炎患者易发生洋地黄药物中毒，应慎用或不用洋地黄制剂，必要时给予利尿剂和扩血管药物等治疗。

【预后】

预后主要取决于心肌炎的程度、首次发作是否得到早期诊断、正确的抗风湿治疗和正规的抗链球菌治疗。首次发作即累及心脏者预后较差，反复发作并累及心脏伴充血性心力衰竭者预后不良。

【预防】

1.　初次发作的预防　由 A 组乙型溶血性链球菌引起的上呼吸道感染（如扁桃体炎、咽炎）是风湿热的诱因，故预防初次风湿热发作必须予以重视，并给予适当治疗。在确定链球菌感染之后即可采取青霉素治疗（如过敏可用红霉素替代），肌内注射青霉素 40 万 U，每日 2 次，共 10 天。

2.　预防复发　可采取下列措施：①用苄星青霉素（长效青霉素）120 万 U，每 3~4 周肌内注射 1 次，对青霉素过敏者改用红霉素治疗，每月口服 6~7 天。单纯关节炎者疗程为 5~8 年；有心肌炎者应延长至 10 年或至青春期后，风湿性心脏病患儿宜终身药物预防。②出现链球菌感染（猩红热、扁桃体炎）时应及早使用青霉素治疗，疗程为 2 周。③风湿热或风湿性心脏病患儿进行拔牙或其他手术时，术前、术后应用抗生素预防感染性心内膜炎。

第六节　过敏性紫癜

过敏性紫癜（anaphylactoid purpura，AP）又称亨 - 舒综合征（Henoch-Schonlein purpura，HSP），是一种主要侵犯皮肤及其他器官细小动脉和毛细血管的系统性血管炎。临床特点为血小板不减少性紫癜，常伴关节肿痛、腹痛、便血、血尿及蛋白尿等。本病多发生于 2~8 岁的儿童，男孩多于女孩。一年四季均有发病，以春秋季多见。

【病因】

病因尚不完全清楚。虽然食物（鱼、虾、蛋类、乳类等）、药物（水杨酸类、抗生素、磺胺类等）、微生物（细菌、病毒、寄生虫等）、花粉、蚊虫叮咬及疫苗接种等与过敏性紫癜有关，但均无确切证据，多数查不到明确的过敏原。

近年研究发现，部分患儿血清 ASO 滴度增高，提示该病发病前有 A 组溶血性链球菌感染；30% 的紫癜性肾炎患儿肾小球系膜有 A 组溶血性链球菌抗原沉积，表明 A 组溶血性链球菌可能是诱发过敏性紫癜的重要原因。

本病家族及同胞中可同时发病，或先后发病，表明该病有一定遗传倾向。

【发病机制】

发病机制尚未明确。目前的研究认为，过敏性紫癜的发病机制可能为：上述各种致敏因子，包括感染原和变应原作用于具有敏感素质的机体，引起机体异常的免疫应答，激发了 B 细胞克隆扩增，导致 IgA 介导的系统性血管炎。HSP 存在显著的免疫异常，突出表现为 B 细胞多克隆活化，是一种 IgA 介导的免疫复合物病。同时 HSP 存在 T 细胞异常，调节性 T 细胞减少，诱导 B 细胞产生抗体水平升高。

【病理】

主要病理变化为广泛的白细胞碎裂性小血管炎。以毛细血管为主，亦可累及小动脉和小静脉。血管壁可见胶原纤维肿胀和坏死，中性粒细胞浸润，周围散在核碎片；间质水肿，有浆液性及红细胞渗出。内皮细胞肿胀，可有血栓形成。病变主要累及皮肤、肾、关节及胃肠道。少数可累及肺、心、颅内血管。肾病变轻者为轻度系膜增生、微小病变、局灶性肾炎，病变严重时呈弥漫性肾小球肾炎伴新月体形成。荧光显微镜下可见部分患儿肾出现以 IgA 为主的免疫复合物沉积，但 HSP 和 IgA 肾病的病程全然不同，不似同一疾病。

【临床表现】

发病多急骤，常以皮肤紫癜为首发症状，部分病例以急性腹痛、关节疼痛或尿常规检查异常为首发症状。多数患儿发病前 1~3 周有上呼吸道感染史，可有不规则发热、乏力、食欲缺乏等非特异性表现。

1. 皮肤紫癜　皮疹具特征性，典型紫癜皮疹为本病特征，约半数患儿以首发症状出现。初为紫红色斑丘疹，高出皮肤，压之不褪色，呈对称分布，反复、分批出现，以四肢伸侧和臀部、下肢远端及踝关节周围较多，面部和躯干部少见。紫癜大小不等，可融合成片，数日后转为暗紫色，最后变为棕褐色而消退。皮损还可形成出血性水疱，甚至坏死、溃疡。有时伴有荨麻疹、多形性红斑、血管神经性水肿。重症紫癜可融合大疱伴出血性坏死。可反复发作，迁延数周或数月。

2. 消化道症状　约 2/3 的患儿出现反复的阵发性脐周或下腹部剧烈腹痛，也可波及腹部其他部位，位置不固定，压痛轻，无明显腹肌紧张和反跳痛。常伴呕吐，部分患儿出现血便，甚至呕血；极少数患儿可并发肠套叠、肠梗阻、肠穿孔。部分患儿腹痛发生在皮肤紫癜之前，易误诊为外科急腹症。

3. 肾症状　约 1/3 患儿有肾损害。一般于紫癜后 2~4 周发生，也可见于皮疹消退后或疾病静止期，少数以肾炎为首发症状。病情轻重不等，与肾外症状的严重程度无一致性关系，多数患儿出现血尿、蛋白尿或管型尿，伴血压增高及水肿，称为紫癜性肾炎；少数为肾病综合征表现。虽然大多数患儿可痊愈，但少数患儿的血尿、蛋白尿及高血压可持续很久，极少数甚至发展为慢性肾炎、肾衰竭。临床分型：①孤立性血尿型；②孤立性蛋白尿型；③血尿和蛋白尿型；④急性肾炎型；⑤肾病综合征型；⑥急进性肾炎型；⑦慢性肾炎型。

4. 关节症状　约 1/3 的患儿出现。大关节如膝、踝关节最常受累，也可累及腕、肘和手指等关节。表现为关节及关节周围肿胀、疼痛及触痛，伴活动受限。关节腔有积液，但一般无出血。关节病变常为一过性，一般消失较快，多在数日内消失而不留畸形等后遗症。

5. 其他症状　偶可发生颅内出血，导致昏迷、惊厥、失语、瘫痪。此外，还可出现结膜下出血、鼻出血、牙龈出血、睾丸出血、肺出血等。

【辅助检查】

无特异性实验室检查方法。以下仅有助于了解病程和并发症。

1. 血液检查　①白细胞总数正常或轻度升高，可伴嗜酸性粒细胞增高，血小板计数正常甚至升高；②出血时间、凝血时间及血块退缩试验等均正常；③血沉正常或增高；④约半数患儿在急性期血清 IgA、IgM 升高，补体 C3、C4 正常或升高；⑤抗核抗体和类风湿因子阴性。

2. 尿常规　肾受累时尿液检查有红细胞、蛋白、管型，重症有肉眼血尿。

3. 粪便潜血试验　部分患儿粪便潜血阳性。

4. 腹部 B 超检查　有利于早期诊断肠套叠。

5. 皮肤活检　有助于疑难病例的鉴别诊断。

【诊断和鉴别诊断】

根据本病特征性皮疹，诊断一般不难。皮肤症状典型者，如紫癜在大腿伸侧和臀部分批出现，对称分布，大小不等，即可诊断。皮疹不典型时要与败血症、亚急性细菌性心内膜炎等疾病鉴别。非典型病例，尤其在皮疹出现前出现其他系统症状时，容易误诊为其他疾病。需要与下列疾病相鉴别。

1. 特发性血小板减少性紫癜（ITP）　根据皮疹的形态、分布及血小板数量一般不难鉴别。ITP 皮疹多为散在的针尖大小的皮内或皮下出血点、瘀斑和紫癜，分布不均，以四肢和易于碰撞的部位多见，不高出皮面；无血管神经性水肿；血小板计数明显减少。

2. 肾疾病　以肾症状为主时需要与链球菌感染后肾炎、IgA 肾病鉴别。

3. 外科急腹症　在皮疹出现前表现为急性腹痛者，应与急性阑尾炎、肠套叠、肠梗阻等外科急腹症及肠系膜淋巴结炎鉴别。

4. 细菌感染　脑膜炎双球菌菌血症、败血症及亚急性细菌性心内膜炎均可出现紫癜性皮疹，紫癜的中心部位可有坏死。患儿一般情况危重，且血培养阳性。

【治疗】

目前尚无特效疗法，主要采取支持和对症治疗。

1. 一般疗法　急性期卧床休息，注意寻找和去除致病因素。注意补液量、营养及电解质平衡。消化道出血者若仅粪便潜血试验阳性，腹痛不重，可进流食；消化道出血明显者应禁食。饮食上建议从基本的淀粉类食物开始食用，适当限制异种蛋白质摄入。随着过敏状态逐渐解除，再逐一添加肉、蛋、鱼、虾等异种蛋白质，尽量避免异常免疫应答反应。

2. 对症治疗　有荨麻疹或血管神经性水肿时，应用抗组胺药物和钙剂；可用 H$_2$ 受体阻滞药，如西咪替丁 20~40 mg/（kg·d），分 2 次加入葡萄糖溶液中静脉滴注，1~2 周后改口服，15~20 mg/（kg·d），分 3 次服用，继续应用 1~2 周。腹痛时加用解痉药物，如山莨菪碱。若有明显感染，应予有效抗生素。

3. 抗凝治疗　本病可有纤维蛋白原沉积、血小板聚集及血管内凝血的表现，可给予阿司匹林 3~5 mg/（kg·d），每日一次口服；或双嘧达莫 3~5 mg/（kg·d），分次服用。紫癜性肾炎者必要时可给予肝素，每次 0.5~1 mg/kg，首日 3 次，次日 2 次，以后每日 1 次，连续 7 天。

4. 肾上腺糖皮质激素　急性期对腹痛和关节肿痛可予缓解，但不能预防肾损害的发生，亦不能影响预后，一般病例无须使用。出现下列情况时可考虑使用：①严重皮疹及关节、腹部症状较重者：泼尼松 1~2 mg/（kg·d），分次口服，或地塞米松、甲泼尼龙静脉滴注，症状缓解后停用，连续 7~10 天；②表现为肾病综合征者：可用泼尼松 1~2 mg/（kg·d），疗程不短于 8 周；③急进性肾炎：可用甲泼尼龙冲击治疗，剂量为每次 20~30 mg/kg，静脉滴注，每日一次，连续 3 次为一个疗程。激素治疗无效者，可使用免疫抑制剂，如环磷酰胺治疗。

5. 肾衰竭　可采用血浆置换及透析治疗。

6. 其他　可酌情考虑钙通道阻滞剂如硝苯地平［0.5~1.0 mg/（kg·d），分次服用］、中药（贞芪扶正冲剂、复方丹参片、银杏叶片等，口服 3~6 个月）等治疗。

【预后】

本病具有自限性，一般预后良好，部分可复发，复发间隔时间数周至数月不等，肾病变常较迁延。病程一般 1~2 周至 1~2 个月，少数可长达数月或 1 年以上。肾受损程度是决定预后的关键。轻度肾损害多能逐渐恢复，有新月体形成的肾小球肾炎患者，80% 以上于 1 年内发展为终末期肾炎，约 1% 的患儿发展为持续性肾疾病，0.1% 的患儿发展为肾衰竭。极个别患儿死于肠出血、肠套叠、肠坏死和颅内出血。

自测题

一、选择题

1. 下列哪项与特异性体液免疫关系最大
   A. B 淋巴细胞
   B. T 淋巴细胞
   C. 巨噬细胞
   D. 补体
   E. 干扰素
2. 下列哪项与特异性细胞免疫无关
   A. 胸腺
   B. T 细胞
   C. 干扰素
   D. 巨噬细胞
   E. 肿瘤坏死因子
3. 导致川崎病患儿猝死的主要原因是
   A. 肝炎
   B. 动脉瘤破裂
   C. 脑炎
   D. 心肌炎
   E. 心包炎
4. 导致风湿热的病原菌是
   A. 金黄色葡萄球菌
   B. 肺炎双球菌
   C. A 组乙型溶血性链球菌
   D. 流感杆菌
   E. 大肠埃希菌
5. 风湿性心包炎的特点,以下哪项是错误的
   A. 心前区疼痛,呼吸困难
   B. 早期可听到心包摩擦音
   C. 心音遥远少见
   D. 发病早期积液量增多
   E. X 线心脏搏动减弱
6. 患儿,女,5 岁。因发热 10 天不退,皮肤出现环形红斑,并伴有肘、膝关节游走性疼痛而入院。查抗 "O" >500 U,考虑为风湿热。治疗中给予青霉素静脉滴注,目的是
   A. 防止心脏病变
   B. 控制皮肤和关节症状
   C. 制止风湿的活动
   D. 清除链球菌感染病灶
   E. 防止感染加重
7. 过敏性紫癜哪种类型最常见
   A. 皮肤型
   B. 肾型
   C. 腹型
   D. 关节型
   E. 神经系统受累
8. 双下肢对称性紫癜伴荨麻疹者常见于
   A. 特发性血小板减少性紫癜
   B. 过敏性紫癜
   C. 再生障碍性贫血
   D. 血小板减少
   E. 激素性紫癜
9. 男孩,1 岁。发热 5 天。查体:T 39 ℃,眼结膜充血,口唇鲜红、干裂,舌呈草莓样,皮肤有浅红色斑丘疹,右颈淋巴结蚕豆大,双肺呼吸音粗,心率 130 次 / 分,腹软,肝、脾无肿大,指(趾)端少许膜状脱皮。实验室检查:血 WBC 19×10^9/L,N 0.72,L 0.28,Plt 420×10^9/L,ESR 120 mm/h。最可能的诊断为
   A. 猩红热
   B. 幼年类风湿关节炎
   C. 传染性单核细胞增多症
   D. 川崎病
   E. 金黄色葡萄球菌败血症

二、名词解释

1. 免疫缺陷病
2. 风湿热

三、问答题

1. 皮肤黏膜淋巴结综合征的诊断依据有哪些?
2. Jones 风湿热诊断标准的主要表现和次要表现有哪些?

（刘　菲）

第十五章

第十五章数字资源

感染性疾病

🎓 思维导图

传染性疾病

- **麻疹** — 由麻疹病毒引起的一种急性呼吸道传染性疾病，具有高度传染性，临床特点为发热、上呼吸道炎症、皮疹及疹退后遗留色素沉着伴糠麸样脱屑，可出现肺炎、喉炎等并发症

- **水痘** — 一种传染性极强的儿童期出疹性疾病，与带状疱疹为同一病毒所引起的两种不同表现的临床病症。其临床特点为全身皮肤黏膜分批出疹，斑疹、丘疹、疱疹和结痂可同时存在，皮疹呈向心性分布，全身症状轻微

- **腮腺炎** — 腮腺炎病毒引起的急性呼吸道传染病。常见于学龄儿童和青少年。临床主要特征为腮腺的非化脓性肿痛，可伴有脑膜脑炎、胰腺炎、睾丸炎等

- **手足口病** — 由肠道病毒（主要为柯萨奇病毒 A16 型和肠道病毒 71 型）感染引起的一种儿童传染性疾病。临床特征为手、足、口腔等部位出现疱疹，可有发热，少数患儿引起心肌炎、肺水肿、脑膜脑炎等并发症

- **中毒性菌痢** — 急性细菌性痢疾的危重型。起病急骤，突然高热，反复惊厥，嗜睡，迅速发生休克、昏迷。多见于 2～7 岁儿童，病死率高，必须积极抢救

- **结核病**
  - **原发性肺结核** — 小儿肺结核的主要类型，为结核分枝杆菌初次侵入肺部后发生的原发感染，包括原发复合征和支气管淋巴结结核
  - **结核性脑膜炎** — 简称结脑，是小儿结核病中最严重的类型。多见于 3 岁以内婴幼儿，约占 60%。若诊断不及时和治疗不当，病死率高，后遗症多，故早期诊断和合理治疗是改善本病预后的关键

- **传染性单核细胞增多症** — 由 EB 病毒（Epstein-Barr virus，EBV）感染所引起的一种急性单核吞噬细胞系统增生性疾病，病程常具自限性。临床上主要以不规则发热、咽痛，肝、脾、淋巴结大，外周血液中淋巴细胞显著增多，并出现异常淋巴细胞等为特征。多侵犯儿童和青少年

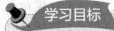 **学习目标**

通过本章学习，学生应能够：

识记：

说出麻疹、水痘、腮腺炎、手足口病、细菌性痢疾、结核病和寄生虫病的定义和流行病学特点；列举麻疹、水痘、腮腺炎、手足口病、细菌性痢疾、结核病和寄生虫病的临床表现。

理解：

解释上述疾病的发病机制和病因；分析上述疾病的各项实验室检查指标的临床意义。

运用：

能将上述疾病与其他类似疾病相鉴别；正确制订上述疾病的临床治疗方案。

运用所学知识正确防治传染病，树立"未病先防，既病防变"理念。

第一节 麻 疹

案例导入

患儿，女，6个月余。因"发现皮疹1天，发热4天"就诊。1天前患儿无明显诱因于耳后、头面部、颈部出现皮疹，迅速蔓延至全身。患儿约1周前有上呼吸道感染史，约4天前出现发热，最高39.5℃，口服"美林"(布洛芬混悬剂)后体温可暂时下降，伴咳嗽、打喷嚏、结膜充血、吐奶等症状。

患儿足月顺产，出生时无异常。出生后予母乳喂养，目前已添加辅食。因近期感冒，推迟接种疫苗。起病以来食欲下降，精神差。

体检：T 39.3 ℃，R 48次/分，P 142次/分，听诊右下肺有少量散在湿啰音。患儿前囟稍凹陷，全身皮肤黏膜干燥，全身红色斑丘疹，部分融合成片，疹间可见正常皮肤。身长66 cm，体重5.8 kg。

门诊检查：WBC 8×10⁹/L，其中L 64%。

思考：

1. 该患儿的初步诊断是什么？诊断依据是什么？

2. 治疗原则是什么？

麻疹（measles）是由麻疹病毒引起的一种急性呼吸道传染性疾病，具有高度传染性，临床特点为发热、上呼吸道炎症、皮疹及疹退后遗留色素沉着伴糠麸样脱屑，可出现肺炎、喉炎等并发症。

【病原学】

麻疹病毒系RNA病毒，属副黏病毒科麻疹病毒属。麻疹病毒仅有一种血清型，抗原性稳定。在外界生存力弱，耐低温，不耐热，对紫外线和消毒剂均敏感，在室内可存活32 h，但在流通的空气或阳光下半小时即失去活力。耐寒冷及干燥，于0℃可存活1个月。

【流行病学】

麻疹全年可见，以冬春季节发病为多，6个月~5岁小儿最多见。麻疹患者是唯一的传染源，潜伏期末至出疹后 5 天（有并发症者至出疹后 10 天）内均具有传染性，患者的结膜和呼吸道分泌物、尿液、血液中均有此病毒，主要通过呼吸道分泌物飞沫传播，亦可经直接接触传播。人群普遍易感。麻疹的传染性极强，易感者（未患过麻疹又未接种麻疹疫苗者）接触后90% 以上均发病。自广泛应用麻疹减毒活疫苗以来，麻疹周期性流行已得到控制，发病率和死亡率显著下降，只有一些散发病例及小范围的流行。

【发病机制】

麻疹病毒通过鼻咽部侵入人体，在呼吸道黏膜上皮细胞内及局部淋巴组织内繁殖，同时少量的病毒侵入血流，引起病毒血症，到达全身淋巴组织及肝、脾、肺、脑及骨髓等组织器官，并在这些部位大量复制，引起广泛损伤，进而出现一系列临床表现。此时病毒可出现在患儿全身组织，如呼吸道上皮细胞和淋巴组织及鼻咽分泌物、血、尿和体液中，故传染性极强。由于此时全身及局部免疫反应受到抑制，故部分患者常并发喉炎、支气管肺炎，或使原有的结核病恶化。营养不良或免疫功能缺陷的患儿，可发生重型麻疹或并发严重肺炎、脑炎等而导致死亡。

【病理】

感染部位形成多核巨细胞是麻疹的病理特征。患儿皮肤、鼻咽部、支气管和肠道黏膜及结膜病变部位毛细血管周围有严重渗出，广泛的单核细胞浸润、增生和形成多核巨细胞。真皮下毛细血管内皮细胞充血、水肿、增生形成皮疹；表皮细胞发生退行性变而形成脱屑；皮疹处红细胞裂解，使退疹后留有棕褐色色素沉着；颊黏膜下层的微小分泌腺炎症致浆液性渗出及内皮细胞增生而形成麻疹黏膜斑（Koplik 斑）。呼吸道病变最明显，可表现为鼻炎、咽喉炎、支气管炎及肺炎。肠道黏膜可有受累，严重时可并发脑炎。

【临床表现】

1. 典型麻疹

（1）潜伏期：一般为 6 ~ 18 天，平均 10 天左右。

（2）前驱期：指从发热至出疹，为 3 ~ 4 天。有类似上呼吸道感染的症状，如发热、流涕、咳嗽，有流泪、畏光、眼睑水肿、结合膜充血等结膜炎的表现。发热 2 ~ 3 天后，在口腔内下磨牙相对的颊黏膜上，可见多个直径约 1 mm 的灰白色小点，周围有红晕，可累及整个颊黏膜，称麻疹黏膜斑（Koplik 斑），为本病特征性表现，于出疹后逐渐消失。部分患者可有头痛、呕吐、腹泻等消化道症状。

（3）出疹期：多在发热后 3 ~ 4 天开始出现皮疹。皮疹从耳后、颈部、发际渐及面部，然后在 2 ~ 3 天内自上而下蔓延至躯干、四肢，最后到达手掌和足底。初为红色斑丘疹，疹间皮肤正常，继之转为暗红色，以后可融合成片。此期患儿全身中毒症状加重，体温可高达40 ~ 40.5 ℃，肺部可有湿啰音，X 线检查可见肺纹理增多。

（4）恢复期：出疹 3 ~ 4 天后，皮疹开始依出疹的先后顺序消退。体温开始下降，全身症状逐渐好转。疹退后皮肤留有棕褐色色素沉着并伴有糠麸样脱屑，7 ~ 10 天后消失。

2. 非典型麻疹

（1）轻型麻疹：多见于接种过麻疹疫苗或接受过免疫球蛋白注射者，或体内尚有母亲抗体的 6 个月以内婴儿。发热低，全身症状较轻，麻疹黏膜斑不明显，皮疹稀疏，病程 1 周左右，无并发症。

（2）重型麻疹：也称出血性或黑麻疹，多见于体质较差、免疫功能低下者。发热达 40 ℃以上，全身中毒症状重，伴惊厥、昏迷。皮疹常融合成片，可有出血性皮疹甚至瘀斑，可伴发鼻出血、消化道出血、血尿、血小板减少、DIC 等，常并发肺炎、喉炎、中耳炎、心肌炎或脑炎，死亡率高。

（3）异型麻疹：见于注射过麻疹减毒活疫苗者，病程中皮疹不典型或无皮疹，呼吸道症状可有可无、可轻可重，易漏诊，主要依据流行病学及实验室检查协助诊断。

【并发症】

1. 肺炎　是麻疹最常见的并发症，也是麻疹引起死亡的常见原因。多见于5岁以下小儿。麻疹病毒本身引起的间质性肺炎多不严重，主要是继发其他病原体感染，特别是继发金黄色葡萄球菌、流感嗜血杆菌、肺炎链球菌等细菌感染，易并发脓胸和脓气胸，临床症状重，若不及时治疗，预后差。

2. 喉炎　多见于2~3岁以下小儿，麻疹患儿常有轻度喉炎表现，随体温下降、皮疹消退而症状好转。如继发细菌感染，喉部组织明显水肿，可有声音嘶哑、犬吠样咳嗽，严重者出现吸气性呼吸困难及三凹征等喉梗阻表现，处理不及时可因窒息而死亡。

3. 心肌炎　多见于2岁以下并发肺炎的患儿。轻者仅有心音低钝、心率增快和一过性心电图改变，重者可出现心力衰竭，甚至心源性休克。

4. 结核病恶化　由于麻疹患儿免疫力受到暂时抑制，可使体内原有潜伏结核病灶活动并恶化，甚至引起粟粒性肺结核或结核性脑膜炎；也可使结核菌素试验呈现阴性反应。

5. 营养不良和维生素A缺乏症　由于病程中高热、食欲缺乏、护理不当，可造成营养不良和维生素缺乏。常见维生素A缺乏，可引起干眼症，角膜浑浊、软化，甚至穿孔导致失明。

6. 脑炎　多发生于出疹后的2~6天，其临床表现及脑脊液改变与其他病毒性脑炎相似。多数可恢复，重者可留有不同程度的智力低下、癫痫等神经系统后遗症。

7. 亚急性硬化性全脑炎　是麻疹远期并发症，罕见，多发生于麻疹后2~17年。表现为大脑功能的渐进性衰退，逐渐出现智力障碍、性格改变、运动不协调，最后因昏迷、强直性瘫痪而死亡。

【实验室检查】

1. 血常规　白细胞总数减少、淋巴细胞相对增多。若白细胞总数增高，尤其中性粒细胞增加，提示继发细菌感染；如淋巴细胞严重减少，常提示预后不良。

2. 血清学检查　测定血清特异性IgM和IgG，敏感性和特异性较好；IgM于病后5~20天最高；IgG恢复期较早期增高4倍以上有意义。

3. 病毒抗原检测　取患儿鼻咽部分泌物、血液及尿沉渣细胞，应用免疫荧光或免疫酶法检测麻疹病毒抗原，可做出早期诊断。

4. 病毒核酸检测　采用聚合酶链反应（PCR）检测麻疹病毒RNA，敏感性和特异性较高。

【诊断和鉴别诊断】

典型病例不难诊断。根据当地有麻疹流行、患儿有接触史、前驱上呼吸道卡他症状、口腔麻疹黏膜斑、发热和皮疹的关系、皮疹的形态、出疹顺序、疹退后的皮肤脱屑及色素沉着等特点即可诊断。非典型麻疹需实验室检查支持。

鉴别诊断包括小儿时期多种出疹性疾病，包括风疹、幼儿急疹、猩红热、水痘、手足口病等，鉴别要点见表15-1。

考点 15-1

出疹性疾病的鉴别诊断

【治疗】

无特异性治疗，主要为对症、支持治疗，加强护理，防止并发症。

1. 一般治疗　给予易消化且富有营养的食物，补充充足水分。保持皮肤、黏膜清洁。卧床休息，室内保持适当的温、湿度，有畏光症状时室内光线要柔和。适当补充维生素A。

2. 对症治疗　高热可用小量退热剂，出疹期避免急骤退热而使皮疹隐退。烦躁者镇静，剧咳时镇咳祛痰或超声雾化，体弱病重患儿可给予丙种球蛋白。维持水、电解质和酸碱平衡。

3. 抗病毒治疗　利巴韦林10~15 mg/（kg·d），静脉滴注、肌内注射或口服，视病情而定。

4. 并发症的治疗

表 15-1　小儿出疹性疾病的鉴别诊断

疾病	病原	全身症状及其他特征	皮疹特点	发热与皮疹关系
麻疹	麻疹病毒	呼吸道卡他性炎症，结膜炎，发热第 2~3 天口腔黏膜斑	红色斑丘疹，自头面部、颈、躯干、四肢依次出现，疹退后有色素沉着及细小脱屑	发热 3~4 天，出疹期体温更高
风疹	风疹病毒	全身症状轻，耳后、枕部淋巴结肿大并触痛	出疹顺序为面部、躯干、四肢，斑丘疹，疹间有正常皮肤，退疹后无色素沉着及脱屑	发热后半天至 1 天出疹
幼儿急疹	人疱疹病毒 6 型	一般情况好，高热时可有惊厥，后枕部淋巴结亦可肿大	红色斑丘疹，颈及躯干部多见，一天出齐，次日消退	高热 3~5 天，热退疹出
猩红热	乙型溶血性链球菌	高热，中毒症状重，咽峡炎，杨梅舌，口周苍白圈，扁桃体炎	皮肤弥漫充血，上有密集针尖大小丘疹，持续 3~5 天退疹，1 周后全身大片脱皮	发热 1~2 天出疹，出疹时高热
水痘	水痘-带状疱疹病毒	发热，不适，食欲缺乏，头痛，偶有轻度腹痛	首先出现于头皮、面部或躯干。最初为红色斑疹，继而为充满透明液体的水疱疹，继而疱内液体变浑浊，疱疹出现脐凹现象，最后结痂，皮疹有向心性分布和多种皮疹共存现象	轻中度发热，持续 2~4 天
手足口病	柯萨奇病毒 A16 型和肠道病毒 71 型	发热，咽痛，流涕流涎，食欲缺乏或拒食，腹泻	红色丘疹，疱疹，斑丘疹，结痂，溃疡。首先出现口腔疱疹，继而形成小溃疡；1~2 日后出现手足斑丘疹，很快变为疱疹，2~3 日后结痂，脱落后不留斑痕，无色素沉着；手掌及足底不结痂	手足皮疹和发热持续 2~3 日即消退，口腔病变常持续 1 周以上
药物疹		原发病症状	皮疹痒，与用药有关，可有斑丘疹、疱疹、荨麻疹、猩红热样皮疹等	出疹与用药有关，停药后皮疹消失

（1）继发细菌感染可给抗生素。

（2）并发喉炎时，可给予抗生素、肾上腺皮质激素。依病情给予雾化吸入、吸氧、镇静，重度喉梗阻致呼吸困难者，及时做气管切开，以免窒息死亡。

（3）并发肺炎者，根据致病菌选用抗生素，控制感染。

（4）对结核病恶化者，应尽早明确诊断，积极抗结核治疗。

【预防】

1. 控制传染源　隔离患者至出疹后 5 天，并发肺炎者延长至出疹后 10 天，接触麻疹的易感者应检疫观察 3 周。

2. 切断传播途径　患者房间通风，住所、衣物按规定消毒。易感儿在流行季节尽量少去公共场所。

3. 保护易感人群

（1）主动免疫：预防接种是最有效的措施。出生后 8 个月为麻疹疫苗的初种年龄，7 岁应复种，易感者若在接触患者 2 天内接种疫苗，仍有可能预防麻疹发生或减轻病情。

（2）被动免疫：在接触麻疹后 5 天内给予免疫球蛋白 0.25 ml/kg 可预防发病。如果使用量不足或接触麻疹 5 天以后使用，仅可以减轻症状。被动免疫能维持 3~8 周，以后应采取主动免疫。

第二节　水　痘

水痘（chickenpox，varicella）是一种传染性极强的儿童期出疹性疾病，与带状疱疹为同一病毒所引起的两种不同表现的临床病症。水痘为原发感染，经过飞沫和接触传播，感染后可获得持久的免疫力。其临床特点为全身皮肤黏膜分批出疹，斑疹、丘疹、疱疹和结痂可同时存在，皮疹呈向心性分布，全身症状轻微。

【病原学】

病原体为水痘-带状疱疹病毒（VZV），属于疱疹病毒科 α 亚型，系 DNA 病毒，具有潜伏-活化特性，在体外生活能力很弱，人是唯一宿主。不能在痂皮中存活，对热、酸敏感，易被乙醚等有机溶剂灭活。

【流行病学】

传染源主要为水痘患儿，少数为带状疱疹患者。主要通过空气飞沫经呼吸道传播，接触患者疱疹浆液亦可传播。人群普遍易感，以 2~6 岁小儿多见。多发生在冬末初春季节。出疹前 1~2 天至疱疹结痂 7~8 天均具有传染性。

【发病机制】

病毒经口、鼻侵入人体，首先在呼吸道黏膜细胞内增殖，2~3 天后进入血液，产生第一次病毒血症，引起皮肤黏膜损害而发病。如机体免疫系统不能清除病毒，病毒进入单核吞噬细胞系统内再次增殖后入血，引起第二次病毒血症，并全身扩散，累及肺、肝、脑、胃肠、肾等器官。

【病理】

皮肤真皮毛细血管内皮细胞肿胀。皮肤棘细胞层肿胀变性、裂解，并有组织液渗出而形成水疱疹，内含有大量病毒。病情严重者，病变可波及全身多脏器，受累器官有充血、水肿、局灶性坏死、出血等。并发脑炎者，可有脑水肿、血管周围的神经脱髓鞘改变。

【临床表现】

1. 潜伏期　10~21 天，一般 2 周左右。

2. 典型水痘　出疹前 1~2 天可有低热、头痛、全身不适、食欲缺乏等前驱症状。皮疹首先出现于头面部、躯干部，并逐渐增多，最后达四肢。皮疹在头面部、躯干部分布较多，四肢较少，呈向心性分布，可持续 3~5 天。开始为红色斑疹或斑丘疹，迅速发展为清亮小水疱，周围有红晕，伴痒感，24 h 后水疱变浑浊，并且中间凹陷，2~3 天结痂。疾病高峰期，丘疹、新旧水疱和结痂各期皮疹同时存在，此为水痘的重要特征。黏膜皮疹可出现在口腔、结膜、生殖器等处，易破溃形成溃疡。

3. 非典型水痘

（1）重症水痘（出血性、进行性和播散性水痘）：多发生在免疫功能低下的患儿，如免疫缺陷者、肿瘤患者、肾上腺皮质激素及免疫抑制剂使用者。全身中毒症状重，持续高热，易并发心肌炎、脑炎、肺炎等，死亡率高。出血性水痘可见瘀斑、瘀点，疱疹内有血性渗出；进行性水痘病程长达 2 周以上；播散性水痘皮疹密集，遍及全身。

（2）新生儿水痘：孕妇在产前 4 天以内患水痘，其新生儿出生后 5~10 天发病，易形成播散性水痘，病死率为 25%~30%。

水痘的典型临床表现

【并发症】

1. 细菌感染　最常见，如脓疱疮、蜂窝织炎等。

2. 神经系统疾病　可见水痘脑炎、横贯性脊髓炎、周围神经炎、Reye 综合征。

3. 其他　心肌炎、肺炎、肝炎、肾炎、关节炎等。

【辅助检查】

1. 血常规 白细胞计数正常或偏低，分类以淋巴细胞为主。

2. 新鲜水疱基底组织或疱液 瑞氏染色找到多核巨细胞和核内包涵体可快速诊断。

（1）血清学检验：血清水痘 - 带状疱疹病毒 IgM 阳性，有助于诊断；急性期、恢复期双份血清抗体 IgG 滴度增高 4 倍以上可回顾性诊断。

（2）病毒分离：水痘疱液接种人胎羊膜组织培养可分离出病毒，但阳性率不高，对诊断帮助不大。

【诊断和鉴别诊断】

根据流行病学资料、水痘接触史、典型皮疹的特点，易诊断。对非典型病例可依靠实验室检查。需与引起疱疹的其他疾病相鉴别。

1. 丘疹性荨麻疹 为梭形水肿性红色丘疹，中心有针尖样丘疱疹或水疱，甚痒，无结痂。分布于四肢或躯干，不累及头面部和黏膜。

2. 脓疱疮 初为疱疹，其后为脓疱，再结痂，黏膜处无皮疹。

3. 手足口病 皮疹分布于手足，为斑丘疹和疱疹，无结痂，口腔中见疱疹和溃疡。

【治疗】

水痘系自限性疾病，以对症治疗为主。禁用肾上腺皮质激素。

1. 对症治疗 应加强患儿护理，保持皮肤和手指清洁，避免抓破疱疹继发细菌感染。皮肤瘙痒者可给予炉甘石洗剂。

2. 抗病毒治疗 首选阿昔洛韦，尽早使用，每次口服 20 mg/kg，每日 4 次。对严重病例或内脏播散性水痘需静脉给药，每次 10～20 mg/kg，每 8 h 一次。也可用干扰素、更昔洛韦、阿糖胞苷。外用阿昔洛韦乳膏搽皮疹处。

3. 并发症的治疗 继发肺炎、皮肤感染者可给予抗生素。并发脑炎应给予相应的处理。重症水痘及严重并发症可给予静脉用丙种球蛋白。

【预防】

控制传染源，隔离患者至皮疹全部结痂为止。对密切接触者应检疫 3 周。水痘减毒活疫苗可有效预防易感者发生水痘。对大剂量使用激素、免疫受损、恶性病患者和易感孕妇以及患水痘母亲的新生儿，可在接触水痘 72 h 内，肌内注射水痘 - 带状疱疹免疫球蛋白（VZIG），剂量 125～625 U/kg，可起到有效预防作用。

第三节 流行性腮腺炎

流行性腮腺炎（epidemic parotitis）是腮腺炎病毒引起的急性呼吸道传染病。常见于学龄儿童和青少年。临床主要特征为腮腺的非化脓性肿痛，可伴有脑膜脑炎、胰腺炎、睾丸炎等。

【病原学】

腮腺炎病毒属副黏液病毒，为 RNA 病毒，只有一个血清型。对物理和化学因素敏感，甲酚、甲醛可在数分钟内将其灭活。紫外线照射可将其杀灭。若将其加热至 55～60 ℃，20 min 即可使其失去活力。该病毒对腺体和神经系统有高度亲和力，可侵犯各种腺体和神经系统，人是该病毒的唯一宿主。

【流行病学】

腮腺炎患者及健康带病毒者是主要传染源。一般腮腺肿大前 6 天至发病后 5 天或更长时间内均可排出病毒。主要经呼吸道传播，亦可经直接接触被唾液污染的玩具、食具而感染。人群普遍易感，常见于学龄儿童和青少年。全年均可发病，以冬春季节多见。

【发病机制和病理】

病毒经口、鼻侵入机体后，在呼吸道黏膜上皮细胞内繁殖，引起局部的炎症和免疫反应。病毒进入血液循环，到达腮腺和其他器官，进一步繁殖后再次入血，随血流播散至其他腺体和中枢神经系统。

特征性的病理改变是受累腺体的非化脓性炎症。腮腺间质水肿、点状出血、淋巴细胞浸润，腺细胞肿胀、坏死等，腺管上皮细胞肿胀，坏死组织和炎性渗出物充满管腔使其堵塞，腺体分泌物排出受阻，唾液淀粉酶经淋巴系统进入血液，致使血和尿中的淀粉酶增高。

【临床表现】

潜伏期2~3周。前驱期可有轻、中度发热和头痛、肌痛、乏力、食欲缺乏等轻微症状。腮腺肿大是本病最常见的首发症状，常一侧先肿大，2~3天后另一侧相继肿大，也可仅有单侧肿大。腮腺肿大特征是以耳垂为中心向周围弥漫性肿大，边界不清，表面发热但不红，局部触痛，张口或咀嚼酸硬食物时疼痛加剧，可同时伴有下颌下腺肿大，或仅有下颌下腺肿大而无腮腺肿大。常有腮腺导管口红肿，同侧咽及软腭肿胀，致扁桃体向中线移位。7~10天内腮腺肿胀可消退。

病程中可有不同程度的发热，随腮腺肿胀消退，体温渐降至正常，亦可没有发热。

【并发症】

1. 脑膜脑炎　较为常见，多发生在腮腺肿大的同时，亦可在腮腺肿大前或后发生。主要表现为发热、头痛、呕吐、脑膜刺激征阳性。脑脊液改变与其他病毒性脑炎类似，一般预后良好，1~2周内恢复。侵犯脑实质可引起嗜睡、昏迷等，重者留有神经系统后遗症，甚至死亡。

2. 睾丸炎　多见于青春期男性，常出现在腮腺肿大4~8天后，多侵犯一侧，偶有双侧受累。表现为睾丸的明显肿胀、疼痛，邻近皮肤及阴囊发红，伴有严重的全身反应，如高热、寒战、头痛、恶心等。亦可累及附睾。约30%的患儿发生睾丸萎缩，双侧萎缩可导致不育。

3. 卵巢炎　5%~7%的青春期女性患者可发生卵巢炎，有发热、呕吐、下腹痛及压痛。很少引起不孕。

4. 胰腺炎　多见于年长儿，常发生于腮腺肿大后3~7天。有发热、恶心、呕吐、上腹疼痛及压痛。因单纯腮腺炎亦可引起血、尿淀粉酶增高，故做血脂肪酶检查有助于诊断。B超提示胰腺肿大。

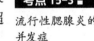
考点 15-3

流行性腮腺炎的并发症

5. 其他　少数亦可并发甲状腺炎、乳腺炎、心肌炎、肾炎、肝炎等疾病。

【辅助检查】

1. 血、尿淀粉酶　轻、中度增高，一般2周左右恢复正常。

2. 血清脂肪酶　升高有助于胰腺炎的诊断。

3. 血清学检验　检测血清中腮腺炎病毒特异性抗体IgM，可做早期快速诊断。

4. 病毒核酸检测　RT-PCR技术检测腮腺炎病毒RNA的敏感性很高。

5. 病毒分离　患儿的唾液、尿液、脑脊液或血液中可分离出病毒。

【诊断】

根据流行病学资料、腮腺肿痛等可做出临床诊断。对可疑病例依靠血清学检查、RT-PCR和病毒分离确诊。

【鉴别诊断】

流行性腮腺炎需与出现腮腺肿大的其他疾病相鉴别，如与化脓性腮腺炎，流感病毒、副流感病毒、巨细胞病毒等引起的腮腺炎，症状性腮腺肿大（白血病、淋巴瘤、干燥综合征）和腮腺导管结石等相鉴别。此外，需要与局部淋巴结炎相鉴别。

【治疗】

本病系自限性疾病，无特异性治疗。

1. 对症治疗　患儿应加强护理，注意口腔清洁，清淡饮食，避免酸性食物，补充水分和营养。高热者给予物理降温或退热剂。

2. 并发症的治疗　可给予利巴韦林 10～15 mg/（kg·d），静脉滴注，5～7 天。并发睾丸炎者，可将睾丸托起并冷敷，疼痛明显者可给予解热镇痛药。重症者可短期应用肾上腺皮质激素。并发胰腺炎、脑膜脑炎者按相应疾病处理。

【预防】

控制传染源，隔离患者至腮腺肿胀完全消退。对密切接触者应检疫 3 周。疫苗接种是保护易感者最主要的预防措施，可使用腮腺炎减毒活疫苗或麻疹-腮腺炎-风疹（MMR）三联疫苗。对易感者可给予腮腺炎高效价免疫球蛋白进行被动免疫。

第四节　手足口病

手足口病又称手足口综合征，是由肠道病毒（主要为柯萨奇病毒 A16 型和肠道病毒 71 型）感染引起的一种儿童传染性疾病。临床特征为手、足、口腔等部位出现疱疹，可有发热，少数患儿可有心肌炎、肺水肿、脑膜脑炎等并发症。

【流行病学】

本病全年可发病，多见于夏季，5 岁以内小儿易罹患，以 2 岁以内多见。传染源主要是患者及隐性感染者。主要通过粪-口途径传播，亦可经呼吸道飞沫途径、直接接触和间接接触而感染。人群普遍易感，感染后可获得免疫力。由于成人大多通过隐性感染获得相应抗体，故临床上以儿童患者为主。传染性强，尤其容易在托幼机构的儿童之间流行。

【病原及发病机制】

引起本病的肠道病毒有 20 多种，我国以柯萨奇病毒 A16 型（CoxA16）和肠道病毒 71 型（EV71）多见。肠道病毒属 RNA 病毒科，病毒颗粒极小。适合在湿热的环境中生存，耐酸、耐低温，对氧化剂、高温、干燥和紫外线都较敏感。高锰酸钾、漂白粉、甲醛、碘酊等能使其灭活。

病毒可侵犯人体不同器官，引起复杂多样的临床病症。病情轻重悬殊，但以轻型、隐性感染为多，极少数可引起肺水肿、心肌炎、脑膜炎等严重病情。

【临床表现】

潜伏期 2～10 天不等，平均 3～5 天。按临床病情轻重程度，分为普通病例和重症病例。

1. 普通病例　急性起病，发热，口腔黏膜出现散在疱疹，手、足和臀部出现斑丘疹、疱疹，疱疹周围可有炎性红晕，疱内液体较少，不痛、不痒、不结痂。可伴有咳嗽、流涕、食欲缺乏、头痛和呕吐等症状。部分病例无发热，或皮疹表现不典型，如单一部位皮疹或仅表现为斑丘疹。多在 1 周内痊愈，预后良好。

2. 重症病例　少数病例（尤其是小于 3 岁者）病情进展迅速，在发病 1～5 天出现脑膜炎、脑炎（以脑干脑炎最为凶险）、脑脊髓炎、神经源性肺水肿、肺出血、循环障碍等严重病情。可致死亡，存活病例可留有后遗症。

（1）神经系统表现：患儿持续高热，出现精神萎靡、嗜睡、易惊、头痛、呕吐、谵妄甚至昏迷，肢体抖动、肌阵挛、共济失调、眼球震颤、眼球运动障碍等，肌无力或急性弛缓性瘫痪、惊厥等，颈强直，腱反射减弱或消失，巴氏征等病理征阳性。

（2）呼吸系统表现：呼吸浅快、节律不整、呼吸困难，发绀，咳嗽加重，咳白色、粉红色或血性泡沫痰，肺部可闻及湿啰音或痰鸣音。

（3）循环系统表现：面色灰白，皮肤花纹，四肢发凉，出冷汗，指（趾）端发绀，毛细血管充盈时间延长；心率增快或减慢，脉搏浅速或减弱甚至消失；血压升高或下降。

【辅助检查】

1. 血常规　白细胞总数正常或偏低，病情危重者白细胞计数可明显升高。

2. 血生化检查　部分病例可有轻度谷丙转氨酶（ALT）、谷草转氨酶（AST）、肌酸激酶同工酶（CK-MB）升高，病情危重者可有肌钙蛋白（cTnI）、血糖升高。C反应蛋白（CRP）一般不升高。乳酸水平升高。

3. 病原学检查　咽拭子、疱液或粪便标本中肠道病毒特异性核酸阳性或分离出可引起手足口病的肠道病毒。

4. 血清学检查　急性期与恢复期血清CoxA16、EV71等肠道病毒中和抗体升高＞4倍。

5. 影像学检查

（1）胸部X线片：双肺纹理增多，网格状、斑片状阴影，部分病例以单侧为著。

（2）磁共振检查：神经系统受累时可见以脑干、脊髓灰质损害为主的异常改变。

6. 脑脊液检查　神经系统受累时外观清亮，压力增高，细胞计数增多（以单核细胞为主），蛋白正常或轻度增高，糖和氯化物正常。

【诊断】

1. 临床诊断、分类和分型参照《手足口病诊疗指南（2013）》。

2. 临床诊断病例

（1）在流行季节发病，常见于学龄前儿童，婴幼儿多见。

（2）发热伴手、足、口、臀部皮疹，部分病例可无发热。

极少数重症病例皮疹不典型，临床诊断困难，需结合病原学或血清学检查做出诊断。无皮疹病例，临床不宜诊断为手足口病。

3. 确诊病例　临床诊断病例具有下列之一者即可确诊。

（1）肠道病毒（CoxA16、EV71等）特异性核酸检测阳性。

（2）分离出肠道病毒，并鉴定为CoxA16、EV71或其他可引起手足口病的肠道病毒。

（3）急性期与恢复期血清CoxA16、EV71或其他可引起手足口病的肠道病毒中和抗体有4倍以上的升高。

4. 临床分类

（1）普通病例：手、足、口、臀部皮疹，伴或不伴发热。

（2）重症病例

1）重型：出现神经系统受累表现。如精神差、嗜睡、易惊、谵妄，头痛、呕吐，肢体抖动、肌阵挛、眼球震颤、共济失调、眼球运动障碍，无力或急性弛缓性瘫痪，惊厥。体征可见脑膜刺激征，腱反射减弱或消失。

2）危重型：出现下列情况之一者：①频繁抽搐、昏迷、脑疝；②呼吸困难、发绀、血性泡沫痰、肺部啰音等；③休克等循环功能不全表现。

（3）重症病例的早期识别：具有以下特征，尤其3岁以下的患儿，有可能在短期内发展为危重病例：①持续高热不退；②精神差、呕吐、易惊、肢体抖动、无力；③呼吸、心率增快；④末梢循环不良、四肢湿冷；⑤高血压；⑥外周血白细胞计数明显增高；⑦高血糖。

【鉴别诊断】

需与以下疾病鉴别：

1. 其他引起儿童出疹的疾病　如麻疹、风疹、猩红热等（见本章第一节）。

2. 其他病毒引起的脑膜炎或脑炎　根据流行病学资料，尽快留取标本进行肠道病毒病原学检查，结合病原学和血清学检查做出诊断。

3. 肺炎　重症手足口病可发生肺水肿，应与肺炎相鉴别。肺炎主要表现为发热、咳嗽、呼吸急促等呼吸道症状，一般无皮疹。

4. 暴发性心肌炎　有循环障碍的重症手足口病需与暴发性心肌炎鉴别。暴发性心肌炎多有严重心律失常、心源性休克、阿斯综合征等表现，一般无皮疹。可依据病原学和血清学检查进行鉴别。

5. 脊髓灰质炎　重症手足口病合并急性弛缓性瘫痪（AFP）时需与脊髓灰质炎鉴别。后者主要表现为双峰热，病程第 2 周退热前或退热过程中出现弛缓性瘫痪，病情多在热退后到达顶点，无皮疹。

考点 15-4

小儿手足口病的临床表现、实验室检查、临床诊断和鉴别诊断

【治疗】

治疗原则为对症支持治疗。严密观察，及早发现重症病例，以便尽早抢救。

1. 一般治疗　注意隔离，适当休息，清淡饮食，做好口腔及皮肤护理。高热期应多饮水，食物宜富营养、易消化，适当补充 B 族维生素、维生素 C 等。

2. 对症治疗　发热以物理降温为主，适当应用少量布洛芬、对乙酰氨基酚等退热药。针对呕吐、腹泻、咳嗽等进行相应治疗。

3. 抗病毒治疗　可用利巴韦林、阿昔洛韦等抗病毒药物，亦可用干扰素。

4. 重症病例　脑膜炎、脑炎、脑脊髓炎、神经源性肺水肿、肺出血、循环衰竭等采用相应抢救措施：

（1）如止惊、镇静、控制颅内高压、治疗呼吸及循环衰竭。

（2）酌情使用糖皮质激素，病情稳定后尽早减量或停用。

（3）酌情应用静脉注射免疫球蛋白，总量 2 g/kg，分 2 ~ 5 天给予。

【预防】

目前尚无安全有效的疫苗可预防柯萨奇病毒 A16 型、肠道病毒 71 型等肠道病毒感染。故应加强监测，做好疫情报告，早发现、早隔离、早诊断、早治疗，控制传染源。流行期间，尽量少到拥挤的公共场所。在有严重病例的流行地区，对有密切接触的体弱婴幼儿可注射丙种球蛋白。

第五节　中毒性细菌性痢疾

中毒性细菌性痢疾（toxic bacillary dysentery）简称中毒性菌痢，是急性细菌性痢疾的危重型。起病急骤，突然高热，反复惊厥，嗜睡，迅速发生休克、昏迷。多见于 2 ~ 7 岁儿童，病死率高，必须积极抢救。

【病原和发病机制】

病原是痢疾杆菌，属于肠杆菌的志贺菌属，分 A、B、C、D 四群（志贺菌、福氏菌、鲍氏菌、宋内菌）。我国以福氏志贺菌多见。

中毒性菌痢发病机制仍不十分清楚，可能与宿主特异体质对细菌毒素发生异常强烈的应激反应有关。痢疾志贺菌进入消化道到达结肠，黏附于结肠上皮细胞，侵入细胞内繁殖，并释放内毒素和外毒素。外毒素具有神经毒性、选择性细胞毒性和肠毒素活性。内毒素从肠壁吸收入血，引起发热、毒血症及急性微循环障碍。中毒型菌痢可发生脑水肿甚至脑疝，出现昏迷、抽搐及呼吸衰竭，是引起中毒型菌痢死亡的主要原因。

【病理】

中毒性细菌性痢疾肠道病变轻微，多见充血、水肿，但全身病变重，多脏器的微血管痉挛及通透性增加，突出的病理变化为大脑及脑干水肿，神经细胞变性及点状出血，肾小管上皮细胞变性坏死，部分病例肾上腺充血、皮质出血和萎缩。

【临床表现】

潜伏期为数小时至 2 天。起病急，发展快，高热时体温可 >40℃，迅速发生呼吸衰竭、休

克或昏迷，此时肠道症状多不明显，有的腹泻出现较晚，容易误诊。临床上根据其主要表现可分为4型：

1．休克型（皮肤内脏微循环障碍型）　主要表现为感染性休克。

2．脑型（脑微循环障碍型）　在24 h内出现反复惊厥，意识障碍加重，很快进入昏迷、频繁或持续惊厥，重者可发生脑疝合并呼吸衰竭。

3．肺型（肺微循环障碍型）　又称呼吸窘迫综合征，以肺微循环障碍为主，常在脑型或休克型基础上发展而来。病情危重，病死率高。

4．混合型　少见，兼有上述两型或三型表现，最为凶险，病死率很高。

【实验室检查】

1．粪便常规　病初可正常，然后出现脓血黏液便。镜检有成堆脓细胞、红细胞和吞噬细胞。

2．粪便培养　可有痢疾志贺菌生长。

3．外周血象　白细胞总数可增高至（10～20）×10⁹/L以上，中性粒细胞为主，当发生DIC时血小板明显减少。

4．免疫学检测　应用荧光物质标记的痢疾志贺菌特异性多价抗体检测粪便中的致病菌。

5．特异性核酸检测　核酸杂交或PCR技术直接检测粪便中的痢疾志贺菌核酸，具有灵敏度高、特异性强、快速简便等优点。

【诊断与鉴别诊断】

1．诊断　根据学龄前健壮儿童，夏秋季节，不洁饮食史，突起高热，伴反复惊厥、休克或脑病表现，应考虑中毒性菌痢。可用肛拭子或灌肠取粪便镜检，有大量脓细胞或红细胞可初步确诊。

2．鉴别诊断　本病应注意与下列疾病相鉴别。

（1）热性惊厥：多见于6个月～5岁小儿，常在体温升高时出现惊厥，抽搐时间短，止惊后一般情况良好，一次病程仅发生1～2次惊厥，粪便检查正常。

（2）流行性乙型脑炎（简称乙脑）：均可有高热、惊厥、意识障碍等症状，但乙脑有明显的季节性（7、8、9月），粪便检查正常，脑脊液检查多有改变。

考点 15-5

（3）肠炎、结肠炎：由其他细菌（如大肠埃希菌、葡萄球菌等）感染所致，亦可有发热、呕吐、腹泻及脓血便，严重时亦发生休克。细菌培养结果为主要鉴别依据。

细菌性中毒性痢疾的诊断与鉴别诊断

【治疗】

本病病情凶险，必须及时抢救。

1．降温止惊　可综合使用物理、药物降温或亚冬眠疗法。惊厥不止者，可用地西泮0.1～0.3 mg/kg静脉注射，每次最大剂量≤10 mg；或用水合氯醛40～60 mg/kg保留灌肠；或肌内注射苯巴比妥钠5～10 mg/kg。

2．感染性休克的治疗　出现感染性休克时，在积极控制感染的同时，采取以下措施：①扩充血容量，纠正酸中毒，维持水、电解质平衡；②改善微循环，在充分扩容的基础上应用血管活性药物以改善微循环。常用药物有东莨菪碱、酚妥拉明、多巴胺等。及早应用肾上腺皮质激素。

3．防治脑水肿和呼吸衰竭　保持呼吸道通畅，给氧。20%甘露醇降颅压，每次0.5～1 g/kg静脉注射，每6～8 h一次，可与利尿剂交替应用；可短期应用地塞米松。呼吸衰竭时及早使用呼吸机。

4．抗菌治疗　为迅速控制感染，应给予两种强力广谱抗生素静脉滴注。通常根据局部地区流行菌株药敏情况选用敏感的抗生素。因近年来对氨苄西林、庆大霉素等耐药的痢疾志贺菌株日益增多，故可选用阿米卡星、含有酶抑制剂的第三代头孢菌素及碳青霉烯类抗生素。

第六节　结　核　病

一、概述

结核病（tuberculosis）是由结核分枝杆菌引起的慢性感染性疾病。全身各个脏器均可受累，儿童以原发性肺结核最常见，亦可发生结核性脑膜炎、粟粒性肺结核等重症病例。

自从卡介苗普遍接种和抗结核药问世以来，其发病率明显降低，但由于耐药菌的产生、传染源管理不善和人类免疫缺陷病的流行，其发病率又有所回升。

【病原学】

结核分枝杆菌属于分枝杆菌属，具抗酸性，为需氧菌，革兰氏染色阳性，抗酸染色呈红色。分裂繁殖缓慢，在固体培养基上需 4～6 周才出现菌落。结核分枝杆菌可分为 4 型：人型、牛型、鸟型和鼠型。人型和牛型对人致病，而人型是人类结核病的主要病原体。此菌对外界抵抗力强，在干燥的痰中可存活 6～8 个月，但对紫外线和湿热敏感，日光照射数小时、湿热 65 ℃ 15 min 或煮沸即可杀灭结核分枝杆菌。

【流行病学】

1. 传染源　排菌的结核病患者。

2. 传播途径　主要通过飞沫及尘埃经呼吸道传播，也可通过饮用被牛型结核分枝杆菌污染的牛奶或被人型结核分枝杆菌污染的食物经消化道感染，还可经皮肤或胎盘而感染。

3. 易感者　人类对结核分枝杆菌普遍易感。但感染后不一定发病，是否发病与结核分枝杆菌的毒力及数量、机体对结核分枝杆菌的免疫力有关。婴幼儿由于细胞免疫系统不完善，是结核病的高危人群，患麻疹、百日咳及白血病等免疫功能受抑制或接受免疫抑制剂治疗者更易感染和发病。接种卡介苗可产生特异性免疫力，大大降低了小儿结核病的发病率和死亡率。

【发病机制】

机体感染结核分枝杆菌后，在致敏 T 淋巴细胞的介导下产生免疫力，同时也产生变态反应，这是同一细胞免疫过程的两种不同表现。

1. 细胞介导的免疫反应　巨噬细胞吞噬和消化结核分枝杆菌，将特异性抗原传递给辅助 T 淋巴细胞（CD4$^+$ 细胞），巨噬细胞分泌 IL-12，诱导 CD4$^+$ 细胞向 Th1 细胞分化，分泌和释放 IFN-γ，IFN-γ 增强细胞毒性 T 淋巴细胞和自然杀伤细胞的活性，溶解已吞噬结核分枝杆菌和受抗原作用的巨噬细胞。该免疫反应可杀灭结核分枝杆菌，但也可导致宿主细胞和组织破坏。当免疫反应不足以杀灭结核分枝杆菌时，结核分枝杆菌可通过巨噬细胞经淋巴管扩散到淋巴结。

2. 迟发型变态反应　是机体对结核分枝杆菌及产物的超常免疫反应，也是由 T 细胞介导的免疫反应，巨噬细胞为效应细胞。由于迟发型变态反应的作用，引起细胞坏死及干酪样改变，甚至形成空洞。机体感染结核分枝杆菌后可获得免疫力，90% 终身不发病；5% 因免疫力低下很快发病，即为原发性肺结核；另 5% 在以后机体免疫力降低时才发病，为继发性肺结核，是成人肺结核的主要类型。

此外，初次感染的结核分枝杆菌还可随初次菌血症到达其他脏器，并长期潜伏，成为肺外结核病的来源。

结核病的病理改变可有渗出、变性、坏死、增生等，也可有结核结节形成、干酪样坏死、钙化等多种改变。

【诊断】

结核病的诊断需结合病史、结核接触史、临床症状和体征、结核菌素试验、实验室检查、

X 线检查等方面综合考虑，诊断包括：①明确结核感染；②发现病灶；③确定其活动性，为治疗和预防提供依据。

1. 病史

（1）结核中毒症状：长期低热、轻咳、盗汗、乏力、食欲缺乏、消瘦等。

（2）结核病接触史：特别是密切接触的家庭成员中有开放性肺结核患者，对诊断有重要意义。

（3）卡介苗接种史：了解接种时间、次数及是否成功，仔细检查患儿上臂有无卡介苗接种后瘢痕。

（4）有无急性传染病史：特别是麻疹、百日咳等可使机体免疫功能暂时降低，易感染结核病或使体内潜伏的结核病灶恶化。

（5）结核过敏表现：如结节性红斑、疱疹性结膜炎等。

2. 结核菌素试验　感染结核分枝杆菌 4~8 周后可呈阳性反应，是判断结核感染的早期特异性诊断方法。

（1）试验方法：常用结核菌素纯蛋白衍化物（PPD），一般用 1:200 稀释液 0.1 ml（含 5 个单位结核菌素），于左前臂掌侧中下 1/3 交界处皮下注射，使之形成直径为 6~10 mm 的皮丘。48~72 h 后观测结果，测量局部硬结的纵、横径，根据其平均直径来判断反应强度。对有明显结核接触史或结核过敏现象（如疱疹性结膜炎、结节性红斑等）者，宜用 1 个单位结核菌素的 PPD 开始试验，以防局部的过度反应及可能的病灶反应。

（2）结果判断：48~72 h 后观测注射部位反应，一般以 72 h 结果为准。以硬结直径大小（取纵径、横径平均值）作为判断反应的依据（表 15-2）。

表 15-2　结核菌素试验结果判断

硬结平均直径	结果判断
≤5 mm	（－）阴性
5~9 mm	（＋）阳性
10~19 mm	（＋＋）中度阳性
≥20 mm	（＋＋＋）强阳性
除硬结外，还有水疱、破溃、淋巴管炎及双圈反应等	（＋＋＋＋）极强阳性反应

（3）临床意义

1）阳性反应：①接种卡介苗后；②年长儿无明显临床症状，仅呈一般阳性反应，表示曾感染过结核分枝杆菌，但不一定有活动病灶；③婴幼儿尤其是未接种卡介苗者，阳性反应多表示体内有新的结核病灶。年龄愈小，活动性结核病可能性愈大；④强阳性反应者，表示体内有活动性结核病；⑤由阴性反应转为阳性反应，或反应强度由原来小于 10 mm 增至大于 10 mm，且增幅超过 6 mm 时，表示新近有感染。接种卡介苗后结核菌素试验呈现阳性，与自然感染阳性反应的区别见表 15-3。

2）阴性反应：①未感染过结核；②结核迟发性变态反应前期（初次感染或接种卡介苗 4~8 周内）；③假阴性反应，由于机体免疫功能低下或受抑制所致，见于重症结核病（如粟粒性肺结核、干酪性肺炎、结核性脑膜炎等），急性传染病如麻疹、风疹等，体质极度衰弱者如重度营养不良；应用肾上腺皮质激素或免疫抑制剂治疗者；原发或继发免疫缺陷病患者等。④技术误差或所用试剂失效。

3. 实验室检查

（1）结核分枝杆菌检查：从痰、胃液、脑脊液、浆膜腔积液中找到结核分枝杆菌是确诊的

表 15-3　接种卡介苗与自然感染阳性反应的主要区别

	接种卡介苗后	自然感染
硬结直径	多为 5~9 mm	多为 10~15 mm
硬结颜色	浅红	深红
硬结质地	较软，边缘不整	较硬，边缘清楚
阳性持续时间	较短，2~3 天即消失	较长，可达 7~10 天以上
阳性反应变化	有较明显的逐年减弱倾向，一般于 3~5 年内逐渐消失	短时间内反应无减弱倾向，可持续若干年，甚至终身

重要依据。

（2）免疫学诊断及分子生物学诊断：酶联免疫吸附试验（ELISA）、酶联免疫电泳技术（ELIEP）、DNA 探针、聚合酶链反应（PCR）、DNA 探针杂交试验等方法检测特异性抗原抗体，为结核病的快速诊断提供了一定的方法。

（3）血沉：多增快，结合临床表现及 X 线检查可判断结核病的活动性。

4. 影像学诊断　胸部 X 线检查是诊断肺结核必需的方法，可早期发现结核病灶，还可对结核病灶的范围、性质、类型、活动或扩展情况、治疗效果进行判断。CT 检查有利于发现隐蔽区病灶。磁共振成像（MRI）检查目前主要用作鉴别诊断。

5. 其他辅助检查

（1）纤维支气管镜检查：有助于支气管内膜结核及支气管淋巴结结核的诊断。

（2）周围淋巴结穿刺液涂片检查：可发现特异性结核病变，如结核结节或干酪性坏死。

（3）肺穿刺活检或胸腔镜取肺活检：病理和病原学检查对特殊疑难病例的确诊有帮助。

【治疗】

1. 一般治疗　注意营养，选用富含蛋白质和维生素的食物。有结核中毒症状者应注意休息。居住环境应阳光充足，空气流通。避免感染其他传染病，如麻疹、百日咳等。

2. 抗结核治疗　治疗原则：①早期治疗；②联合用药；③适宜剂量；④规律用药；⑤坚持全程；⑥分段治疗。

目前常用的抗结核药物可分为杀菌剂和抑菌剂两类（表 15-4）。

（1）杀菌药物：①全杀菌药：如异烟肼（INH）和利福平（RFP）；②半杀菌药：如链霉素（SM）和吡嗪酰胺（PZA）。

（2）抑菌药物：常用者有乙胺丁醇（EMB）及乙硫异烟胺（ETH）。

表 15-4　小儿抗结核药物

药　物	药物剂量	给药途径	主要副作用
异烟肼（INH 或 H）	10 mg/kg（≤300 mg/d）	口服（可肌内注射、静脉滴注）	肝毒性、周围神经炎、过敏、皮疹和发热
利福平（RFP 或 R）	10 mg（≤450 mg/d）	口服	肝毒性、恶心、呕吐和流感样症状
链霉素（SM 或 S）	20~30 mg/kg（≤0.75 g/d）	肌内注射	第Ⅷ对脑神经损害、肾毒性、过敏、皮疹和发热
吡嗪酰胺（PZA 或 Z）	20~30 mg/kg（≤0.75 g/d）	口服	肝毒性、高尿酸血症、关节痛、过敏和发热
乙胺丁醇（EMB 或 E）	15~25 mg/kg	口服	皮疹、视神经炎
乙硫异烟胺（ETH）	10~15 mg/kg	口服	胃肠道反应、肝毒性、周围神经炎、过敏、皮疹、发热

（3）化疗方案

1）标准疗法：一般用于无明显自觉症状的原发性肺结核。每日服用 INH、RFP 和（或）EMB，疗程为 9～12 个月。

2）两阶段疗法：用于活动性原发性肺结核、急性粟粒性结核病及结核性脑膜炎。①强化治疗阶段：为关键阶段，联合应用 3～4 种杀菌药物，迅速杀灭敏感菌，防止或减少耐药菌株的产生；长程疗法，一般 3～4 个月；短程疗法，一般 2 个月。②巩固治疗阶段：2 种抗结核药联合应用，杀灭持续存在的细菌，以巩固疗效，防止复发。长程疗法时，此阶段可长达 12～18 个月；短程疗法时，一般为 4 个月。

3）直接督导下短程化疗（DOTS）：是 WHO 治愈结核患者的重要策略，为结核病现代疗法的重大进展。方案为：① 2HRZ/4HR（数字指月数，以下同）；② 2SHRZ/4HR；③ 2EHRZ/4HR 等。

【预防】

1. 控制传染源　早发现、早隔离、早治疗结核分枝杆菌涂片阳性患者，是预防小儿结核病的根本措施。

2. 普及卡介苗接种　卡介苗接种是预防小儿结核病的有效措施，是我国的计划免疫之一，要求在全国城乡普及新生儿卡介苗接种，并在 7 岁、12 岁时复种一次。

3. 预防性化疗　适应证：①密切接触家庭内开放性肺结核者；② 3 岁以下婴幼儿未接种卡介苗而结核菌素试验阳性者；③结核菌素试验新近由阴性转为阳性者；④结核菌素试验阳性伴结核中毒症状者；⑤结核菌素试验阳性，新患麻疹或百日咳小儿；⑥结核菌素试验阳性小儿需较长期使用糖皮质激素或其他免疫抑制剂者。方法为 INH 每日 10 mg/kg（≤300 mg/d），疗程为 6～9 个月，或 INH 每日 10 mg/kg（≤300 mg/d）联合 RFP 每日 10 mg/kg（≤300 mg/d），疗程 3 个月。

考点 15-6

结核病的诊断和治疗

二、原发性肺结核

原发性肺结核（primary pulmonary tuberculosis）是小儿肺结核的主要类型，为结核分枝杆菌初次侵入肺部后发生的原发感染，包括原发复合征和支气管淋巴结结核。

【病理】

结核分枝杆菌第一次经呼吸道侵入小儿体内，常在右肺上叶底部、下叶上部及靠近胸膜处形成原发灶。多为单个，有时也为 2 个或 2 个以上。病灶呈渗出性为主的局限性肺部炎症，继而出现增殖性结核结节，随后出现干酪性坏死，并逐渐形成纤维包膜，易波及胸膜。在原发灶的形成过程中，细菌经淋巴管到达肺门或纵隔淋巴结，引起淋巴管炎或淋巴结炎。

支气管淋巴结结核（亦称肺门淋巴结结核）是原发复合征的肺内原发病灶极小或已经吸收后，遗留的局部肿大的肺门淋巴结或纵隔淋巴结，实际上是同一疾病发展过程的两种表现。原发病灶吸收较快，预后一般较好，但其残留的淋巴结内病灶多为以后严重肺结核的根源，在婴儿期可能进展恶化。

【临床表现】

一般起病缓慢，症状轻重不一。轻者可无症状，或仅有低热、轻咳、食欲缺乏等。稍重者可有长期不规则低热、纳差、消瘦、疲乏、盗汗等结核中毒症状，多见于年长儿。重者多见于婴幼儿，可急性起病，突起高热可达 39～40 ℃，但一般情况尚好，与发热不相称，持续 2～3 周后转为低热，并伴结核中毒症状，干咳和轻度呼吸困难是最常见的症状。当支气管淋巴结明显肿大时，可产生一系列压迫症状，压迫气管分叉处可出现类似百日咳样痉挛性咳嗽；压迫支气管使其部分阻塞时可引起喘鸣；压迫喉返神经可致声嘶；压迫静脉可致胸部一侧或双侧静脉怒张。

　　肺部体征可不明显，与症状及肺内病变不一致，此为肺结核须引起警惕的特点。如原发病灶较大，叩诊呈浊音，听诊呼吸音减低或有少许干湿啰音。颈部淋巴结可有不同程度肿大，婴儿可伴肝、脾大。部分高度过敏状态小儿可出现眼疱疹性结膜炎、皮肤结节性红斑和多发性一过性关节炎。

【诊断与鉴别诊断】

　　结合结核中毒症状、卡介苗接种史、结核接触史、结核菌素试验及胸部 X 线片，可明确诊断。临床上应注意与支气管炎、肺炎、百日咳及恶性肿瘤鉴别。

【治疗】

　　一般治疗及治疗原则见总论。抗结核药物的应用如下：

　　1. 无明显症状的原发型肺结核　选用标准疗法，每日服用 INH、RFP 和（或）EMB，疗程为 9～12 个月。

　　2. 活动性原发性肺结核　宜采用直接督导下短程化疗（DOTS）。

【转归】

　　1. 吸收好转　原发性肺结核预后大多良好。病灶一般在治疗 3～6 个月后开始吸收，10～12 个月开始钙化，2 年内吸收痊愈或遗留钙化灶。

　　2. 形成潜伏灶　如未经合理治疗，病灶内的结核分枝杆菌可能长期生存，成为继发性结核病的潜伏灶。

　　3. 进展恶化　并发胸膜炎、阻塞性肺气肿或肺不张、淋巴结支气管瘘、原发型空洞、干酪性肺炎和急性血行播散性肺结核。

三、结核性脑膜炎

　　结核性脑膜炎（tuberculous meningitis）简称结脑，是小儿结核病中最严重的类型。常在结核原发感染 1 年以内发生，尤其在初染结核 3～6 个月最易发生结脑。多见于 3 岁以内婴幼儿，约占 60%。若诊断不及时和治疗不当，病死率高，后遗症多，故早期诊断和合理治疗是改善本病预后的关键。

【发病机制】

　　结核性脑膜炎常为全身性粟粒性结核病的一部分。由于婴幼儿中枢神经系统发育不成熟，血脑屏障功能不完善，结核分枝杆菌易通过血行播散而来，婴幼儿多为此途径。亦可由脑实质或脑膜的结核病灶破溃，结核分枝杆菌进入蛛网膜下隙及脑脊液中所致。偶见邻近器官（脊椎、颅骨或中耳与乳突）的结核灶直接蔓延侵犯脑膜。

【病理】

　　主要为结核渗出病变，脑膜弥漫充血、水肿、炎性渗出，形成许多结核结节。大量渗出物积聚在脑底，包围挤压而致脑神经损害，常见第Ⅶ、Ⅲ、Ⅳ、Ⅵ、Ⅱ对脑神经障碍的症状。脑部血管在早期主要为急性动脉炎，病程较长者，可见栓塞性动脉内膜炎，严重者可引起脑组织梗死、缺血、软化而致偏瘫。炎症可蔓延至脑实质、脊髓和神经根，引起相应病变。脑底部渗出物机化、粘连、堵塞，使脑脊液循环受阻，可导致脑积水。

【临床表现】

　　典型结脑起病多较缓慢。根据临床特征和病程大致可分为 3 期：

　　1. 早期（前驱期）　1～2 周，主要症状为患儿性格改变，如少言、懒动、易倦、烦躁、易怒等。同时伴有发热、纳差、盗汗、消瘦、呕吐等。年长儿可自诉头痛，婴儿则表现为蹙眉皱额，或凝视、嗜睡等。此时脑脊液已有改变。

　　2. 中期（脑膜刺激期）　1～2 周，出现：①颅内压增高：表现为剧烈头痛、喷射性呕吐、嗜睡或烦躁不安、惊厥等。②脑膜刺激征：颈强直，Kernig 征、Brudzinski 征阳性。婴儿可表现为前囟膨隆、颅缝裂开，脑膜刺激征可不明显。③脑神经和脑实质损害：最常见面神经、动眼神经和展神经瘫痪。脑实质损害多表现为肢体瘫痪、多动、失语、手足徐动或震颤等定向、运动或语言障碍，并可有感觉过敏。④烦躁与嗜睡交替出现，以后逐渐进入昏睡状态。结核中毒症状加重，低热、食欲缺乏、盗汗、消瘦更明显。

3. 晚期（昏迷期）1～3周，以上症状进一步加重，意识模糊，半昏迷，继而昏迷。频繁发作阵挛性或强直性惊厥。角弓反张或去大脑强直，弛张热，呼吸不整等明显的颅内高压表现，甚至出现脑疝而死亡。患儿极度消瘦，呈舟状腹。常伴有代谢性酸中毒、稀释性低钠血症、脑性失盐综合征、低钾血症等水、电解质代谢紊乱及酸碱平衡失调。

【辅助检查】

1. 结核菌素试验　阳性对诊断有帮助，但高达50%的患儿可呈假阴性反应。

2. X线检查　约85%结脑患儿胸片有结核病改变，且大部分为活动性病变，其中48%为血行播散性肺结核。胸片证明有血行播散性结核病对确诊结脑很有意义。

3. CT扫描　可见脑池密度增高、模糊、钙化、脑室扩大、脑水肿或早期局灶性梗死症。

4. 脑脊液检查　最有诊断意义。压力增高，外观无色透明或呈毛玻璃样，蛛网膜下腔阻塞时，可呈黄色。白细胞数多为（50～500）×10^6/L，分类以淋巴细胞为主，蛋白量增高，糖和氯化物均降低（为结脑的典型改变）。脑脊液静置12～24 h后可出现蜘蛛网状薄膜，取之涂片做抗酸染色或用直接荧光抗体法可检出结核分枝杆菌。

5. 聚合酶链反应（PCR）技术　在结脑患儿脑脊液中检测出结核分枝杆菌所特有的DNA。

【诊断及鉴别诊断】

早期诊断极为重要。根据患儿临床表现、卡介苗接种史、结核接触史、结核菌素试验、X线检查及脑脊液检查可作出诊断。头颅CT或MRI等对协助诊断和预后有帮助。应与以下疾病鉴别。

1. 化脓性脑膜炎（简称化脑）　婴儿急性起病者，易误诊为化脑。重要鉴别点是脑脊液检查，化脑脑脊液外观浑浊，细胞数多＞1000×10^6/L，分类以中性粒细胞为主，涂片或培养可找到致病菌，鉴别一般不难。但治疗不彻底的化脑脑脊液改变不典型，单凭脑脊液检查有时难与结脑鉴别，应结合病史、临床表现及其他检查综合分析。

2. 病毒性脑膜炎　起病较急，早期脑膜刺激征较明显，脑脊液无色透明，白细胞（50～200）×10^6/L，分类以淋巴细胞为主，蛋白质一般不超过1.0 g/L，糖和氯化物含量正常。

3. 隐球菌性脑膜炎　起病较结脑更缓慢，病程更长，多有长期使用广谱抗生素和（或）免疫抑制剂史。病初多无明显发热，颅高压症状显著，头痛剧烈，与脑膜炎其他表现不平行。视力障碍及视神经乳头水肿较常见。症状有时可自行缓解。脑脊液呈蛋白细胞分离，糖显著降低，脑脊液墨汁涂片找到厚荚膜圆形发亮的菌体即可确诊，抗结核治疗无效。

4. 脑肿瘤　一般无发热史，少见抽搐、昏迷，颅高压症状与脑膜刺激征不相平行，脑脊液改变较轻微，脑部CT扫描或磁共振（MRI）有助于诊断。

【并发症和后遗症】

最常见的并发症为脑积水、脑实质损害、脑出血及脑神经障碍。严重后遗症为脑积水、肢体瘫痪、智力低下、失明、失语、癫痫及尿崩症等。晚期结脑大多数会发生后遗症。

【治疗】

关键是尽早和有效治疗，重点是抗结核治疗和降低颅高压，防止病情发展。

1. 一般疗法　应卧床休息，细心护理，做好眼睛、口腔、皮肤的清洁护理。加强营养，对昏迷患者可予鼻饲或全静脉营养，以保证足够热量。应经常变换体位，以防止压疮和坠积性肺炎。

2. 抗结核治疗　联合应用易透过血脑屏障的抗结核杀菌药物，分阶段治疗。

（1）强化治疗阶段：INH、RFP、PZA 及 SM 四联治疗，疗程为 3~4 个月。开始治疗 1~2 周内 INH 全日量的一半加入 10% 葡萄糖中静脉滴入，余量口服。

（2）巩固治疗阶段：INH、RFP 或 EMB 三联治疗 9~12 个月，然后继续用 INH 治疗，抗结核药物总疗程不少于 18~24 个月，或待脑脊液恢复正常后继续治疗 6 个月。

3. 降低颅内压力

（1）脱水剂：20% 甘露醇，每次 0.5~1.0 g/kg，4~6 h 一次，脑疝时可加大剂量至每次 2 g/kg。颅内高压症状好转后逐渐减少次数，7~10 天停用。

（2）利尿剂：乙酰唑胺可减少脑脊液的产生。可在停用甘露醇前 1~2 天加用该药，每日 20~40 mg/kg（<0.75 g/d），分 2~3 次口服，或间断服用（服 4 日停 3 日），可服用数周或数月。

（3）根据适应证选择侧脑室穿刺引流、腰椎穿刺减压及鞘内注药、分流手术等。

4. 糖皮质激素　早期使用效果好，能减轻中毒症状及脑膜刺激症状，抑制炎症渗出，减少粘连，防止或减轻脑积水的发生。一般使用泼尼松，每日 1~2 mg/kg（<45 mg/d），1 个月后逐渐减量，疗程为 8~12 周。

5. 对症治疗

（1）惊厥的处理：可用地西泮或苯巴比妥等抗惊厥药物。详见第十二章第四节。

（2）水、电解质紊乱的处理：①稀释性低钠血症：可用 3% 氯化钠溶液静脉滴注，每次 6~12 ml/kg，可提高血钠 5~10 mmol/L，同时控制入液量。②脑性失盐综合征：可用 2:1 等张液补充部分失去的体液后，酌情补以 3% 氯化钠溶液以提高血钠浓度。③低钾血症：静脉或口服补钾。

6. 随访观察　复发病例全部发生在停药后 4 年内。停药后随访观察至少 3~5 年，凡临床症状消失、脑脊液正常、疗程结束后 2 年无复发者，方可认为治愈。

结核性脑膜炎的临床诊断与鉴别诊断

【预后】

本病预后与下列因素有关：抗结核治疗的早晚；年龄愈小，预后愈差；脑实质损伤的程度；是否原发耐药菌株感染；治疗方案、剂量、疗程是否正确。

第七节　传染性单核细胞增多症

传染性单核细胞增多症（infectious mononucleosis）是由 EB 病毒（Epstein-Barr virus，EBV）感染所引起的一种急性单核吞噬细胞系统增生性疾病，病程常具自限性。临床上以不规则发热、咽痛、肝、脾、淋巴结大，外周血液中淋巴细胞显著增多，并出现异常淋巴细胞等为特征。多侵犯儿童和青少年。

【病因和发病机制】

EBV 是一种嗜淋巴细胞的 DNA 病毒，完整的病毒颗粒由类核、膜壳、壳微粒、包膜所组成，主要侵犯 B 细胞，电镜下呈球形，直径 150~180 nm，病毒核酸为双链 DNA，其线性分子能整合于宿主细胞染色体 DNA 中，而环形分子游离于宿主细胞 DNA 之外，两种形式的病毒 DNA 分子依据宿主细胞不同可单独存在或并存。EBV 对生长要求极为特殊，仅在非洲淋巴瘤细胞、传染性单核细胞增多症患者血液、白血病细胞和健康人脑细胞等培养中繁殖，因此病毒分离困难。EBV 基因组编码 5 个抗原蛋白：衣壳抗原（viral capsid antigen，VCA）、膜抗原（membrane antigen，MA）、早期抗原（early antigen，EA，可再分为弥散成分 D 和局限成分 R）、EBV 核抗原（EBV nuclear antigen，EBNA）和淋巴细胞检出的膜抗原（lymphocyte detected membrane antigen，LYDMA）。其中 VCA-IgM 抗体早期出现，在 1~2 个月后消失，是新近被 EBV 感染的标志。EA-IgG 抗体是近期感染或 EBV 活跃增殖的标志。

EB 病毒经口进入易感者，先在咽扁桃体环的 B 淋巴细胞内复制繁殖，然后通过病毒血症或受染的 B 淋巴细胞散播而感染其他部位的 B 淋巴细胞。病毒复制导致 B 淋巴细胞死亡，病毒颗粒及病毒决定抗原被释放后，刺激机体产生免疫反应。疾病早期，部分受感染 B 细胞中的病毒复制被抑制而成为带有 EB 病毒基因组的 B 细胞，此类 B 细胞能被 T 杀伤细胞所识别，T 杀伤细胞因被刺激而增殖，造成全身淋巴结肿大，内脏器官浸润。由于携带 EB 病毒基因组的 B 淋巴细胞被 T 细胞消灭，T 细胞亦因不再有抗原刺激而数目减少，以及体内中和抗体的出现及 T 细胞使口咽部复制病毒的 B 细胞也减少，因而疾病得到控制。部分患者在恢复期以后甚至终身，病毒仍可在口咽部少量复制，间歇排毒并导致某些抗体终身存在。血中异常淋巴细胞是被 EB 病毒感染的 B 细胞及受刺激的 T 细胞。B 细胞比 T 细胞先出现，其比例随疾病的病程而变异。

【流行病学】

本病世界各地均有发生，通常呈散发性，一年四季均可发生，亦可引起流行。

1. 传染源　人是 EBV 的贮存宿主，患者和 EBV 携带者为传染源。病毒在口咽部上皮细胞内增殖，故唾液中含有大量病毒，排毒时间可持续数周至数月。EBV 感染后长期病毒携带者，可持续或间断排毒达数年之久。

2. 传播途径　主要经口密切接触而传播（口–口传播）。飞沫传播虽有可能，但并不主要。偶可通过输血传播。

3. 易感人群　本病多见于儿童和少年。6 岁以下幼儿多呈隐性感染或轻症感染，体内出现 EBV 抗体，但无嗜异性抗体。15 岁以上青年多呈现典型发病，EBV 抗体和嗜异性抗体均阳性。发病后可获得持久免疫力。

【临床表现】

潜伏期在儿童常为 9~11 天（5~15 天），成人通常为 4~7 周。起病急缓不一，症状呈多样性，约 40% 有全身不适、头痛、头昏、畏寒、鼻塞、食欲缺乏、恶心、呕吐、轻度腹泻等前驱症状。本病病程 2~3 周，少数可延至数月。发病期典型表现有：

1. 发热　除极轻型病例外，均有发热，体温 38.5~40.0 ℃不等，无固定热型，部分患者伴畏寒、寒战，热程不一，数日至数周，也有长达 2~4 个月者，热渐退或骤退，多伴有出汗。病程早期可有相对缓脉。

2. 淋巴结肿大　70% 患者有明显淋巴结肿大，在病程第 1 周内即可出现，浅表淋巴结普遍受累，以颈部淋巴结最为常见，腋下、腹股沟次之，胸廓、纵隔、肠系膜淋巴结偶尔亦可累及。直径 1~4 cm，呈中等硬度，分散而不粘连，无明显压痛，不化脓，两侧不对称。肠系膜淋巴结受累时可引起腹痛等症状。

3. 咽峡炎　约半数患者咽部、扁桃体、悬雍垂充血肿胀，少数有溃疡或假膜形成，伴有咽痛，肿胀严重者可出现呼吸困难及吞咽困难。

4. 肝、脾大　大约 10% 病例有肝大，多在肋下 2 cm 以内，肝功能异常者可达 2/3，ALT升高，部分患者有黄疸，半数患者有轻度脾大，疼痛及压痛，偶可发生脾破裂。

5. 皮疹　约 10% 的病例出现皮疹，呈多形性，有斑丘疹、猩红热样皮疹、结节性红斑、荨麻疹等，偶呈出血性。多见于躯干部，常在起病后 1~2 周内出现，3~7 天消退，不留痕迹，未见脱屑。比较典型者为黏膜疹，表现为多发性针尖样瘀点，见于软、硬腭的交界处。

6. 其他　患者可出现神经症状，表现为急性无菌性脑膜炎、脑膜脑炎、脑干脑炎、周围神经炎等，临床上可出现相应的症状。偶见心包炎、心肌炎、肾炎或肺炎、腹泻。

 考点 15-8
传染性单核细胞增多症的临床表现

【并发症】

约 30% 患者可并发咽峡部溶血性链球菌感染。急性肾炎的发生率可高达 13%，临床表现似一般肾炎。脾破裂发生率约 0.2%，通常多见于病程的 10～21 天内。约 6% 的患者并发心肌炎。

【辅助检查】

1. 血象　血象改变是本病的重要特征，早期白细胞总数可正常或偏低，以后逐渐升高，一般为（10～20）×10^9/L，亦有高达（30～50）×10^9/L 者。分类时单核细胞可高达 60% 以上，其中具有诊断意义的是异型淋巴细胞增多，可达 10%～30%，异型淋巴细胞超过 10% 或其绝对数超过 $1.0×10^9$/L，具有诊断价值。依其细胞形态可分为泡沫型、不规则型、幼稚型三型。其他病毒性疾病也可出现异常淋巴细胞，但其比例一般低于 10%。此外，常见血小板计数减少。

2. 血清学检查

（1）嗜异性凝集试验：嗜异性凝集试验的阳性率达 80%～90%，其原理是患者血清中常含有属于 IgM 的嗜异性抗体，可与绵羊红细胞或马红细胞凝集。效价高于 1∶64 有诊断意义，若逐周测定效价上升 4 倍以上，则意义更大。

（2）EB 病毒抗体测定：近年用免疫荧光法和 EIA 法可检测 EBV 特异性抗体，有助于嗜异性抗体阴性 EBV 感染的诊断；膜壳抗体 IgM 型灵敏性与特异性高，是新近 EBV 感染的标志。

（3）EBV DNA 检测：Southern 印迹法可检测整合的 EBV DNA，原位杂交可确定口咽上皮细胞中 EBV 的存在，聚合酶链反应可敏感、快速、特异地检出标本中的 EBV DNA。

【诊断和鉴别诊断】

主要依据临床表现、特征性血象、嗜异性凝集试验及 EBV 抗体、EBV DNA 检测进行诊断。当出现局部流行时，流行病学资料有重要参考价值。嗜异性凝集试验阴性者可查 EBV 抗体及 EBV DNA。

注意与巨细胞病毒（CMV）、腺病毒、甲型肝炎病毒、风疹病毒等所致的单核细胞增多相区别。其中以 CMV 所致者最常见。有人认为在嗜异性抗体阴性的传染性单核细胞增多症中，几乎半数与 CMV 有关。本病也需与急性淋巴细胞性白血病相鉴别，骨髓细胞学检查有确诊价值。儿童中本病尚需与急性感染性淋巴细胞增多症鉴别，后者多见于幼儿，大多有上呼吸道症状，淋巴结肿大少见，无脾大。

【治疗】

本病多为自限性，一般不需特殊治疗，主要为对症治疗。

急性期特别是并发肝炎时应卧床休息，有肝损伤时按病毒性肝炎对症治疗。抗菌药物对本病无效，仅用于咽或扁桃体继发链球菌感染时，一般采用青霉素 G，疗程 7～10 天；忌用氨苄西林或阿莫西林，因其可导致出现多形性皮疹机会显著增加。肌内注射恢复期血清 20～30 ml 有一定疗效。早期应用阿糖腺苷、阿昔洛韦、干扰素等抗病毒制剂亦有一定治疗作用。

重型患者，如咽喉严重病变或水肿时，有神经系统并发症及心肌炎、溶血性贫血、血小板减少性紫癜等并发症时，应用短疗程肾上腺皮质激素可明显减轻症状。脾破裂若能及时确诊，迅速处理常可获救。

【预后】

本病预后大多良好。病程一般为 2～4 周，但可有复发。本病病死率为 1%～2% 以下，死因为脾破裂、脑膜炎、心肌炎等。有先天性免疫缺陷者感染本病后，病情迅速恶化而死亡。

【预防】

本病尚无有效的预防措施。急性期应呼吸道隔离，其呼吸道分泌物宜用漂白粉、氯胺或煮沸消毒。目前有两种疫苗，其中之一为我国用基因工程方法构建的可同时表达 EBVgp320 和 HBsAg 的痘苗疫苗，重点应用在鼻咽癌高发区；另一种为提纯病毒 gp320 的膜蛋白疫苗，目前研究正在观察该疫苗是否能降低传染性单核细胞增多症的发病率。

自测题

一、选择题

1. 麻疹的主要传播途径是
   A. 虫媒传播
   B. 皮肤接触传播
   C. 消化道传播
   D. 体液传播
   E. 呼吸道传播

2. 典型麻疹的皮疹特点是
   A. 皮疹仅局限于躯干部
   B. 玫瑰色斑丘疹
   C. 疹间无正常皮肤
   D. 疹退后有色素沉着及脱屑
   E. 出血性皮疹

3. 水痘的主要传播途径是
   A. 体液传播
   B. 呼吸道传播
   C. 消化道传播
   D. 虫媒传播
   E. 间接接触

4. 流行性腮腺炎腮腺肿大的特点为
   A. 以下颌为中心
   B. 以乳突为中心
   C. 以锁骨为中心
   D. 以面颊为中心
   E. 以耳垂为中心

5. 麻疹具有早期诊断价值的表现是
   A. 发热
   B. 咳嗽
   C. 麻疹黏膜斑
   D. 食欲下降
   E. 流涕

6. 典型水痘皮疹的特点错误的是
   A. 皮疹常分批出现
   B. 初起为红色斑丘疹
   C. 同时并存丘疹、水疱疹及结痂
   D. 呈向心性分布
   E. 结痂脱落常有瘢痕

7. 中毒性细菌性痢疾主要的致死原因是
   A. 严重感染

   B. 休克
   C. 呼吸困难
   D. 脑水肿甚至脑疝
   E. 高热

8. 中毒性细菌性痢疾确诊的最直接证据为
   A. 排泄物为黏液脓血便
   B. 粪便标本培养出痢疾杆菌
   C. 血常规示白细胞升高
   D. 有密切接触史
   E. 粪便镜检可见大量脓细胞

9. 引起手足口病的病毒有哪些
   A. 柯萨奇病毒
   B. 埃可病毒
   C. 肠道病毒 EV71 型
   D. 以上都是
   E. 以上都不是

10. 手足口病重症病例出现的肺水肿属于
    A. 心源性肺水肿
    B. 肾源性肺水肿
    C. 神经源性肺水肿
    D. 高原性肺水肿
    E. 以上均不正确

11. 肺结核诊断最可靠的依据是
    A. 结核菌素试验
    B. 红细胞沉降率
    C. 胸部 CT 检查
    D. 痰结核菌检查
    E. 胸部 X 线片

12. 早期诊断肺结核的主要方法是
    A. X 线检查
    B. 胸部 CT 检查
    C. 痰结核菌检查
    D. B 超
    E. PPD 试验

13. 小儿肺结核的主要类型是
    A. 急性粟粒性肺结核
    B. 结核性胸膜炎

C. 原发性肺结核

D. 干酪性肺炎

E. 慢性纤维空洞性肺结核

14. 原发性肺结核中的原发复合征典型的 X 线胸片表现是

A. 云雾状阴影

B. 团块状阴影

C. 哑铃状"双极影"

D. 斑片状阴影

E. 粟粒状阴影

15. 小儿结核性脑膜炎早期症状的特点为

A. 性情改变

B. 明显头痛、呕吐

C. 嗜睡、突发惊厥

D. 脑膜刺激征

E. 咳嗽

二、名词解释

1. Koplik 斑

2. 手足口病

3. 原发性肺结核

三、简答题

1. 麻疹患儿的并发症有哪些？

2. 水痘患儿的典型皮疹特点是什么？

3. 流行性腮腺炎的临床治疗和预防有哪些措施？

（周湘涛）

附录一

自测题参考答案

═══════════ **第一章** ═══════════

一、选择题

1. 答案:A

　　解析:从出生到1岁,小儿的体重增加到9 kg。增长了3倍,身长增加至75 cm,增加了0.5倍。故这一时期是儿童体格发育最迅速的时期。

2. 答案:E

　　解析:凡涉及小儿时期的健康和卫生问题均属儿科学范畴,包括小儿生长发育规律、儿童保健及疾病防治等。而儿童对人类社会的影响是属于社会学的范畴。

3. 答案:A

　　解析:此题的考点是围生期的特点。围生期(围产期):国内采用的定义是指胎龄满28周(体重 ≥ 1000 g)至出生后7足天。这一时期从妊娠的晚期经分娩过程至新生儿早期,经受了巨大的变化,是生命遭遇最大危险的时期。这一时期的死胎、死产和活产新生儿死亡率均较高。围生期的死亡率是衡量产科和新生儿科质量的重要标准,故必须抓好围生期的保健。

4. 答案:C

　　解析:此题考点为小儿年龄分期依据。根据不同年龄阶段小儿的解剖、生理、病理等特点将小儿年龄划分为7期,其中新生儿期是指自出生后脐带结扎时起至出生后28天内这一时期。

5. 答案:E

　　解析:儿科疾病的临床特点为起病急、变化快、感染性疾病较多、易发生并发症,治疗不及时死亡率较高,但早期诊断、早期治疗效果好,较少发生后遗症。

二、问答题

1. 儿童与成人相比较最大的特点是处于生长发育的动态变化过程中。

2. 根据小儿的解剖、生理和心理特点,一般将小儿年龄分为七个期。

　　胎儿期:从受精卵形成到胎儿出生,约40周。其主要特点为生长发育迅速,完全依赖母体而生存,孕母的身心健康、胎盘、脐带的异常、环境因素等均可影响胎儿的生长发育。

　　新生儿期:从胎儿出生脐带结扎时开始至出生满28天。其主要特点为患病率和死亡率高。

　　婴儿期:自胎儿娩出脐带结扎至1周岁。此期为小儿生长发育最迅速的时期,易发生消化和营养紊乱性疾病,易患感染性疾病。

　　幼儿期:从1周岁到满3周岁。此期的主要特点为体格发育速度减慢,智能发育较快,幼儿期是社会心理发育最为迅速的时期;易发生异物吸入、烫伤和中毒等意外伤害及营养缺乏和消化功能紊乱,感染性疾病发生率仍较高。

学龄前期:3周岁后到6~7岁入小学前。其主要特点为体格生长趋于稳步增长,智能发育更迅速,是性格形成的关键时期;发生感染性疾病和意外伤害的可能性仍较高,并易患免疫性疾病,如急性肾小球肾炎、风湿热等。

学龄期:自入小学开始(6~7岁)到青春期前。体格生长相对缓慢,到本期末,除生殖系统外,各系统器官外形均已接近成人。智能发育更加成熟,是接受文化科学教育的关键时期。发病率相对较低,但免疫性疾病、近视、龋齿、恶性肿瘤等逐渐增多。

青春期:从第二性征出现到生殖功能发育成熟、身高停止增长的时期称为青春期,年龄范围一般从10~20岁。此期体格生长发育再次加速,出现第二次生长高峰,生殖系统迅速发育并渐趋成熟。易发生心理、精神和行为等方面的疾病,如视力障碍、肥胖、痛经、心理异常等。

第二章

一、选择题

1. 答案:B

解析:此题考点为小儿生长发育的规律依据。小儿生长发育的过程遵循一定的规律,其中生长发育的顺序性是由上到下、由近到远、由粗到细、由简单到复杂、由低级到高级。

2. 答案:E

解析:此题考点为小儿体格发育常用的指标依据。小儿体格发育常用的指标有体重、身高(长)、坐高(顶臀长)、头围、胸围、上臂围、皮下脂肪厚度等。

3. 答案:B

解析:此题考点为小儿体格发育常用的指标依据。小儿体格生长常用的指标有体重、身高(长)、坐高(顶臀长)、头围、胸围、上臂围、皮下脂肪厚度等。其中最能反映近期营养状况的灵敏指标是体重。

4. 答案:A

解析:此题考点为生理性体重下降的定义。小儿出生后1周因奶量摄入不足,加之水分丢失、胎粪的排出,可出现暂时性的体重下降称之为生理性体重下降。

5. 答案:C

解析:此题考点为生理性体重下降的定义。小儿生理性体重下降,在出生后3~4日达最低点(下降3%~9%),以后逐渐回升,于出生后7~10日恢复到出生时体重。

6. 答案:C

解析:此题考点为小儿身长增长的规律。小儿出生后第1年身长增长最快,约增长25 cm,1岁时身长约75 cm;第2年增长速度减慢,增长10~12 cm,即2岁时身长约87 cm;2岁以后身高(长)稳步增长,平均每年增长6~7 cm。2岁以后身高(长)增长低于5 cm,为生长速度减慢。

7. 答案:B

解析:此题考点为小儿出生时头围大小。胎儿时期脑发育最快,故出生时头围相对较大,平均约为34 cm。

8. 答案:D

解析:此题考点为新生儿出生时的身长长短。正常足月儿出生时的身长平均为50 cm。

9. 答案:B

解析:此题考点为出生后小儿头围与胸围的生长发育特点。头围在1岁以内增长较快,出生后第1年前3个月头围的增长约等于后9个月头围的增长值(6 cm),即1岁时头围约为46 cm。小儿出生时胸围比头围小1~2 cm,平均为32 cm;1岁时头围与胸围大致相等(46 cm),1岁以后胸围超过头围,1岁至青春前期胸围超过头围的厘米数约等于小儿岁数减1。

10. 答案:D

解析:此题考点为小儿的胸围增长。新生儿出生时胸围平均为32 cm;1岁时胸围大约等于46 cm。

11. 答案:A

解析:此题考点为恒牙骨化的时间。恒牙的骨化从新生儿时开始,18~24个月时第三恒臼齿已骨化。6岁左右萌出第1颗恒牙即第一恒磨牙,位于第二乳磨牙之后,也称六龄齿。第一恒磨牙因萌出较早,应注意保护。

12. 答案:C

解析:此题考点为小儿生长发育体格评价。小儿体重的估算公式:3~12个月体重(kg)=[年龄(月)+9]/2,小儿出生后腕部骨化中心的出现次序是:头状骨,钩骨(3个月左右),下桡骨(约1岁),三角骨(2~2.5岁),月骨(3岁左右),大、小多角骨(3.5~5岁),舟骨(5~6岁),下尺骨骺(6~7岁),豆状骨(9~10岁)。

13. 答案:C

解析:此题考点为小儿动作、语言和适应性能力的发育过程。6个月小儿能独坐一会儿;7个月小儿能独坐,并坐得很稳,能无意识地发出复音,认识生熟人,能听懂自己的名字;8个月小儿会爬。

14. 答案:A

解析:此题考点为小儿语言的发育过程。小儿语言的发育必须有完善的听觉、发音器官和大脑功能正常,必须经过发音、理解和表达3个阶段。

15. 答案:A

解析:此题考点为小儿生长发育各系统器官的不平衡性。小儿各器官、系统发育顺序遵循一定的规律,有先后之分。如神经系统发育较早,脑在出生后2年内发育较快;生殖系统发育较晚,青春期发育加速;淋巴系统在儿童期发育迅速,于青春期前达高峰,以后逐渐下降至成人水平。

16. 答案:C

解析:此题考点为骨化中心出现规律依据。小儿出生后腕部骨化中心的出现次序是:头状骨,钩骨(3个月左右),下桡骨(约1岁),三角骨(2~2.5岁),月骨(3岁左右),大、小多角骨(3.5~5岁),舟骨(5~6岁),下尺骨骺(6~7岁),豆状骨(9~10岁)。10岁时出全,共10个,故1~9岁腕部骨化中心的数目约为其年龄加1。其中5岁小儿腕部骨化中心的数目为6个。

二、名词解释

1. 生长发育:是指小儿机体各组织、器官形态的增长和功能成熟的动态过程。

2. 身长(高):是指从头顶到足底的垂直长度。3岁以下小儿卧位测量称为身长;3岁以上小儿立位测量称为身高。

3. 头围:是指经眉弓上方、枕后结节左右对称绕头一周的长度。

三、问答题

1. 生长发育的一般规律为：①生长发育的连续性和阶段性；②各系统器官生长发育的不平衡性；③生长发育的顺序性；④生长发育的个体差异性。

2. 生长发育的顺序性为：①由上到下，如先会抬头、后抬胸，再会坐、立、行；②由近到远，如从臂到手，从腿到脚的活动；③由粗到细，如手拿物品从全掌抓握到手指拾取；④由简单到复杂，如先画直线后画圈、图形；⑤由低级到高级，如认识事物的过程是先会看、听、感觉、认识，再发展到具有记忆、思维、分析、判断。

第三章

一、选择题

1. 答案：D

解析：小儿能量所需包括基础代谢、食物热力作用、排泄损失、生长发育所需和活动所需五部分，其中生长发育所需是小儿所特有的。

2. 答案：B

解析：小儿生长发育旺盛，对水的需要量相对较多，婴儿需水量约为 150 ml/(kg·d)，以后每 3 岁减少 25 ml/(kg·d)，至成人为 40~50 ml/(kg·d)。

3. 答案：A

解析：正常分娩，母婴健康状况良好时，一般主张越早开奶越好。提倡母婴同室，一般在出生后半小时内，最晚不超过出生后 2 h，就可让产妇喂奶。

4. 答案：B

解析：哺乳前应给婴儿换好尿布，清洁双手，用温毛巾清洁擦拭乳头。正确的喂哺姿势，一般宜采用坐位，将婴儿斜抱于怀中，使婴儿头、肩部枕于哺乳侧肘弯部，另一手示指和中指轻夹乳晕两旁，托住乳房，协助婴儿含住乳头和大部分乳晕，并且不遮掩其鼻部。每次哺乳时应先喂空一侧乳房，再让婴儿吸吮另一侧，下次哺乳从未吸空一侧开始。哺乳后应拍嗝，具体方法：将婴儿竖抱，将其头部托于母亲肩上，手掌呈空谷状轻拍背部，使婴儿将吞咽的空气排出，以防溢乳。可将婴儿置于右侧卧位，以利胃排空，防止反流或吸入造成窒息。

5. 答案：E

解析：婴儿配方奶粉是参照母乳组成成分和模式、对牛乳加以调整和改进，配制成合适婴儿生长发育所需的制品。较鲜乳或全脂奶粉更易消化吸收，营养更均衡、全面，是人工喂养儿和婴儿断乳时的首选。

6. 答案：C

解析：母乳营养丰富，成分比例适当，易消化吸收。母乳中所含蛋白质、脂肪、碳水化合物的比例适当，为 1∶3∶6，适合婴儿的消化能力，满足其生长发育需要。蛋白质以乳清蛋白为主，酪蛋白含量少，在胃中形成细小柔软的蛋白质凝块；含不饱和脂肪酸较多，脂肪颗粒小，含有脂肪酶，易于被消化、吸收；乳糖含量高，其中 90% 为乙型乳糖，能促进双歧杆菌和乳酸杆菌的生长以及钙、镁和氨基酸的吸收；母乳缓冲力小，pH 为 3.6，对胃酸的中和作用弱，利于酶发挥作用，对消化有利；钙磷比例适宜(2∶1)，钙吸收好，铁吸收率高；锌、铜、碘含量较多，铁含量与牛乳相近，但吸收率为牛乳的 10 倍；电解质浓度低，可减轻婴儿尚未成熟的肾负荷。

7. 答案：C

解析：母乳是满足婴儿生理和心理发育最理想的天然食品，可作为 6 个月以内婴儿唯一的、最佳的营养来源,应大力提倡。

8.答案:A

　　解析:见选择题第 6 题。

9.答案:C

　　解析:碳水化合物是人体最主要的供能物质,食物中乳类、谷类、水果、豆类等均含有碳水化合物,它供给的能量占总能量的 50%~60%。

10.答案:C

　　解析:哺乳后应拍嗝,具体方法:将婴儿竖抱,将其头部托于母亲肩上,手掌呈空谷状轻拍背部,使婴儿将吞咽的空气排出,以防溢乳。可将婴儿置于右侧卧位,以利胃排空,防止反流或吸入造成窒息。

11.答案:D

　　解析:铁的缺乏是小儿最常见的微量元素营养缺乏症之一,作为必需微量元素,需要通过食物摄入。铁是血红蛋白、肌红蛋白、细胞色素 C 和多种酶的主要成分,铁缺乏时引起机体缺乏和缺铁性贫血,体格和智力发育也受影响。

12.答案:C

　　解析:辅食添加的原则包括:①由少到多,给婴儿适应的过程。②由稀到稠,从流质到半流质,再到软饭过渡。③由细到粗,4~6 个月添加菜泥,乳牙萌出后可试碎菜。④由一种到多种,每次只添加一种食物,适应后再添加另一种。⑤应在婴儿健康、消化功能正常时添加新的辅食,天气炎热或患病时减少或暂停添加辅食。注意婴儿对食物有无过敏反应如腹胀、腹泻、皮疹、流涕、异常不安或哭闹等,出现过敏反应后应停止最近添加的食物,严格观察并寻找原因。

二、名词解释

　　1.必需氨基酸:必需由食物供给的氨基酸称为必需氨基酸,包括异亮氨酸、亮氨酸、甲硫氨酸、苯丙氨酸、苏氨酸、赖氨酸、色氨酸、缬氨酸 8 种。

　　2.混合喂养:又称为部分母乳喂养,指母乳不足或因其他原因需加用牛乳、羊乳或配方奶作为补充的一种喂养方法,有补授法和代授法两种方式。

　　3.人工喂养:4~6 个月以内的婴儿由于各种原因不能进行母乳喂养时,完全采用配方乳、牛乳、羊乳或其他代乳品喂养婴儿的方法。

三、问答题

　　1.小儿能量代谢包括:基础代谢、活动所需、生长发育所需、食物热力作用、排泄损失,其中生长发育所需为小儿特有的能量需要。

　　2.母乳喂养的优点:①营养丰富,成分比例适当,易消化吸收;②增强婴儿免疫力;③有利于婴儿脑发育;④清洁、经济、方便;⑤增进母子感情;⑥有利于母亲健康。

　　3.小儿添加辅食时,食物转换的原则:①由少到多,给婴儿适应的过程。②由稀到稠,从流质到半流质,再到软饭过渡。③由细到粗,4~6 个月添加菜泥,乳牙萌出后可试碎菜。④由一种到多种,每次只添加一种食物,适应后再添加另一种。⑤应在婴儿健康、消化功能正常时添加新的辅食,天气炎热或患病时减少或暂停添加辅食。注意婴儿对食物有无过敏反应如腹胀、腹泻、皮疹、流涕、异常不安或哭闹等,出现过敏反应后应停止最近添加的食物,严格观察并寻找原因。

第四章

一、选择题

1. 答案:A

解析:此题考点为计划免疫接种程序。按照我国卫健委的规定,1岁以内小儿需完成的预防接种的疫苗是卡介苗、乙肝疫苗、脊髓灰质炎疫苗、百白破疫苗和麻风疫苗。

2. 答案:C

解析:此题考点为计划免疫疫苗接种方式。接种疫苗的方式目前有口服、皮下注射、皮内注射和肌内注射。

3. 答案:E

解析:根据小儿不同年龄段的保健特点,应定期进行健康检查。6个月以内婴儿每月1次,7~12个月婴儿则2~3个月检查1次,高危儿、体弱儿宜适当增加检查次数。内容包括全身各系统检查及相应的实验室检查。3岁后每年测视力、血压1次。

4. 答案:C

解析:此题考点为儿科病史采集和体格检查特点。儿科的病史采集、记录和体格检查在要求上与成人有别。

5. 答案:D

解析:此题考点为儿科体格检查的特点。小儿的体位和检查的方法、顺序要灵活掌握,容易受哭闹影响的项目应趁小儿安静时最先检查,如查呼吸、脉搏、心脏听诊、腹部触诊等;而不受哭闹影响的项目可随时检查。对小儿刺激较大的项目如口腔、咽部的检查等也应留在最后。

6. 答案:E

解析:此题考点为各年龄段小儿的心界。1岁以内的婴儿心左界在左乳线外1~2 cm。

7. 答案:B

解析:此题考点为小儿病史的采集。最重要的医疗证据是准确及时的病历记录。

8. 答案:D

解析:此题考点为小儿病史采集的注意事项。对于病情危急的患儿为避免延误诊治,应先急救处理危急状况,在抢救过程中,重点询问现病史,待病情稳定后再详细询问全面病史。

9. 答案:B

解析:此题考点为儿科体格检查特点。小儿的体位和检查的方法、顺序要灵活掌握,对小儿刺激较大,容易引起不适和疼痛的项目应留在最后进行。

10. 答案:B

解析:此题考点为计划免疫接种程序。卡介苗在出生时接种;麻风疫苗在8个月时初种;百白破疫苗在3、4、5个月初种;脊髓灰质炎疫苗在2、3、4个月初种;乙脑在8个月时初种。

二、名词解释

计划免疫:是根据某些特定传染病的疫情监测和人群免疫状况分析,按照规定的免疫程序,有计划、有组织地利用生物制品进行免疫接种,以提高人群的免疫水平,达到预防、控制乃至最终消灭相应传染病的目的。

三、问答题

1. 即五苗七病:乙肝疫苗、卡介苗、脊髓灰质炎疫苗、白百破疫苗、麻疹疫苗。

2. 常用的测温方法有:①腋下测温法:是最常用的方法。②口腔测温法:适合能够配合的年长儿,以免咬碎体温计后损伤口腔黏膜。测量时间 3 min,37 ℃为正常。③肛门内测温法:适合小婴儿、检查不合作的儿童以及昏迷、休克的患儿。肛表需注意清洁、消毒。④耳内测温法:准确快速,不会造成交叉感染。

第五章

一、选择题

1. 答案:D

解析:此题考点为新生儿的分类方法。根据不同的分类方法可以将新生儿进行不同的分类,常用的有按胎龄分类,按体重分类,按出生时体重和胎龄的关系分类等。低出生体重儿和早产儿分别属于不同的分类方法,不能混为一谈。

2. 答案:B

解析:此题考点为足月新生儿的外观特点。参见第五章第二节。

3. 答案:C

解析:此题考点为 Apgar 评分方法,临床上常用 Apgar 评分评价新生儿有无窒息和窒息程度。①时间:分别于生后 1 min、5 min 和 10 min 进行;②内容:包括皮肤颜色、心率、对刺激的反应、肌张力和呼吸;③评估标准:每项 0~2 分,总共 10 分

4. 答案:B

解析:此题考点为新生儿复苏方案。正压通气:如触觉刺激后仍无规律呼吸或心率<100 次/分,应立即用复苏气囊行面罩正压通气,40~60 次/分,吸呼比为 1:2,压力为 20~30 cmH₂O,以可见胸廓起伏动和听诊呼吸音正常为宜;经 30 s 后,如心率>100 次/分,出现自主呼吸可注意观察,如仍无规律呼吸或心率<100 次/分,需继续用气囊面罩或气管插管正压通气。

5. 答案:C

解析:此题考点是新生儿缺氧缺血性脑病的病因,HIE 最常见的原因是新生儿窒息,其他如胎盘、脐带因素或妊娠高血压等疾病引起宫内慢性缺氧,以及出生后心、肺部疾病、严重失血或贫血亦可引起脑损伤。

6. 答案:C

解析:此题考点是 HIE 的对症治疗。控制惊厥首选苯巴比妥,负荷量 20 mg/kg 缓慢静脉滴注(15~30 min),若不能控制,1 h 后可加用 10 mg/kg,12~24 h 后给维持量,3~5 mg/(kg·d);顽固性抽搐者加用地西泮(安定),每次 0.1~0.3 mg/kg 静脉滴注或水合氯醛 50 mg/kg 灌肠。

7. 答案:C

解析:此题考点是新生儿颅内出血的病因,包括①早产;②缺氧缺血;③外伤:主要为产伤所致,多见于胎头过大、胎位不正、产程过长或过短及不适当助产;④其他:如新生儿患维生素 K 缺乏或其他出血性疾病;不适当输入高渗溶液及机械通气不当等,均可导致脑血管破裂出血。

8. 答案:C

解析:此题考点为新生儿肺透明膜病的主要临床表现。出生后 6 h 内出现呼吸窘迫,呈进行性加重是本病的特点。表现为呼吸急促(>60 次/分),鼻翼扇动、吸气性三凹征、发绀、呼气呻吟等。严重时表现为呼吸浅表及节律不整、呼吸暂停、四肢松弛等。听诊两肺呼吸音减低,可闻及

细湿啰音;伴动脉导管未闭时可于胸骨左缘闻及收缩期杂音。

9. 答案:E

解析:此题考点为新生儿病理性黄疸的特点。①出生后 24 h 内出现黄疸;②血清胆红素足月儿>221 μmol/L(12.9 mg/dl)、早产儿>257 μmol/L(15 mg/dl),或每日上升>85 μmol/L(5 mg/dl);③黄疸持续时间足月儿>2 周,早产儿>4 周;④黄疸退而复现;⑤血清直接胆红素>34 μmol/L(2 mg/dl)。

10. 答案:E

解析:此题考点为新生儿 Rh 溶血的特点。Rh 血型系统中几种抗原的抗原性强弱依次为 D>E>C>c>e,若 Rh 阴性母亲首次妊娠时,胎儿为 Rh 阳性,于妊娠末期或胎盘剥离胎儿 Rh 阳性血型进入母血中,经 8~9 周后才能产生 IgM 抗体,之后产生少许 IgG 抗体,但胎儿已娩出,故 Rh 溶血病一般不发生在第一胎。当再次妊娠时,仅 0.05~0.1 ml 的胎儿血(若胎儿 Rh 血型与上一胎相同)进入母血循环,就可激发母体的二次致敏,产生大量的 IgG,通过胎盘引起胎儿溶血,且胎次越多,受累越重。若 Rh 阴性母亲既往输过 Rh 阳性血,因其妊娠前已被致敏,则第一胎可发病。

11. 答案:B

解析:此题考点为新生儿败血症的特点。早期常无明显特异性症状,通常表现为反应低下、不吃、不哭、面色苍白或灰暗、发热或体温不升、嗜睡或烦躁、体重不增等。有下列表现应高度怀疑败血症:①黄疸:迅速加重或退而复现,有时可为败血症的唯一表现;②肝、脾大;③出血倾向:皮肤黏膜瘀点、瘀斑、针眼处渗血不止,重者可发生 DIC;④休克:面色苍灰,皮肤花纹,脉搏细速,血压下降,尿少或无尿;⑤其他:腹胀、中毒性肠麻痹、呼吸衰竭;⑥可合并肺炎、脑膜炎、急性骨髓炎和急性化脓性关节炎等。

12. 答案:E

解析:此题考点为新生儿寒冷损伤综合征的发病机制,寒冷和保温不足是最主要的原因:①体温调节中枢不成熟,寒冷时对产热和减少散热的调节功能差,故体温降低;②体表面积相对较大,皮下脂肪少,皮肤薄,血管丰富,周围环境温度低时,易于失热;③体内热能储备少,对失热耐受能力差;④棕色脂肪是寒冷时产热的主要物质,胎龄越小储存越少,产热愈少;⑤皮下脂肪中饱和脂肪酸含量较成人高,其熔点高,低体温时易凝固,出现皮肤硬肿。

13. 答案:C

解析:此题考点是新生儿低钙血症的临床表现。低钙血症患儿症状轻重不一,多出现于出生后 5~10 天。主要表现为呼吸暂停、激惹、烦躁不安、肌肉抽动及震颤、惊跳,重者发生惊厥,手足搐搦和喉痉挛在新生儿少见。发作间期一般情况良好,但肌张力稍高,腱反射增强,踝阵挛可呈阳性。

14. 答案:E

解析:此题考点是新生儿低血糖症的特点。新生儿低血糖症为血浆葡萄糖<2.2 mmol/L(40 mg/dl)。新生儿低血糖症常缺乏特异性临床表现,无症状性较症状性低血糖症多 10~20 倍。主要表现为喂养困难、哭声异常、呼吸暂停、青紫发作、呼吸急促、呻吟、低体温、肌张力低下、激惹、震颤、嗜睡、惊厥、出汗、心动过速等。不管有无症状,血糖浓度低于 2.6 mmol/L 需干预治疗。如果葡萄糖输注速度达到 12 mg/(kg·min),症状仍存在,或者血葡萄糖<2.8 mmol/L(50 mg/dl),给予氢化可的松 5 mg/kg,静脉输注或口服。不使用胰岛素治疗。

15. 答案:C

解析:此题考点为新生儿坏死性小肠结肠炎的临床特点。常见的原因有:①早产;②肠黏膜缺氧缺血;③感染;④肠道微生态环境的失调:早产儿或患病新生儿由于开奶延迟、长时间暴露于广谱抗生素等原因,肠道内正常菌群不能建立,病原菌在肠道内定植或优势菌种形成并大量繁殖,侵袭肠道,引起肠黏膜损伤;⑤其他:摄入配方奶的渗透压高(>400 mmo/L)和某些渗透压较高的药物,如维生素 E、氨茶碱、吲哚美辛,也与 NEC 发生有关,有报道大剂量静脉输注免疫球蛋白、浓缩红细胞可能会增加 NEC 的发生风险。

二、名词解释

1. 围生期(perinatal period):指产前、产时和产后的一个特定时期,我国目前定义为自妊娠 28 周至生后足 7 天。围生期的婴儿称围生儿,因其各系统发育尚未完善,处于从宫内向宫外转换的关键阶段,其患病率和死亡率最高。

2. 新生儿败血症(neonatal septicemia):是指病原体侵入新生儿血液循环后在其中生长繁殖、产生毒素而导致的全身性炎症反应。

3. 新生儿低血糖症:为血浆葡萄糖<2.2 mmol/L(40 mg/dl)。常发生于早产儿、足月小样儿、糖尿病母亲的婴儿,在新生儿缺氧窒息、硬肿症、感染败血症中多见。

三、问答题

1. 新生儿分类:

(1)根据胎龄分类:胎龄是指从末次正常月经第 1 天起至分娩时为止,常以周表示。①足月儿:37 周≤ GA <42 周;②早产儿:GA <37 周;③过期产儿:GA ≥ 42 周。

(2)根据出生体重分类:①低出生体重儿:BW <2500 g,其中 BW <1500 g 者称极低出生体重儿,BW <1000 g 者称超低出生体重儿。大多是早产儿,也有足月或过期小于胎龄儿。②正常出生体重儿:2500 g ≤ BW <4000 g。③巨大儿:BW ≥ 4000 g。

(3)根据出生体重和胎龄的关系分类:①小于胎龄儿:BW 在同胎龄儿平均出生体重的第 10 百分位以下;②适于胎龄儿:BW 在同胎龄儿平均出生体重的第 10~90 百分位之间;③大于胎龄儿:BW 在同胎龄儿平均出生体重的第 90 百分位上。

(4)根据出生后周龄分类:①早期新生儿:出生后 1 周内的新生儿,也属于围生儿;②晚期新生儿:生后第 2 周至第 4 周末的新生儿。

(5)高危儿:指已发生或可能发生危重疾病而需要特殊监护的新生儿。

新生儿几种特殊的生理状态:①生理性体重下降;②假月经;③乳腺肿大;④"马牙"和"螳螂嘴";⑤生理性黄疸;⑥粟粒疹。

2. 生理性黄疸与病理性黄疸的鉴别:

生理性黄疸:①临床表现:足月儿出生后 2~3 天出现黄疸,4~5 天达高峰,5~7 天消退,最迟不超过 2 周;早产儿多于出生后 3~5 天出现黄疸,5~7 天达高峰,7~9 天消退,最长可延迟到 3~4 周;一般情况良好,无其他症状;②血清胆红素:足月儿<221 μmol/L(12.9 mg/dl),早产儿<257 μmol/L(15 mg/dl);每日血清胆红素升高<85 μmol/L(5mg/dl)。上述特点必须排除引起病理性黄疸的各种疾病后方可诊断为生理性黄疸。

病理性黄疸:影响新生儿黄疸的高危因素包括溶血、窒息、缺氧、酸中毒、高热、脓毒血症、低蛋白血症、低血糖等。凡具备以下任何一项者即可考虑为病理性黄疸:①出生后 24 h 内出现黄疸;②血清胆红素足月儿>221 μmol/L(12.9 mg/dl)、早产儿>257 μmol/L(15 mg/dl),或每日上升>85 μmol/L(5 mg/dl);③黄疸持续时间足月儿>2 周,早产儿>4 周;④黄疸退而复现;⑤血清直接胆红素>34 μmol/L(2 mg/dl)。

第六章

一、选择题

1. 答案:B

解析:此题考点为蛋白质－能量营养不良早期临床表现。体重不增是蛋白质－能量营养不良患儿最早出现的症状。进一步体重减轻,皮下脂肪减少,进行性消瘦。

2. 答案:C

解析:此题考点为儿童蛋白质－能量营养不良的临床分度。腹部皮下脂肪减少最早发生,当腹部皮褶厚度为 0.4~0.8 cm 为轻度,<0.4 cm 为中度,腹部皮下脂肪消失为重度。

3. 答案:A

解析:此题考点为蛋白质－能量营养不良患儿,皮下脂肪消失的顺序首先是腹部,其次为躯干、臀部、四肢,最后为面颊部。

4. 答案:A

解析:此题考点为儿童蛋白质－能量营养不良的并发症。有维生素及微量元素缺乏,常见维生素 A、D 缺乏,也可有维生素 B、C 缺乏及锌缺乏。维生素 A 缺乏的临床表现有夜间视物模糊,眼干,眼球角膜周围有毕脱斑。

5. 答案:D

解析:此题考点为儿童蛋白质－能量营养不良严重的并发症——自发性低血糖。患儿可突然出现面色灰白、神志不清、脉搏减慢、呼吸暂停、体温不升但无抽搐,若不及时诊治,可致死亡。

6. 答案:A

解析:此题考点为儿童蛋白质－能量营养不良饮食调整原则。应根据 PEM 的分度和个体的实际消化能力逐步调整,过多、过快增加摄入量易出现消化不良、腹泻。中度营养不良从 251.04~334.72 kJ(60~80 kcal)/(kg·d)开始,一般从 60 kcal/kg 开始逐渐增加热量的供给。

7. 答案:D

解析:此题考点为苯丙酸诺龙用于治疗蛋白质－能量营养不良患儿的药理机制,是促进蛋白质合成及增进食欲。

8. 答案:C

解析:此题考点为维生素 D 缺乏性佝偻病的临床表现,早期主要为神经精神症状,如易激惹、夜间啼哭、多汗、烦躁、枕秃(汗多刺激头皮而摇头擦枕),活动期最早骨骼改变为颅骨软化。

9. 答案:C

解析:此题考点为维生素 D 缺乏性佝偻病活动期骨骼改变,其中方颅发生在 7~9 个月婴儿,是由于额顶部骨样组织堆积引起的,或称“马鞍”头。

10. 答案:E

解析:此题考点为维生素 D 缺乏性佝偻病的早期诊断指标,血清 25-(OH)D₃ 水平初期即明显下降,是最可靠的诊断标准。

11. 答案:B

解析:此题考点为预防维生素 D 缺乏性佝偻病的主要措施,是多晒太阳和早期补充维生素 D,足月儿一般出生后 2 周开始补充维生素 D 400 IU/d,至 2 岁。

12. 答案:B

解析:此题考点为维生素 D 缺乏性手足搐搦症的发病机制,主要是机体甲状旁腺不能及时分泌甲状旁腺激素升高血钙,从而发生低钙惊厥。

13. 答案:B

解析:此题考点为维生素 D 缺乏引起血钙下降,当总血钙低于 1.75~1.88 mmol/L(7~7.5 mg/dl),或离子钙低于 1.0 mmol/L(4 mg/dl)时可引起神经肌肉兴奋性增高,出现抽搐。

14. 答案:C

解析:此题考点为维生素 D 缺乏性佝偻病的病因,主要为日光照射不足。冬季日照短;玻璃窗对紫外线有阻挡作用,小儿经常不在户外活动,或居住在寒带或多烟雾的环境中;大城市高大建筑可阻挡日光照射;大气污染如烟雾、尘埃可吸收部分紫外线等。以上均可使内源性维生素 D_3 生成不足。

15. 答案:C

解析:此题考点为维生素 D 缺乏性手足搐搦症,惊厥发作时首要的治疗是镇静止惊,其次是补钙,急性期后补充维生素 D。

二、名词解释

1. 蛋白质 – 能量营养不良:是由于缺乏能量和(或)蛋白质所致的一种慢性营养缺乏症,临床以体重下降、皮下脂肪减少和水肿为特征,常伴有各器官系统的功能紊乱。常见于 3 岁以下婴幼儿。

2. 维生素 D 缺乏性佝偻病:是由于体内维生素 D 不足,引起体内钙、磷代谢异常,导致骨骼钙化不全,产生一种以骨骼病变为特征的全身慢性营养性疾病。发病高峰为 3~18 个月的婴幼儿。

3. 维生素 D 缺乏性手足搐搦症:是维生素 D 缺乏,血清钙离子降低,使神经肌肉兴奋性增高,出现全身惊厥、手足肌肉抽搐或喉痉挛等症状的疾病。多见于 6 个月以内的小婴儿。

三、问答题

1. 重度蛋白质 – 能量营养不良的患儿饮食调整原则为:由少到多,由稀到干,由单一到多样。应根据 PEM 的分度和个体的实际消化能力逐步调整。热量和蛋白质的供给:①轻度营养不良患儿热量可从 100~120 kcal/(kg·d)开始,蛋白质 3.0 g/(kg·d),逐渐增加至 150~170 kcal/(kg·d);②中度营养不良从 60~80 kcal/(kg·d)开始,蛋白质 3.0 g/(kg·d);③重度营养不良从 40~55 kcal/(kg·d)开始,蛋白质 1.5~2.0 g/(kg·d)。中、重度营养不良逐渐增加至 502.08 kJ(120 kcal)/(kg·d),在患儿体重接近正常时能量恢复至 460~502 kJ(110~120 kcal)/(kg·d),巩固治疗。

2. 维生素 D 缺乏性手足搐搦症发作时的急救处理:

(1)保持呼吸道通畅:突发惊厥时应立即将患儿侧卧位,防止呕吐物吸入,有喉痉挛者须立即将舌头拉出口外以保证呼吸道通畅。

(2)迅速控制惊厥或喉痉挛:地西泮每次 0.1~0.3 mg/kg,肌内或静脉注射,或可用 10% 水合氯醛每次 40~50 mg/kg,保留灌肠。无以上条件的可采用针刺或指压人中、十宣、涌泉等方法控制惊厥。

(3)氧气吸入:有条件的可给予吸氧。

第七章

一、选择题

1. 答案:B

解析:引起小儿秋冬季腹泻最常见的病毒是轮状病毒。

2. 答案:E

解析:区别轻、重型婴儿腹泻程度主要依据临床表现中腹泻患儿是否有代谢性酸中毒和水、电解质紊乱。

3. 答案:D

解析:婴儿腹泻引起的脱水,低渗性、等渗性、高渗性脱水第一天补液分别宜用 2/3 张含钠液、1/2 张含钠液、1/3 张含钠液。

4. 答案:D

解析:重度脱水的临床表现主要是有较重的胃肠道症状,昏睡或昏迷,前囟、眼窝明显凹陷,皮肤弹性极差,无尿等;等渗性脱水,血钠 130~150 mmol/L。

5. 答案:C

解析:该患儿血清钠 135 mmol/L,判断是等渗性脱水,第一天补液宜用 1/2 张含钠液,临床常用 2∶3∶1 液。

6. 答案:D

解析:7 个月婴儿发热、呕吐,水样便,每天 7~8 次,体温 38.5 ℃,轻度脱水貌,肠鸣音稍亢进。大便镜检脂肪球(++)。符合病毒性腹泻的特点。

7. 答案:A

解析:8 个月婴儿,腹泻 4 天,尿很少,精神萎靡,皮肤发花,弹性差,前囟、眼眶明显凹陷,肢冷脉弱,心率 160 次/分,心音低钝,符合重度脱水表现;呼吸深长,符合酸中毒表现,而且重度脱水多伴有酸中毒。

8. 答案:B

解析:患儿腹泻伴精神萎靡,皮肤弹性差,四肢稍凉,尿量明显减少,应该是中度脱水表现,二氧化碳结合力为 11.2 mmol/L,下降提示有中度代谢性酸中毒,血钠 135 mmol/L 为等渗性脱水。第一天补液可以选用 1/2 张含钠液,临床常用 2∶3∶1 液。

9. 答案:C

解析:9 个月女婴,7 kg,解蛋花汤样大便,白天 20 多次,尿少,前囟及眼窝明显凹陷,皮肤弹性极差,脉细弱,提示为重型腹泻重度脱水,CO_2CP 6.75 mmol/L 提示有重度代谢性酸中毒。故治疗首先考虑扩容,然后再补液,脱水性质不明应该按等渗性脱水考虑,补液选用 3∶2∶1 液,重度代谢性酸中毒扩容可以用 1.4% 碳酸氢钠液,剂量:(体重 ×20)ml;重度脱水第一天补液总量为:[体重 ×(150~180)] ml;前 8 h 补第一天补液总量的 1/2(相当于累计损失量),扩容量应从累计损失量中扣除,故应为:7 ×(150~180)/2−140 ≈ 460 ml;补液速度为每小时 8~10 ml/kg,见尿补钾按小于 0.3% 的浓度补给。综合答案中错误的是前 8 h 补液量是 600 ml。

10. 答案:B

解析:8 个月患儿,腹泻 4 日,每日 5~6 次,稀水便,呕吐 3~4 次/日,精神弱,皮肤弹性差,四肢末梢暖,眼凹,哭泪少,口腔黏膜干燥,心率 110 次/分,体重减轻 0.8 kg;在 5%~10% 之间,综合上述症状,考虑诊断为中度等渗脱水。

11. 答案:D

解析:补充累积损失量的过程中,患儿出现无力、心音低钝、腹胀、肠鸣音弱,系低钾血症表现,低钾血症常在补液补充到一定程度时出现。

二、名词解释

1. 母乳喂养儿粪便:呈黄色或金黄色,多为均匀糊状,偶有细小乳凝块,或较稀薄、绿色、不臭,呈酸性(pH 4.7~5.1)。排便每日 2~4 次。

2. 鹅口疮:又称雪口病,为白念珠菌感染在口腔黏膜表面形成白色斑膜的疾病。多见于新生儿和婴幼儿,营养不良、腹泻、长期使用广谱抗生素或类固醇激素的患儿。

3. 生理性腹泻:多见于<6 个月的婴儿,外观虚胖,常有湿疹。出生后不久即出现腹泻,除排便次数增多外,无其他症状,食欲好,生长发育正常,添加辅食后,粪便即逐渐转为正常。

4. 腹泻病:是一组由多病原、多因素引起的以排便次数增多和粪便性状改变为特点的消化道综合征,严重者可致脱水、电解质及酸碱平衡紊乱和全身中毒症状。是婴幼儿时期最常见的疾病之一。

三、问答题

1. 答案要点:导致腹泻发生的机制包括:①渗透性腹泻;②分泌性腹泻;③渗出性腹泻;④肠道功能异常性腹泻等。

2. 病案讨论答案

(1) 急性感染性腹泻,中度脱水,肛周皮炎;需要做血常规、粪便常规加细菌培养、血生化检查。

(2) 治疗方案:①纠正水、电解质紊乱及酸碱失衡;②补钙、补镁治疗;③饮食疗法;④药物治疗;⑤肛周护理。

第八章

一、选择题

1. 答案:E

解析:此题考点为小儿呼吸道免疫特点。小儿呼吸道的非特异性和特异性免疫功能均较差。婴幼儿辅助性 T 细胞功能暂时性低下,SIgA、IgG、IgA 和 IgG 亚类等含量均低,此外,乳铁蛋白、溶菌酶、干扰素及补体等的数量不足、活性低下。

2. 答案:D

解析:此题考点为小儿呼吸系统的解剖特点。婴幼儿鼻腔相对较短小,无鼻毛,炎症时黏膜肿胀,易发生鼻塞而致呼吸困难和吸吮困难。由于鼻窦黏膜与鼻腔黏膜相延续,且鼻窦口相对较大,故急性鼻炎时可累及鼻窦,易导致鼻窦炎。婴幼儿的咽鼓管相对较宽、直、短,呈水平位,故鼻咽炎时易引起中耳炎。扁桃体发育较早者 6 个月时开始发育,较晚者 1 岁末才逐渐增大,4~10岁发育达高峰,14~15 岁逐渐退化,故扁桃体炎常见于学龄前儿童及年长儿,婴儿很少见。

3. 答案:C

解析:此题考点为小儿呼吸系统的生理特点。小儿代谢旺盛,需氧量高,但因呼吸道解剖特点,只能以增加呼吸频率来满足机体需要。年龄愈小,呼吸频率愈快。新生儿 40~44 次 / 分,1 个月~1 岁 30 次 / 分,1~3 岁 24 次 / 分,3~7 岁 22 次 / 分,7~14 岁 20 次 / 分,14~18 岁 16~18 次 / 分。

4. 答案:B

解析:此题考点为小儿呼吸系统的解剖特点。小儿肺弹性纤维发育较差,间质发育旺盛,血管丰富,肺泡数量较少且面积小,使肺含血量丰富而含气量相对较少,易发生肺部感染。肺部感染时常因黏液阻塞引起间质炎症、肺不张或肺气肿等。

5. 答案:E

解析:此题考点为特殊类型的上感。咽结膜热由腺病毒 3、7 等型引起,多发于春夏季,散发或小流行。以高热、咽炎、眼结膜炎为特征,有咽痛、眼部刺痛,有时伴有呕吐、腹泻、腹痛等胃肠道症状。

6. 答案:E

解析:此题考点为上呼吸道感染的治疗。抗病原治疗:①抗病毒治疗;②抗生素:若细菌感染可选用青霉素类、头孢菌素类及大环内酯类抗生素。

7. 答案:A

解析:此题考点为支气管哮喘急性发作的治疗。哮喘急性发作期的治疗:β_2 受体激动剂是目前最有效、临床应用最广的支气管舒张剂。

8. 答案:E

解析:此题考点为支气管哮喘的病理特点。哮喘死亡患儿的肺组织呈肺气肿,大小气道内填满黏液栓。

9. 答案:E

解析:此题考点为肺炎按临床表现典型与否分类。典型性肺炎系由肺炎链球菌、金黄色葡萄球菌、肺炎克雷伯菌、流感嗜血杆菌、大肠埃希菌等引起的肺炎;非典型性肺炎常见的病原体有肺炎支原体、衣原体、军团菌及病毒等。

10. 答案:D

解析:此题考点为肺炎与支气管肺炎的鉴别依据。典型的支气管肺炎诊断比较容易,根据有发热、咳嗽、气促、肺部有较固定的中、细湿啰音以及 X 线表现,即可作出诊断。急性支气管炎以咳嗽为主,一般无发热或低热,肺部啰音为不固定的干啰音和粗、中湿啰音,并随咳嗽和体位变化,无气促和发绀。

11. 答案:D

解析:此题考点为小儿肺炎分类依据。①按病理分类:分为小叶性肺炎(支气管肺炎)、大叶性肺炎和间质性肺炎;②按病因分类:感染性因素有病毒性肺炎、细菌性肺炎、支原体肺炎、衣原体肺炎、原虫性肺炎以及真菌性肺炎等;非感染性因素有吸入性肺炎、坠积性肺炎以及过敏性肺炎等;③按病程分类:急性肺炎(病程在 1 个月以内),迁延性肺炎(病程为 1~3 个月),慢性肺炎(病程超过 3 个月以上);④按病情分类:轻症肺炎,以呼吸系统症状为主,无全身中毒症状,无其他系统症状或仅轻微受累;重症肺炎,除呼吸系统症状外,其他系统亦有受累表现,且全身中毒症状明显。

12. 答案:E

解析:此题考点为不同病原菌所致肺炎的临床特点。病原体为肺炎支原体,是一种介于细菌和病毒之间的微生物,无细胞壁。部分患儿可有肺外表现,如心肌炎、脑膜炎、溶血性贫血、肝炎、肾炎等。

13. 答案:C

解析:此题考点为不同病原菌所致肺炎的临床特点。金黄色葡萄球菌性肺炎肺部体征出现早,双肺有中、细湿啰音,并发脓胸、脓气胸时有相应体征;胸部 X 线特点为易变性,病初可见小片浸润影,短时间内出现小脓肿、肺大疱、脓胸或脓气胸。

14. 答案:D

解析:此题考点为肺炎的诊断依据。患儿双肺布满中、细湿啰音,诊断为肺炎;血气 $PaCO_2$ 7.0 kPa 已经高于 $PaCO_2 > 50$ mmHg(6.67 kPa)时即发生呼吸衰竭的标准,故此题答案为肺炎伴呼吸衰竭。

15. 答案:C

解析:此题考点为特殊类型上感的诊断依据。患儿急性热病容,咽部充血,咽腭弓可见 4 个直径 3 mm 的疱疹,周围红,白细胞 3.3×10^9/L,据此诊断为特殊类型上感中的疱疹性咽峡炎。

二、名词解释

1. 上呼吸道感染:简称上感,俗称"感冒",系由各种病原引起的上呼吸道急性炎症,是小儿最常见的疾病。

2. 肺炎:系由不同病原体以及其他因素(如吸入羊水、食物或过敏反应等)所致的肺部炎症。临床上以发热、咳嗽、气促、呼吸困难和肺部固定湿啰音为特征。

3. 支气管哮喘:简称哮喘,是小儿最常见的气道慢性炎症性疾病。这种气道炎症使易感者对各种激发因子具有气道高反应性,并可引起气道狭窄,临床上表现为反复发作性喘息、咳嗽、气促、胸闷等症状,常在清晨或夜间发作或加重,多数患儿可经治疗缓解或自行缓解。

三、问答题

1. 肺炎合并心力衰竭的表现:首先表现为发热、咳嗽、气促,肺部固定中、细湿啰音。肺炎合并心力衰竭的表现为:①呼吸困难突然加重,R>60 次/分;②心率突然增快,P>180 次/分;③突然极度烦躁不安,明显发绀,面色发灰,指(趾)甲微血管再充盈时间延长。此三项不能用发热、肺炎和其他合并症解释者;④心音低钝,奔马律,颈静脉怒张;⑤肝迅速增大或达肋下 3 cm 以上;⑥尿少或无尿,颜面眼睑或双下肢水肿。

具备前五项即可诊断为肺炎合并心力衰竭。

2. 支气管哮喘的诊断标准为:

(1)反复喘息、咳嗽、气促、胸闷,多与接触变应原、冷空气、物理性刺激、化学性刺激、呼吸道感染、运动以及过度通气(如大笑和哭闹)等有关,常在夜间和(或)凌晨发作或加剧。

(2)发作时双肺可闻及散在或弥漫性,以呼气相为主的哮鸣音,呼气相延长。

(3)上述症状和体征经抗哮喘治疗有效,或自行缓解。

(4)除外其他疾病所引起的喘息、咳嗽、气促和胸闷。

(5)临床表现不典型者(如无明显喘息或哮鸣音),应至少具备以下 1 项:

1)证实存在可逆性气流受限:①支气管舒张试验阳性:吸入速效 β_2 受体激动剂(如沙丁胺醇压力定量气雾剂 200~400 μg)后 15 min 第一秒用力呼气量(FEV_1)增加 ≥ 12%;②抗炎治疗后肺通气功能改善:给予吸入糖皮质激素和(或)抗白三烯药物治疗 4~8 周,FEV_1 增加 ≥ 12%。

2)支气管激发试验阳性。

3)呼气流量峰值(PEF)日间变异率(连续监测 2 周) ≥ 13%。

符合第 1~4 条或第 4、5 条者,可诊断为哮喘。

第九章

一、选择题

1. 答案:D

解析:此题考点为胎儿–新生儿血液循环转换及动脉导管未闭的概念。动脉导管是胎儿血循环中的正常通道,出生后随着肺循环压力降低、体循环压力增高,于生后 10~15 小时在功能上关闭,80% 于生后 3 个月、95% 于生后 1 年内形成解剖上闭合。若 1 岁后持续开放,引起分流,产生病理生理改变,为动脉导管未闭。故答案选 D。

2. 答案:D

解析:此题考点为小儿血压特点与正常值。小儿血压较低,且年龄越小,血压越低,1 岁以后小儿的收缩压=(年龄 ×2+80)mmHg,舒张压=收缩压 ×2/3,高于此标准值 20 mmHg 为高血压,低于此标准值 20 mmHg 为低血压。3 岁小儿的收缩压=(3×2+80)=86 mmHg,故答案选 D。

3. 答案:B

解析:此题考点为左向右分流型先天性心脏病的病理生理改变及并发症。房间隔缺损、室间隔缺损等左向右分流型先天性心脏病,体循环压力高于肺循环,血液自左向右分流,导致肺循环血量增加,肺淤血易发生呼吸系统感染,尤其是肺炎。故左向右分流型先心病最常见的并发症为肺炎,答案选 B。

4. 答案:A

解析:此题考点为先天性心脏病房间隔缺损的血流动力学改变。房间隔缺损患儿出生后,随着年龄增长,肺血管阻力、右心室压力下降,右心室充盈阻力较左心室充盈阻力低,右心室舒张时,左心房血液通过缺损处向右分流,导致右心房、右心室、肺循环、左心房血量增加,而左心室、体循环血量减少。故答案选 A。

5. 答案:A

解析:此题考点为法洛四联症的病理生理与临床表现。法洛四联症肺动脉狭窄严重时,血液进入肺动脉受阻,右心室压力超过左心室,血液自右向左分流,静脉血注入动脉系统,血中的还原型血红蛋白明显增加,而进入肺循环进行气体交换的血流量减少,缺氧重。患儿为缓解活动后缺氧所致的胸闷、气急等,便蹲下休息,使下肢动脉、静脉受压,体循环阻力增加,回心血量减少,右心室压力降低,右向左分流量减少,并迫使血液进入肺氧合,缺氧症状得以暂时缓解,所以法洛四联症特征性的表现为好蹲踞。持续青紫、突然晕厥、杵状指(趾)、活动后气促均为法洛四联症患儿缺氧的表现,但并非其特有。故答案选 A。

6. 答案:D

解析:此题考点为先天性心脏病的治疗。对于室间隔缺损、房间隔缺损等常见先天性心脏病,部分患儿的缺损在 5 岁内有自然闭合的可能,可密切随访观察至学龄前期。同时,在体外循环直视下行缺损修补术,创伤较大,年龄太小的患儿对手术的耐受性差,年龄大的患儿组织修复能力又不如年龄小的患儿,手术恢复时间较长,所以一般患儿宜在学龄前期实施手术治疗。故答案选 D。

7. 答案:B

解析:此题考点为动脉导管未闭的非手术治疗。新生儿尤其是早产儿动脉导管未闭时,可在生后 1 周口服吲哚美辛,抑制前列腺素合成,促使导管平滑肌收缩,关闭导管。前列腺素 E 不利于促使动脉导管关闭,普萘洛尔可缓解法洛四联症患儿的急性缺氧发作,地高辛为强心药,硝酸甘油可缓解心绞痛。故答案选 B。

8. 答案：B

　　解析：此题考点为室间隔缺损的病理生理及临床表现。患儿 3 岁,心脏听诊Ⅲ～Ⅳ级粗糙的收缩期杂音,首先考虑先天性心脏病;自幼体弱、常呼吸道感染、剧哭时唇周青紫,X 线检查见肺动脉段凸出,可见肺门"舞蹈",提示左向右分流型先心病;左、右心室增大,左心房亦增大,主动脉弓影小,说明左、右心室和左心房容量负荷增加,而进入主动脉的血量减少,Ⅲ～Ⅳ级粗糙的收缩期杂音又在胸骨左缘第 3~4 肋间闻及且最响,以上均说明血液异常分流是从左心室到右心室,为室间隔缺损。房间隔缺损是右心房的血流量增多,左心室血流量不增多;动脉导管未闭是左心房、左心室、升主动脉血流量增多,而右心室血流量不增多;肺动脉狭窄和法洛四联症的肺循环血流量是减少的。故答案选 B。

9. 答案：E

　　解析：此题考点为动脉导管未闭的病理生理及临床表现。患儿 8 个月,胸骨左缘 2~3 肋间闻及Ⅲ级左右连续机器样杂音,考虑先天性心脏病;且左心房、左心室增大,肺血管影增多,肺动脉段凸出,主动脉弓影增大,提示左心房、左心室、升主动脉及主动脉弓部、肺循环血量增多,肺动脉压力升高,说明分流的部位在主、肺动脉之间,且是连续性杂音,符合动脉导管未闭的表现。故答案选 E。

10. 答案：C

　　解析：此题考点为法洛四联症的病理生理及临床表现。患儿 3 个月开始出现面部灰暗、发绀,心前区可闻及Ⅲ级左右的收缩期喷射音,肺野清晰,提示先天性心脏病,且肺循环血量减少,为右向左分流型;X 线见右心室肥大,肺动脉段凹陷,心脏呈靴形,说明右心室压力升高,而肺动脉血量减少,左、右心室尤其是右心室增大明显,血液在左、右心室之间异常分流,符合法洛四联症的肺动脉狭窄、室间隔缺损等。房间隔缺损、室间隔缺损、动脉导管未闭均为左向右分流型先心病;肺动脉狭窄也可表现肺动脉段凹陷、肺野清晰、右心室肥大,但一般不会在 3 个月开始出现持续发绀,且心影不呈靴形。故答案选 C。

11. 答案：D

　　解析：此题考点为先天性心脏病的诊断检查。患儿 10 个月,反复发生肺炎 2 次、剧烈哭闹时口唇青紫、心前区隆起,胸骨左缘第 3~4 肋间可闻及Ⅳ级粗糙的全收缩期杂音,可触及震颤,肺动脉第二心音亢进,考虑室间隔缺损。在目前常用的诊断检查中,超声心动图为无创性的检查,可观察心脏的解剖结构、心脏功能及部分血流动力学情况,可明确先天性心脏病的诊断,故作为首选。心电图检查可了解心房、心室有无肥厚,有无心肌劳损;胸部 X 线检查可观察心脏位置、大小、形态、肺动脉段与主动脉结、肺野透亮度及有无"肺门舞蹈征"等,可协助诊断。心导管及造影检查也可明确先天性心脏病的诊断,但有创伤,不作为首选。心功能检查不能明确先天性心脏病的诊断。故答案选 D。

12. 答案：E

　　解析：此题考点为先天性心脏病的并发症。患儿 6 个月,胸骨左缘第 3 肋间闻及Ⅲ级收缩期杂音,并触及震颤,考虑先天性心脏病室间隔缺损;发热、咳嗽 3 天,呼吸急促、烦躁不安,心率增快,口唇青紫,两肺闻及细湿啰音,考虑室间隔缺损合并支气管肺炎;呼吸急促、烦躁不安,口唇青紫,呼吸 65 次 / 分,心率 180 次 / 分,肝达右肋下 3.5 cm,质软,提示缺氧症状重、体循环静脉淤血,符合心力衰竭表现,考虑室间隔缺损合并肺炎伴心力衰竭。故答案选 E。

13. 答案：D

　　解析：此题考点为法洛四联症的诊断与急性缺氧发作的治疗。患儿 2 岁,自幼气促、青紫,活动后加重,好蹲踞,体格发育落后,胸骨左缘第 2~4 肋间可闻及Ⅲ级收缩期杂音,肺动脉第二心音减弱,轻度杵状指(趾),考虑法洛四联症。患儿突然出现呼吸困难、昏厥、抽搐,是急性缺氧发作的表现,往往是因情绪激动、寒冷等刺激诱发的肺动脉突然痉挛,造成血液不能进入肺进行氧合而急剧缺氧。需立即吸氧,并取胸膝位,使下肢动脉、静脉受压,体循环阻力增加,左心室压力增高,回心血量减少,右心室压力降低,减少右向左分流量,并迫使血液进入肺氧合,改善缺氧症状。普萘洛尔可减慢心率,缓解缺氧发作。故答案选 D。

14. 答案:A

解析:此题考点为病毒性心肌炎的临床诊断。病毒性心肌炎诊断的临床指标:①心功能不全、心源性休克和心脑综合征;② X 线或超声心动图检查显示心脏扩大;③心电图改变:以 R 波为主的 2 个或 2 个以上主导联(I、II、aVF、V_5)的 ST-T 改变持续 4 天以上伴动态变化,窦房、房室传导阻滞,完全性右或左束支传导阻滞,成联律、多型、多源、成对或并行期前收缩,非房室结及房室折返引起的异位性心动过速,低电压(新生儿除外)及异常 Q 波;④ CK-MB 升高或心肌肌钙蛋白(cTnI、cTnT)增高。具备两项临床指标者可临床诊断,发病同时或发病前 1~3 周有病毒感染证据的支持诊断。

该病例为 6 岁患儿,具有胸闷、心悸、面色苍白、心率减慢、心律不齐等临床表现,心电图显示 II 度房室传导阻滞,血清肌钙蛋白 T(+),具备两项临床指标,并有发热伴腹泻 1 周,提示肠道病毒感染史,可临床确诊病毒性心肌炎。6 岁发病,未闻及杂音,暂不考虑先天性心脏病;发热时间短,无心功能不全、心脏杂音及瘀斑等血管征象,不考虑感染性心内膜炎;无链球菌感染证据,心率减慢,不具备风湿热诊断标准,暂不考虑风湿性心脏病;无在劳累时出现气急、心悸、胸闷、呼吸困难等病史,起病较急,心脏不增大,也无心力衰竭,暂不考虑原发性心肌病。可进一步做超声心动图、血培养、抗"O"等检查,排除先天性心脏病、风湿性心脏病、感染性心内膜炎、原发性心肌病。故答案选 A。

15. 答案:D

解析:此题考点为病毒性心肌炎的确诊依据。自心内膜、心肌、心包(活检、病理)或心包穿刺液检查,发现具有以下病原学确诊指标之一者,可确诊病毒性心肌炎:①分离到病毒;②用病毒核酸探针查到病毒;③特异性病毒抗体阳性。具有以下病原学参考指标之一者,结合临床表现,可临床诊断为病毒性心肌炎:①自粪便、咽拭子或血液中分离到病毒,且恢复期血清同型病毒抗体滴度较第一份血清升高或降低 4 倍以上;②病程早期血清中特异性 IgM 抗体阳性;③用病毒核酸探针自患儿血中查到病毒核酸。

本例患儿具有上呼吸道病毒感染史,出现心前区不适,胸闷、心悸,疲乏无力,心率 104 次/分,心律不齐,心电图各导联 ST 段压低、T 波低平,频发室性期前收缩,临床拟诊病毒性心肌炎。需要进行病原学确诊指标或参考指标检查确诊,在超声心动图、动态心电图、血清肌酸激酶、血清病原学、血清肌钙蛋白检查或测定中,只有血清病原学检查为确诊参考指标,其他均为临床指标。故答案选 D。

16. 答案:A

解析:此题考点为病毒性心肌炎的治疗。目前,病毒性心肌炎无特效治疗,主要采用休息、改善心肌营养与对症治疗。早期仍处于病毒血症阶段者,可用利巴韦林、α-干扰素等抗病毒药物;重型可用大剂量丙种球蛋白,通过免疫调节作用减轻心肌细胞损害;对重型合并心源性休克、致死性心律失常、心肌活检证实慢性自身免疫性心肌炎症反应者,应早期、足量应用糖皮质激素治疗。

该患儿为病毒性心肌炎合并急性支气管炎患儿,需要应用青霉素控制感染,应用辅酶 Q_{10}、维生素 C、二磷酸果糖,可改善心肌营养。而患儿目前未出现合并心源性休克、致死性心律失常指征,也无心肌活检证实慢性自身免疫性心肌炎症反应,不宜应用地塞米松。故答案选 A。

17. 答案:B

解析:此题考点为小儿心力衰竭的病因。引起小儿心力衰竭的原发病主要是心血管疾病,如先天性心脏病、风湿性心脏病或心脏瓣膜病、心肌炎、心肌病等;其次是重症肺炎、呼吸窘综合征等肺部疾病,其他还有急性肾炎、重症贫血、甲状腺功能亢进症、维生素 B_1 缺乏症等。其中引起婴幼儿心力衰竭最常见的原发病是先天性心脏病,年长儿以风湿性心脏病和急性肾炎所致的心力衰竭最常见。在原发病的基础上,哭闹、活动过度、情绪激动、排便用力、静脉输液过多或过快等,是小儿心力衰竭常见的诱发因素。故答案选 B。

18. 答案:B

解析:此题考点为小儿心力衰竭的临床表现。小儿左心衰竭时,心排血量不足,左心室收缩末期残余血量增多,舒张期充盈压力增高,导致左心房内压力增高,肺静脉回流障碍而引起肺淤血、水肿,影响肺的气体交换,造成缺氧,所以患儿主要表现为呼吸急促、呼吸困难,严重者出现端坐呼吸、烦躁不安或嗜睡、发绀、咳粉红色泡沫样痰等。右心衰时,腔静脉回流受阻,脏器淤血,表现为食欲减退、腹痛、腹胀、肝进行性增大、颈静脉怒张、下肢水肿等。故小儿左心衰最主要的表现是呼吸困难,答案选 B。

19. 答案:B

解析:此题考点为小儿充血性心力衰竭的临床表现与治疗。1 岁患儿,胸骨左缘第 3~4 肋间闻及收缩期粗糙响亮的杂音,胸骨左缘第 2 肋间闻及连续机器样杂音,提示先天性心脏病;发热、咳嗽、肺部闻及细湿啰音,提示肺部感染;1 天来咳嗽加重、呼吸困难、口唇和口周青紫、三凹征明显,T 38.0℃,P 190 次 / 分,R 65 次 / 分,心音低钝,呈奔马律,肝达右肋下 4 cm,具有心力衰竭诊断指征。治疗原则是减轻心脏负担,增强心肌收缩力,具体包括吸氧、镇静、强心、利尿、扩血管,其中最主要的是强心,洋地黄类药物(地高辛)仍是目前治疗心力衰竭的首选强心药物;地西泮镇静、呋塞米利尿、苄胺唑啉扩血管,可协助心力衰竭的治疗;布洛芬为退热药,T 38.0℃,暂不需要退热。故该患儿治疗最主要的药物是地高辛,答案选 B。

二、名词解释

1. 法洛四联症:是一种具有右心室流出道梗阻(肺动脉狭窄)、室间隔缺损、主动脉骑跨、右心室肥厚四大病理改变的青紫型先天性心脏病,是先天性心血管的复合畸形,其中右心室流出道梗阻对病情影响最大。

2. 艾森门格综合征:室间隔缺损等左向右分流型先天性心脏病,由于肺动脉内血流量增大,早期肺小动脉痉挛引起动力性肺动脉高压,晚期肺小动脉中层和内膜增厚、管腔变窄梗阻,引起梗阻性肺动脉高压,出现持续性右向左分流,临床表现持续性青紫,称艾森门格(Eisenmenger)综合征。

3. 肺门舞蹈征:左向右分流型先天性心脏病因肺循环血量增加,肺动脉血流量增加、肺充血,在 X 线透视下,可见肺门血管搏动增强,随心脏搏动呈现一明一暗的改变,称"肺门舞蹈征"。

4. 充血性心力衰竭:是由于心肌病损或心脏负荷过重等原因引起的心脏收缩和(或)舒张功能减退,致使心排血量绝对或相对不足,组织灌注量减少,静脉回流受阻,从而引起全身性组织缺氧和脏器淤血的临床综合征。

三、问答题

1. 左向右分流型先天性心脏病共同的临床表现
　　(1)慢性缺氧表现:乏力、多汗,活动后气急、心悸、面色苍白,消瘦、生长发育落后。
　　(2)反复呼吸道感染:咳嗽、发热、气促等。
　　(3)潜伏青紫:剧烈哭闹、屏气、肺炎、心力衰竭时,可出现暂时性青紫,晚期可出现持续性青紫。

(4)心脏体征:心尖搏动弥散(病程长者心前区隆起),心界扩大,心前区闻及杂音,肺动脉瓣区第二心音增强。

2.小儿病毒性心肌炎的临床诊断及确诊的依据

(1)病毒性心肌炎临床诊断:具有以下临床指标中的2项可临床诊断:①心功能不全、心源性休克和心脑综合征;②X线或超声心动图检查显示心脏扩大;③心电图改变;④CK-MB升高或心肌肌钙蛋白(cTnI、cTnT)增高。发病同时或发病前1~3周有病毒感染证据的支持诊断。

(2)确诊依据:临床诊断同时,具备病原学确诊指标之一,可确诊病毒性心肌炎。病原学确诊指标为自心内膜、心肌、心包(活检、病理)或心包穿刺液检查:①分离到病毒;②用病毒核酸探针查到病毒;③特异性病毒抗体阳性。

3.小儿充血性心力衰竭的诊断依据

(1)安静时心率增快,婴儿>180次/分,幼儿>160次/分,不能用发热、缺氧等原因解释。

(2)呼吸困难、青紫突然加重,安静时呼吸达60次/分以上。

(3)肝大,达肋下3 cm以上,或在密切观察下短时间内较前增大,而不能用横膈下移等原因解释。

(4)心音明显低钝或出现奔马律。

(5)突然烦躁不安、面色苍白或发灰,而不能用原发疾病解释。

(6)尿少、下肢水肿,并排除营养不良、肾炎、维生素B_1缺乏等原因所致。

以上1~4项为主要诊断依据。

第十章

一、选择题

1.答案:B

解析:此题考点为肾病综合征低蛋白血症的诊断标准,血浆白蛋白浓度≤25 g/L,可诊断为肾病综合征的低蛋白血症。

2.答案:C

解析:此题考点为泌尿系统的生理特点,生后10天内的新生儿,钾排泄能力较差;尿液浓缩功能较差,入量不足时易发生脱水;尿液稀释功能接近成人,但GFR低,大量水负荷或输液过快时易出现水肿;新生儿及婴幼儿由于肾功能不成熟,肾保留HCO_3^-的能力差,肾小管泌NH_3和H^+的能力低;尿中排磷酸盐量少,故排出可滴定酸的能力受限,容易发生酸中毒;新生儿排钠能力较差,容易发生钠潴留和水肿。故A、B、D、E准确,C不正确。

3.答案:E

解析:此题考点为小儿肾的生理功能。新生儿及幼婴由于肾小管的髓袢短,尿素形成量少以及抗利尿激素分泌不足,使浓缩尿液功能不足,在应激状态下保留水分的能力低于年长儿和成人。新生儿出生时肾小球滤过率比较低,早产儿更低,2岁时达成人水平。故答案E错误。

4.答案:A

解析:此题考点为肾病综合征容易出现低钙惊厥的原因。肾病综合征典型表现为"三高一低",大量蛋白尿可引起低蛋白血症,低蛋白血症使钙结合蛋白降低,血清结合钙可以降低;当$25-(OH)D_3$结合蛋白同时丢失时,使游离钙也降低。故正确答案为A。

5.答案:A

解析:此题考点为小儿尿液特点。寒冷季节尿排出后呈混浊白色,是由于尿酸盐结晶析出所致,加热或加酸后可溶解,尿液变清,属正常现象;故A不正确;小儿尿液接近中性或弱酸性,pH 在 5~7,B 正确;新生儿尿渗透压多为低渗,平均为 240 mmol/L,1 岁后接近成人水平,为 500~800 mmol/L,C 正确;尿蛋白主要来自血浆蛋白,其中 2/3 为白蛋白,D 正确;12 小时尿细胞计数(Addis count):RBC<50 万、WBC<100 万、管型<5000 个为正常,E 正确。

6. 答案:A

解析:此题考点为急性肾小球肾炎常见的病原体。AGN 绝大多数是 A 组 β 溶血性链球菌感染后引起的免疫复合物性肾小球肾炎,故又称急性链球菌感染后肾小球肾炎,其他病原体如肺炎链球菌、金黄色葡萄球菌、麻疹病毒、流感病毒、乙型肝炎病毒、肺炎支原体、原虫等也可引起急性肾小球肾炎,但较少见。故答案 A 正确。

7. 答案:D

解析:此题考点为急性链球菌感染后肾炎的典型病理改变。以肾小球的病理改变为主,表现为毛细血管内弥漫性、渗出性、增生性肾小球肾炎改变。光镜下可见程度不等的肾小球体积增大、肿胀,毛细血管内皮细胞和系膜细胞增生肿胀,基质增生,炎性细胞浸润。故选 D。

8. 答案:B

解析:此题考点为急性肾炎水肿的特点。水肿是 AGN 最常见的症状,开始表现为晨起眼睑及颜面部水肿,2~3 天可波及全身,由上向下蔓延,呈非凹陷性水肿。故答案 B 正确。

9. 答案:A

解析:此题考点为急性肾小球肾炎出现严重循环充血的机制。严重循环充血常发生在起病 1 周内,由于钠、水潴留,血容量增加而出现循环负荷过重所致。故答案 A 正确。

10. 答案:E

解析:此题考点为急性链球菌感染后肾炎的诊断,典型病例根据:①前驱感染史:起病前 1~3 周有链球菌感染史;②临床表现:水肿、少尿、血尿、高血压;③实验室检查:急性期 ASO 升高、血清补体 C3 降低,即可诊断。尿常规检查:尿检可见大量红细胞,亦可见到透明颗粒或红细胞管型。尿蛋白定性通常为(+~+++)。肾功能检查:部分患儿血肌酐升高,内生肌酐清除率降低,尿浓缩功能受损;重症患儿可出现血尿素氮和肌酐明显增高,高钾血症和代谢性酸中毒。血清补体测定有 80%~90% 的患儿急性期时血清补体 C3 下降,94% 的患者多在 8 周内恢复正常。血清补体 C3 的规律性变化对急性肾炎的鉴别诊断有重要意义。故答案选 E。

11. 答案:D

解析:此题考点为急性肾小球肾炎治疗初期使用抗生素的目的。使用抗生素是为了彻底清除体内残存细菌。抗生素无预防感染的作用。故正确答案为 D。

12. 答案:C

解析:此题考点为单纯性肾病的诊断依据。典型表现为"三高一低":大量蛋白尿、低蛋白血症、高胆固醇血症、不同程度水肿。故答案选 C。

13. 答案:A

解析:此题考点为肾病综合征的并发症。感染是最常见的并发症,常见呼吸道、皮肤、泌尿道感染和原发性腹膜炎等,其中上呼吸道感染最常见,占 50% 以上,以病毒感染多见。细菌感染中以肺炎链球菌为主,结核分枝杆菌感染亦应引起重视。另外,由于糖皮质激素和免疫抑制剂的使用,肾病患儿的院内感染不容忽视,以呼吸道感染和泌尿道感染最多见,致病菌以条件致病菌为主。故正确答案为 A。

14. 答案:D

解析:此题考点为肾病综合征治疗的主要药物。NS 的治疗原则是以激素为主的综合治疗,初治病例明确诊断后应尽早选用泼尼松治疗。故正确答案为 D。

15. 答案:D

解析:此题考点为肾炎性肾病的实验室诊断依据。肾炎性肾病的诊断除单纯性 NS 表现外,凡具有以下 4 项之一或多项者即可确诊:① 2 周内 3 次尿沉渣 RBC ≥ 10 个 /HP,并证实为肾小球源性血尿者;②反复或持续高血压,学龄儿童 ≥ 130/90 mmHg,学龄前儿童 ≥ 120/80 mmHg,除外糖皮质激素等原因所致;③肾功能不全,除外循环血容量不足所致;④持续性低补体血症。原发性肾病综合征微小病变型主要是肾小球滤过膜阴离子丢失致静电屏障破坏,使大量带负电荷的中分子血浆蛋白滤出,形成高选择性蛋白尿。而非微小病变型肾病综合征主要由于孔径屏障受损,使大、中分子的多种蛋白也同时滤出,形成非选择性蛋白尿。故正确答案为 D。

16. 答案:C

　　解析:此题考点为肾病综合征治疗后的并发症。NS 合并的电解质紊乱常见有低钠、低钾、低钙血症。最常见的是低钠血症,其临床表现可有厌食、乏力、懒言、嗜睡、血压下降甚至出现休克、抽搐等。可能与患儿不恰当长期禁盐或长期食用不含钠的食盐代用品、过多使用利尿剂以及感染、呕吐、腹泻等因素有关。另外由于低蛋白血症,血浆胶体渗透压下降,水肿显著而常有血容量不足,尤其在各种诱因引起低钠血症时易出现低血容量性休克。故正确答案为 C。

17. 答案:A

　　解析:此题考点为急性链球菌感染后肾炎和肾病综合征的鉴别诊断。该患儿为 8 岁学龄期儿童,以水肿、尿少为主要症状;辅助检查 ASO 600U,有链球菌感染的依据;尿常规示镜下血尿,伴有轻度蛋白尿;补体 C3 下降;符合急性链球菌感染后肾炎诊断依据。NS 的诊断标准:大量蛋白尿[尿蛋白(+++~++++)],低蛋白血症(总蛋白 ≤ 50 g/L,白蛋白 ≤ 25 g/L),高胆固醇血症(血胆固醇 > 5.7 mmol/L),伴明显水肿。该患儿不符合"三高一低"的特点。故正确答案为 A。

18. 答案:D

　　解析:此题考点为肾小球肾炎的严重表现。少数患儿在疾病早期(2 周内)可出现下列严重症状,应及早发现,及时处理。

　　(1)严重循环充血:常发生在起病 1 周内,由于钠、水潴留,血容量增加而出现循环负荷过重所致。当肾炎患儿出现呼吸急促和肺部有湿啰音时,应警惕循环充血的可能性。严重者出现呼吸困难、端坐呼吸、颈静脉怒张、频咳、咳粉红色泡沫痰、两肺满布湿啰音、心脏扩大、心率增快,甚至出现奔马律、肝大而硬、水肿加剧等。

　　(2)高血压脑病:由于脑血管痉挛,缺血、缺氧使毛细血管通透性增高而发生脑水肿。也有学者认为是水钠潴留,血容量增多,血压升高,使脑组织血流灌注急剧增多所致。血压达 150~160/100~110 mmHg 以上,临床出现剧烈头痛、恶心、呕吐、烦躁不安、一过性失明、惊厥和昏迷等症状。

　　(3)急性肾功能不全:常于病程初期出现,表现为尿量显著减少甚至无尿,血尿素氮和肌酐明显增高,并有电解质紊乱和代谢性酸中毒。该患儿疾病特点符合严重循环充血。故正确答案为 D。

19. 答案:A

　　解析:此题考点为急性肾小球肾炎合并严重循环充血的治疗措施。严重循环充血是由于钠、水潴留,血容量增加而出现循环负荷过重所致。故首要治疗是严格限制水、盐摄入,使用快速、强效利尿剂,如呋塞米,每次 1 mg/kg;若表现有肺水肿者除一般对症治疗外,可用硝普钠 5~20 mg 加入 5% 葡萄糖液 100 ml 中,以 1 μg/(kg·min)速度静脉滴注,根据血压控制情况调节滴速,每分钟不宜超过 8 μg/kg,防止出现低血压和停药时反跳。故正确答案为 A。

20. 答案:E

　　解析:此题考点为急性肾小球肾炎合并急性肾功能不全的实验室检查。急性肾功能不全:常于病程初期出现,表现为尿量显著减少甚至无尿,血尿素氮和肌酐明显增高,并有电解质紊乱和代谢性酸中毒。故不符合的为 E。

二、名词解释

1. 少尿:新生儿尿量<1.0 ml/(kg·d)为少尿,学龄期儿童每日排尿量<400 ml,学龄前儿童每日排尿量<300 ml,婴幼儿每日排尿量<200 ml时为少尿。

2. 肾病综合征:简称肾病,是一组由多种原因引起的肾小球基底膜通透性增加,导致大量血浆蛋白质从尿中丢失而引起的临床综合征。其临床特点为大量蛋白尿、低蛋白血症、高脂血症和明显水肿。

三、问答题

1. 小儿急性肾小球肾炎的诊断依据

典型病例诊断依据:①前驱感染史:起病前1~3周有链球菌感染史;②临床表现:水肿、少尿、血尿、高血压;③实验室检查:急性期ASO升高、血清补体C3降低。

2. 小儿肾病综合征的激素疗法

(1)短程疗法:泼尼松2 mg/(kg·d),最大量60 mg/d,分3次服用,共4周。4周后不管效应如何,均改为泼尼松1.5 mg/kg隔日晨顿服,继用4周,全疗程共8周,然后骤然停药。适用于单纯性肾病。因短程疗法易于复发,国内很少用。

(2)中、长程疗法:适用于各种类型的肾病综合征。泼尼松2 mg/(kg·d),最大量60 mg/d,分3次口服。若4周内尿蛋白转阴,则自转阴后至少巩固2周方可减量,以后改为2 mg/kg隔日晨顿服,继用4周,以后每2~4周减总量2.5~5 mg,直至停药。疗程必须达6个月(中程疗法)。开始治疗后4周尿蛋白未转阴者可继服至尿蛋白转阴后2周,一般不超过8周。以后再改为2 mg/kg隔日晨顿服,继4周,以后每2~4周减量一次,即总量减2.5~5 mg,直至停药,疗程9个月(长程疗法)。

第十一章

一、选择题

1. 答案:D

解析:此题考点为胚胎期的造血器官。根据造血组织发育和造血部位发生的先后,可分为3个时期。首先为中胚叶造血期,在胚胎第10~14天在胚胎外的卵黄囊内出现造血的团块。

2. 答案:E

解析:此题考点为胚胎期的造血器官。根据造血组织发育和造血部位发生的先后,可分为3个时期:中胚叶造血期、肝脾造血期和骨髓造血期。其中骨髓造血期在胎儿4个月时开始,6个月后骨髓逐渐成为主要的造血器官,出生2~5周后成为唯一的造血场所。

3. 答案:C

解析:此题考点为白细胞分类中中性粒细胞和淋巴细胞的两次交叉。出生时中性粒细胞约占0.65,淋巴细胞约占0.30。随着白细胞总数的下降,中性粒细胞比例也相应下降,生后4~6天时两者比例约相等;之后淋巴细胞约占0.60,中性粒细胞占0.3~0.35,至4~6岁时两者比例再次相等。

4. 答案:C

解析:此题考点是髓外造血的意义。当婴幼儿需要增加造血时,肝、脾和淋巴结为适应造血需要而恢复胎儿期的造血状态及功能,出现肝、脾、淋巴结肿大,这是小儿造血器官的一种特殊反应。

292

5. 答案:D

　　解析:此题考点为髓外造血的概念。参考第4题解析。

6. 答案:A

　　解析:此题考点为白细胞分类中中性粒细胞和淋巴细胞的两次交叉。生后4~6天、4~6岁时两者比例大致相等。

7. 答案:D

　　解析:此题考点为铁在体内的代谢。

8. 答案:C

　　解析:此题考点为营养性缺铁性贫血的发病原因。其中铁摄入量不足是导致缺铁性贫血的主要原因。

9. 答案:B

　　解析:此题考点为营养性缺铁性贫血的临床表现。包括一般表现、髓外造血表现、非造血系统表现。

10. 答案:B

　　解析:此题考点为营养性缺铁性贫血的外周血象特点。红细胞大小不等,以小细胞为多,中央淡染区扩大。

11. 答案:B

　　解析:此题考点为营养性缺铁性贫血有关铁代谢的实验室检查。血清铁蛋白(SF)可较敏感地反映体内贮铁情况,在缺铁的ID期即已降低;血清铁(SI)、总铁结合力(TIBC)反映血浆中铁含量,通常在IDA期时才出现异常。

12. 答案:C

　　解析:此题考点为营养性缺铁性贫血的治疗。使用铁剂治疗时最好于两餐之间服药,既减少对胃黏膜的刺激,又利于吸收。同时口服维生素C能促进铁的吸收。不宜与牛奶、茶、咖啡、抗酸剂等同时口服,以免影响铁吸收。

13. 答案:A

　　解析:此题考点为营养性缺铁性贫血的疗效判断。如铁剂治疗有效,则在口服铁剂12~24 h后细胞内含铁酶恢复,自觉症状改善;48~72 h后网织红细胞开始上升,5~7天达高峰;1~2周后血红蛋白才开始升高,3~4周贫血纠正。

14. 答案:E

　　解析:此题考点为维生素B_{12}缺乏性贫血的发病年龄特点。

15. 答案:B

　　解析:此题考点为营养性巨幼细胞贫血的外周血象特点。红细胞数的减少比血红蛋白量的减少更明显。呈大细胞性贫血。血涂片可见红细胞大小不等,以大细胞为多,易见嗜多色性和嗜碱点彩红细胞,可见巨幼变的有核红细胞。

16. 答案:B

　　解析:此题考点为营养性巨幼细胞贫血的骨髓象特点。增生明显活跃,以红细胞系增生为主,粒、红系统均出现巨幼变,表现为胞体变大、核染色质粗而松。

二、名词解释

　　1.骨髓外造血:出生后,尤其在婴儿期,当发生感染性贫血或溶血性贫血等造血需要增加时,肝、脾和淋巴结可随时适应需要,恢复到胎儿时的造血状态,出现肝、脾、淋巴结肿大。同时外周血中可出现有核红细胞或(和)幼稚中性粒细胞。这是小儿造血器官的一种特殊反应,称为"骨髓外造血"。感染及贫血纠正后即恢复正常。

2. 生理性贫血：由于婴儿生长发育迅速,循环血量迅速增加等因素,红细胞数和血红蛋白量逐渐降低,至 2~3 个月时红细胞降至 3.0×10^{12}/L 左右,血红蛋白量降至 100 g/L 左右,出现轻度贫血。

3. 营养性巨幼细胞贫血：由于维生素 B_{12} 或(和)叶酸缺乏所导致的一种大细胞性贫血。

三、问答题

1. 营养性缺铁性贫血的血象特点

实验室检查：①外周血象：小细胞低色素性贫血;②骨髓象：增生活跃,以中、晚幼红细胞增生为主。③血清铁蛋白(SF)：可敏感地反映体内贮铁情况,是诊断缺铁 ID 期的敏感指标。SF < 12 μg/L 提示缺铁。④红细胞游离原卟啉 (FEP)：当 FEP > 0.9 μmol/L 时提示红细胞内缺血。如 SF 值降低、FEP 升高而未出现贫血,是 IDE 期的典型表现。⑤血清铁(SI)、总铁结合力(TIBC)、转铁蛋白饱和度(TS)：通常在 IDA 期才出现异常,即 SI 和 TS 降低,TIBC 升高。

2. 缺铁性贫血,经铁剂治疗后网织红细胞改变：网织红细胞 2~3 天后开始上升,5~7 天达高峰,2~3 周后下降至正常。

第十二章

一、选择题

1. 答案：C

解析：该患儿主要表现为发热、头痛、呕吐、抽搐,提示神经系统病变,血常规显示严重细菌感染,故怀疑细菌引起的化脓性脑膜炎可能性较大。

2. 答案：C

解析：硬膜下穿刺是最直接的确诊手段,亦可达到治疗目的。

3. 答案：E

解析：化脓性脑膜炎神经系统一个重要的表现是脑膜刺激征。小儿的前囟多在 1~1.5 岁关闭,颅缝多在 6 个月以内关闭。婴儿颅缝与囟门未闭时 , 对颅内压可起缓冲作用,因此脑膜刺激征表现不明显。

4. 答案：C

解析：新生儿及 3 个月以下小婴儿化脓性脑膜炎常缺乏典型的症状和体征 , 故 C 项错误。

5. 答案：C

解析：结核性脑膜炎(结脑)和病毒性脑炎(病脑)脑脊液检查在压力、外观、白细胞总数等方面的差别不明显,但结脑的脑脊液中糖和氯化物同时降低,病脑的脑脊液糖和氯化物都正常,故二者此项区别最有意义。

6. 答案：D

解析：化脑病原菌未明者,应选用对脑膜炎球菌、肺炎链球菌和流感嗜血杆菌三种常见致病菌皆有效的抗生素。主要选用对血脑屏障通透性好的第三代头孢菌素。

7. 答案：B

解析：凡化脑经有效治疗 48~72 h 后脑脊液检查有好转,但体温不降,或热退数日后复升;或一般症状好转后又出现意识障碍、惊厥、进行性前囟饱满、颅缝分离、头围增大、呕吐等症状,首先应怀疑硬脑膜下积液的可能。

8. 答案:C

解析:化脑硬脑膜下积液发生率可高达 80%,以 1 岁以内的婴儿及流感嗜血杆菌和肺炎链球菌脑膜炎较多见。

9. 答案:D

解析:化脑的脑脊液检查中,蛋白质明显增高,糖明显降低。

10. 答案:E

解析:有 30%~60% 的化脑患儿出现硬膜下积液,若加上无症状者,其发生率可高达 80%。

11. 答案:C

解析:患儿为婴儿,出现频繁呕吐、惊厥、前囟隆起,提示神经系统病变,为颅内压增高表现;血象为细菌感染象;高热为全身中毒症状。综上初步判断为神经系统的细菌感染。

12. 答案:B

解析:患儿高热、抽搐,但抽搐后神志清楚,神经系统无阳性体征,排除神经系统感染。咽部充血,扁桃体Ⅱ度肿大,肺(−),故考虑为急性上呼吸道感染引起的高热惊厥。

13. 答案:E

解析:触觉是一种感觉,不属于先天性反射,触觉会影响运动神经的反应,如触摸唇角诱发吸吮反射。

14. 答案:D

解析:该患儿发热伴神经系统表现,血象为细菌感染象,考虑化脑的可能性较大,故最必要的检查为脑脊液检查,可帮助确诊。

二、名词解释

1. 化脓性脑膜炎:是由各种化脓性细菌感染引起的以脑膜炎症为主的中枢神经系统急性感染性疾病。临床上以发热、头痛、呕吐、惊厥、意识障碍、脑膜刺激征阳性及脑脊液化脓性改变为特征。

2. 脑性瘫痪:是小儿出生前至生后 1 个月内或婴儿期,因各种高危因素(早产、低体重、窒息、血型不合、胎儿发育不良等)所致的非进行性、不可逆性脑损伤综合征。

3. 惊厥:又称"抽搐",俗名"抽风"或"惊风",是儿童时期常见的一种急重病症,以临床出现肢体节律性运动(抽搐)、昏迷为主要特征。

三、问答题

1. 化脓性脑膜炎抗生素应用原则:应坚持早期、足量、联合、静脉和足疗程的用药原则,选择对病原菌敏感、能通过血脑屏障、可在脑脊液中达到有效浓度的杀菌药物,力求用药 24 h 内杀灭脑脊液中的致病菌。

2. 小儿热性惊厥的急救措施

(1)一般处理:保持安静,侧卧位,防止呕吐物误吸;吸氧;用纱布包裹压舌板或开口器置于上、下磨牙之间,防止舌咬伤;吸痰,必要时建立人工气道。

(2)对症处理:抗惊厥,降温,较长时间的惊厥或惊厥间歇有意识障碍者常有脑水肿,应予甘露醇降低颅内压。

第十三章

一、选择题

1. 答案:C

解析:此题考点为唐氏综合征的确诊检查。唐氏综合征是最常见的常染色体疾病。典型病例根据特殊面容、智能与生长发育落后及皮纹等特点可以做出临床诊断,但确诊需要染色体核型分析。

2. 答案:C

解析:此题考点为唐氏综合征的临床表现。唐氏综合征主要临床特征为特殊面容、智能落后、生长发育落后和多发畸形。其中生长发育落后的主要表现为:身材矮小,骨龄落后于实际年龄,出牙延迟且常错位。四肢短,由于韧带松弛,关节可过度弯曲,手指粗短。因此本题中 C 选项提出四肢及指(趾)细长不是唐氏综合征的常见体征。

3. 答案:B

解析:此题考点为苯丙酮尿症的遗传方式。苯丙酮尿症是一种常染色体隐性遗传疾病。因此 B 选项正确。

4. 答案:E

解析:此题考点为苯丙酮尿症的诊断依据。根据智能落后、头发由黑变黄、皮肤白皙、尿及汗液有鼠尿臭味,结合血苯丙氨酸浓度增高,可做出诊断。血苯丙氨酸浓度测定是确诊的依据。

5. 答案:C

解析:此题考点为苯丙酮尿症的临床表现。苯丙酮尿症主要有以下表现:①神经系统:以智能发育落后最为突出。疾病早期出现易兴奋、多动、癫痫、肌张力增高甚至僵硬、腱反射亢进、智力发育明显落后。②皮肤:由于酪氨酸产生减少,使黑色素合成不足,患儿毛发变黄、皮肤白皙、虹膜色淡,常伴有湿疹。③体味异常:苯丙氨酸代谢产物苯乙酸从汗液和尿中排出而有"鼠尿"样气味。常有通贯掌不是苯丙酮尿症的临床表现。

6. 答案:B

解析:此题考点为苯丙酮尿症的病因。苯丙氨酸是人体必需氨基酸,摄入体内的苯丙氨酸一部分用于蛋白质的合成,一部分通过苯丙氨酸羟化酶作用转变为酪氨酸,仅有少量苯丙氨酸经过次要代谢途径,在转氨酶的作用下转变成苯丙酮酸。本病按酶缺陷的不同分为典型 PKU 和非典型 PKU。典型 PKU 是由于肝细胞苯丙氨酸羟化酶(PAH)缺乏导致苯丙氨酸不能转变成酪氨酸。

7. 答案:D

解析:此题考点为新生儿期筛查苯丙酮尿症最常用的实验室方法。Guthrie 细菌抑制试验测定血液中苯丙氨酸含量,是目前国内外应用最广泛的新生儿筛查方法,简单易行,特异性高,结果可靠。在新生儿足跟部采一滴血,吸在滤纸片上,干燥后就可以邮寄到进行新生儿筛查的实验室,对血中苯丙氨酸含量做半定量测定。

8. 答案:A

解析:此题考点为苯丙酮尿症的治疗。低苯丙氨酸饮食的适应证是经典 PKU 以及血苯丙氨酸持续在 1.2 mmol/L 以上者。由于苯丙氨酸是必需氨基酸,浓度过高或过低都会影响生长发育,因此在治疗过程中应定期检查血苯丙氨酸水平,注意生长发育情况,以调整饮食。饮食控制需持续至青春期以后。

9. 答案:E

解析:此题考点为散发性先天性甲低的病因。散发性先天性甲低的病因主要有以下几种:①甲状腺不发育、发育不全或异位;②甲状腺激素合成途径障碍;③促甲状腺激素(TSH)缺乏:因垂体功能低下导致分泌 TSH 减少所致;④甲状腺或靶器官反应低下;⑤母亲因素。母孕期碘缺乏是地方性先天性甲低的病因。

10. 答案:C

解析:此题考点为先天性甲低的临床表现。先天性甲低的临床表现主要有以下几种:①特殊面容和体态:头大,颈短,面部黏液性水肿,眼睑水肿,眼距宽,鼻梁低平,唇厚,舌大而宽厚、常伸出口外;皮肤粗糙,面色苍黄,毛发稀疏、无光泽。身材矮小,躯干长而四肢短小,腹大,常有脐疝,骨发育明显延迟;②神经系统功能障碍:智能发育低下,表情呆板、淡漠,神经反射迟钝;运动发育障碍,如翻身、坐、立、行延迟;③生理功能低下:精神差,安静少动;食欲缺乏,体温低而怕冷;脉搏及呼吸均缓慢,心音低钝,肠蠕动减慢,腹胀,便秘。皮肤细白不是先天性甲低的临床表现。

11. 答案:B

解析:此题考点为散发性先天性甲低的临床表现。甲状腺发育不良者常在出生后 3~6 个月症状逐渐明显。其主要临床特征是生长发育迟缓、智能和生理功能低下。因此生后 1~3 个月内出现症状是不正确的。

12. 答案:A

解析:此题考点为儿童糖尿病较常见的类型。儿童糖尿病分为三型:1 型糖尿病、2 型糖尿病、青年成熟期发病型糖尿病。儿童时期的糖尿病 98% 是 1 型糖尿病。

13. 答案:B

解析:此题考点为唐氏综合征的临床表现。唐氏综合征主要临床特征为特殊面容、智能落后、生长发育落后和多发畸形。其中生长发育落后的主要表现为:身材矮小,骨龄落后于实际年龄,出牙延迟且常错位。四肢短,由于韧带松弛,关节可过度弯曲,手指粗短。

14. 答案:B

解析:此题考点为先天性甲低的临床表现及实验室检查。先天性甲低的临床特征是:生长发育迟缓、智能和生理功能低下。确诊先天性甲低需进行血清 T_3、T_4、TSH 测定。

15. 答案:B

解析:此题考点为先天性甲低的新生儿期临床表现。新生儿期主要有以下表现:多为过期产儿、大于胎龄儿;前、后囟大;胎便排出延迟,腹胀、便秘,易被误诊为先天性巨结肠;生理性黄疸时间延长。患儿常处于睡眠状态,对外界反应迟钝,肌张力低下,喂养困难,哭声低,声音嘶哑,患儿体温低,末梢循环差,皮肤粗糙。

16. 答案:D

解析:此题考点为先天性甲低的临床表现。先天性甲低的临床表现主要有以下几种:①特殊面容和体态:头大,颈短,面部黏液性水肿,眼睑水肿,眼距宽,鼻梁低平,唇厚,舌大而宽厚、常伸出口外;皮肤粗糙,面色苍黄,毛发稀疏、无光泽;身材矮小,躯干长而四肢短小,腹大,常有脐疝,骨发育明显延迟;②神经系统功能障碍:智能发育低下,表情呆板、淡漠,神经反射迟钝;运动发育障碍,如翻身、坐、立、行延迟;③生理功能低下:精神差,安静少动;食欲缺乏,体温低而怕冷;脉搏及呼吸均缓慢,心音低钝,肠蠕动减慢,腹胀,便秘。

17. 答案:E

解析:此题考点为先天性甲低的治疗。先天性甲低一经确诊应立即治疗,且用药愈早,预后愈好。需终身服用甲状腺制剂,以维持正常生理功能。治疗期间定期复查以调整用药剂量。

二、名词解释

1. 先天性甲状腺功能减低症：简称甲低，是由于各种不同的疾病累及下丘脑 – 垂体 – 甲状腺功能，以致甲状腺素缺乏，或是由于甲状腺素受体缺陷所造成的临床综合征。

2. 糖尿病：是由于胰岛素分泌绝对缺乏或相对不足所致的糖、脂肪、蛋白质代谢紊乱症，分为原发性和继发性两类。临床上以高血糖为主要特征，常伴脂肪、蛋白质、水及电解质紊乱，严重时引起酸碱平衡失调而危及生命。

三. 问答题

散发性先天性甲低的病因：

(1) 甲状腺不发育、发育不全或异位：亦称原发性甲低。约占先天性甲低的 90%，男女比例 1∶2。其原因尚未阐明。约 1/3 病例甲状腺完全缺如，其余为宫内发育不全或在下移过程中停留在异常部位，形成部分或完全丧失功能的异位甲状腺。

(2) 甲状腺激素合成途径障碍：亦称家族性甲状腺激素生成障碍，是导致本病的第二位常见病因。大多为常染色体隐性遗传，常有家族史。由于合成障碍使甲状腺素水平低下。

(3) 促甲状腺激素 (TSH) 缺乏：因垂体功能低下导致分泌 TSH 减少所致。

(4) 甲状腺或靶器官反应低下：前者是甲状腺细胞质膜上的 Gsa 蛋白缺陷，使 cAMP 生成障碍，从而对 TSH 不敏感；后者是甲状腺激素靶器官对 T_4、T_3 不敏感所致。

(5) 母亲因素：母亲服用抗甲状腺药物或母体存在抗 TSH 抗体，均可通过胎盘影响胎儿，造成甲低，亦称暂时性甲低，通常可在 3 个月内消失。

第十四章

一、选择题

1. 答案：A

解析：此题考点为特异性体液免疫。T 淋巴细胞、干扰素属于特异性细胞免疫。巨噬细胞、补体属于非特异性免疫。

2. 答案：D

解析：此题考点为特异性细胞免疫。胸腺、T 细胞、干扰素、肿瘤坏死因子都属于特异性细胞免疫。

3. 答案：B

解析：此题考点为川崎病猝死原因。川崎病最严重的危险是冠状动脉损伤所致的冠状动脉扩张和冠状动脉瘤形成，致死的主要原因为冠状动脉瘤破裂。

4. 答案：C

解析：此题考点为风湿热的病原菌。风湿热是一种与 A 组乙型溶血性链球菌感染有关的自身免疫性疾病。

5. 答案：D

解析：此题考点为风湿性心包炎的特点。积液量少时，可仅有心前区疼痛，在心底部或胸骨左缘可闻及心包摩擦音。大量积液时可表现为：明显呼吸困难或端坐呼吸；心浊音界扩大、心音遥远、肝大、颈静脉怒张等心包填塞症状。X 线检查心影搏动减弱或消失，心影向两侧扩大，呈"烧瓶形"。

6.答案:D

解析:此题考点为风湿热的抗生素治疗。无论诊断风湿热时是否出现咽炎症状,都要采用青霉素进行抗菌治疗,彻底清除体内链球菌感染病灶。

7.答案:A

解析:此题考点为过敏性紫癜的临床表现特点。过敏性紫癜的皮疹具特征性,典型紫癜皮疹为本病特征,约半数患儿以首发症状出现。

8.答案:B

解析:此题考点为过敏性紫癜的皮疹表现。初为紫红色斑丘疹,高出皮肤,压之不褪色,呈对称分布,反复、分批出现,以四肢伸侧和臀部、下肢远端和踝关节周围较多,面部和躯干部少见。紫癜大小不等,可融合成片,数日后转为暗紫色,最后变为棕褐色而消退。皮损还可形成出血性水疱,甚至坏死、溃疡。有时伴有荨麻疹、多形性红斑、血管神经性水肿。

9.答案:D

解析:此题考点为川崎病的诊断。发热5天以上,伴下列5项临床表现中4项者,排除其他疾病后,即可诊断为川崎病:①眼结合膜充血,非化脓性,热退后消散;②口腔及咽部黏膜弥漫充血,唇发红及干裂,呈草莓舌;③急性期手足硬性水肿和掌跖红斑,恢复期指(趾)端膜状脱皮;④多形性红斑;⑤颈部淋巴结非化脓性肿大。如5项临床表现中不足4项,但超声心动图有冠状动脉损害,也可确诊为川崎病。

二、名词解释

1.免疫缺陷病:是指免疫系统先天发育障碍或后天损伤而导致免疫细胞(淋巴细胞、吞噬细胞和中性粒细胞)和免疫分子(可溶性因子白细胞介素、补体和免疫球蛋白以及细胞膜表面分子)发生缺陷引起的机体抗感染免疫功能低下的一组临床综合征。

2.风湿热:是一种与A组乙型溶血性链球菌感染有关的自身免疫性疾病。其病变是全身结缔组织的非化脓性炎症,主要累及心脏和关节。

三、问答题

1.皮肤黏膜淋巴结综合征的诊断依据:

发热5天以上,伴下列5项临床表现中4项者,排除其他疾病后,可诊断为皮肤黏膜淋巴结综合征:①眼结合膜充血,非化脓性,热退后消散;②口腔及咽部黏膜弥漫充血,唇发红及干裂,呈草莓舌;③急性期手足硬性水肿和掌跖红斑,恢复期指(趾)端膜状脱皮;④多形性红斑;⑤颈部淋巴结非化脓性肿大。如5项临床表现中不足4项,但超声心动图有冠状动脉损害,也可确诊为皮肤黏膜淋巴结综合征。

2.Jones风湿热诊断标准的主要表现有心脏炎、多发性关节炎、舞蹈病、环形红斑、皮下结节。次要表现有发热、关节痛、血沉增快、CRP阳性、P-R间期延长。

第十五章

一、选择题

1.答案:E

解析:此题考点为麻疹的流行病学特点。麻诊病毒大量存在于发病初期患者的口、鼻、眼、咽分泌物及痰液、尿液、血液中,通过患者打喷嚏、咳嗽等途径将病毒排出体外,并悬浮于空气中,形成"麻疹病毒气溶胶"。易感者吸入后即可出现呼吸道感染。

2. 答案:D

解析:此题考点为麻疹的临床表现。典型的麻疹多在发热后 3~4 天出现皮疹。皮疹开始为稀疏不规则的红色斑丘疹,疹间皮肤正常,始见于耳后、颈部、沿发际边缘,24 h 内向下发展,遍及面部、躯干及上肢,第 3 天皮疹累及下肢及足部,病情严重者皮疹常融合,皮肤水肿,面部水肿变形。大部分皮疹压之褪色,但亦有出现瘀点者。出疹 3~4 天后皮疹开始消退,消退顺序与出疹时相同。疹退后,皮肤留有糠麸状脱屑及棕色色素沉着,7~10 天痊愈。

3. 答案:B

解析:此题考点为水痘的流行病学特点。水痘的传播途径有两种:一种是经呼吸道传染,另一种是接触传染。主要通过飞沫经呼吸道传染。

4. 答案:E

解析:此题考点为流行性腮腺炎的临床表现。一般以耳垂为中心,向前、后、下发展,状如梨形,边缘不清;言语、咀嚼(尤其进酸性饮食)时刺激唾液分泌,导致疼痛加剧;通常一侧腮腺肿胀后 1~4 天累及对侧,双侧肿胀者约占 75%。下颌下腺或舌下腺也可同时被累及。重症者腮腺周围组织高度水肿,使容貌变形,并可出现吞咽困难。腮腺管开口处早期可有红肿,挤压腮腺始终无脓性分泌物自开口处溢出。腮腺肿胀大多于 1~3 天到达高峰,持续 4~5 天逐渐消退而恢复正常。全程 10~14 天。

5. 答案:C

解析:此题考点为麻疹的临床表现特征。麻疹潜伏期 9~14 天,前驱期 3~5 天,有发热、卡他症状,早期诊断最有意义的临床表现是麻疹黏膜斑,又称 Koplik 斑。

6. 答案:E

解析:此题考点是水痘的典型临床表现。分批出现红色斑疹或斑丘疹,迅速发展为清亮、卵圆形、泪滴状小水疱,周围有红晕,无脐眼,疱疹持续 3~4 天,然后从中心开始干缩,迅速结痂,在疾病高峰期可见到丘疹、新旧水疱和结痂同时存在,恢复后无瘢痕;皮疹分布呈向心性,集中在皮肤受压或易受刺激处,开始为躯干,以后至面部、头皮、四肢远端较少,瘙痒感重。

7. 答案:D

解析:此题考点是中毒性细菌性痢疾死亡的主要原因。中毒性细菌性痢疾可发生脑水肿甚至脑疝,出现昏迷、抽搐及呼吸衰竭,是该病导致死亡的主要原因。

8. 答案:B

解析:此题考点是中毒性细菌性痢疾的诊断。细菌性痢疾患者进行粪便培养时,若肉眼见黏液脓血便,镜检有大量脓细胞、白细胞以及红细胞,即可临床确诊,但分离出痢疾杆菌才是确诊的最直接证据。

9. 答案:D

解析:此题考点是手足口病的病因。手足口病是由肠道病毒引起的传染病,引发手足口病的肠道病毒有 20 多种(型),柯萨奇病毒 A 组的 16、4、5、9、10 型,B 组的 2、5 型,以及肠道病毒 71 型均为手足口病较常见的病原体,其中以柯萨奇病毒 A16 型(Cox A16)和肠道病毒 71 型(EV 71)最为常见。

10. 答案:C

解析:此题考点是手足口病的临床表现。手足口病合并神经性肺水肿是患儿重症表现,也是引起患儿死亡的主要原因。

11. 答案:D

解析:此题考点是结核病的诊断特点。痰中找到结核分枝杆菌是确诊肺结核最主要的依据,故 D 是正确答案。胸部 X 线片、胸部 CT 检查、红细胞沉降率、结核菌素试验等也是重要的辅助检查手段,对了解病变部位、范围、性质及其演变有帮助。

12. 答案:A

解析:此题考点是结核病的诊断特点。X 线检查是筛选肺结核患者最常用、最简便和最有效的方法,在肺结核患者筛选工作中起着重要的作用。在胸片中,除部分单纯的支气管内膜结核不能显示外,肺部病灶形态、范围和大小都可以显示,综合分析后可提供重要的资料,是早期诊断肺结核的主要方法。

13. 答案:C

解析:此题考点是结核病的临床类型。儿童最常见原发性肺结核,成人最常见浸润性肺结核。

14. 答案:C

解析:此题考点是原发性肺结核的典型临床表现。原发复合征的 X 线表现由肺内原发灶、淋巴管炎和胸内肿大淋巴结组成"双极像"或称"哑铃像"。在急性进展期常见原发病灶、淋巴管炎、淋巴结炎及其病灶周围炎融合成大片状阴影,易误诊为肺炎。

15. 答案:A

解析:此题考点是结核性脑膜炎的临床表现。典型结脑根据临床表现,病程大致可分为3期。早期(前驱期)1~2 周,主要症状为小儿性格改变,如少言、懒动、易倦、烦躁、易怒等。可有发热、纳差、盗汗、消瘦、呕吐、便秘(婴儿可为腹泻)等。

二、名词解释

1. Koplik 斑:麻疹患者在发热 2~3 天后,在口腔内下磨牙相对的颊黏膜上,可见多个直径约 1 mm 的灰白色小点,周围有红晕,可累及整个颊黏膜,称麻疹黏膜斑,为本病特征性表现,于出疹后逐渐消失。

2. 手足口病:又称手足口综合征,由肠道病毒(主要为柯萨奇病毒 A16 型和肠道病毒 71 型)感染引起的一种儿童传染性疾病。临床特征为手、足、口腔等部位出现疱疹,可有发热,少数患儿引起心肌炎、肺水肿、脑膜脑炎等并发症。

3. 原发性肺结核:是小儿肺结核的主要类型,为结核初次侵入肺部后发生的原发感染,包括原发复合征和支气管淋巴结结核。

三、问答题

1. 麻疹患儿的并发症

(1)肺炎:是麻疹最常见的并发症,也是麻疹导致死亡的常见原因。多见于 5 岁以下小儿。麻疹病毒本身引起的间质性肺炎多不严重,主要是继发其他病原体感染,特别是继发金黄色葡萄球菌、流感嗜血杆菌、肺炎链球菌等细菌感染,易并发脓胸和脓气胸,临床症状重,若不及时治疗,预后差。

(2)喉炎:多见于 2~3 岁以下小儿,麻疹患儿常有轻度喉炎表现,随体温下降、皮疹消退而症状好转。如继发细菌感染,喉部组织明显水肿,可有声音嘶哑、犬吠样咳嗽,严重者出现吸气性呼吸困难及三凹征等喉梗阻表现,处理不及时可因窒息而死亡。

(3)心肌炎:多见于 2 岁以下并发肺炎的患儿。轻者仅有心音低钝、心率增快和一过性心电图改变,重者可出现心力衰竭,甚至心源性休克。

(4)结核病恶化:由于麻疹患儿免疫力受到暂时抑制,可使体内原有潜伏结核病灶活动并恶化,甚至引起粟粒性肺结核或结核性脑膜炎;也可使结核菌素试验呈现阴性反应。

(5)营养不良和维生素 A 缺乏症:由于病程中高热、食欲缺乏、护理不当可造成营养不良和维生素缺乏。常见维生素 A 缺乏,可引起干眼症,角膜混浊、软化,甚至穿孔致失明。

(6)脑炎:多发生于出疹后的 2~6 天,其临床表现及脑脊液改变与其他病毒性脑炎相似。多数可恢复,重者可留有不同程度的智力低下、癫痫等神经系统后遗症。

(7)亚急性硬化性全脑炎:是麻疹远期并发症,罕见,多发生于麻疹后 2~17 年。表现为大脑功能的渐进性衰退,逐渐出现智力障碍、性格改变、运动不协调,最后因昏迷、强直性瘫痪而死亡。

2. 水痘患儿的皮疹特点

(1)皮疹分批出现,伴有明显痒感,初为红色的斑疹、斑丘疹,迅速发展为清亮、透明、卵圆形的小水疱,周围有红晕,经过 24 h 后,水疱内容物变浑浊,疱壁薄而易破裂,疱疹持续 2~3 天后开始干枯结痂,如无发生感染,1~2 周后痂皮脱落,愈后一般不留瘢痕。

(2)疾病处于高峰期时,因皮疹的分批出现,可见斑疹、丘疹、水疱、结痂同时存在,为水痘皮疹的重要特征。

(3)皮疹呈向心性分布,首发于躯干,后至头、面部,四肢较少,手掌、足底则更少见。

(4)黏膜皮疹可出现于口腔、咽、结膜、外阴、肛门等处,容易破溃形成溃疡,疼痛明显。

3. 流行性腮腺炎的临床治疗和预防

(1)治疗

1)对症治疗:患儿应加强护理,注意口腔清洁,清淡饮食,避免酸性食物,补充水分和营养。高热者给予物理降温或退热剂。

2)并发症的治疗:可给予利巴韦林 10~15 mg/(kg·d),静脉滴注,5~7 天。并发睾丸炎者,可将睾丸托起并冷敷,疼痛明显者可给予解热镇痛药,对重症者可短期应用肾上腺皮质激素。并发胰腺炎、脑膜脑炎者按相应疾病处理。

(2)预防:控制传染源,隔离患者至腮腺肿胀完全消退。对密切接触者应检疫 3 周。接种疫苗是保护易感者最主要的预防措施,可使用腮腺炎减毒活疫苗或麻疹 – 腮腺炎 – 风疹(MMR)三联疫苗。对易感者可给予腮腺炎高效价免疫球蛋白进行被动免疫。

附录二

2015 年九市 7 岁以下儿童体格发育测量值

1. 2015 年九市 3 岁以下儿童体格发育测量值($\bar{x} \pm s$)

月龄	人数(名) 男	人数(名) 女	体重(kg) 男	体重(kg) 女	t值	身长(cm) 男	身长(cm) 女	t值	头围(cm) 男	头围(cm) 女	t值
城区 初生	2264	2147	3.38±0.40	3.26±0.40	9.861[a]	50.4±1.6	49.8±1.6	11.538[a]	34.0±1.4	33.7±1.3	9.000[a]
1~<2	1907	1897	4.95±0.60	4.62±0.56	17.649[a]	56.3±2.1	55.2±2.0	16.154[a]	37.7±1.2	37.0±1.2	19.478[a]
2~<3	1872	1856	6.18±0.70	5.68±0.64	22.569[a]	60.2±2.2	58.9±2.1	18.697[a]	39.5±1.1	38.6±1.1	23.536[a]
3~<4	1895	1893	7.11±0.79	6.51±0.74	24.043[a]	63.4±2.1	61.9±2.2	21.626[a]	40.9±1.3	39.9±1.2	25.158[a]
4~<5	1897	1853	7.78±0.89	7.11±0.77	24.712[a]	65.8±2.2	64.1±2.1	23.517[a]	41.9±1.3	40.9±1.2	25.058[a]
5~<6	1811	1841	8.26±0.94	7.60±0.85	22.129[a]	67.7±2.3	66.1±2.3	22.006[a]	42.9±1.3	41.8±1.3	25.740[a]
6~<8	1901	1884	8.68±0.94	8.03±0.90	21.565[a]	69.5±2.3	67.9±2.3	22.766[a]	43.8±1.3	42.6±1.2	27.946[a]
8~<10	1892	1881	9.35±1.03	8.70±1.02	19.506[a]	72.5±2.4	70.9±2.6	19.472[a]	45.0±1.3	43.9±1.3	26.573[a]
10~<12	1860	1862	9.88±1.11	9.24±1.05	18.084[a]	75.1±2.6	73.7±2.7	16.338[a]	45.7±1.4	44.7±1.3	23.926[a]
12~<15	1876	1871	10.26±1.10	9.65±1.06	17.308[a]	77.6±2.7	76.2±2.7	15.571[a]	46.3±1.3	45.3±1.3	23.836[a]
15~<18	1847	1886	11.07±1.19	10.46±1.16	15.731[a]	81.4±3.0	80.1±3.0	12.864[a]	47.0±1.3	46.1±1.3	21.083[a]
18~<21	1882	1870	11.50±1.26	10.89±1.19	15.327[a]	84.0±3.0	82.8±3.0	12.020[a]	47.6±1.3	46.6±1.3	23.551[a]
21~<24	1857	1815	12.38±1.35	11.73±1.25	15.216[a]	87.3±3.1	86.1±3.1	11.619[a]	48.1±1.3	47.1±1.3	23.821[a]
24~<30	1909	1869	12.98±1.48	12.36±1.41	13.139[a]	90.6±3.6	89.3±3.6	11.060[a]	48.5±1.4	47.5±1.4	22.618[a]
30~<36	1858	1879	14.28±1.71	13.57±1.68	12.792[a]	95.6±3.8	94.2±3.8	11.407[a]	49.1±1.4	48.2±1.4	20.168[a]
郊区 初生	-	-	-	-		-	-		-	-	
1~<2	1808	1806	5.01±0.60[c]	4.72±0.61[c]	14.278[a]	56.3±2.2	55.3±2.1	13.761[a]	37.8±1.2[b]	37.1±1.2[c]	17.592[a]
2~<3	1792	1749	6.30±0.76[c]	5.79±0.68[c]	20.749[a]	60.5±2.3[c]	59.0±2.2[b]	19.002[a]	39.7±1.3[c]	38.8±1.2[c]	22.279[a]
3~<4	1825	1839	7.13±0.83	6.50±0.74	23.972[a]	63.3±2.3	61.8±2.2	20.934[a]	41.0±1.3	39.9±1.2	25.192[a]
4~<5	1730	1741	7.76±0.93	7.11±0.85	21.696[a]	65.6±2.3[b]	64.0±2.2[b]	21.588[a]	42.1±1.3[c]	41.0±1.3	25.474[a]
5~<6	1803	1785	8.22±0.99	7.59±0.91	19.833[a]	67.5±2.3[b]	65.9±2.3[c]	21.146[a]	43.0±1.3	41.9±1.3[c]	24.680[a]
6~<8	1896	1869	8.70±1.06	8.07±0.97	19.026[a]	69.4±2.6	67.8±2.5	19.264[a]	43.8±1.3	42.8±1.3[c]	25.016[a]
8~<10	1876	1882	9.23±1.07[c]	8.62±1.03[b]	17.921[a]	72.2±2.6[c]	70.7±2.5[c]	18.157[a]	44.9±1.3	43.8±1.3	26.891[a]
10~<12	1876	1901	9.79±1.11[c]	9.10±1.05[c]	19.502[a]	74.8±2.7[c]	73.3±2.6[c]	18.000[a]	45.7±1.3	44.6±1.3[b]	26.630[a]
12~<15	1904	1872	10.25±1.16	9.66±1.10	15.898[a]	77.5±2.8	76.1±2.7	15.243[a]	46.3±1.3	45.2±1.3[c]	27.100[a]
15~<18	1868	1847	10.87±1.18[c]	10.29±1.17[c]	14.997[a]	81.1±2.8[c]	79.7±3.0[c]	14.195[a]	46.9±1.3	45.9±1.3[c]	23.568[a]
18~<21	1884	1880	11.45±1.31	10.79±1.27[c]	15.673[a]	83.6±3.2[c]	82.3±3.1[c]	12.500[a]	47.4±1.3[c]	46.4±1.3[c]	23.772[a]
21~<24	1867	1821	12.29±1.36[b]	11.65±1.29[b]	14.813[a]	86.7±3.3[c]	85.5±3.2[c]	11.300[a]	48.0±1.3[b]	47.0±1.3	23.180[a]
24~<30	1919	1905	12.98±1.53	12.33±1.50	13.322[a]	90.6±3.6	89.1±3.5[b]	13.056[a]	48.4±1.4[b]	47.4±1.4	21.507[a]
30~<36	1904	1877	14.12±1.73[c]	13.59±1.64	9.695[a]	95.1±3.8[c]	94.1±3.7	8.761[a]	49.0±1.4[c]	48.1±1.4[b]	20.339[a]

注：男女比较，[a]P<0.01；与城区同年龄同性别比较，[b]P<0.05，[c]P<0.01；-为未测量；初生指出生 0~3 d

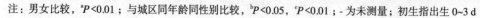

2. 2015年九市3~<7岁儿童体格发育测量（x̄±s）

年龄（岁）	体重（kg）			身高（cm）			坐高（cm）			胸围（cm）			腰围（cm）		
	男	女	t值	男	女	t值	男	女	t值	男	女	t值	男	女	t值
城区															
3.0~<3.5	15.5±2.0	14.9±1.8	9.700[a]	99.4±4.0	98.3±3.8	9.305[a]	58.0±2.5	57.0±2.4	13.020[a]	51.1±2.7	50.0±2.5	13.602[a]	48.4±3.3	47.6±3.0	7.647[a]
3.5~<4.0	16.6±2.2	16.0±2.0	10.064[a]	103.2±4.1	102.0±4.0	8.914[a]	59.6±2.5	58.7±2.4	11.141[a]	52.4±2.7	51.0±2.6	16.007[a]	49.7±3.4	48.6±3.2	9.992[a]
4.0~<4.5	17.8±2.5	16.9±2.2	11.405[a]	106.7±4.2	105.4±4.1	9.795[a]	61.1±2.5	60.1±2.4	12.654[a]	53.4±3.0	51.8±2.7	17.084[a]	50.7±3.8	49.3±3.3	12.230[a]
4.5~<5.0	19.0±2.8	18.1±2.5	10.233[a]	110.1±4.5	108.9±4.4	8.629[a]	62.6±2.6	61.8±2.6	10.175[a]	54.6±3.2	52.8±3.1	17.852[a]	51.7±4.1	50.0±3.7	12.861[a]
5.0~<5.5	20.4±3.1	19.5±2.9	9.103[a]	114.1±4.6	112.8±4.5	8.655[a]	64.2±2.6	63.4±2.5	9.749[a]	55.6±3.5	54.0±3.3	14.285[a]	52.3±4.3	51.0±4.1	9.564[a]
5.5~<6.0	21.7±3.5	20.7±3.2	8.973[a]	117.1±4.7	116.0±4.6	7.070[a]	65.5±2.7	64.8±2.5	8.212[a]	56.7±3.8	55.0±3.7	14.570[a]	53.4±4.7	51.6±4.4	12.078[a]
6.0~<7.0	23.7±4.0	22.3±3.6	11.007[a]	121.8±4.9	120.2±5.0	9.545[a]	67.4±2.8	66.5±2.7	10.769[a]	58.3±4.3	56.1±3.9	16.162[a]	54.7±5.3	52.5±4.7	13.947[a]
郊区															
3.0~<3.5	15.4±1.9	14.8±1.9	9.798[a]	99.0±4.0	97.8±3.9	9.151[a]	57.8±2.5	56.9±2.5	11.672[a]	51.2±2.6	49.9±2.5	15.635[a]	48.5±3.3	47.7±3.3	8.372[a]
3.5~<4.0	16.5±2.1[b]	15.8±2.0	9.264[a]	102.6±4.1[c]	101.5±4.1	7.966[a]	59.4±2.5[c]	58.5±2.4[b]	10.512[a]	52.3±2.6	50.9±2.7	15.703[a]	49.4±3.3[b]	48.4±3.3	9.346[a]
4.0~<4.5	17.6±2.4[c]	16.9±2.3	8.490[a]	106.2±4.2[c]	105.1±4.2	8.063[a]	61.0±2.5[b]	60.0±2.5	11.434[a]	53.2±2.9	51.8±2.9	14.907[a]	50.4±3.7	49.2±3.6	9.593[a]
4.5~<5.0	18.7±2.8[c]	17.9±2.3[c]	9.256[a]	109.4±4.5	108.5±4.2	6.604[a]	62.4±2.6	61.6±2.4	9.227[a]	54.2±3.2	52.6±2.8[c]	16.455[a]	51.0±4.1[c]	49.7±3.6[c]	10.312[a]
5.0~<5.5	20.0±3.1[c]	19.1±2.7[c]	9.170[a]	113.0±4.8	112.1±4.5	6.162[a]	63.8±2.7	63.1±2.5[c]	8.681[a]	55.2±3.5	53.5±3.2[c]	15.641[a]	51.9±4.6[c]	50.5±4.0[c]	10.302[a]
5.5~<6.0	21.3±3.3[c]	20.3±3.2	9.438[a]	116.2±4.7	115.1±4.8	7.545[a]	65.3±2.6	64.4±2.7[c]	9.960[a]	56.3±3.6	54.4±3.6	16.341[a]	52.8±4.8[c]	51.1±4.5[c]	11.444[a]
6.0~<7.0	23.3±4.0[c]	22.0±3.5[c]	10.998[a]	121.2±5.0	119.8±5.1[c]	8.309[a]	67.2±2.8[b]	66.4±2.7	17.022[a]	57.6±4.1[c]	55.8±3.7[c]	17.022[a]	54.2±5.4[c]	52.0±4.7[c]	12.988[a]

注：[a]P<0.01；[b]P<0.05，[c]P<0.01；与城区同年龄组比较。城区男孩例数按年龄组从上到下分别为1903、1933、1944、1948、1915、1895、1924名，女孩1909、1897、1896、1897、1911、1928名；郊区男孩例数按年龄组从上到下分别为1896、1904、1868、1883、1889、1885名，女孩1898、1874、1889、1876、1891、1893、1890名。

附录三

血液一般检测正常值

项目	年龄	正常值	
		法定单位	旧制单位
红细胞	新生儿	$(5.2 \sim 6.4) \times 10^{12}/L$	$(5.2 \sim 6.4) \times 10^{9}/mm^3$
	婴儿	$(4.0 \sim 4.3) \times 10^{12}/L$	$(4.0 \sim 4.3) \times 10^{9}/mm^3$
	儿童	$(4.0 \sim 4.5) \times 10^{12}/L$	$(4.0 \sim 4.5) \times 10^{9}/mm^3$
血红蛋白	新生儿	$180 \sim 190$ g/L	$18 \sim 19$ g/dl
	婴儿	$110 \sim 120$ g/L	$11 \sim 12$ g/dl
	儿童	$120 \sim 140$ g/L	$12 \sim 14$ g/dl
血细胞比容	1天	$0.48 \sim 0.69$	$48\% \sim 69\%$
	2天	$0.48 \sim 0.75$	$48\% \sim 75\%$
	3天	$0.44 \sim 0.72$	$44\% \sim 72\%$
	~2个月	$0.28 \sim 0.42$	$28\% \sim 42\%$
	$6 \sim 12$岁	$0.35 \sim 0.45$	$35\% \sim 45\%$
白细胞数目	新生儿	$20 \times 10^{9}/L$	$20\,000/mm^3$
	婴儿	$(11 \sim 12) \times 10^{9}/L$	$11\,000 \sim 12\,000/mm^3$
	儿童	$(8 \sim 10) \times 10^{9}/L$	$8000 \sim 10\,000/mm^3$
白细胞分类			
中性粒细胞比例	新生儿 ~ 婴儿	$0.31 \sim 0.40$	$31\% \sim 40\%$
	儿童	$0.50 \sim 0.70$	$50\% \sim 70\%$
淋巴细胞比例	新生儿 ~ 婴儿	$0.40 \sim 0.60$	$40\% \sim 60\%$
	儿童	$0.20 \sim 0.40$	$20\% \sim 40\%$
单核细胞比例	$2 \sim 7$天	0.12	12%
	其后	$0.01 \sim 0.08$	$1\% \sim 8\%$
嗜酸性粒细胞比例		$0.005 \sim 0.05$	$0.5\% \sim 5\%$
嗜碱性粒细胞比例		$0 \sim 0.0075$	$0\% \sim 0.75\%$
嗜酸性粒细胞数目		$(50 \sim 300) \times 10^{6}/L$	$50 \sim 300/mm^3$
网织红细胞比例	新生儿	$0.03 \sim 0.06$	$3\% \sim 6\%$
	儿童	$0.005 \sim 0.015$	$0.5\% \sim 1.5\%$
血小板		$(100 \sim 300) \times 10^{9}/L$	$(100 \sim 300) \times 10^{3}/mm^3$
HbA		>0.95	$>95\%$
HbA_2		< 0.02	$< 2\%$
HbF	1天	$0.63 \sim 0.92$	$63\% \sim 92\%$
	5天	$0.65 \sim 0.88$	$65\% \sim 88\%$
	3周	$0.55 \sim 0.85$	$55\% \sim 85\%$
	$6 \sim 9$周	$0.31 \sim 0.75$	$31\% \sim 75\%$
	$3 \sim 4$个月	$< 0.02 \sim 0.59$	$< 2\% \sim 59\%$
	6个月	$< 0.02 \sim 0.09$	$< 2\% \sim 9\%$

附录四

中国居民膳食营养素参考摄入量

1. 能量需要量、蛋白质 RNI 或 AI 及脂肪供能比

年龄 （岁）	能量需要量（kcal/d）		蛋白质 RNI（g/d）		脂肪占能量百分比（%）
	男	女	男	女	
0 ~	90 kcal/(kg·d)		9（AI）		48（AI）
0.5 ~	80 kcal/(kg·d)		20		40（AI）
1 ~	900	800	25		35（AI）
2 ~	1100	1000	25		35（AI）
3 ~	1250	1200	30		35（AI）
4 ~	1300	1250	30		20 ~ 30
5 ~	1400	1300	30		20 ~ 30
6 ~	1600	1450	35		20 ~ 30
7 ~	1700	1550	40		20 ~ 30
8 ~	1850	1700	40		20 ~ 30
9 ~	2000	1800	45		20 ~ 30
10 ~	2050	1900	50		20 ~ 30
11 ~	2350	2050	60	55	20 ~ 30
14 ~	2850	2300	75	60	20 ~ 30
18 ~	2600	2100	65	55	20 ~ 30

注：摘自中华人民共和国卫生行业标准《中国居民膳食营养素参考摄入量第 1 部分：宏量营养素》（WS/T 578.1—2017）

2. 几种常量和微量元素的 RNI 或 AI

年龄 （岁）	钙 RNI （mg/d）	铁 RNI（mg/d）		碘 RNI （μg/d）	锌 RNI（mg/d）	
		男	女		男	女
0 ~	200（AI）	0.3（AI）		85（AI）	2（AI）	
0.5 ~	250（AI）	10		115（AI）	3.5	
1 ~	600	9		90	4.0	
4 ~	800	10		90	5.5	
7 ~	1000	13		90	7.0	
11 ~	1200	15	18	110	10.0	9.0
14 ~	1000	16	18	120	12.0	8.5
18 ~	800	12	20	120	12.5	7.5

注：摘自中华人民共和国卫生行业标准《中国居民膳食营养素参考摄入量第 2 部分：常量元素》（WS/T 578.2—2018）、《中国居民膳食营养素参考摄入量第 3 部分：微量元素》（WS/T 578.3—2017）

3. 脂溶性和水溶性维生素的 RNI 或 AI

年龄（岁）	维生素 A RNI（μg RAE/d）		维生素 D RNI（μg/d）	维生素 E AI（mg α-TE/d）	维生素 B₁ RNI（mg/d）		维生素 B₂ RNI（mg/d）		维生素 B₁₂ RNI（μg/d）	维生素 C RNI（mg/d）	叶酸 RNI（μgDFE/d）	烟酸 RNI（mgNE/d）	
	男	女			男	女	男	女				男	女
0 ~	300(AI)		10(AI)	3	0.1(AI)		0.4(AI)		0.3(AI)	40(AI)	65(AI)	2(AI)	
0.5 ~	350(AI)		10(AI)	4	0.3 (AI)		0.5(AI)		0.6(AI)	40(AI)	100(AI)	3(AI)	
1 ~	310		10	6	0.6		0.6		1.0	40	160	6	
4 ~	360		10	7	0.8		0.7		1.2	50	190	8	
7 ~	500		10	9	1.0		1.0		1.6	65	250	11	10
11 ~	670	630	10	13	1.3	1.1	1.3	1.1	2.1	90	350	14	12
14 ~	820	630	10	14	1.6	1.3	1.5	1.2	2.4	100	400	16	13
18 ~	800	700	10	14	1.4	1.2	1.4	1.2	2.4	100	400	15	12

注：RAE，视黄醇活性当量；α-TE，α-生育酚当量；DFE，膳食叶酸当量；NE，烟酸当量。摘自中华人民共和国卫生行业标准《中国居民膳食营养素参考摄入量第 4 部分：脂溶性维生素》（WS/T 578.4—2018）、《中国居民膳食营养素参考摄入量第 5 部分：水溶性维生素》（WS/T 578.5—2018）

附录五

小儿脑脊液测定正常值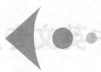

项目	年龄	正常值	
		法定单位	旧制单位
总量	新生儿	5 ml	
	儿童	100 ~ 150 ml	
压力	新生儿	0.29 ~ 0.78 kPa	30 ~ 80 mmH₂O
	儿童	0.69 ~ 196 kPa	70 ~ 200 mmH₂O
细胞数	新生儿	$(0 \sim 34) \times 10^6$/L	0 ~ 34/mm³
	极低出生体重儿	$(0 \sim 44) \times 10^6$/L	0 ~ 44/mm³
	婴儿	$(0 \sim 20) \times 10^6$/L	0 ~ 20/mm³
	儿童	$(0 \sim 10) \times 10^6$/L	0 ~ 10/mm³
蛋白质总量	新生儿	0.2 ~ 1.2 g/L	20 ~ 120 mg/dl
	极低出生体重儿	0.45 ~ 2.27 g/L	45 ~ 227 mg/dl
	儿童	0.2 ~ 0.4 g/L	20 ~ 40 mg/dl
糖	婴儿	3.9 ~ 5.0 mmol/L	70 ~ 90 mg/dl
	儿童	2.8 ~ 4.5 mmol/L	50 ~ 80 mg/dl
氯化物	婴儿	110 ~ 122 mmol/L	650 ~ 720 mg/dl
	儿童	117 ~ 127 mmol/L	690 ~ 750 mg/dl
比重		1.005 ~ 1.009	

中英文专业词汇索引

主要参考文献

[1] 胡亚美，江载芳 . 诸福棠实用儿科学 . 8 版 . 北京：人民卫生出版社，2015.

[2] 王卫平，孙琨，常立文 . 儿科学 . 9 版 . 北京：人民卫生出版社，2018.

[3] 石淑华，戴耀华 . 儿童保健学 . 3 版 . 北京：人民卫生出版社，2014.

[4] 崔明辰 . 儿科学 . 郑州：郑州大学出版社，2018.

[5] 崔明辰，刘奉 . 儿科学 . 北京：中国医药科技出版社，2018.

[6] 沈晓明 . 儿童睡眠与睡眠障碍 . 北京：人民卫生出版社，2002.

[7] 薛辛东，赵晓东 . 儿科学 . 3 版 . 北京：人民卫生出版社，2014.

[8] 首都儿科研究所九市儿童体格发育调查协作组 . 2015年九市七岁以下儿童体格发育调查 . 中华儿科杂志，2018，56（3）：192-199.